Comunicação Clínica

Nota: A Medicina é uma ciência em constante evolução. À medida que novas pesquisas e a própria experiência clínica ampliam o nosso conhecimento, são necessárias modificações na terapêutica, onde também se insere o uso de medicamentos. Os autores desta obra consultaram as fontes consideradas confiáveis, num esforço para oferecer informações completas e, geralmente, de acordo com os padrões aceitos à época da publicação. Entretanto, tendo em vista a possibilidade de falha humana ou de alterações nas ciências médicas, os leitores devem confirmar estas informações com outras fontes. Por exemplo, e em particular, os leitores são aconselhados a conferir a bula completa de todo medicamento que pretendam administrar, para se certificar de que a informação contida neste livro está correta e de que não houve alteração na dose recomendada nem nas precauções e contraindicações para o seu uso. Essa recomendação é particularmente importante em relação a medicamentos introduzidos recentemente no mercado farmacêutico ou raramente utilizados.

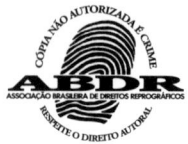
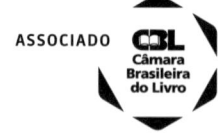

C741 Comunicação clínica : aperfeiçoando os encontros em saúde / Organizadores, Marcela Dohms, Gustavo Gusso. – Porto Alegre : Artmed, 2021.
xiv, 333 p.; 25 cm.

ISBN 978-65-81335-24-3

1. Clínica médica. 2. Comunicação na medicina. 3. Registros médicos. I. Dohms, Marcela. II. Gusso, Gustavo.

CDU 617.3

Catalogação na publicação: Karin Lorien Menoncin – CRB 10/2147

Marcela Dohms
Gustavo Gusso

Organizadores

Comunicação Clínica

Aperfeiçoando os encontros em saúde

Reimpressão

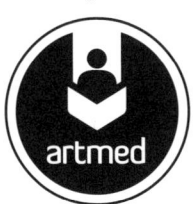

Porto Alegre
2021

© Grupo A Educação S.A., 2021.

Gerente editorial
Letícia Bispo de Lima

Colaboraram nesta edição:

Capa
Paola Manica | Brand&Book

Preparação de originais
Caroline Castilhos Melo

Leitura final
Heloísa Stefan

Tradução (capítulos 4 e 18)
André Garcia Islabão

Adaptação do projeto gráfico e editoração
Elaine Schaab
Tiago Dillenburg

Reservados todos os direitos de publicação ao GRUPO A EDUCAÇÃO S.A.
(Artmed é um selo editorial do GRUPO A EDUCAÇÃO S.A.)

Av. Jerônimo de Ornelas, 670 – Santana
90040-340 – Porto Alegre – RS
Fone: (51) 3027-7000 Fax: (51) 3027-7070

SÃO PAULO
Rua Doutor Cesário Mota Jr., 63 – Vila Buarque
01221-020 – São Paulo – SP
Fone: (11) 3221-9033

SAC 0800 703-3444 – www.grupoa.com.br

É proibida a duplicação ou reprodução deste volume, no todo ou em parte, sob quaisquer formas ou por quaisquer meios (eletrônico, mecânico, gravação, fotocópia, distribuição na Web e outros), sem permissão expressa da Editora.

IMPRESSO NO BRASIL
PRINTED IN BRAZIL

AUTORES

Marcela Dohms · Médica de família e comunidade. Mestra em Saúde Coletiva pela Universidade Federal de Santa Catarina (UFSC). Doutora em Ciências Médicas pela Universidade de São Paulo (USP). Fundadora do GT de Comunicação e Saúde da Sociedade Brasileira de Medicina de Família e Comunidade (SBMFC). Vice-presidente da Associação Brasileira de Balint. Membro da International Association for Communication in Healthcare (EACH). Pesquisadora visitante na Radboud University Medical Center, Holanda.

Gustavo Gusso · Médico de família e comunidade. Professor de Clínica Geral e Propedêutica da Faculdade de Medicina (FM) da USP. Mestre em Medicina de Família pela Universidade de Western Ontário. Doutor em Ciências Médicas pela USP.

Ademir Lopes Junior · Médico de família e comunidade. Supervisor do Programa de Residência de Medicina de Família e Comunidade da FMUSP. Residência em Medicina de Família e Comunidade pela FMUSP.

Aécio Flávio T. de Góis · Médico emergencista. Chefe do Pronto-Socorro de Clínica Médica da Escola Paulista de Medicina/Universidade Federal de São Paulo (EPM/Unifesp), da Unidade de Terapia Intensiva do Pronto-Socorro e da Enfermaria do Pronto-Socorro/Cuidados Paliativos. Coordenador de Residência de Medicina de Urgência da EPM/Unifesp. Residência em Clínica Médica e Cardiologia pela FMUSP. Doutor em Cardiologia pela FMUSP.

Alexandre Calandrini · Médico de família e comunidade. Residência em Medicina de Família e Comunidade pela Secretaria Municipal de Saúde de São Bernardo do Campo. Membro do Grupo de Trabalho de Saúde Digital da SBMFC.

Alice Polomeni · Psicóloga. Psicóloga pela Assistance Publique Hôpitaux de Paris.

Ana Emilia R. B. Leal · Enfermeira de família. Gestora de Serviços de Saúde em Atenção Primária na UBS/AMA integrada Jardim São Jorge, SP. Especialista em Administração Hospitalar e Sistemas de Saúde pela Fundação Getúlio Vargas. Especialista em Saúde Coletiva com ênfase na Estratégia Saúde da Família (ESF) e Gestão Pública em Saúde pela Fundação do Desenvolvimento Administrativo. Mestra em Gerenciamento pela Escola de Enfermagem da USP.

Ana Paula Borges Carrijo · Médica de família e comunidade. Professora assistente na Área de Medicina Social na Universidade de Brasília (UnB). Residência em Medicina de Família e Comunidade pela Universidade de São Paulo (USP). Mestra em Saúde Coletiva e Atenção Primária à Saúde pela Universidade Federal do Rio de Janeiro (UFRJ). Doutoranda em Saúde Coletiva pela UnB.

André Castanho de Almeida Pernambuco · Médico geriatra. Assistente da Disciplina de Geriatria e Gerontologia da Unifesp. Especialista em Geriatria e Cuidados Paliativos pela Unifesp.

Andreia Beatriz Silva dos Santos · Médica de família e comunidade. Médica de uma Equipe de Atenção à Saúde Prisional, BA. Professora assistente de Medicina Preventiva e Social do Colegiado de Medicina da Universidade Estadual de Feira de Santana (UEFS), BA. Preceptora no Programa de Residência em Medicina de Família e Comunidade da UEFS e da Escola Bahiana de Medicina e Saúde Pública. Coordenadora do Grupo de Trabalho Saúde Prisional da SBMFC. Especialista em Saúde Coletiva pela Universidade Estadual de Santa Cruz, BA. Mestra em Saúde Coletiva pela UEFS. Doutoranda em Saúde Coletiva pelo Instituto de Saúde Coletiva da Universidade Federal da Bahia.

Barbara Cristina Barreiros · Médica de família e comunidade. Realiza gestão e apoio técnico na Prefeitura Municipal de São Bernardo do Campo. Especialista em Preceptoria em Residência Médica pela IEP-Sírio Libanês. Mestra em Avaliação e Produção em Tecnologias de Saúde para o Sistema Único de Saúde (SUS) pelo Grupo Hospitalar Conceição (GHC).

Bruno Pereira Stelet · Médico de família e comunidade na Secretaria de Saúde do Distrito Federal pela UnB/SES-DF. Professor da Área de Medicina Social da UnB. Especialista em Ensino em Saúde pelo Instituto de Medicina Social da Universidade do Estado do Rio de Janeiro (IMS/UERJ). Mestre em Saúde Coletiva pelo IMS/UERJ.

Camila Ament Giuliani dos Santos Franco · Médica de família e comunidade. Professora adjunta de Medicina de Família e Comunidade da Pontifícia Universidade Católica do Paraná (PUCPR). Professora assistente das Faculdades Pequeno Príncipe (FPP). Mestra em Tecnologias em Saúde pela PUCPR. Doutora em Medicina pela Universidade do Porto, Portugal.

Carla Cristina Marques · Médica de família e comunidade. Médica generalista na ESF do SUS. Médica na Organização Não Governamental (ONG) Coletivo Feminista Sexualidade e Saúde. Especialista em Medicina de Família e Comunidade pela USP. Ex-preceptora da Residência de Medicina de Família e Comunidade da USP.

Carlos Fernando Collares · Médico. Professor assistente 2 do Departamento de Pesquisa e Desenvolvimento Educacional da Faculdade de Saúde, Medicina e Ciências da Vida da Universidade de Maastricht, Países Baixos. Especialista em Medicina do Trabalho pela USP. Especialista em Avaliação pelo European Board of Medical Assessors. Mestre em Psicologia: Neurociências e Comportamento pela USP. Doutor em Psicologia: Avaliação Psicológica pela Universidade São Francisco.

Carlos Frederico Confort Campos · Médico de família e comunidade. Doutorando em Ciências Médicas: Educação e Saúde pela USP.

Carmen L. C. Fernandes · Médica de família e Comunidade. Graduada em Saúde Mental Coletiva pela Universidade Luterana do Brasil. Coordenadora e médica do Programa de Residência de Medicina de Família e Comunidade do GHC. Especialista em Terapia de Casal e Família pelo Instituto da Família de Porto Alegre (INFAPA). Mestra em Epidemiologia pela Universidade Federal do Rio Grande do Sul (UFRGS).

Daniel Neves Forte · Médico. Gerente de Humanização e Cuidados Paliativos do Hospital Sírio-Libanês. Especialista em Clínica Médica, Medicina Intensiva e Área de Atuação em Medicina Paliativa pela Associação Médica Brasileira (AMB). Doutor em Ciências da Saúde pela FMUSP. Ex-presidente da Academia Nacional de Cuidados Paliativos.

Danielle Ribeiro de Moraes · Médica. Pesquisadora da Fundação Oswaldo Cruz. Especialista em Medicina Preventiva e Social. Doutora em Saúde Pública pela Fundação Oswaldo Cruz (Fiocruz).

Eno Dias de Castro Filho · Médico de família e comunidade. Mestre em Educação pela UFRGS. Doutor em Epidemiologia pela UFRGS.

Fábio Duarte Schwalm · Médico de família e comunidade. Médico na cidade de Barão, RS. Professor de Medicina: Atenção Primária à Saúde da Universidade de Caxias do Sul (UCS). Mestre em Tecnologias para o SUS (Tema: Saúde e Espiritualidade) pelo GHC.

Fernanda Lazzari Freitas · Médica de família e comunidade. Médica na Secretaria Municipal de Saúde da Prefeitura Municipal de Florianópolis. Especialista em Competências Clínicas em Comunicação pela Universidade do Porto, Portugal. Mestra em Saúde Coletiva pela UFSC.

Filipe de Barros Perini · Médico infectologista. Especialista em Gestão de Redes de Atenção à Saúde pela Escola Nacional de Saúde Pública (ENSP/Fiocruz). Ex-coordenador geral de Vigilância e Prevenção de IST, AIDS e Hepatites Virais, DIAHV/SVS/Ministério da Saúde.

Hélio Antonio Rocha · Médico psiquiatra. Professor assistente de Psicologia Médica da UERJ. Residência em Psiquiatria pelo Centro Psiquiátrico do Rio de Janeiro, SES-RJ. Mestre em Psiquiatria pela UFRJ.

Iolanda de Fátima Lopes Calvo Tibério · Docente. Médica clínica geral. Professora associada do Departamento de Clínica Médica da FMUSP. Especialista em Clínica Geral pela FMUSP. Doutora em Patologia pela FMUSP. Professora livre-docente pela FMUSP.

Janaine Aline Camargo de Oliveira · Médica de família e comunidade. Residência em Medicina de Família e Comunidade pelo Hospital Municipal Odilon Behrens, Belo Horizonte. Médica de família e comunidade na ONG Fraternidade Sem Fronteiras, em Madagascar, África. Mestra em Ciências pela USP. Membro do Grupo de Trabalho em Saúde e Espiritualidade da SBMFC.

Jéssica Leão · Médica preceptora do Internato da Faculdade de Medicina do ABC. Facilitadora de grupos Balint.

Jorge Brandão · Médico de medicina geral e familiar – consultor. Aposentado do Serviço Nacional de Saúde. Prática médica atual em ambulatório e hospital privado. Facilitador de grupos Balint. Ex-vice-presidente da Federação Balint Internacional.

Jorge Esteves Teixeira Junior · Médico de família e comunidade. Preceptor do Programa de Residência Médica em Medicina de Família e Comunidade da ENSP/UFRJ. Professor da Faculdade de Medicina da ENSP/UFRJ. Especialista em Ensino na Saúde pelo IMS/UERJ. Especialista em Medicina de Família e Comunidade pela UFRJ. Mestre em Atenção Primária à Saúde pela UFRJ.

Josep M. Bosch Fontcuberta · Médico de família da Equipe de Atenção Primária Encants do Institut Català de la Salut, Barcelona. Professor associado do Departamento de Medicina da Universidade Autônoma de Barcelona (UAB). Doutor em Medicina. Membro do Grupo Comunicación y Salud de semFYC.

Juan Gérvas · Médico geral rural aposentado, Equipe CESCA, Madrid, Espanha. Doutor em Medicina pela Universidad Autónoma de Madrid.

Lêda Chaves Dias · Médica de família e comunidade. Preceptora do Serviço de Saúde Comunitária do GHC. Especialista em Medicina de Família e Comunidade, Saúde Pública e Terapia de Família e Casal pelo GHC, Fiocruz e INFAPA. Mestra em Epidemiologia pela UFRGS.

Luis David Castiel · Pesquisador em Saúde Pública. Pesquisador aposentado pela ENSP/Fiocruz. Mestre em Medicina Comunitária pela Universidade de Londres. Doutor em Saúde Pública pela ENSP/Fiocruz.

Luiz Fernando Chazan · Médico psiquiatra e psicanalista. Professor adjunto da Disciplina de Saúde Mental e Psicologia Médica na Faculdade de Ciências Médicas (FCM) da UERJ. Especialista em Psiquiatria pela AMB, em Psicanálise pela Sociedade Brasileira de Psicanálise do Rio de Janeiro, em Terapia de Grupo pela Sociedade de Psicoterapia Analítica de Grupo do Estado do Rio de Janeiro e em Terapia de Família pelo Núcleo-Pesquisas, RJ. Mestre em Ciências pelo Pós-graduação em Ciências Médicas (PGCM) da UERJ. Doutor em Ciências pelo PGCM/UERJ.

Manuel Campiñez Navarro · Médico de família da Equipe de Atenção Primária Vallcarca, Barcelona. Professor associado clínico do Departamento de Medicina da UAB. Doutor em Medicina. Membro do Grupo Comunicación y Salud de semFYC.

Mariana Villiger · Médica de família e comunidade.

Mayara Floss · Médica de família e comunidade. Residente de Medicina de Família e Comunidade do GHC.

Mayara Rangel Pico da Cruz · Médica de família e comunidade. Cofundadora da Clínica da Família Higienópolis. Facilitadora da atividade Problem-Based Interview do Programa de Residência de Medicina de Família e Comunidade da FMUSP. Tutora no curso A Verdade Presencial- Coexiste-Consultoria Existencial.

Mercedes Pérez-Fernández · Médica geral aposentada, Equipe CESCA, Madrid, Espanha. Especialista em Medicina Interna.

Poliana Cristina Carmona Molinari · Médica oncologista e paliativista pediátrica. Especialista em Oncologia Pediátrica/Cuidado Paliativo Pediátrico pelo Instituto de Oncologia Pediátrica/GRAACC/Unifesp. Título de área de atuação em Cuidado Paliativo Pediátrico pela AMB. Mestra em Ciências pela EPM/Unifesp.

Rafael Herrera Ornelas · Médico de família e comunidade. Coordenador médico de Saúde Populacional no Hospital Israelita Albert Einstein. Residência em Medicina de Família e Comunidade pelo Hospital das Clínicas da FMUSP.

Renata Carneiro Vieira · Médica de família e comunidade. Especialista em Gestão em Saúde pela UERJ. Especialista em Saúde da Família pela Unifesp e em Atenção Domiciliar pela UFSC.

Rosana Alves · Médica pediatra. Coordenadora do Curso de Medicina da Faculdade de Medicina de Itajubá. Professora do Mestrado em Ensino das Ciências da Saúde das FPP. Especialista em Pediatria: Pneumologia Infantil pelo Instituto de Puericultura e Pediatria Martagão Gesteira (IPPMG), da UFRJ, e em Educação das Profissões da Saúde pela Universidade Federal do Ceará (UFC) em parceria com a FAIMER Brasil - Foundation for Advancement of International Medical Education and Research. Mestra em Pediatria pelo IPPMG/UFRJ. Doutora em Clínica Médica: Pesquisa Clínica pela UFRJ. Pós-doutorado em Ensino em Saúde pela Universidade Estadual de Campinas (Unicamp).

Sandra Fortes · Médica psiquiatra. Professora associada de Saúde Mental e Psicologia Médica da FCM/UERJ. Especialista em Ensino de Profissões de Saúde pela UFC. Mestra em Psiquiatria pelo IPUB/UFRJ. Doutora em Saúde Coletiva pelo IMS/UERJ.

Stephan Sperling · Médico de família e comunidade. Liderança médica do Projeto Regula Mais Brasil no Hospital Sírio Libanês. Especialista em Medicina de Família e Comunidade pela FMUSP.

Suely Grosseman · Médica pediatra. Professora do Curso de Medicina e do Programa de Pós-graduação em Ciências Médicas da UFSC e do Mestrado em Ensino nas Ciências na Saúde das FPP. Mestra em Saúde Materno-infantil pelo Institute of Child Health/London University. Doutora em Engenharia de Produção: Ergonomia pela UFSC. Pós-doutorado em Comunicação na Saúde pelo Drexel University College of Medicine, Filadélfia.

Thiago Bertuol Funk · Médico. Mestrando em Saúde Global pela Universidade de Maastricht.

APRESENTAÇÃO

A comunicação adequada e centrada no paciente é essencial para a prática clínica de alta qualidade. Estudos sobre comunicação centrada no paciente mostram melhores resultados de saúde[1], melhor satisfação e adesão do paciente, bem como níveis reduzidos de desconforto e preocupação, melhora da saúde mental. Também são encontrados menos testes diagnósticos e encaminhamentos, indicando um aumento da eficiência do atendimento[2-8].

É possível ensinar habilidades de comunicação, e métodos experimentais são eficazes para isso. Atualmente, muitas escolas de medicina, em todo o mundo, incluem treinamento de habilidades de comunicação em seus currículos; contudo, o treinamento em comunicação costuma parar após a faculdade de medicina, e existe ainda uma grande variação cultural em relação à sua abrangência[9]. Países ocidentais são conhecidos por terem programas mais ampliados do que em outras partes do mundo, onde o treinamento em habilidades de comunicação clínica é relativamente novo[10-12].

É muito importante que os alunos aprendam habilidades de comunicação em seu idioma e cultura, e que tenham a oportunidade de treinar nesse contexto. É por isso que ter um bom livro-texto sobre comunicação, abrangente e acessível em português é tão importante no Brasil. Um livro que foi escrito com a contribuição e o apoio de muitos colegas brasileiros e internacionais com experiência e com um afeto para comunicação efetiva. Isso ajudará futuros profissionais de saúde a aprenderem e a aperfeiçoarem suas habilidades.

Parabéns aos autores! Eu recomendo a todos os colegas que se beneficiem da leitura deste livro, utilizando-o em seus contextos de prática relevantes.

Evelyn van Weel-Baumgarten

Associate professor in Medical Communication, emeritus at Radboud University Medical Center, Department of Primary and Community Care, Nijmegen, Holanda.

Past-President EACH: International Association for Communication in Healthcare.

Referências

1. Rathert C, Wyrwich MD, Boren SA. Patient-centered care and outcomes: a systematic review of the literature. Med Care Res Rev. 2013;70(4):351-79.
2. Kinmonth AL, Woodcock A, Griffin S, Spiegal N, Campbell MJ. Randomised controlled trial of patient centred care of diabetes in general practice: impact on current wellbeing and future disease risk. The diabetes care from diagnosis research team. BMJ. 1998;317(7167):1202-8.
3. Stewart M, Ryan BL, Bodea C. Is patient-centred care associated with lower diagnostic costs? Healthc Policy. 2011;6(4):27-31.
4. Stewart MA. What is a successful doctor-patient interview? A study of interactions and outcomes. Soc Sci Med. 1984;19(2):167-75.
5. Stewart M, Brown JB, Donner A, McWhinney IR, Oates J, Weston WW, Jordan J. The impact of patient-centered care on outcomes. J Fam Pract. 2000 Sep;49(9):796-804.
6. Epstein AM, Street Jr RL. Patient-centred communication in cancer care: promoting healing and reducing suffering. Bethesda: National Cancer Institute; 2007.
7. Mead N, Bower P. Patient-centred consultations and outcomes in primary care: a review of the literature. Patient Educ Couns. 2002;48(1):51-61.
8. Michie S, Miles J, Weinman J. Patient-centredness in chronic illness: what is it and does it matter? Patient Educ Couns. 2003;51(3):197-206.
9. Kurtz S, Silverman J, Draper J. Teaching and learning communication skills in medicine. 2nd ed. Oxford: Radcliff; 2005.
10. Jankowska K, Pasierski T. Medical communication: a core medical competence. Pol Arch Med Wewn.2014;124(7–8):350-4.
11. Fazel I, Aghamolaei T. Attitudes toward learning communication skills among medical students of a university in Iran. Acta Med Iran. 2011;49(9):625-9.
12. Marambe KN, Edussuriya DH, Dayaratne KM. Attitudes of Sri Lankan medical students toward learning communication skills. Educ Health (Abingdon). 2012;25(3):165-71.

PREFÁCIO

Os pacientes usam muitos recursos digitais, tiram dúvidas pela internet, e as organizações de saúde procuram oferecer consultas utilizando todos os meios possíveis. Com tanta informação disponível, a tradução deste abundante conteúdo dentro de cada contexto de vida e observando a conexão com as emoções de profissionais e de pacientes passa a ser de suma importância e o que diferencia o cuidado em saúde de um amontoado de informação.

A comunicação é certamente um dos pilares do processo de cuidado. Em um mundo cada vez mais conectado e digitalizado, em que as relações são muitas vezes superficiais, há uma demanda crescente para que os profissionais de saúde possam se comunicar adequadamente com seus pacientes. Em muitos países, além da propedêutica tradicional, a comunicação clínica tem garantido um espaço considerável nos currículos. Infelizmente, contudo, não é dos temas mais valorizados nos diversos cursos da área da saúde no Brasil. Um dos motivos pode ser a carência de material didático apropriado. *Comunicação clínica: aperfeiçoando os encontros em saúde* foi pensado neste contexto, sendo voltado para todos os profissionais que têm contato direto com pacientes, oferecendo um embasamento teórico a partir de situações práticas, para um aperfeiçoamento das competências comunicacionais tão necessárias nesses encontros.

Procuramos usar uma linguagem de fácil leitura, adequada a todos os níveis de formação e combinando autores nacionais e internacionais de referências. Esperamos que assim os leitores possam se atualizar com os melhores referenciais teóricos e trabalhar de maneira mais confortável nos seus encontros clínicos, com uma comunicação mais efetiva e mais consciente das suas próprias reações emocionais.

Não é raro que um paciente demande uma consulta com o "seu profissional de confiança" para checar as informações que obteve dos diversos meios. O profissional de confiança é certamente aquele que se comunica melhor, porque assim demonstra que entende quem procura ajuda. Só a comunicação efetiva consegue transformar uma mera consulta em um momento mágico e de fato terapêutico.

Boa leitura, bons encontros!

Os Organizadores

Apresentação do conteúdo e novidades

Esta obra está dividida em seis Partes: A Parte I introduz os conceitos teóricos essenciais sobre o assunto, a Parte II reúne as ferramentas de abordagem mais utilizadas e a Parte III aprofunda o entendimento sobre as emoções que surgem nesses encontros clínicos. As Partes seguintes tratam do ensino e da avaliação das competências e habilidades e se elas foram realmente adquiridas na prática. Na sequência, há o aprofundamento em tópicos especiais e geralmente pouco abordados dentro do tema comunicação clínica. A última Parte da obra está dedicada aos temas de maior complexidade e encontros desafiadores na prática profissional.

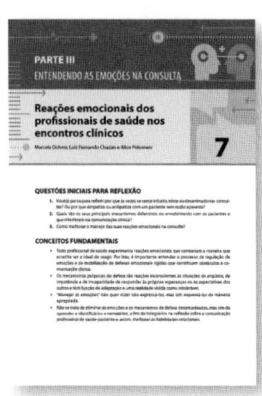

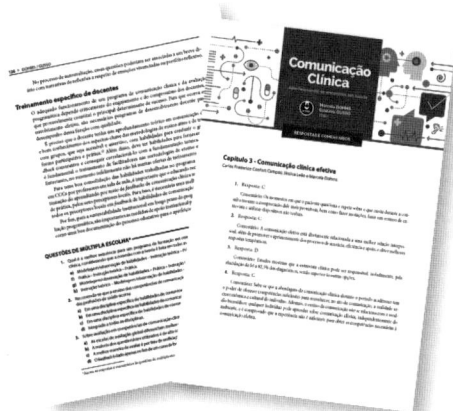

Cada capítulo inicia com questões sobre o tema, para motivar sua leitura e reflexão. São então apresentados conceitos fundamentais e introduzido o conteúdo teórico a partir de situações-problema com exemplos práticos. Informações mais importantes recebem destaque como **Não esquecer** e **Dica**, e há alertas para situações que exigem mais atenção no tópico **Cuidado!**

Merecem destaque também os exercícios com questões de múltipla escolha ao final de cada capítulo, reforçando o entendimento do que foi abordado. As respostas e comentários dos exercícios são encontrados no hotsite do livro (**https://apoio.grupoa.com.br/comunicacaoclinica**), bem como os vídeos com dramatizações das situações-problemas dos capítulos, identificados com o ícone ▶ ao longo do livro.

Para ampliar ainda mais o conhecimento sobre comunicação clínica, acesse www.artmed360.com.br e conheça este e outros cursos previstos para o segundo semestre de 2020.

Dica	Não esquecer
Um microfone e uma caixa de som de boa qualidade são mais importantes que uma câmera sofisticada, a fim de permitir uma escuta adequada do volume do áudio da gravação. O som e o ângulo da câmera são os elementos mais importantes a serem testados.	Os papéis mais recomendados para um coordenador de sessões de *videofeedback* são coordenar a sequência do processo e as falas do grupo, facilitar que o participante observe sua autoimagem e sua autoavaliação e estimular que o grupo dê um reforço positivo para os comportamentos observados. Além disso, ele deve estimular que o próprio entrevistador encontre, sozinho e com a ajuda do grupo, estratégias para trabalhar as suas dificuldades.[2-4]

SUMÁRIO

Apresentação ix
Evelyn van Weel-Baumgarten

PARTE I Conceitos gerais

1 Habilidades essenciais para a comunicação clínica efetiva 1
Barbara Cristina Barreiros; Camila Ament Giuliani dos Santos Franco;
Fernanda Lazzari Freitas e Marcela Dohms

2 Construção da relação 17
Rafael Herrera Ornelas e Mayara Rangel Pico da Cruz

3 Comunicação clínica efetiva 25
Carlos Frederico Confort Campos; Jéssica Leão e Marcela Dohms

PARTE II Ferramentas de abordagem

4 Entrevista motivacional 35
Josep M. Bosch Fontcuberta e Manuel Campiñez Navarro

5 Abordagem centrada na pessoa 47
Lêda Chaves Dias e Carmen L. C. Fernandes

6 Medicina narrativa para o ensino da comunicação clínica 55
Bruno Pereira Stelet; Luis David Castiel e Danielle Ribeiro de Moraes

PARTE III Entendendo as emoções na consulta

7 Reações emocionais dos profissionais de saúde nos encontros clínicos 71
Marcela Dohms; Luiz Fernando Chazan e Alice Polomeni

8 Introdução aos grupos Balint 85
Ana Paula Borges Carrijo; Jorge Brandão e Jorge Esteves Teixeira Junior

9 Comunicação com emoções fortes: resposta empática
à raiva, ao medo e à tristeza no cuidado à saúde 101
Suely Grosseman e Marcela Dohms

 Capítulo com vídeo de situação-problema, o qual pode ser acessado em https://apoio.grupoa.com.br/comunicacaoclinica.

PARTE IV Ensino e avaliação de habilidades de comunicação

10 Formação em competências de comunicação clínica 115
Marcela Dohms; Iolanda de Fátima Lopes Calvo Tibério e Carlos Fernando Collares

11 Vídeo e *feedback* 131
Marcela Dohms

PARTE V Tópicos especiais

12 Comunicação com crianças e suas famílias antes da adolescência 151
Suely Grosseman; Rosana Alves e Thiago Bertuol Funk

13 Comunicação sobre sexualidade 169
Ademir Lopes Junior; Renata Carneiro Vieira e Filipe de Barros Perini

14 Comunicação clínica e espiritualidade 185
Janaine Aline Camargo de Oliveira; Eno Dias de Castro Filho e Fábio Duarte Schwalm

15 Comunicação por meios virtuais 207
Gustavo Gusso

16 Comunicação de risco em saúde 221
Gustavo Gusso e Alexandre Calandrini

17 Comunicação em equipes de saúde 239
Stephan Sperling e Ana Emilia R. B. Leal

18 A consulta sagrada (de alto conteúdo emocional) 251
Juan Gérvas e Mercedes Pérez-Fernández

PARTE VI Tópicos de maior complexidade e encontros desafiadores

19 Comunicação com pessoas com sintomas de difícil caracterização 265
Marcela Dohms; Sandra Fortes e Hélio Antonio Rocha

20 Comunicação de notícias difíceis 277
Aécio Flávio T. de Góis; André Castanho de Almeida Pernambuco e Marcela Dohms

21 Comunicação no final da vida 287
Poliana Cristina Carmona Molinari e Daniel Neves Forte

22 Comunicação clínica transcultural 297
Mayara Floss; Andreia Beatriz Silva dos Santos e Marcela Dohms

23 Comunicação em situações de violência 315
Andreia Beatriz Silva dos Santos; Carla Cristina Marques e Mariana Villiger

Índice 329

PARTE I
CONCEITOS GERAIS

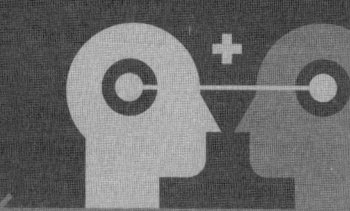

Habilidades essenciais para a comunicação clínica efetiva

Barbara Cristina Barreiros; Camila Ament Giuliani dos Santos Franco; Fernanda Lazzari Freitas e Marcela Dohms

1

QUESTÕES INICIAIS PARA REFLEXÃO

1. Você faz autoavaliação para saber se está preparado para dedicar-se integralmente ao paciente antes de iniciar uma consulta?
2. Você permite que o paciente fale sem interrompê-lo para que ele explique o que está sentindo?
3. Você permite que o paciente inclua as suas necessidades e expectativas no plano terapêutico?
4. Você avalia o entendimento da pessoa sobre o que foi abordado na consulta?

CONCEITOS FUNDAMENTAIS

- É fundamental que o profissional se prepare antes de iniciar cada atendimento, incluindo organização do ambiente e de materiais, revisão do prontuário e revisão das suas próprias emoções.
- O tempo é precioso durante toda a entrevista; portanto, deve-se dar espaço para que a pessoa pense e fale, permitindo que o profissional entenda a sua motivação na consulta.
- Para que a tomada de decisão seja compartilhada, a pessoa deve ter suas necessidades e percepções valorizadas em todas as etapas da entrevista clínica.

FASES DO ENCONTRO CLÍNICO

Este capítulo apresenta algumas habilidades do profissional durante a entrevista clínica que melhorarão a sua comunicação clínica.[1-5]

SITUAÇÃO-PROBLEMA 1

Observe o encontro clínico entre Dr. Rafael e a paciente Marisa.

Dr. Rafael está 15 minutos atrasada na sua agenda. Ele está bem, mas um pouco cansado, pois a semana está sendo pesada, e um pouco preocupado, pois seu pai está em investigação de um nódulo pulmonar.

Ele atenderá sua próxima paciente, Marisa, 42 anos, em uma consulta de demanda do dia.

Ao rever o prontuário, Dr. Rafael percebe que Marisa não comparece à Unidade há 4 anos. Antes desse tempo, tinha grande assiduidade na Unidade, pois estava tentando engravidar e seu parceiro era estéril.

Então, Dr. Rafael organiza sua mesa, verifica se trocou o lençol e ajeita a bagunça da sala. Olha o celular para saber se seu pai mandou notícias, coloca o telefone no modo silencioso e o guarda, bebe um gole d'água, faz a chamada de Marisa no prontuário eletrônico e vai até a porta recebê-la.

Ele cumprimenta Marisa, apresenta-se, mostra a cadeira e senta-se na sua, em frente ao computador. Aguarda Marisa ajeitar-se e inicia.

Rafael: "Em que posso lhe ajudar hoje, Marisa?".

Marisa: "Eu vim aqui porque minha menstruação está atrasada 5 semanas e eu gostaria de saber se já é hora de realizar o exame de urina".

Rafael: "Ah, tudo bem! E o que mais, Marisa?".

Marisa: "É isso, Dr. Eu estou ansiosa *pra* saber se estou grávida".

Rafael: "Entendo… mais algum motivo lhe traz aqui?".

Marisa: "Estou muito comilona ultimamente, acho que um pouco ansiosa por conta desse atraso menstrual, e às vezes ando emotiva, chorando… mas acho que é normal da gestação. Então eu queria, além de fazer o exame de gestação, fazer alguns exames de *check-up*".

Rafael: "É isso, então?".

Marisa: "Sim, Dr.".

Rafael: "Está bem, recapitulando o que me disse: você procurou atendimento pois está com atraso menstrual, acha que está grávida. Além disso, tem tido aumento de apetite, tem estado emotiva/chorosa e quer fazer *check-up*… é isso?".

Marisa: "Bastante coisa, né? Mas é isso, sim…".

Rafael: "Bom, Marisa, por onde você acha que devemos começar… o que mais lhe preocupa?".

Marisa: "Ah, Dr., acho que tudo está relacionado com o fato de eu achar que estou grávida… quero fazer logo esse exame…".

Rafael: "Está bem então, Marisa. Vamos começar falando sobre esse seu atraso menstrual, avaliar a necessidade deste e de outros exames. Aí vamos conversando para que eu a conheça um pouco mais, e, se preciso, já deixamos uma próxima conversa agendada, pode ser?".

Marisa: "Pode ser, sim!".

Rafael: "Então vamos lá...".

Fase inicial da consulta

Preparação para a consulta

Na Situação-problema 1, percebe-se que Dr. Rafael tomou alguns cuidados que antecedem a chamada e a presença da paciente no consultório. São ações que facilitam a comunicação na consulta, qualificam o encontro clínico e melhoram a satisfação e o envolvimento, tanto do profissional de saúde como da pessoa. Por exemplo, antes de iniciar um novo atendimento, é importante que o profissional de saúde concentre-se e observe como está o seu estado de ânimo ("Estou disposto e atento ou sonolento e cansado?"), prepare o ambiente para trabalhar com comodidade, com estratégias de organização para aumentar seu conforto, e certifique-se de que a consulta anterior está realmente encerrada para evitar interrupções e pensamentos sobre o encontro anterior.[6]

Aspectos do ambiente

Neste caso, Dr. Rafael realiza ajustes no ambiente antes da consulta, organizando a sala e arrumando o lençol. Este momento já é da paciente que irá entrar, pois prepara seu espaço para recebê-la. A ambiência do consultório deve ser acolhedora. A disposição da mesa e da cadeira é importante, pois pode afastar ou aproximar os profissionais das pessoas. A posição da mesa pode impedir a pessoa de olhar o profissional como um todo, e a distância e a possibilidade do toque podem mostrar maior ou menor empatia. A organização e a limpeza do ambiente demonstram respeito e atenção à pessoa que busca cuidado. A organização da mesa traduz um preparo, uma imagem de que tudo está pronto para acolher a demanda que angustia a pessoa. Os equipamentos necessários para a realização do exame físico devem estar facilmente disponíveis, higienizados e organizados para evitar perda de tempo ou quebra do fluxo da consulta.

É comum ocorrerem interrupções no consultório por parte da equipe de saúde para pegar materiais ou equipamentos na sala, deixar prontuários ou conversar com o profissional que está em atendimento. Essas interrupções podem significar uma invasão da história que está sendo contada, e causam uma quebra no fluxo de raciocínio, tanto da pessoa como do profissional. Por isso, pactos devem ser feitos com a equipe para evitar ao máximo as interrupções da entrevista clínica.

O corredor e a sala de espera também fazem parte do consultório, pois são a antessala do ambiente de cuidado. É importante que profissionais, a sua equipe e as pessoas que serão assistidas se conscientizem de que este é um ambiente de acolhimento, respeito e silêncio.

Aspectos pessoais

É possível que o profissional se organize para evitar saídas inesperadas do consultório, que podem atrapalhar a concentração e influenciar o fluxo da consulta. Dr. Rafael realiza ações durante a preparação e o início da consulta que mostram alguns desses aspectos pessoais: beber água e, apesar de estar com problema de saúde na família, o que o aflige, o médico revisa o que é possível para que, durante a consulta, a angústia e a curiosidade não atrapalhem o encontro clínico.

As emoções estão presentes na nossa vida, podendo ser de âmbito pessoal ou profissional e estar relacionadas ou não ao paciente. No dia a dia do trabalho, as relações interpessoais podem variar da amizade ao assédio moral, e esses sentimentos podem influenciar diretamente no resultado do trabalho dos profissionais. O profissional não tem a obrigação de gostar de todos os pacientes. Alguns podem trazer boas lembranças, outros, lembranças de brigas ou experiências ruins vividas previamente. É importante que o profissional de saúde tenha a capacidade de separar esses sentimentos e racionalizar as emoções para que estas não influenciem o momento singular que é o novo encontro entre duas pessoas com o intuito de ouvir e tentar trazer conforto e soluções.

Técnicas de respiração e relaxamento, assim como o trabalho com grupos de ajuda entre profissionais (grupos Balint), têm trazido grandes benefícios para profissionais no cuidado em saúde (ver Capítulos 7, Reações emocionais dos profissionais de saúde nos encontros clínicos, e 8, Introdução aos grupos Balint).

Aspectos assistenciais

Dr. Rafael não conhecia Marisa e, antes da consulta, revisou as anotações do último encontro, informações fundamentais para que conduzisse a consulta. Um bom registro no prontuário é imprescindível para o raciocínio clínico e para relembrar ao profissional as especificidades do problema de saúde e os planos elaborados anteriormente. Isso facilita a continuidade e a coordenação do cuidado. Utilizando o registro orientado por problemas, o profissional não precisa reler todo o prontuário antes da consulta, podendo focar no registro anterior da consulta e na lista de problemas.

É comum ocorrer atrasos nos atendimentos de pacientes que demandam mais cuidado ou quando há excesso de pacientes agendados. O profissional deve desenvolver habilidades e atitudes de comunicação com seus parceiros de trabalho, assim como realizar uma organização de sua agenda de trabalho para amenizar problemas assistenciais que possam vir a ser uma barreira de comunicação no cotidiano dos atendimentos.[7]

O tempo de consulta é fator relevante na satisfação da pessoa que consulta e do profissional. É importante que o sistema de marcação e o tempo da consulta sejam determinados pela necessidade do indivíduo que busca atendimento, adequando-se à agenda do profissional, que pode utilizar um tempo maior para o cuidado da pessoa.[7] Com a qualificação do trabalho em equipe, o entendimento da importância da organização da agenda e o uso do prontuário eletrônico, é possível avançar na melhoria da qualidade da comunicação no cuidado com os pacientes, melhorando condições de trabalho e diminuindo o estresse de toda a equipe.

Recepção do paciente

O primeiro minuto da consulta tem grande valor simbólico. O bom profissional de saúde é acolhedor e faz as pessoas se sentirem cômodas, à vontade.[8] Para isso, é importante demonstrar, nos primeiros minutos, que a pessoa atendida é o centro do ato clínico e que a atenção do profissional está toda voltada para ela, e não para papéis ou para o computador.[6] Isso fará a pessoa sentir-se mais confiante para falar sobre suas preocupações.

No caso, Dr. Rafael mostra-se cordial, apesar de estar preocupado, recebendo Marisa à porta e cumprimentando-a. A primeira impressão é imprescindível para traçar os rumos da confiança. Por isso, é importante uma atmosfera amistosa e empática ao receber os pacientes. A cordialidade é um elemento básico para qualquer relacionamento, sendo seus marcadores de atenção durante a consulta: cumprimentar o paciente, sorrir, apresentar-se, dizer o nome do paciente, e manter contato visual e o tom de voz.[5]

A apresentação do nome e da função do profissional é essencial, principalmente nos primeiros encontros. Isso transmite maior segurança e pode iniciar um vínculo. A comunicação sobre como a consulta vai se desenvolver tranquiliza o paciente. Por exemplo, esclarecer sobre o tipo de consulta (se agendada, retorno, encaixe, urgência), explicar sobre o tempo disponível, já planejando o tempo da consulta, e sobre a necessidade de anotações, leitura de prontuário e exames, exame físico ou outros fatos que vão acontecer durante aquele ciclo.

Em relação ao cumprimento ao paciente, depende muito do estilo do profissional e também da relação estabelecida em outras ocasiões. Não existem regras sobre o que é permitido ou proibido, nem mesmo deveres dos profissionais. Recorda-se aqui da **Lei do eco emocional**: você receberá de seus pacientes o que der a eles na consulta. Se der sorrisos, receberá sorrisos; se der hostilidade, receberá hostilidade.[6]

Abertura da entrevista

A pergunta inicial da entrevista deve ser aberta, mas, ao mesmo tempo, focada nas demandas que trazem a pessoa ao consultório. No caso, a primeira pergunta de abertura da entrevista de Dr. Rafael poderia ser mais focada, como "Qual é o motivo da consulta hoje?", que tende a direcionar o paciente diretamente ao motivo da consulta. Perguntas muito gerais ("Como está?") podem levar o paciente a divagar por temas que não são os motivos de consulta.[6] As primeiras perguntas são feitas para deixar o paciente falar. Neste momento, recomenda-se que o profissional procure situar-se no mundo do paciente, podendo, por enquanto, não iniciar o raciocínio clínico.

Aproximadamente 65% dos pacientes são interrompidos pelos médicos, em média, depois de 15 a 20 segundos de explicação do problema. Quando o paciente não é interrompido, geralmente fala por cerca de 2 minutos e isso aumenta a probabilidade de expor os seus medos e preocupações.[9,10] Não existe uma regra fixa sobre o tempo mínimo que se deve utilizar para ouvir as demandas. A disponibilização de um tempo com a atenção toda voltada para a pessoa e o uso de perguntas corretas são os aspectos mais importantes.

Quando o paciente é interrompido, há menos chance de ele contar ao profissional sobre os reais motivos da consulta. Ao evitar interromper a fala do paciente, provavelmente o profissional de saúde precisará fazer menos perguntas depois.

Após a pessoa apresentar os motivos da consulta, recomenda-se fazer uma **prevenção de demandas aditivas**,[6] ou seja, perguntar "Algo mais?" ou "Mais algum motivo de consulta?", para esgotar todas as demandas já nessa fase. A prevenção de demandas aditivas diminui a chance do "sinal da maçaneta", que ocorre ao fim da consulta: o paciente já está com a mão na maçaneta da porta para sair, quando então traz mais motivos de consulta. Mesmo que o paciente traga muitas demandas de consulta, é melhor saber no início, pois assim o profissional pode ainda priorizar com o paciente quais motivos vai abordar e planejar melhor a condução da consulta.

No exemplo descrito, observa-se que Dr. Rafael utiliza perguntas que possibilitam a fala de Marisa e demonstram todas as razões pelas quais ela comparece ao encontro. A repetição e a insistência para saber se há mais razões que a afligem ("E o que mais... Mais algum motivo lhe traz aqui?") estimulam que ela pense sobre tudo que a leva ao encontro e previne demandas aditivas.

Negociação da agenda

O termo "agenda" se refere aos problemas de saúde considerados como motivos de consulta. Abordar a **agenda do paciente** significa descobrir quais são as queixas, as preocupações, os sentimentos e as expectativas da pessoa que busca um atendimento.[7]

Recomenda-se que os profissionais de saúde identifiquem os problemas de saúde prioritários de cada consulta.[7] A agenda idealmente deve ser acordada entre o profissional e o paciente antes do início da exploração dos problemas, pois a identificação precoce da agenda do paciente influencia o resultado final da consulta.[1,2] Assim, identificar e entender os motivos que levam a pessoa a procurar o profissional deveria ser a primeira tarefa de toda consulta.[7]

Nem sempre o que a pessoa declara como motivo da consulta é o que realmente deseja consultar. O primeiro problema relatado não necessariamente é o mais preocupante para essa pessoa ou o motivo pelo qual realmente deseja consultar.[1,3,6] Assim, é preciso abordar o que Barsky[11] denominou de:

▶ **agenda oculta**: motivos de consulta importantes, mas sobre os quais o paciente tem dificuldade de falar, por motivos de ansiedade ou medo. Nessa fase, é também importante diferenciar o que são demandas e o que são queixas do paciente;
▶ **diferença entre queixa e demanda**: é a expectativa de que o profissional possa ou não apresentar uma solução. **Demanda** é o que se espera que seja solucionado pelo médico, como o pedido de algo que pode ser dado ao paciente, e **queixa** é mais uma lamentação de um processo de envelhecimento, ou indisposições crônicas de impossível resolução, por exemplo.

A negociação da agenda inicia a partir da sumarização das demandas trazidas pelo paciente. O profissional recapitula o que a pessoa trouxe, conferindo e fazendo o paciente refletir sobre aqueles motivos. A partir disso, inicia a fase de busca da agenda principal daquele ciclo de cuidado.

Pode-se observar, na Situação-problema 1, que Dr. Rafael empregou a técnica da sumarização das queixas para iniciar a negociação da agenda e tentou priorizar uma das demandas de Marisa. As duas acordam quais aspectos são mais importantes para ambas.

Esse pequeno diálogo, que durou menos de 2 minutos, garantiu que Marisa trouxesse aspectos importantes sobre motivos da consulta e mostrou a Dr. Rafael quais aspectos ele terá que focar em seu cuidado.

Fase de exploração: obtenção de informações

Após a construção da agenda, junto com o paciente, inicia a fase de exploração do problema. A conversa é retomada pelo assunto que surgiu como prioritário na agenda para o paciente. O ideal é iniciar sempre com **perguntas abertas**, de maneira que o paciente tenha oportunidade de escolher o conteúdo das respostas[12] e, assim, trazer informações de maior qualidade. No caso descrito, uma pergunta aberta que pode auxiliar no início desta etapa seria: "Pode me contar mais sobre esse atraso da menstruação?". Alguns outros exemplos de perguntas para esta fase: "Quer falar mais sobre isso?", "O que tem acontecido desde que esses sintomas começaram até agora?".

Neste primeiro momento da obtenção de informações, o principal objetivo é compreender, sob a perspectiva do paciente, o que ele pensa e sente em relação à sua situação, ou o que o problema representa para sua vida, com uma **entrevista focada na pessoa.**[12] O uso das competências comunicacionais, neste momento, tem como objetivos obter a perspectiva da pessoa e demonstrar empatia. A ideia é que o profissional de saúde "entre no mundo do outro" e permita ao paciente explicar o problema com suas próprias palavras,[13] buscando entender seu ponto de vista e o significado e a importância das queixas na sua vida, assim como as suas expectativas de cuidado[12] (ver Capítulo 5, Abordagem centrada na pessoa).

É importante procurar entender a sensação de vivência individual do sofrimento,[14,15] contextualizando no seu universo familiar, cultural e social. Perguntas como "Quais são suas preocupações?" são estratégias eficazes para abordar os medos do paciente. Além disso, é importante avaliar riscos, fazer uma identificação precoce de doenças e avaliar complicações, se adequado.[16] Deve-se procurar encontrar os significados do sofrimento do paciente relacionando à sua história de vida.[16] O profissional precisa estar atento para não priorizar a **agenda do médico** (problemas para o médico), em vez da **agenda do paciente** (problemas para a pessoa).

Cabe salientar que é nessa fase que se deve avaliar a experiência da doença (*illness*) da pessoa, os sentimentos, as ideias, as expectativas e os medos do paciente,[14,15] mas também obter todas as informações necessárias sobre a doença (*disease*) para estabelecer um correto diagnóstico clínico.

Essa etapa da entrevista busca respostas para questões específicas baseadas em hipóteses que o profissional de saúde colocou a partir da narrativa anterior do paciente.[12] Pode-se iniciar com perguntas abertas ou pelo resumo do que o paciente já referiu sobre o sintoma, para posteriormente recorrer a perguntas fechadas ou perguntas em catálogo. As perguntas em catálogo dão uma série de possibilidades de respostas ao paciente. Um exemplo de diálogo dessa etapa seria o descrito na Situação-problema 2.

> **SITUAÇÃO-PROBLEMA 2**
>
> Rafael: "Agora preciso fazer algumas perguntas mais específicas para entender melhor o que acontece com você, pode ser?".
>
> Marisa: "Sim, claro!".
>
> Rafael: "É a primeira vez que a menstruação atrasa?. **(Pergunta fechada)** Me explique um pouco melhor".
>
> Marisa: "Não. No último ano ela tem atrasado. Às vezes fico 2 a 3 meses sem menstruar e depois ela desce. Toda vez fico aflita, pois penso que posso estar grávida, faço exame na farmácia e nada... Também me preocupa o fato de poder estar entrando na menopausa".
>
> Rafael: "Compreendo. E como era a menstruação antes de 1 ano?". **(Pergunta fechada)**
>
> Marisa: "Eu estava usando pílula, daí ela vinha todo mês. Quando conheci meu atual companheiro, há 1 ano, parei a pílula porque ele queria ter um filho, e daí ela começou a atrasar...".
>
> Rafael: "Notou algum enjoo, vômito ou sensação de desmaio junto com esse atraso?". **(Pergunta em catálogo)**

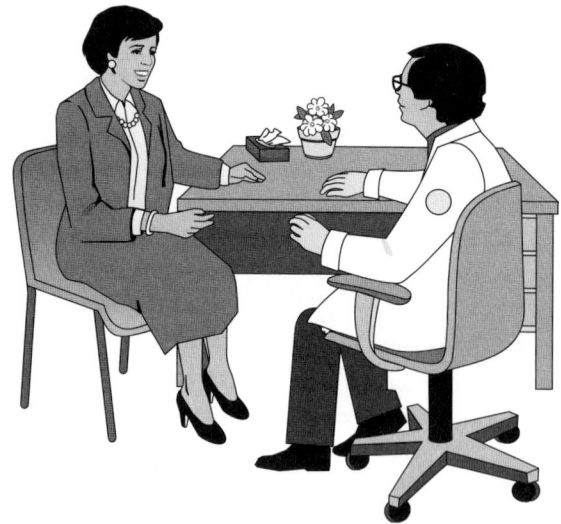

Após caracterizar os sintomas atuais, o profissional de saúde passa a obter informações sobre história clínica passada, história clínica familiar e história psicossocial.

Outro pilar dessa fase da entrevista é a empatia. A empatia se caracteriza por um estado emocional do entrevistador que permite detectar as emoções em seu interlocutor (primeiro momento da empatia) e como consequência consegue evidenciar que percebeu essa emoção (segundo momento da empatia), seja em nível verbal ou não verbal.[17] A resposta empática permite que o paciente se sinta ouvido, compreendido, tranquilizado e não julgado/criticado, encorajando-o na partilha da informação.[12]

Esta é uma parte desafiadora da entrevista, pois os profissionais são treinados para buscar informações focadas na doença e para usar, na maioria das vezes, perguntas fechadas. Contudo, ao fazer uso das habilidades comunicacionais, consegue-se apoiar o relato, facilitar a comunicação, ajudar na exploração da informação e, simultaneamente, demonstrar cuidado, empatia e partilha.[12]

As técnicas de entrevista mais utilizadas nessa fase da entrevista são: técnica de comunicação não verbal, perguntas abertas, encorajamento verbal curto, reflexões em espelho, silêncios, seguimento de pistas verbais, paráfrases, sumários, linguagem positiva e escuta ativa.[12]

A **Tabela 1.1** define e exemplifica o uso dessas técnicas relacionadas ao caso com a paciente Marisa e o Dr. Rafael.

Tabela 1.1 - Técnicas de entrevista

Descrição	Exemplos
Perguntas abertas: em geral, começam por como, o que, por que e dão a palavra à pessoa; facilitam a fala do paciente e fornecem grande quantidade de informação; não podem ser respondidas com um monossílabo, como as fechadas	**Rafael:** Pode me contar mais sobre esse atraso da menstruação? Quer falar mais sobre esse atraso da menstruação?
Técnica de comunicação não verbal: inclui acenar com a cabeça enquanto o paciente narra a história; manter a face expressiva; inclinar-se para a frente; dizer "aham"; manter contato visual; fazer e respeitar os silêncios; evitar escrever ou olhar para o computador enquanto o paciente fala; oferecer lenço sempre que o paciente chorar	**Marisa:** Sabe, Dr., estou me sentindo muito ansiosa e a menstruação atrasou... estou há tempo tentando engravidar e quero muito estar grávida... estou muito aflita com essa situação. Mas também me preocupo pois posso estar entrando na menopausa. **Rafael:** Aham (mantém contato visual, postura relaxada na cadeira)
Encorajamentos verbais curtos: encorajam a continuação do relato por parte do paciente sem orientar para tópicos particulares ("continue", "sim", "entendo")	**Marisa:** Sabe, Dr., estou há 1 ano com meu companheiro e ele não tem filhos... quero muito estar grávida... **Rafael:** Entendo. Você quer muito estar grávida.
Reflexões em espelho: exploram um determinado assunto utilizando as expressões do paciente sem introduzir qualquer significado dado pelo clínico	**Marisa:** E já se passam 40 dias e nada da menstruação. Eu só tenho pensado nisso. **Rafael:** Só tem pensado nisso.
Seguimento de pistas verbais: consiste em empregar expressões, frases, ideias ou palavras do paciente introduzindo-as na entrevista em momentos posteriores aos quais foram utilizadas; imprime continuidade à entrevista e demonstra ao paciente que o profissional está atento e interessado	**Rafael:** Falou-me há pouco que **a menstruação está atrasada** e deseja muito engravidar e **está muito ansiosa em saber sobre a possibilidade de gravidez**. Pode me falar um pouco dessa ansiedade?
Paráfrases: devolvem ao paciente uma ideia que este transmitiu, mas pelas palavras do profissional de saúde, que resume e captura a essência do que foi dito, confirmando com o paciente se foi isso que pretendia dizer	**Marisa:** O meu companheiro também está preocupado comigo e tem me dado muito apoio. Ele só não veio junto porque está trabalhando hoje. **Rafael:** Então seu companheiro também está preocupado com você e tem lhe apoiado, é isso?

(continua)

(Continuação)	
Sumários/resumos: permitem rever a história do paciente, condensando-a, indicando-lhe que foi ouvido e dando-lhe a oportunidade de corrigir algo que não corresponda ao que foi dito ou acrescentar algo que falte	**Rafael:** Então você veio à consulta hoje porque a menstruação está atrasada e, como deseja muito engravidar, está ansiosa para saber se está grávida. Compreendi bem?
Linguagem positiva: transmite atitude positiva e afirmativa que tranquiliza o paciente	Substituir "Lembre-se de que não pode..." por "Lembre-se de que é melhor..."
Escuta ativa: participação ativa do profissional na consulta, prestando atenção ao conteúdo verbal e não verbal do paciente e focando nas pistas deixadas por ele	

Fonte: Elaborada pelas autoras com base em Mota Cardoso.[12]

Além das técnicas descritas, é importante que o profissional utilize estratégias para demonstrar empatia. A resposta empática permite que o paciente se sinta ouvido, compreendido, tranquilizado e não julgado. A resposta empática pode ocorrer de forma não verbal com silêncios, contato visual e sorrisos em momentos adequados.

Outras possibilidades de resposta empática verbal:

- **nomear/refletir** a emoção ("Vejo que você está bem preocupada com isso");
- **validar/normalizar** a emoção ("É natural que se sinta preocupada... qualquer pessoa nessa situação se sentiria assim");
- **apoiar** a pessoa ("Eu sei que tem passado por momentos ruins, mas o fato de ter buscado ajuda é muito importante");
- **formar aliança** ("Vamos juntas trabalhar para entender o que se passa").

Ao fim dessa etapa (fase de exploração), recomenda-se que o profissional faça um breve sumário para confirmar com o paciente se este compreendeu bem as informações e se ele tem algo a acrescentar. É importante usar frases de transição ao mudar de temas, focos de abordagem e/ou etapas.

> **Cuidado!**
>
> Atitudes a evitar durante a entrevista:
>
> - Crítica e juízo de valor (aceitação do outro na sua diferença e dificuldades)
> - Respostas que encerram o diálogo
> - Perguntas "por que", que podem ser interpretadas como crítica, juízo de valor ou acusação
>   - "Por que não tomou os comprimidos?"
>   - "Por que faltou à consulta?"
> - Perguntas sugestivas: quando se quer forçar que o paciente considere nossa perspectiva
>   - "Já está muito melhor, não está?"
>   - "E a cabeça também lhe dói, não é?"
> - Perguntas na negativa
>   - "E dor de cabeça, não tem tido?"
>   - "Não tem mais nada a dizer?"
> - Uso de diminutivo: retira a importância, minimiza, infantiliza o paciente
>   - "Tomou os comprimidinhos que passei?"; substituir por "Tomou os comprimidos que passei?"
>   - "Como está a dorzinha?"; substituir por "Como está a dor?"

Comunicação não verbal

Os profissionais revelam muitas informações sobre si e seus sentimentos pela linguagem corporal.[13] Por isso, durante a consulta, é fundamental a atenção à expressão não verbal, em especial:

- fazer contato visual no início da entrevista;
- não olhar demasiadamente para a tela do computador ou para o registro;
- manter mãos, pés e objetos em repouso ou sem movimentos repetidos, sem mostrar apreensão;
- manter expressão facial que demonstre atenção, respeito e empatia.

O conjunto e a interação da comunicação verbal e não verbal têm grande efeito na satisfação do paciente com a consulta.[13]

Fase de compartilhamento de informações e tomada de decisão

Nessa fase da entrevista clínica, as informações que foram coletadas serão organizadas pelo profissional para fornecer informações relevantes e facilitar a tomada de decisão. A partir dessa fase, o profissional de saúde dividirá seu ponto de vista com o paciente e os familiares, compartilhando informações e, sempre que possível, auxiliando no processo de decisão compartilhada.[6,8]

Compartilhamento de informações

O profissional tem as avaliações e as hipóteses elaboradas; agora é o momento de compartilhar essas informações com o paciente e os familiares. No caso apresentado, Dr. Rafael está pensando nas hipóteses de ser realmente uma gestação, ou Marisa já estar iniciando o climatério. Entendendo toda a expectativa da pessoa, como no caso de Marisa, o profissional deve perceber qual é a intensidade e a gravidade das informações que serão fornecidas, como o profissional sente-se para fornecer essas informações e o quanto a relação com o paciente até esse momento pode interferir, de forma negativa ou positiva, na entrevista clínica.[17]

O compartilhamento de informações inicia com a percepção, pelo profissional, sobre o quão preparado está o paciente para receber as informações (mais relacionado com aspectos cognitivos) e o quanto ele deseja saber sobre sua condição (aspectos emocionais). Isso aumenta a efetividade da comunicação e a assertividade do profissional.[18]

Inicialmente, o profissional deve fornecer à pessoa todas as informações fundamentais para que esta possa ter entendimento aceitável sobre a sua condição de saúde. Essa informação está relacionada tanto ao contexto clínico quanto social. O enfoque da informação muda de acordo com o problema que é trazido pela pessoa: se a doença é grave, se é aguda ou crônica, entre outras características.[8]

Em todas as consultas, é necessário que o profissional identifique quais informações o paciente deseja, e estas devem ser sempre respondidas. O profissional de saúde deve ter claro quais são as expectativas e as crenças do paciente sobre sua condição de saúde para que todas as dúvidas possam ser esclarecidas (ver Capítulo 20, Comunicação de notícias difíceis).

Algumas técnicas de entrevista utilizadas pelos profissionais podem aumentar o entendimento e a participação dos pacientes e familiares na tomada de decisão:

- **resumo ou sumarização:** fazer um resumo das informações que o paciente trouxe e do que foi entendido demonstra interesse, além de confirmar que o que foi entendido era realmente o que a pessoa pretendia manifestar;[2]
- **clareza e objetividade na linguagem:** é importante evitar linguagem técnica ou jargão médico. Evitar linguagem científica e adaptar a linguagem à idade, ao nível intelectual e à educação do paciente. Procurar ser conciso, concreto e específico;
- **categorização:** organizar as informações para o paciente auxilia na memorização e no entendimento delas. Quanto maior o número de informações essenciais a serem fornecidas para o paciente, mais é necessário utilizar essa técnica. Na categorização, o médico informa quantos tópicos serão informados e discutidos;
- **silêncio:** é utilizado em diversos momentos durante a entrevista clínica, inclusive na partilha de informação, já que o paciente deve ter espaço para refletir sobre a sua condição e o plano que está sendo proposto, além de conseguir se conectar com os seus sentimentos e valores efetivamente;
- *feedback*: o profissional solicita uma devolutiva do paciente sobre o seu entendimento a respeito do que foi tratado no encontro até o momento. Essa devolutiva pode ser realizada principalmente por meio de três formatos[17] – **Tabela 1.2**).

Tabela 1.2 - Devolutiva: tipos de *feedback*

Tipo de *feedback*	Exemplo
***Feedback* sim ou não:** perguntado de forma dicotômica sobre o entendimento do paciente	Você entendeu o que conversamos até agora?
***Feedback* diretivo:** é solicitado que a pessoa repita as informações que recebeu até o momento	Você poderia repetir com as suas palavras o que acabei de lhe dizer?
***Feedback* colaborativo:** é solicitado que o paciente informe o que ele compreendeu do que foi discutido até o momento	Poderia me dizer o que entendeu do que conversamos até agora?

Fonte: Autoras.

SITUAÇÃO-PROBLEMA 3

Pode-se inferir o seguinte diálogo para este momento da entrevista a partir das técnicas expostas.

Rafael: "Pelo que conversamos até o momento, você está com atraso menstrual que acredita ser porque está grávida. Mas também falamos que esses atrasos menstruais começaram desde que parou o anticoncepcional, o que pode ser um indicativo de que a menopausa está próxima. O que pensa sobre o que acabei de lhe dizer?". **(Sumarização e informação essencial com clareza)**

Após alguns segundos... **(Silêncio)**

> Marisa: "Pensando agora, acho que pode ser uma possibilidade. Minha mãe parou de menstruar com 43 anos... Acho que esse pode ser o motivo que me faz estar tão ansiosa, pois não tenho muito tempo. E quero muito ser mãe".
>
> Rafael: "Tendo essas duas possibilidades em vista, vamos primeiro descartar que não esteja grávida e, caso o exame resulte negativo, conversaremos sobre como ajudar na sua necessidade de ser mãe". **(Categorização)**
>
> Marisa: "Ok, acho que deve ser assim mesmo".
>
> Rafael: "Poderia me dizer o que ficou para você do que conversamos antes de terminarmos a consulta?". (***Feedback***)
>
> Marisa: "Bom, falamos sobre o meu atraso menstrual... Eu acredito e quero estar grávida, mas tem a possibilidade de eu estar entrando na menopausa. Farei um exame de sangue e, se não estiver grávida, você tentará me ajudar para que eu fique grávida".

Tomada de decisão

O profissional de saúde deseja fornecer informações que, no seu entendimento, os pacientes idealmente devem saber. Entretanto, se as expectativas dos pacientes não forem atendidas, provavelmente o sucesso do plano terapêutico não será atingido, e tanto o profissional quanto o paciente poderão se sentir frustrados.[7] Diante dessa necessidade, é importante que o paciente participe ativamente na elaboração do seu plano de cuidado e das decisões referentes à sua saúde.

O processo de tomada de decisão pode ocorrer por:[8,18]

> **Dica**
>
> É útil fornecer materiais escritos, esquemas, desenhos, filmes, vídeos, *podcasts* e outros meios para aumentar o entendimento do paciente e motivá-lo para aderir ao plano terapêutico.[18]
> O profissional deve estar atento sobre se os pacientes são alfabetizados e se têm acesso a outros formatos e mídias, como a internet.

- **decisão paternalista:** o médico decide as condutas e o paciente opina no plano a ser tomado. Essa forma de decisão é importante em situações de risco de morte iminente;
- **escolha informada:** o profissional de saúde fornece as informações necessárias com base em evidências científicas, porém sem emitir opinião sobre qual é a melhor opção, e não há a preocupação em ajudar a individualizar as opções;
- **tomada de decisões compartilhada:** o profissional de saúde oferece as opções de tratamento com base nas melhores evidências científicas, e tenta envolver o paciente na decisão e saber o que ele pensa a respeito do plano terapêutico. O profissional e o paciente encontram, juntos, a melhor opção de forma individualizada.

A maioria dos pacientes quer estar envolvida na decisão do seu tratamento.[2,19] A tomada de decisão compartilhada tem demonstrado trazer maior adesão terapêutica e melhores resultados de saúde.[5,12] Deve ser almejada nas consultas ambulatoriais, em especial em situações de doenças crônicas, ou com grande morbimortalidade.

Nesse processo de decisão compartilhada, é fundamental que o profissional e o paciente consigam estabelecer um relacionamento sincero e aberto, e que as expectativas, ideias e crenças relacionadas ao plano terapêutico estejam claras. O profissional deve mostrar-se aberto a esclarecer todas as dúvidas referentes à condição de saúde da pessoa para que ela tenha conhecimento suficiente e autonomia para tomar uma decisão compartilhada.

Nesse processo, busca-se uma aliança terapêutica, com definição dos objetivos do tratamento e dos papéis do paciente e do profissional. Explicar alternativas possíveis e negociar planos são passos determinantes dessa fase. O profissional coloca-se como guia, compartilhando informações, indicando alternativas ao paciente e permitindo que ele escolha entre essas alternativas.[20] Estratégias práticas para abordar temas de saúde, ultrapassando a fronteira do conselho e buscando o diálogo, têm sido propostas por meio da entrevista motivacional[20] (ver Capítulo 4, Entrevista motivacional).

O profissional de saúde deve ter flexibilidade para ceder quando necessário e adequar o tratamento à rotina e aos hábitos do paciente. Também deve ser realista em relação ao tempo, ao uso adequado dos recursos disponíveis e a seus próprios limites, bem como acionar a equipe para divisão de tarefas, quando necessário. O plano e a tomada de decisão compartilhada de cuidados de saúde devem ser baseados na melhor evidência disponível e integrados com os valores e as preferências do paciente.[12]

> **Não esquecer**
>
> A tomada de decisão compartilhada está diretamente relacionada à literacia da pessoa. Portanto, na realidade brasileira, em que muitas vezes os pacientes não são alfabetizados, o processo de tomada de decisão torna-se mais demorado. Cabe ao profissional estabelecer uma relação em que, aos poucos, o paciente incorpore as informações e as reflexões exigidas para tomar as melhores decisões.[14]

Fase de finalização (término da consulta)

Esta última fase do encontro terapêutico tem como principais funções estabelecer o entendimento do paciente sobre o que foi conversado durante a consulta e acordar os próximos passos que serão dados, tanto pelo paciente quanto pelo profissional.[8]

Após o término da etapa de tomada de decisão, é importante que o profissional indique que o encontro está chegando ao final. O entendimento do que foi conversado durante todo o encontro deve ser realizado. Portanto, o resumo ou uma sumarização deve ser feita pelo paciente ou pelo profissional de saúde para comprovar a capacidade de compreensão das informações e checar o entendimento do paciente.[8,18]

> ### SITUAÇÃO-PROBLEMA 4
>
> Rafael: "Hoje falamos sobre as suas preocupações em relação ao atraso menstrual. Me diga o que fará até o próximo atendimento".
>
> Marisa: "Vou à recepção para marcar o exame de sangue, e voltarei aqui assim que tiver o resultado ou assim que eu menstruar".
>
> Rafael: "Isso mesmo. Ficou com alguma dúvida?".
>
> Marisa: "Não. Acho que entendi tudo".

Todas as dúvidas devem ser esclarecidas, e é de suma importância reforçar os acordos do plano terapêutico pactuados. Deve-se combinar o próximo encontro, orientar sobre onde e quem procurar até a próxima consulta em caso de dúvida ou necessidade, assim como motivar o paciente para o plano terapêutico, destacando os aspectos positivos do modo de reagir do paciente.[18]

Se mesmo fazendo prevenção de demandas aditivas no início o paciente vier com mais queixas no final, cabe ao entrevistador avaliar se reinicia a entrevista ou se, com paciência, diz algo como: "Isso que você está me contando é muito importante e merece ser analisado com mais tempo. Como o nosso tempo hoje acabou, o que acha de marcarmos outra consulta?".[1]

QUESTÕES DE MÚLTIPLA ESCOLHA*

1. Em relação à fase inicial da consulta, um dos erros mais comuns cometidos pelos profissionais de saúde é:
    a) Interromper.
    b) Chorar.
    c) Perguntar.
    d) Escutar.

2. A resposta empática durante a entrevista permite que o paciente se sinta ouvido. Qual das alternativas a seguir é uma resposta empática?
    a) Sumário.
    b) Paráfrase.
    c) Silêncio.
    d) Pergunta aberta.

3. É pressuposto da fase de finalização da consulta:
    a) É a fase mais importante da consulta e o profissional de saúde deve possibilitar que apareçam novas queixas.
    b) É o momento de verificar o entendimento do paciente sobre o que foi abordado e acordar os próximos passos.
    c) É o momento em que predomina a fala do profissional de saúde orientando sobre o plano terapêutico.
    d) Deve-se evitar a sumarização nessa etapa da entrevista.

REFERÊNCIAS

1. Kurtz S, Silverman J, Draper J. Teaching and learning communication skills in medicine. 2nd ed. Oxford: Radcliffe Medical; 2005.
2. Silverman JD, Kurtz SM, Draper J. The Calgary Cambrige approach to communication skills teaching 2: the Set-Go method of descriptive feedback. Educ Gen Pr. 1997;8:16-23.
3. Gadotti M. Pedagogia da práxis. São Paulo: Cortez; 1998.
4. Von Fragstein M, Silverman J, Cushing A, Quilligan S, Salisbury H, Wiskin C. UK consensus statement on the content of communication curricula in undergraduate medical education. Med Educ. 2008;42(11):1100-7.
5. Cléries X. La Comunicación. Una competência esencial para los profesionales de la salud. Barcelona: Elsevier Masson; 2006.
6. Borrell F. Entrevista clínica: manual de estratégias práticas. Barcelona: SEMFyC; 2004.
7. Pendleton D, Schofield T, Tate P, Havelock P. A nova consulta: desenvolvendo a comunicação entre médico e pessoa. Porto Alegre: Artmed; 2011.
8. Entralgo PL. El médico y el enfermo. 2. ed. Madrid: Triacastela; 2003.
9. Beckman HB, Frankel RM. The effect of physician behavior 65 on the collection of data. Ann Intern Med. 1984;101(5):692-6.
10. Rabinowitz I. Lenght of patient´s monologue, rate of completion, and relation to other components of the clinical encounter: observation intervation study in prymare care. BMJ. 2004;328(7438):501-2.
11. Barsky AJ 3rd. Hidden reasons some patients visit doctors. Ann Intern Med. 1981;94(4 pt 1):492-8.
12. Mota Cardoso R, organizador. Competências clínicas de comunicação. Porto: Faculdade de Medicina da Universidade do Porto; 2013.
13. Lloyd M, Noble L, Boyd R. Clinical communication skills for medicine. 4th ed. London: Elsevier; 2018.

*Acesse as respostas e comentários às questões de múltipla escolha em https://apoio.grupoa.com.br/comunicacaoclinica.

14. Stewart MA. Effective physician-patient communication and health outcomes: a review. CMAJ. 1995;152(9):1423-33.
15. Kleinman A. The illness narratives: suffering, healing and the human condition. New York: Basic Books; 1988.
16. Borrel-Carrió F, Dohms MC, Fontcuberta J. Utilização da filmagem de consultas para o aprendizado. In: Gusso G, Lopes J, organizadores. Tratado de medicina de família e comunidade princípios, formação e prática. Porto Alegre; 2012.
17. Borrell-Carrió F. Entrevista clínica: habilidades de comunicação para profissionais de saúde. Porto Alegre: Artmed; 2012.
18. Dohms M, Borrell-Carrió F, Fontcuberta J. Relação clínica na prática do médico de família e comunidade. In: Gusso G, Lopes JMC, Dias LC, Lopes JMC, organizadores. Tratado de medicina de família e comunidade: princípios, formação e prática. 2. ed. Porto Alegre: Artmed; 2019. p. 146-55.
19. Dohms M, Borrell-Carrió F, Fontcuberta JMB. Utilização da filmagem de consultas para o aprendizado. In: Gusso G, Lopes JMC, Dias LC, Lopes JMC, organizadores. Tratado de medicina de família e comunidade: princípios, formação e prática. 2. ed. Porto Alegre: Artmed; 2019. p. 482-89.
20. Lloyd M, Bor R, Noble L. Clinical communication skills for medicine. 4th ed. London: Elsevier; 2018.

Construção da relação

Rafael Herrera Ornelas e Mayara Rangel Pico da Cruz

2

QUESTÕES INICIAIS PARA REFLEXÃO

1. No seu dia a dia, você utiliza ferramentas que favorecem a construção de uma relação profissional de saúde-paciente que seja terapêutica?
2. Como você reconhece que a relação profissional de saúde-paciente está sendo efetiva?
3. Como aprimorar a construção dessa relação?

CONCEITOS FUNDAMENTAIS

- ▶ A construção da relação é um fator essencial para implementar um processo terapêutico que busque uma identificação das necessidades das pessoas e a construção de um plano terapêutico efetivo e centrado na pessoa.
- ▶ Essa construção se inicia com o autoconhecimento do profissional e continua com a presença, escuta ativa e sem julgamento, possibilitando uma relação empática, compassiva e inclusiva.
- ▶ O profissional de saúde deve estar disponível para reconhecer as demandas dos pacientes, identificando seus vieses para que eles não interfiram nesse reconhecimento.

FUNDAMENTAÇÃO TEÓRICA

A construção da relação entre profissional de saúde e paciente é um importante objeto de estudo e melhoria nas áreas de cuidado em saúde. A forma como essa construção é feita traz uma íntima relação com a forma como a saúde é vista e o papel esperado de profissionais e pacientes na construção da relação terapêutica. Ao longo da história, observa-se uma mudança nesse padrão de relação que no início era puramente paternalista, em que o profissional de saúde tomava as decisões e as ações referentes ao cuidado. Ainda hoje esse modelo é utilizado, principalmente em cenários de emergência ou com a pessoa inconsciente. Com a evolução da história, esse papel transformou-se para uma relação em que a pessoa procura ajuda do profissional e espera uma orientação com uma clara relação de poder – o profissional diz o que deve ser feito e espera uma cooperação irrestrita. Muitos profissionais ainda atuam com essa visão. O foco na especialização profissional extrema, que separa a pessoa da condição clínica que ela apresenta, principalmente após o relatório Flexner, corrobora esse formato de relação.[1]

Com o desenvolvimento de novos conceitos de saúde que englobam o bem-estar, a tomada de decisões mais saudáveis, o autocuidado e o engajamento individual e comunitário, a construção da relação deixa de ser um componente coadjuvante no processo terapêutico e passa a ganhar um protagonismo. Entende-se essa construção de saúde como um conceito mais amplo: "A saúde é vista como um recurso para a vida cotidiana, não o objetivo de viver. Saúde é um conceito positivo enfatizando aspectos sociais e pessoais, bem como capacidades físicas".[2]

Nesse contexto, cada profissional é convidado a identificar, desenvolver e incluir sua assinatura individual. Há uma participação mútua das pessoas que procuram atendimento e o reconhecimento genuíno de que as relações com essa qualidade são desenvolvidas a partir do entendimento de que as pessoas têm o mesmo poder, uma dependência mútua e buscam uma mesma satisfação com o processo. A **Figura 2.1** ilustra os componentes envolvidos nessa construção e a importância da conexão, que possibilita o objetivo terapêutico.[3]

É importante o reconhecimento de que essa construção nasce de uma abordagem com foco no indivíduo utilizada pelo profissional. Isso possibilita o reconhecimento do paciente de uma forma integral, incluindo o contexto individual, familiar e comunitário e favorece uma conexão harmoniosa, também denominada *rapport*.

> O *rapport* é uma percepção de conexão com outro indivíduo com respeito, aceitação, empatia e um compromisso mútuo com o relacionamento.[4]

É ponto comum nessas abordagens o foco na escuta sem julgamentos. Esse feito, porém, é o fim da linha de um mergulho em sua própria autoconsciência. Este capítulo pretende esboçar os passos para que isso ocorra.

Dica

Sete etapas para todos os encontros:[5]
1. Reserve um momento antes de uma próxima consulta
2. Estabeleça uma conexão harmoniosa com o paciente para o estabelecimento da agenda
3. Identifique a resposta do paciente à doença e ao adoecimento
4. Comunique-se buscando a cura
5. Use o poder do toque
6. Sorria
7. Demonstre empatia

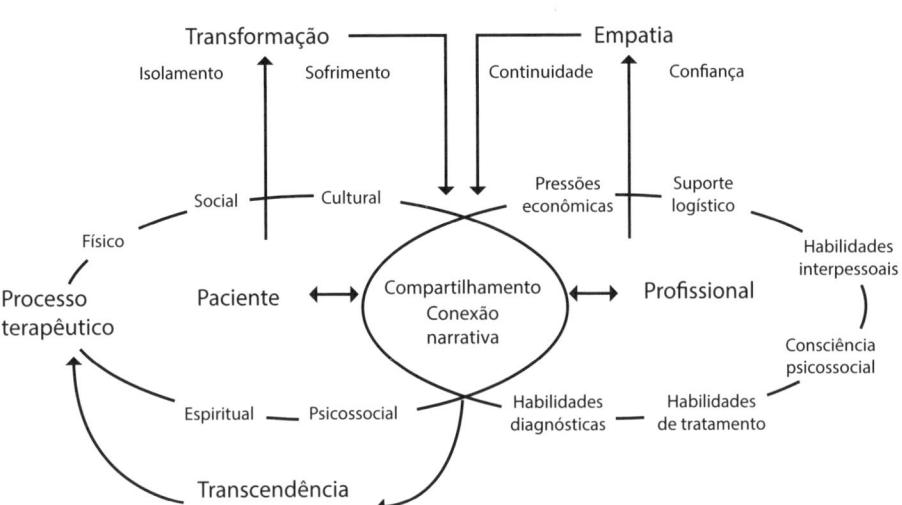

FIGURA 2.1 O processo terapêutico.
Fonte: Egnew.[6]

Autoconhecimento

Sabe quando uma pessoa decide que quer comprar um carro X e a partir daquele momento toda vez que sai na rua vê milhares deles em todos os cantos? Se decide que vai mudar de casa, passa a ver na própria rua placas de "aluga-se" que podia jurar que nunca estiveram ali. E os sons do ambiente? Se alguém reparar nos sons que ouve, pode ser que ouça o barulho dos carros passando na rua, folhas das árvores se mexendo, passarinhos cantando, um avião passando, crianças brincando ou os vizinhos conversando ao fundo. Será que estava ouvindo tudo isso nos minutos anteriores?

A "cegueira desatenta" é um fenômeno notado há tempos e estudado desde 1975. Um estudo americano de 2013 que teve intenção de testar observadores treinados e atentos na tarefa a ser executada ficou muito conhecido. Apresentou-se para 24 radiologistas a tarefa de identificação de nódulos pulmonares em tomografias. Um gorila 48 vezes maior que o tamanho dos nódulos foi inserido no último caso. Mesmo seus olhos tendo fixado em sua direção, 83% dos radiologistas não viram o gorila.[7]

Esse fenômeno está essencialmente ligado a expectativas. O observador direciona sua percepção de acordo com o que espera das cenas. O radiologista olha centenas de tomografias por dia e nunca vê um gorila em nenhuma delas, pois não espera ver isso em um exame. Essa informação prévia atua como um preconceito na percepção. O profissional de saúde olha para um lugar como se já soubesse o que está lá e isso direciona sua percepção. Pode-se falar então que existem vieses de percepção.[7,8]

Durante a vida, todo profissional teve experiências que foram formando sua memória e construindo seus valores e sistema de crenças. Essas crenças que formou a partir da interpretação das informações do passado agem nas informações que chegam, como um sistema fechado (**Figura 2.2**).[9]

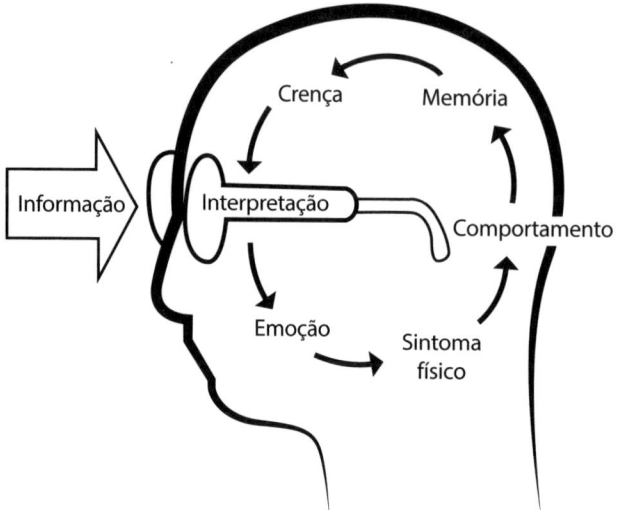

FIGURA 2.2 A mente condicionada.
Fonte: Rakel.[9]

É importante perceber como isso pode atuar na prática clínica de diversas maneiras. Como um cuidador, o papel primordial do profissional de saúde é reconhecer uma necessidade (do paciente) para então traçar um plano conjunto de resposta a ela. Como será possível ser assertivo no reconhecimento dessas necessidades (que não são do profissional) se ele atuar baseado nas suas expectativas individuais que pouco têm de compromisso com o novo encontro à sua frente?

> **Dica**
>
> Como melhorar o autoconhecimento:
> ▸ Psicoterapia
> ▸ Meditação
> ▸ Videogravação de consultas
> ▸ Grupos Balint

É preciso reconhecer seus vieses e se livrar deles para entrar em contato com o novo a serviço das pessoas. A partir da intenção de conhecer o que a princípio é desconhecido que é possível estabelecer as bases da construção de um relacionamento.[8]

Mente de iniciante/não julgamento

Pode-se chamar de julgamento tudo o que parte de uma interpretação da informação com base no sistema de crenças do observador, que por sua vez está baseado no passado desse mesmo observador.[9,10] Isso pode ser muito evidente quando uma situação coloca o profissional em xeque com relação a valores estabelecidos conscientemente e que geram um desconforto evidente, mas, pode exigir uma maior investigação em outros casos não tão explícitos.

SITUAÇÃO-PROBLEMA 1

"Maria é uma mulher com seus 50 e poucos anos, cozinheira, separada, e que mora com a sobrinha. Eu a conheci em uma consulta de rotina em que sua demanda era renovar medicações de diabetes. Nessa ocasião, já no primeiro encontro, me deparei com uma hemoglobina glicada de 13,6%. Já estava com as medicações por via oral em doses otimizadas. Tive certeza de que precisaríamos entrar com insulina. A partir daí, fui buscando investigar sentimentos, ideias, expectativas, fiz genograma, conversamos sobre riscos, usamos pictogramas – como boa médica de família que sou. Entra encontro e sai encontro e nada de Maria querer tomar insulina. Nada de Maria querer tratar o diabetes. Eu já me sentia aflita toda vez que via o nome dela na agenda e não gostava disso.

Foi então que eu, que achava que já sabia tudo de Maria e nada funcionava, decidi partir do princípio de que eu não sabia mais nada. Nem se Maria precisava usar insulina, veja só! Porque, de fato, navegando no mar de incertezas que é essa tal de medicina, que parâmetros eu tenho para jurar que a salvação da Maria é tratar seu diabetes? Eu não sei... E, a partir desse "não sei", posso dizer que nossos encontros começaram a parecer encontros. Encontrei uma Maria que eu não conhecia até então. Percebi que não via nem ouvia Maria. Me senti mais próxima e disponível para encontrar o que era realmente necessário. Meu jeito de falar mudou, ficou mais didático. Começamos a nos entender. Começamos a compartilhar. A nos relacionar. Você quer saber se ela começou a usar insulina? Sim, começou, mas isso foi só um pedaço do caminho que trilhamos juntas."

Toda vez que o profissional de saúde parte de uma ideia previamente estabelecida – seja ela qual for –, ele está atuando a partir de um viés – portanto, julgando.

"Mente de iniciante" ou "olhar de criança" são outros nomes para o ato de não julgar. É o olhar de quem vê como se fosse a primeira vez. E, quem se propõe a ver como se fosse a primeira vez, olha para o outro. Transpõe suas perspectivas a serviço do cuidado para entrar em contato com a forma como o outro vê o mundo. Esse é o primeiro passo para a construção de um relacionamento.[8]

Cuidado!

Pensamentos comuns preestabecidos que ficam obscuros na prática:
- "Esse paciente precisa fazer tal tratamento".
- "Essa questão é emocional; os sintomas clínicos não se correlacionam".
- "Não dá para fazer nada porque o problema é o contexto de vida".

Presença

Esse termo se refere ao ato de prestar atenção no presente. Ao estar diante de uma pessoa, é preciso que o foco de suas atenções fique com quem está na sua frente.[10] Pode parecer óbvio, mas a mente tende a ser muito dispersa. O profissional pode notar que, quando menos espera, sua mente está focada no que vai comer no minuto seguinte da consulta, na conta que tem de pagar, na dor lombar que está lhe acometendo ou até mesmo pensando no diagnóstico e plano de cuidado que já pode ter estabelecido mentalmente enquanto o paciente fala nos minutos iniciais.

Dica

Pode ser necessário eliminar todas as distrações físicas ou mentais atuantes no momento:
- Bagunça no consultório
- Pendências da consulta anterior
- Necessidades fisiológicas
- Atrasos na agenda
- Pendências pessoais

É um exercício de foco e interesse. Quando a mente fugir, o profissional de saúde deve tentar trazer o foco novamente para quem está na sua frente, com toda a sua atenção voltada ao encontro.

Empatia

> ### SITUAÇÃO-PROBLEMA 2
> Primeiro encontro com uma paciente.
> Paula: "Dr. André, eu quero um relatório do meu marido agora; se não me fizer, vou chamar a polícia!!".

Pressupõe-se que, quando se fala de empatia, ela se dará de um profissional para com um paciente, família ou comunidade. Pode-se entender empatia como a possibilidade cognitiva (a habilidade intelectual de entender os sentimentos do outro), moral (motivações individuais do profissional) e emocional (possibilidade de imaginar as emoções e sentimentos). Além disso, como um interesse genuíno, de entendimento de quem é a pessoa, quais os sentimentos que estão envolvidos com aquele encontro e reconhecendo as necessidades do outro integradas como componentes de um processo terapêutico.

Para além da identificação, a empatia deve trazer um componente comportamental do profissional que possibilite a comunicação tanto verbal quanto não verbal sobre essa construção empática da relação. Essa comunicação pode ser feita tanto com o olhar, com o toque ou a postura durante o encontro quanto com a expressão verbal de que está acompanhando, interessado e identificando os sentimentos envolvidos.

No caso da Situação-problema 2, apenas com a escuta empática seria possível identificar o quanto a paciente estava sobrecarregada com o cuidado de seu marido, que estava em cuidado paliativo exclusivo domiciliar, enquanto ela precisava sustentar a casa, trabalhar e cuidar dele. O único momento de folga que ela tinha era aquele. Foi importante para o profissional poder reconhecer esses sentimentos, entender a necessidade, apoiar o cuidado, possibilitando um final de consulta para além das necessidades iniciais, com um abraço e a possibilidade de seguimento.

> ### SITUAÇÃO-PROBLEMA 3
> Ao verificar a lista de pacientes que serão atendidos no período, o profissional tem um sentimento ruim, pois irá atender o Sr. José, e todas as consultas anteriores com ele foram difíceis e sem uma solução da queixa que o trazia. Ele tem certeza de que não fará nada de diferente, e o Sr. José não irá melhorar!

A compaixão surge a partir dos componentes descritos anteriormente, porém associada com uma motivação para a ação em busca do alívio do sofrimento apresentado na relação terapêutica. Portanto, a compaixão é ativa e pressupõe um ato, que pode ser em maior ou menor escala, dependendo das necessidades individuais. É, assim, um sentimento positivo.[11]

No caso descrito na Situação-problema 3, o profissional não conseguiu agir com compaixão. O histórico do caso pode ter impossibilitado que os vieses não estivessem presentes. Com uma postura compassiva, seria possível entender as necessidades individuais e, mesmo com todo o histórico, acreditar que seria possível atingi-las com a comunicação dessa intenção e uma ação nesse sentido.

Humildade cultural

> **SITUAÇÃO-PROBLEMA 4**
>
> Cláudia: "Minha dor de cabeça não melhora com nada, Dra.".
>
> Roberta: "O que você acha que pode estar causando essa dor?".
>
> Cláudia: "Ah, deve ser pela quebra do resguardo…".
>
> Roberta: "Quebra de resguardo? Como isso aconteceu?".
>
> Cláudia: "Quando tinha acabado de voltar para casa, depois do nascimento do Pedro, teve um assalto na minha casa, e eu e ele tivemos contato com uma pessoa de fora da nossa família antes dos 40 dias. Ele, eu levei para benzer e curou desse problema, e eu fiquei com essa dor de cabeça!!".
>
> Roberta: "E como faz para curar quebra de resguardo no seu caso?".
>
> Cláudia: "Tenho que tomar chá de pimenta".

A identificação dos aspectos culturais envolvidos na construção da identidade das pessoas e seu impacto na experiência com a saúde, doença e resposta ao sofrimento é importante para o fortalecimento da relação. A competência cultural pressupõe que a partir do momento em que estudamos um grupo cultural já sabemos como é a resposta individual a esse componente.

O convite da humildade cultural é para que este seja um processo contínuo ao longo da vida de cada profissional, com uma curiosidade para identificar, além do grupo cultural de cada um, o entendimento e a reação de cada pessoa ao se identificar com esse componente cultural, que pode envolver questões familiares, religiosas, étnicas, de orientação sexual, de identidade de gênero, sociais, socioeconômicas, educacionais, profissionais e tantos outros fatores relacionados à construção individual[12] (ver Capítulo 22, Comunicação clínica transcultural).

O papel dos profissionais que farão os atendimentos de pessoas únicas é entender que não sabem a resposta individual a cada um desses componentes e humildemente ouvir ou questionar.

Não esquecer

- O acesso é ferramenta fundamental da construção da relação: o profissional pode ampliá-lo com recursos de teleconsulta, mensagens, e-mail ou outras formas de comunicação com o paciente.
- Um plano de cuidado compartilhado é resultado de um encontro compartilhado.
- Pensar e planejar os próximos encontros considerando a longitudinalidade é estratégia fundamental no cuidado.

QUESTÕES DE MÚLTIPLA ESCOLHA*

1. Assinale a alternativa que não representa um passo importante na construção de um relacionamento terapêutico:
   a) Manter o foco total no encontro.
   b) Evitar negativas nos primeiros encontros.
   c) Identificar seus próprios valores e crenças.
   d) Ser curioso e atento.

2. Sobre a expressão humildade cultural, pode-se afirmar:
   a) É preciso se apropriar da cultura local para ser capaz de usá-la como recurso terapêutico.
   b) É sinônimo de competência cultural.
   c) É preciso agir com humildade e curiosidade para identificar a relação que cada pessoa expressa individualmente com a cultura.
   d) O relacionamento do sujeito com a religião dita suas expressões sexuais.

3. Sobre autoconhecimento, não é possível afirmar:
   a) Participar de grupos Balint pode ser uma ferramenta de desenvolvimento.
   b) É fundamental a observação de seus valores e crenças e suas interferências no processo terapêutico.
   c) Sua percepção está sujeita aos seus vieses.
   d) Depende de um observador externo para um melhor entendimento.

REFERÊNCIAS

1. Kaba R, Sooriakumaran P. The evolution of the doctor-patient relationship. Int J Surg. 2007;5(1):57-65.
2. World Health Organization. Milestones in health promotion: statements from global conferences. [Internet]. Geneva: WHO; 2009 [capturado em 17 abr. 2020]. Disponível em: https://www.who.int/healthpromotion/milestones_20090916_en.pdf.
3. Miller JE, Cutshall SC. The art of being a healing presence: a guide for those in caring relationships. Fort Wayne: Willowgreen; 2001.
4. Egnew TR. The meaning of healing: transcending suffering. Ann Fam Med. 2005;3(3):255-62.
5. Epstein RM, Street Jr RL. Patient-centered communication in cancer care: promoting healing and reducing suffering. Bethesda: National Cancer Institute/ U.S. Department of Health and Human Services; 2007.
6. Egnew TR. The art of medicine: 7 skills that promote mastery. Fam Pract Manag. 2014;21(4):25-30.
7. Drew T, Võ ML, Wolfe JM. The invisible gorilla strikes again: sustained inattentional blindness in expert observers. Psychol Sci. 2013;24(9):1848-53.
8. Grissinger M. 'Inattentional blindness': what captures your attention? P T. 2012;37(10):542-55.
9. Rakel D. The compassionate connection: the healing power of empaty and mindful listening. New York: W. W. Norton & Company; 2018.
10. Epstein RM. Attending: medicine, mindfulness and humanity. New York: Scribner; 2017.
11. Trzeciak S, Roberts BW, Mazzarelli AJ. Compassionomics: hypothesis and experimental approach. Med Hypotheses. 2017;107:92-7.
12. Tervalon M, Murray-García J. Cultural humility versus cultural competence: a critical distinction in defining physician training outcomes in multicultural education. J Health Care Poor Underserved. 1998;9(2):117-25.

*Acesse as respostas e comentários às questões de múltipla escolha em https://apoio.grupoa.com.br/comunicacaoclinica.

Comunicação clínica efetiva

Carlos Frederico Confort Campos; Jéssica Leão e Marcela Dohms

3

QUESTÕES INICIAIS PARA REFLEXÃO

1. Você já observou como é seu comportamento durante uma entrevista clínica?
2. Durante sua vida acadêmica, em algum momento discutiu-se ou ensinou-se sobre a comunicação clínica? Como a presença ou ausência dessa prática impacta na sua vida profissional?
3. Como os seus pacientes veem a sua prática médica? Já se perguntou quantos pacientes compreendem e seguem as orientações da consulta?

CONCEITOS FUNDAMENTAIS

- ▶ A comunicação extrapola a noção de troca de informações, pois permite uma maior interação entre os indivíduos, gerando relações significativas entre eles.
- ▶ A comunicação clínica que ocorre de forma efetiva é capaz de gerar aproximação afetiva, intensificando o processo empático e a relação menos desigual entre profissional de saúde e paciente.
- ▶ A entrevista clínica é um momento ímpar para equalizar as expectativas, criar vínculos e promover o engajamento nas propostas terapêuticas.

FUNDAMENTAÇÃO TEÓRICA

O que é comunicação?

Na interação entre duas ou mais pessoas, inevitavelmente há comunicação. Comunicar-se é um processo natural dos seres humanos, por serem seres sociais. A origem da palavra "comunicar" mostra isso: ela deriva do latim *communicare*, que significa tornar comum, compartilhar. Isso faz sentido, já que necessitamos uns dos outros de diversas formas para viver.

Em geral, pensa-se em comunicação como um processo de troca de informações. Nessa troca, a primeira forma que normalmente vem à mente é a verbal, como na conversa entre pessoas. Assim, a fala, aprendida de maneira quase espontânea, costuma ser o suficiente para uma interação habitual entre pessoas.

As informações presentes nessa troca podem ser dos mais diversos tipos, desde dados objetivos, passando por impressões, ideias e até sentimentos. E, para os aspectos mais subjetivos desse intercâmbio, em geral se utiliza tanto comunicação verbal como aspectos não verbais. Assim, expressões faciais, gestos, tom de voz e posicionamentos corporais são fatores muitas vezes considerados secundários. No entanto, eles implicam, de forma significativa, o entendimento de uma conversa ou até mesmo de uma apresentação formal. Um bom exemplo do papel da linguagem não verbal é o uso da Libras, a língua brasileira de sinais. Essa linguagem, idioma oficial do país e utilizada pela comunidade surda no Brasil, é composta por sinais, assim como por gestos ou movimentos corporais, os quais permitem a compreensão adequada da mensagem comunicada.

Pode-se, também, pontuar aqui outra modalidade bastante relevante de comunicação: a forma escrita, que é influenciada, de maneira muito significativa, pela educação formal recebida durante o aprendizado escolar da língua local – no caso do Brasil, o português brasileiro. A importância da escrita, seja na formalidade de documentos ou na informalidade de bilhetes, é inegável para a relação entre as pessoas.

A comunicação exerce a função de estabelecer relações entre as pessoas. Assim, além do aspecto de mera troca de dados, ela permite que os seres humanos possam interagir de forma mais próxima, criando vínculos e relações entre diferentes pessoas.[1]

> **Cuidado!**
>
> É senso comum que a comunicação está relacionada à personalidade do indivíduo e que, portanto, não pode ser ensinada ou aprendida. Essa informação equivocada colabora para a impressão de que o conhecimento empírico é o suficiente para conseguir uma boa competência de comunicação clínica. Portanto, é fundamental compreender que as competências de comunicação clínica podem e devem ser ensinadas, e qualquer pessoa pode aprendê-las, em qualquer momento.

> **Não esquecer**
>
> A comunicação efetiva promove uma melhor relação entre o profissional de saúde e o paciente; este se torna um agente, tomando decisões compartilhadas e fazendo parte do processo da consulta. A relação torna-se mais harmoniosa, com redução da incidência de processos por erros médicos, promoção do melhor cuidado da saúde, diminuição do desperdício e mau uso de medicações, bem como redução da quantidade de tempo de internação.

Comunicação clínica

Quando se discute a comunicação no campo da saúde, as trocas de informações são a base da interação entre os profissionais de saúde e pacientes que procuram um serviço de saúde. É de fundamental importância que a comunicação clínica ocorra de forma adequada. Quando há problemas nessa comunicação, pode haver consequências negativas em diversos níveis, desde um engano na data de uma consulta até situações mais graves, como uma cirurgia feita na pessoa errada. Dessa maneira, é importante que profissionais de saúde e pacientes consigam cumprir as duas funções comunicativas básicas. A primeira é a troca de informações, em que ambos compreendam o que está sendo comunicado e possam se expressar para transmitir sua mensagem. A segunda é o estabelecimento de uma relação que seja saudável e terapêutica – idealmente, para ambos.

Neste livro, o foco será a comunicação clínica na relação profissional de saúde-paciente que ocorre no contexto da entrevista clínica durante uma consulta, que é o ato central da prática médica e da equipe interprofissional de saúde. Assim, as expressões comunicação clínica e comunicação profissional de saúde-paciente serão aqui usadas para referir-se ao compartilhamento de informações e emoções que ocorrem nessa interação, englobando conhecimentos, habilidades e atitudes necessárias para uma comunicação efetiva, tanto na graduação e na pós-graduação, quanto na educação permanente.

A palavra "paciente" foi escolhida, por ser historicamente a mais comum e aceita entre os profissionais, mas com a concepção de um ser ativo, e não passivo, como a palavra sugere. O termo foi preferido em relação a outros que vêm sendo utilizados, como "usuário" ou "cliente", já que estes trazem a noção de consumidor de serviços.[2]

Considerando-se que a anamnese é uma das atividades mais realizadas por profissionais de saúde (médicos fazem aproximadamente 200 mil consultas durante sua carreira[3]), é possível perceber como comunicação permeia a prática profissional. Além disso, a anamnese pode ser responsável, isoladamente, pela elucidação de 56 a 82,5% dos diagnósticos.[4,5]

São muitos os problemas de comunicação que acompanham as interações entre pacientes e profissionais de saúde. É frequente ouvir pacientes dizendo que o médico não os olhou ou não os deixou falar, bem como médicos dizendo que o paciente não prestou atenção ao que foi orientado ou que não conseguia dizer o que tinha. Este é um dos problemas mais comuns: a falta de conexão. Estudos mostram que, em 50% das consultas, paciente e médico não conseguem entrar em um acordo sobre qual foi o motivo principal de procura.[6]

Nesse sentido, a palavra é entendida como ferramenta importante da prática em saúde por diversos autores na história. Desde o filósofo grego Platão, que entendia que a palavra era *phármakon*, que em grego pode significar tanto remédio como veneno;[7] até o psicanalista inglês Michael Balint, que propôs que a "substância médico" é a "droga" mais utilizada em saúde e que, por meio especialmente da palavra, ele pode produzir efeitos terapêuticos importantes bem como efeitos colaterais indesejados.[8]

A boa comunicação clínica é, portanto, uma das ferramentas do arsenal que o profissional de saúde pode utilizar durante a execução do seu trabalho. Assim, deve ser ensinada em todos os níveis de formação dos profissionais de saúde, seja na graduação, pós-graduação/residência ou em processos de educação permanente, de forma contínua por ser de aprendizado constante.

Nesse aspecto, recai, sobre a comunicação clínica, uma dualidade que geralmente é mal interpretada. Isso ocorre porque ela, como muitas vezes a própria medicina, é entendida como arte por levar em consideração os aspectos mais subjetivos da relação entre pessoas. Então, ambas costumam ser entendidas como "dons", de modo que frequentemente falácias são observadas, como a de que algumas pessoas "têm o dom da comunicação" e outras, simplesmente não.

Naturalmente, há bastante de arte no que ocorre na comunicação entre profissionais e pacientes; no entanto, há também bastante conhecimento científico da ciência da comunicação clínica e das relações interpessoais. Esse conhecimento é definido por autores na literatura como tecnologias leves, que se contrapõem às tecnologias duras, ligadas essencialmente às ciências exatas e de equipamentos.[9]

Tipos de comunicação em saúde

Apesar do enfoque maior na comunicação entre profissional de saúde e paciente no consultório, é fundamental pontuar outras modalidades que também estão inseridas no âmbito da comunicação em saúde (**Figura 3.1**). A primeira seria a comunicação intraprofissional, que pode ocorrer entre médicos, por exemplo. Além disso, há a modalidade interprofissional, que ocorre, por exemplo, em uma reunião de equipe. Há, ainda, a comunicação com familiares ou cuidadores dos pacientes, na qual é importante saber

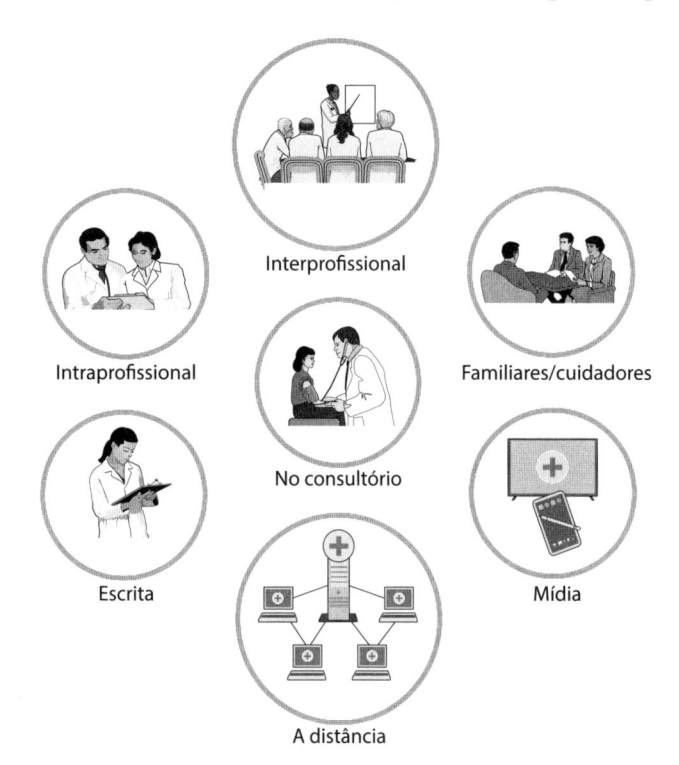

FIGURA 3.1 Modalidades inseridas no âmbito da comunicação clínica.

transmitir a quantidade de informação necessária, sempre considerando os desejos e bem-estar do paciente e procurando respeitar e entender as necessidades desses cuidadores, além de considerar como podem contribuir no cuidado. Outro tipo de comunicação seria a escrita, em suas mais diversas formas, seja no prontuário clínico ou no fornecimento de uma contrarreferência adequada. É importante citar a comunicação a distância, que faz uso de tecnologia, sendo cada vez mais presente na prática médica com a telemedicina, seja por telefone ou computador. Por fim, há as apresentações em espaços didáticos e a comunicação com a mídia.

Algumas dessas formas estão presentes em certas propostas mundiais de currículos de formação para profissionais de saúde produzidas por especialistas na área, como o consenso do Reino Unido de 2008[10] e o consenso da Associação Internacional de Comunicação em Saúde de 2013.[11]

Comunicação efetiva

Para que a comunicação entre profissionais e pacientes possa permitir o intercâmbio de informações, bem como o estabelecimento de relações, ela deve ocorrer de forma efetiva. Esse conceito é frequentemente repetido na literatura de saúde, mas sua definição é, de fato, pouco discutida. É comum deparar-se com artigos falando sobre os efeitos de uma comunicação efetiva, e competências específicas que estão relacionadas a melhores desfechos em saúde, como ouvir o paciente, encorajar conversas abertas sobre o manejo ou considerar questões de cultura e língua.[12] Isso é considerado positivo; no entanto, mais uma vez, falha em trabalhar uma definição mais ampla.

Por esse motivo, optou-se pela definição proposta por Rios,[13] em que comunicação efetiva é entendida como um procedimento de interação entre o profissional de saúde e outra pessoa, seja ela um paciente, um cuidador ou outro profissional de saúde, em um contexto de cuidado, no qual as características individuais de ambos são levadas em consideração e a relação entre essas pessoas leva ao acolhimento, ao diálogo e ao entendimento mútuo. A comunicação efetiva é essencial para a prática de uma medicina de alta qualidade.

Efeitos da comunicação

A comunicação efetiva gera consequências para o processo relacional. Normalmente, por meio dela, há o aprimoramento dos processos de acurácia, eficiência e apoio, bem como há melhores respostas terapêuticas aos pacientes e uma relação de satisfação entre ambas as partes, gerando um relacionamento terapêutico, no qual é feita uma ligação entre a medicina baseada em evidências e o trabalho com indivíduos.

Há algumas décadas, os estudos vêm demonstrando que o ensino de competências de comunicação clínica e interpessoais por médicos está associado a impactos significativos no cuidado dos pacientes, melhores desfechos de saúde e melhora na qualidade do cuidado oferecido. Além da importância já citada do uso adequado na fase da anamnese, permitindo melhores diagnósticos, há melhora na satisfação com a consulta, tanto para médicos quanto para pacientes. Essa associação se estende para outras medidas, como adesão a tratamentos para condições como hipertensão, diabetes ou outras doenças crônicas. Ainda no aspecto clínico, está relacionado com o melhor controle de sintomas físicos e de sofrimento devido à saúde mental, além de menor taxa de encaminhamentos pelo médico de atenção primária.[14]

Atualmente, percebe-se uma grande dificuldade de escuta na relação entre profissionais de saúde e pacientes, gerando problemas na comunicação, prejudicando até mesmo a compreensão do objetivo da consulta. De acordo com Stewart e colaboradores,[15] aproximadamente metade das queixas e preocupações dos pacientes não são esclarecidas. Outro agravante é o fato de os médicos frequentemente interromperem os pacientes 15 a 20 segundos após o início da explicação do porquê da visita, sendo que mesmo pacientes com queixas complexas costumam ser muito sucintos em suas falas.

Dessa forma, há uma grande importância na fala livre no primeiro minuto de consulta, também conhecido como *golden minute*. Os primeiros momentos do encontro se mostram cruciais, e, quando se fala sem interrupções, há maior chance de medos e preocupações serem revelados, além de promover reconhecimento do paciente como o centro da entrevista e estabelecer efetividade na comunicação clínica.[16]

Por fim, um fator bastante significativo na prática do profissional de saúde é o manejo do tempo. Assim, seria possível imaginar que o uso de competências de comunicação clínica e interpessoais durante um atendimento acarretaria atendimentos mais longos. No entanto, as evidências demonstram que atendimentos com comunicação efetiva e centrados no paciente não levam mais tempo que os demais.[17]

Por que ensinar comunicação?

A comunicação clínica é uma ferramenta essencial para a relação profissional de saúde-paciente. Apesar de sua importância na educação médica, tem recebido pouca atenção. Muitas vezes, é ensinada com a concepção equivocada de que é preciso um distanciamento afetivo entre profissional de saúde e paciente. Nesse sentido, a entrevista clínica é o espaço crucial para que o profissional compreenda qual é o objetivo do paciente naquele momento. Para o médico, entretanto, muitas vezes, a consulta é apenas um de vários encontros, enquanto para o paciente é um momento único e, portanto, determinante para a criação de vínculo e engajamento nas propostas terapêuticas.

A postura aprendida e ensinada ainda é, muitas vezes, a biomédica, na qual os processos de adoecimentos são explicados por variáveis somáticas, excluindo as dimensões psicossociais, comportamentais e da experiência da doença de cada indivíduo, sendo centrada, principalmente, no entrevistador e na doença, valorizando a autonomia médica. Com o advento da medicina centrada na pessoa, houve mais espaço para o cuidado, a atenção e a compaixão na medicina, sendo vista, muitas vezes, como uma "ciência menor", e os médicos, como menos eficientes.

A abordagem da comunicação clínica durante o período acadêmico contribui para uma melhor interação com o paciente, mas também para o desenvolvimento de competências suficientes para reconhecer no ato de se comunicar a realidade socioeconômica e cultural do indivíduo. A postura centrada no médico, por sua vez, inibe os pacientes de exporem todas as suas queixas, o que pode levar a conclusões equivocadas ou simplistas; disso, resultam consultas ineficazes.

É necessário que os médicos questionem sobre as ideias e as compreensões acerca da consulta, além de realizar decisões compartilhadas, a fim de promover melhor adesão e entendimento do paciente, o que está diretamente relacionado à satisfação do paciente. Pesquisas demonstram que aproximadamente 70% dos processos por erro médico estão relacionados a conflitos na comunicação entre médicos e pacientes, como abandono do cuidado, menosprezo pelo ponto de vista do paciente e falta de empatia.[18]

A competência de comunicação clínica é uma das cinco competências gerais estabelecidas pelas Diretrizes Curriculares Nacionais para os cursos da área da saúde desde 2001, com atualização em 2014, que apresenta como objetivo a ser concretizado que haja "comunicação, por meio de linguagem verbal e não verbal, com usuários, familiares, comunidades e membros das equipes profissionais, com empatia, sensibilidade e interesse, preservando a confidencialidade, a compreensão, a autonomia e a segurança da pessoa sob cuidado", bem como "estabelecimento de oportunidades na comunicação para mediar conflito e conciliar possíveis visões divergentes entre profissionais de saúde, pessoa sob seus cuidados, familiares e responsáveis".[19]

O conhecimento adequado de competências de comunicação clínica evita que os profissionais de saúde deem informações esparsas e rasas, fazendo uso de linguagem técnica e de difícil compreensão aos pacientes.[14] A comunicação efetiva promove um maior equilíbrio entre as expectativas da consulta, evitando a discordância na valorização dos diversos aspectos da entrevista, segundo Kindelan e Ken.[20] Os pacientes costumam valorizar mais fatores como prognóstico, diagnóstico e etiologia de sua doença, enquanto, para o médico, o interesse do paciente é sobre tratamento e medicações.

A dificuldade de estabelecer uma comunicação clara e acessível promove inúmeros problemas, entre eles a falta de adesão às propostas terapêuticas. Em determinadas realidades, 50% dos pacientes não fazem uso das medicações prescritas ou as utilizam de maneira incorreta.[21] A falta de vínculos de confiança é muito prejudicial e cara. Os custos de medicações desperdiçadas ou com uso inadequado extrapolam os 5 bilhões de dólares canadenses anualmente, além de custos de difícil mensuração relacionados a lucros cessantes, visitas extras ao médico, internações e mortes prematuras, ocasionando um prejuízo em torno de 7 a 9 bilhões de dólares canadenses por ano.[22] Segundo Ahrens e colaboradores,[23] a presença de um médico e um enfermeiro especialistas focados em otimizar a comunicação com os pacientes e familiares se associou a uma redução significativa no tempo de internação, em relação ao grupo-controle.

Não se deve partir do pressuposto de que todos os profissionais de saúde possuem adequada competência de comunicação clínica interpessoal, principalmente tendo como base a falta de ensino dessas competências nas escolas médicas. Há inúmeras formas de garantir que a comunicação foi de fato efetiva; uma delas é solicitar que o paciente repita, com suas próprias palavras, o que foi compreendido da consulta, uma técnica simples que aumenta a retenção de informação em aproximadamente 30%.[24] A compreensão da consulta é ainda melhor se forem associados dispositivos verbais e não verbais, como resumo da entrevista, repetição, desenhos e diagramas, além da possibilidade de gravar a consulta para apreciação posterior, algo que eleva consideravelmente tanto a satisfação quanto a compreensão do paciente acerca do que foi experimentado durante a consulta. Essas ferramentas tornam o paciente mais empoderado e consciente, e ele vê o médico não mais como alguém detentor de toda a sabedoria, mas como um companheiro naquele momento.[25]

É importante ensinar comunicação clínica para profissionais de saúde como uma ferramenta-chave. Sabe-se que uma entrevista clínica bem-feita supera o exame físico para que se estabeleça uma hipótese diagnóstica correta.[4] É fundamental ser assertivo quanto ao fato de as competências de comunicação clínica não serem inatas do ser humano, sendo que podem e devem ser ensinadas e desenvolvidas independentemente de personalidade, ou seja, é uma questão de estudo e prática.

É essencial esmiuçar a comunicação clínica em todas as suas partes constituintes, para que seja possível estudá-las e observá-las de forma detalhada a fim de promover o aprendizado. Assim, ela fará parte do currículo da área da saúde, para que haja a aprendizagem contínua que essa competência exige.

Sem o treinamento adequado, a competência de comunicação clínica em estudantes de medicina sofre um decréscimo à medida que eles progridem no ensino tradicional de medicina. Segundo Hojat e colaboradores,[26] em uma coorte realizada nos Estados Unidos, os alunos entraram na universidade com maior capacidade empática do que quando saíram, mostrando que houve piora de empatia diretamente proporcional ao tempo de exposição ao paciente. Isso ocorre devido ao tipo de ensino que é ofertado, no qual se observa distanciamento afetivo, dando a entender, equivocadamente, que o envolvimento entre profissional de saúde e paciente deve ser evitado.

QUESTÕES DE MÚLTIPLA ESCOLHA*

1. Em relação à entrevista clínica, qual das alternativas a seguir não representa uma forma de otimizar a compreensão do paciente?
   a) Combinar dispositivos verbais e não verbais.
   b) Gravar a consulta.
   c) Evitar questionamentos do paciente.
   d) Fazer um resumo escrito da entrevista.

2. O uso da comunicação, quaisquer que sejam seus tipos, gera consequências tanto para o emissor como para o receptor. No caso da comunicação efetiva, qual das afirmativas a seguir não diz respeito a uma consequência do seu uso?
   a) Melhores respostas terapêuticas.
   b) Relação harmoniosa entre emissor e receptor.
   c) Maior dificuldade para oferecer apoio.
   d) Aumento da acurácia.

3. Qual é a maneira mais eficaz de estabelecer uma hipótese diagnóstica correta?
   a) Exame físico.
   b) Exames laboratoriais.
   c) Referenciamento do paciente a um cuidado especializado.
   d) Entrevista clínica.

4. Com relação ao ensino da comunicação clínica, qual das afirmativas a seguir é verdadeira?
   a) Seu ensino é dependente de um ambiente acadêmico.
   b) A experiência do profissional é suficiente para que ele tenha as competências necessárias.
   c) O ensino é capaz de tornar as pessoas mais empáticas com questões de ordem biopsicossocial.
   d) Ele é dependente do ensino biomédico.

*Acesse as respostas e comentários às questões de múltipla escolha em https://apoio.grupoa.com.br/comunicacaoclinica.

REFERÊNCIAS

1. Birdwhistell R. Kinesics and context: essays on body motion communication. 4th ed. Philadelphia: University of Pennsylvania; 1985.
2. Gracia D. Prefácio. In: Entralgo P, editor. El médico y el enfermo. 2. ed. Madrid: Triacastela; 2003.
3. Silverman J, Kurtz S, Draper J. Skills for communicating with patients. 3rd ed. Boca Raton: CRC; 2013.
4. Hampton JR, Harrison MJG, Mitchell JRA, Prichard JS, Seymour C. Relative contributions of history-taking, physical examination, and laboratory investigation to diagnosis and management of medical outpatients. Br Med J. 1975;2(5969):486-9.
5. Sandler G. The importance of the history in the medical clinic and the cost of unnecessary tests. Am Heart J. 1980;100(6 Pt 1):928-31.
6. Starfield B, Wray C, Hess K, Gross R, Birk PS, D'Lugoff BC. The influence of patient-practitioner agreement on outcome of care. Am J Public Health. 1981;71(2):127-31.
7. Siqueira-Batista R, Schramm FR. Platão e a Medicina. Hist Ciênc Saúde Manguinhos. 2004;11(3):619-34.
8. Balint M. O médico, seu paciente e a doença. 2. ed. São Paulo: Atheneu; 2005.
9. Merhy E. Saúde: a cartografia do trabalho vivo. 4. ed. São Paulo: Hucitec; 2005.
10. von Fragstein M, Silverman J, Cushing A, Quilligan S, Salisbury H, Wiskin C, et al. UK Consensus Statement on the content of communication curricula in undergraduate medical education. Med Educ. 2008;42(11):1100-7.
11. Bachmann C, Abramovitch H, Barbu CG, Cavaco AM, Elorza RD, Haak R, et al. A European Consensus on learning objectives for a core communication curriculum in Health Care professions. Patient Educ Couns. 2013;93(1):18-26.
12. Warnecke E. The art of communication. Aust Fam Physician. 2014;43(3):156-8.
13. Rios IC. Comunicação em Medicina. Rev Med. 2012;91(3):159.
14. Kurtz S, Silverman J, Draper J. Teaching and learning communication skills in medicine. London: Radcliffe-Oxford; 2006.
15. Stewart MA, McWhinney IR, Buck CW. The doctor/patient relationship and its effect upon outcome. J R Coll Gen Pract. 1979;29(199):77-81.
16. Carrió F. Entrevista clínica: habilidades de comunicação para profissionais de saúde. Porto Alegre: Artmed; 2012.
17. Stewart M, Brown JB, Weston WW, McWhinney IR, McWilliam CL, Freeman TR. Medicina centrada na pessoa: transformando o método Clínico. 3. ed. Porto Alegre: Artmed; 2017.
18. Pendleton D, Schofield T, Tate P, Havelock P. The new consultation. Oxford: Oxford University; 2003.
19. Brasil. Conselho Nacional da Educação. Resolução CNE/CES nº 3, de 20 de junho de 2014. Institui Diretrizes Curriculares Nacionais do Curso de Graduação em Medicina e dá outras providências [Internet]. Brasília: ABMES; 2014 [capturado 08 mar. 2020]. Disponível em: https://abmes.org.br/legislacoes/detalhe/1609.
20. Kindelan K, Kent G. Concordance between patients' information preferences and general practitioners' perceptions. Psychol Health.1987;1(4):399-409.
21. Meichenbaum D, Turk D. Facilitating treatment adherence: A practitioner's guidebook. New York: Plenum; 1987.
22. Coambs RB. Review of the scientific literature on the prevalence, consequences, and health costs of noncompliance & inappropriate use of prescription medication in Canada. Ottawa: Pharmaceutical Manufacturers Association of Canada; 1995.
23. Ahrens T, Yancey V, Kollef M. Improving family communications at the end of life: implications for length of stay in the intensive care unit and resource use. Am J Crit Care. 2003;12(4):317-24.
24. Bertakis KD. The communication of information from physician to patient: a method for increasing patient retention and satisfaction. J Fam Pract. 1977;5(2):217-22.
25. Tattersall MH, Butow PN, Ellis PM. Meeting patients' information needs beyond the year 2000. Support Care Cancer. 1997;5(2):85-9.
26. Hojat M, Vergare MJ, Maxwell K, Brainard G, Herrine SK, Isenberg GA, et al. The devil is in the third year: a longitudinal study of erosion of empathy in medical school. Acad Med. 2009;84(9):1182-91.

PARTE II
FERRAMENTAS DE ABORDAGEM

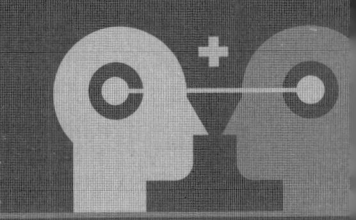

Entrevista motivacional

Josep M. Bosch Fontcuberta e Manuel Campiñez Navarro

4

QUESTÕES INICIAIS PARA REFLEXÃO

1. Quais são as dificuldades encontradas na consulta para o favorecimento de mudanças de hábitos?
2. De que maneira você tenta aumentar a motivação para as mudanças?
3. Como desejaria aprender ou ensinar a entrevista motivacional?

CONCEITOS FUNDAMENTAIS

- Os problemas de saúde que produzem maior morbimortalidade à nossa volta têm relação com hábitos não saudáveis da população.[1]
- O aconselhamento sistemático para a modificação de algumas condutas em pacientes pouco motivados permite mudanças habitualmente escassas ou moderadas e, em algumas situações, ele se mostra claramente contraproducente.
- A entrevista motivacional é um método clínico definido como uma forma de orientação colaborativa e centrada na pessoa com o objetivo de evocar e fortalecer a motivação para as mudanças.[2,3]
- A entrevista motivacional pode ser aprendida, implementada e avaliada por meio de uma metodologia específica e com um *feedback* necessário.[4-6]
- Para ajudar a manter uma nova conduta, é necessário trabalhar a motivação, avaliar a presença de ambivalência e desenvolver novas modalidades de enfrentamento.[7,8]

FUNDAMENTAÇÃO TEÓRICA

Sete entre as 10 causas mais frequentes de morbimortalidade no mundo ocidental têm relação com o estilo de vida das pessoas, com destaque para o tabagismo, o consumo de álcool, o sedentarismo, a obesidade, as dietas pouco saudáveis e o controle inadequado da hipertensão arterial, da dislipidemia ou do diabetes melito. Assim, as doenças cardiovasculares aparecem como a primeira causa de morte segundo os dados da Organização Mundial da Saúde.[1]

> ### SITUAÇÃO-PROBLEMA 1
>
> Manuel é um paciente tabagista que volta a consultar por tosse há 1 mês apesar do tratamento. Depois do exame físico:
>
> Pablo: "Vejo que segue com a mesma bronquite. Recomendo que abandone o tabagismo definitivamente".
>
> Manuel: "Não pense que fumo tanto assim. Creio que esses medicamentos em *spray* não me fazem bem... talvez se eu tomasse um xarope ou fizesse umas radiografias...".
>
> Pablo: "Não se engane, Manuel... o tratamento está correto, mas se não parar de fumar será difícil que melhore. Também não vejo muito sentido em voltar às consultas queixando-se da mesma coisa se você segue fumando".
>
> Manuel *(olhando para o lado)*: "**Sim**, sim... já sei que fumar não é bom, **mas** atualmente fumo menos e mesmo assim a tosse não melhora, não sei... creio que precisaria de algo mais forte e de uns dias de descanso, pois não me vejo em condições de trabalhar...".

Tradicionalmente, os profissionais de saúde utilizam o aconselhamento sistemático para tentar favorecer as mudanças de conduta em seus pacientes, com resultados geralmente escassos ou moderados. Ainda assim, a utilização de uma estratégia insistente e confrontadora pode dificultar a colaboração do paciente e aumentar os desacordos e as resistências para a modificação de um hábito pouco saudável.[9] A breve interação descrita provavelmente seja uma situação reconhecível em muitas consultas, quando o profissional tenta convencer com argumentos sobre a necessidade de uma mudança, sem que isso se traduza em algo efetivo. Um paciente pouco motivado, no melhor dos casos, dará razão ao médico, mas depois continuará a sua conduta habitual. O padrão de resposta "sim, mas..." é comum nos pacientes pouco propensos a mudanças.

A chamada **reatância psicológica** é um tipo de resposta humana de oposição que aparece com frequência quando as pessoas recebem indicações, ordens ou pressões sobre o que deveriam fazer ou mudar. No caso de pacientes pouco motivados ou ambivalentes, as indicações do profissional para as mudanças muitas vezes se convertem em uma espécie de "barricada" que devem evitar ou defender por meio de contra-argumentos a fim de manter o seu *status quo*.

> **Cuidado!**
>
> As "barricadas" de Gordon (**Quadro 4.1**) são respostas do profissional que criam obstáculos no caminho do paciente. Elas têm um efeito bloqueador, de maneira que detêm, desviam ou mudam a direção do paciente, obrigando-o a superá-los. A mensagem transmitida é "eu sei o que deve ser feito e o que você deve fazer é escutar-me".

Quadro 4.1 - Barricadas de Gordon

- Ordenar, dirigir ou encarregar
- Alertar ou ameaçar
- Dar conselhos, fazer sugestões ou sugerir soluções
- Persuadir com lógica, discussão ou ensinamentos
- Moralizar, dar sermões ou dizer aos pacientes o que "deveriam" fazer
- Estar em desacordo, julgar, criticar ou culpar
- Estar de acordo, aprovar ou implorar
- Culpar, ridicularizar ou colocar rótulos
- Interpretar ou analisar
- Reafirmar, simpatizar ou consolar
- Questionar ou colocar à prova
- Recuar, distrair-se, fazer piada ou mudar de assunto

Fonte: Gordon[10].

Os meios para obter a motivação

A motivação, entendida como o desejo de alcançar um objetivo, está sujeita a múltiplas variáveis que têm relação com a manutenção ou melhora da saúde, evitando o desconforto ou mal-estar atuais. Poucas pessoas decidem realizar uma mudança de conduta se isso representar sacrifícios exagerados sem que posteriormente se observem benefícios tangíveis ou algum tipo de gratificação em curto prazo. Muitas vezes, as motivações para mudar ou não determinada conduta estão intimamente relacionadas com os valores (elementos que são considerados verdadeiramente importantes na vida das pessoas: a saúde, a família, o trabalho, as amizades etc.).

O dilema da ambivalência

A ambivalência, entendida como um estado no qual coexistem ideias e sentimentos antagônicos em relação a uma coisa ou conduta, aparece como uma verdadeira âncora que impede a pessoa de avançar em direção à decisão de mudar. A presença de sentimentos contraditórios ao mesmo tempo gera um estado de **dissonância cognitiva** (distância entre o que é considerado como o desejável a fazer e o que é feito na realidade) que, muitas vezes, é experimentada de maneira desagradável.

Em situações desse tipo, as pessoas tendem a evitar ou postergar a solução ou, em outros casos, a tentar deliberadamente resolver a ambivalência. O mal-estar produzido pela manutenção da ambivalência aumenta quando a pessoa observa a necessidade de tomar uma decisão. Muitas pessoas que se encontram nessa aparente contradição algumas vezes expressam frases do tipo: "Sim, reconheço que deveria mudar..., mas também não me encontro tão mal a ponto de...".

Assim, em todo processo de mudança de hábitos é gerada uma deliberação interna mais ou menos consciente. Nela, as pessoas avaliam os prós e contras de continuar com uma determinada conduta ou de modificá-la (p. ex., beber, fumar). Nesse processo de reflexão, têm peso os argumentos da razão, mas, sobretudo, os fatores emocionais quase sempre ligados à busca de prazer ou à evitação do desprazer. A maioria das pessoas que decidem modificar um hábito conseguem fazê-lo mediante uma decisão que lhes permite, de maneira gradual, tomar o controle emocional suficiente para produzir a determinação de mudança. O fenômeno da ambivalência explica o porquê de tantas pessoas manterem hábitos indesejáveis. Uma das tarefas fundamentais do modelo de entrevista motivacional na consulta se baseia exatamente em tornar evidente a ambivalência do paciente e em ajudar na sua resolução.

O que é possível fazer?

> **SITUAÇÃO-PROBLEMA 2**
>
> Pablo: "Vejo que segue com a mesma bronquite apesar do tratamento e entendo que está se sentindo muito mal, Manuel".
>
> Manuel: "Sim, a verdade é que não me sinto nada bem, com muita tosse, com sibilos e com a sensação de sufocação à noite... não sei se com um tratamento mais forte, talvez um xarope... e também se eu fizesse umas radiografias...".
>
> Pablo: "Você acha que o tratamento com inalatórios e antibióticos é fraco... e também me parece preocupado ao pedir para fazer umas radiografias".
>
> Manuel: "A verdade é que os medicamentos em *spray* costumavam fazer efeito, mas desta vez me encontro muito mal, inclusive com dificuldade para respirar e vendo que não estou nada bem".
>
> Pablo: "Aham *(consentindo e com atitude empática)*... Você acredita que o cigarro pode estar influenciando de alguma maneira o seu mal-estar, Manuel?".
>
> Manuel: "Veja bem, creio que sim, estou tentando fumar menos, porque me sufoco e preciso usar mais dos medicamentos inalatórios. *(silêncio)* Não, sim... eu sei que o cigarro me prejudica, que já fumei por muitos anos e que já estou no lucro... não queria acabar como meu pai... e sei que teria que parar de fumar, mas você sabe que não é nada fácil...".

Esse breve diálogo também é familiar nas consultas, em que a situação clínica se converte em um momento de oportunidade para considerar a necessidade de mudança. A observação de uma resposta sem confronto nem prescrição já no início da entrevista clínica, aliada a uma escuta atenta, empática e sem juízos, e com interesse verdadeiro pela experiência da pessoa que consulta, permite que ela trabalhe de forma colaborativa e centrada na busca de soluções. Trata-se de favorecer que a pessoa elabore um balanço que lhe permita tomar uma decisão de qualidade em relação à sua conduta. Isso se baseia no princípio de que, para a produção de mudanças profundas e estáveis, há necessidade de um forte compromisso que permita à pessoa suportar o esforço inerente à modificação de um hábito arraigado.

A entrevista motivacional

A entrevista motivacional (EM) foi inicialmente utilizada como intervenção clínica em pacientes com abuso de álcool.[11] O conceito foi desenvolvido por W. Miller e S. Rollnick,[2] que a definiram como "um método de orientação centrado no paciente com o objetivo de aumentar a motivação intrínseca para a mudança, ajudando o paciente a explorar e resolver sua ambivalência".

O modelo da EM se baseia em quatro princípios básicos, conforme o **Quadro 4.2**.

Quadro 4.2 - Princípios da entrevista motivacional

- **Inibir o reflexo de redirecionamento.** Trata-se de evitar dizer ao paciente o que ele deveria fazer e de evitar a colocação de rótulos: "Deveria parar de fumar o quanto antes", "Você tem critérios para alcoolismo".
- **Explorar e compreender as motivações do paciente.** Facilita o diálogo de mudança, com base em seus desejos: "Queria melhorar minha saúde", "Desejaria não me sentir tão dependente da maconha"; em suas atitudes: "Estive quase 1 ano sem consumir", "Creio que sozinho não vou conseguir"; em seus motivos: "Minha família é o mais importante para mim", "Vou perder meu emprego se continuar assim"; e em suas necessidades de mudança: "Preciso melhorar minha saúde", "Precisaria mudar de ambiente", "Não posso continuar dessa maneira".
- **Escutar com empatia.** Mostra que entende como o paciente se sente, o que o está preocupando e as dificuldades que encontra, tudo isso em um clima de aceitação. Se o paciente perceber um juízo ético por trás das propostas do profissional de saúde, podem ser geradas emoções de vergonha, fuga ou, até mesmo, enfado. Se o paciente sentir que a sua relação com o médico está condicionada a seu dever de mudança, pode ser que ele desapareça.
- **Apoiar o sentido de autoeficácia.** Torna evidentes as habilidades demonstradas em tentativas prévias, destacando atitudes e capacidades do paciente para fazer a mudança. Também demonstra apoio e confiança para desenvolver um plano de ação com base em suas possibilidades: "Parabéns pelo que conseguiu até agora", "Está demonstrando que é capaz de voltar a tentar", "Você tem todo o meu apoio e reconhecimento pelo esforço realizado", "Tenho toda confiança em você".

O espírito da entrevista motivacional

A EM é, mais do que a aplicação de uma série de habilidades de comunicação, uma forma de se relacionar e de estar com o paciente, o que Miller e Rollnick chamaram de "espírito da entrevista motivacional",[12] integrado por alguns elementos básicos:

- **Colaboração.** O profissional busca ativamente as contribuições, perspectivas ou dificuldades do paciente em relação à mudança de conduta. Há um controle simétrico da entrevista clínica: o profissional se mostra disposto a colaborar com o que o paciente traz à consulta ao mesmo tempo em que pede para ele se comprometer na negociação. Nesse caso, o antagonismo seria "confrontamento", entendido como a atitude beligerante do profissional para impor seus critérios com uma escassa aceitação da realidade do paciente.
- **Evocação.** O terapeuta tenta conhecer e fazer surgir do paciente suas motivações para a mudança em vez de impor seus próprios argumentos ou pontos de vista. Seria um antagonismo de "educação", entendido como as atitudes do profissional que são direcionadas para reconduzir o paciente rumo ao que é "correto" sob o ponto de vista terapêutico.
- **Aceitação.** É a capacidade de ver a outra pessoa como ela realmente é, ser consciente de sua individualidade única. Supõe assumir que a outra pessoa possa crescer e se desenvolver como ela é.

- **Compaixão.** O profissional demonstra de maneira evidente que a sua intenção se dirige a uma relação de ajuda incondicional e genuína, acima de seus próprios interesses.[13]
- **Apoio à autonomia.** O profissional ajuda o paciente na tomada de decisões, buscando um espaço comum de decisão compartilhada, respeitando a decisão final do paciente em relação à sua conduta.

Habilidades da entrevista motivacional

As habilidades básicas do método clínico da EM incluem:

- **Perguntas abertas.** São a forma mais simples e imediata de se aproximar da realidade do paciente em um primeiro momento para a exploração de suas crenças, pontos de vista, experiências etc. "Como é o seu hábito de fumar?", "Em que sentido é importante beber para você?" ou "Quais dificuldades você vê na redução dos lanches na dieta?" são perguntas abertas que obterão muita informação e matizes da conduta do paciente, de seus pontos de vista e das emoções que estão presentes.

As perguntas fechadas do tipo "Você fuma?", "Quantas taças de vinho você bebe diariamente?" ou "Você faz lanchinhos entre as refeições?" oferecem, em geral, pouca informação, tendem a converter a conversa em um interrogatório e são pouco efetivas para a exploração das motivações do paciente.

- **Validação (afirmação).** O processo de validar as atitudes, habilidades, interesses etc. do paciente constitui em si mesmo um exercício de aumento da autoeficácia e da autoestima do paciente. Reconhecer o paciente de maneira explícita é uma forma de dizer "acredito em você" e "confio em você", mas não a partir de uma perspectiva aduladora, mas, sim, de efetivação: "Você consegue fazer".
- **Escuta reflexiva.** O profissional atua como um espelho que reflete elementos significativos do discurso do paciente. A escuta reflexiva pode ser simples (repetições, refraseados) ou complexa (metáforas, paráfrases, reestruturações positivas etc.). A diferença entre elas é que se qualifica como escuta reflexiva complexa aquela em que o profissional é capaz de adiantar-se ao que o paciente ainda não havia dito, mas já tinha em mente. Assim, além de ser um método efetivo para potencializar o diálogo sobre a mudança, é uma estratégia potente para a expressão de empatia. Alguns exemplos:

Frase por repetição	Paciente: "Dr., é que é tão difícil manter o peso após perdê-lo, mas no momento estou conseguindo".
	Profissional: "Você está conseguindo".
Refraseado	Paciente: "Acredito que, quando eu superar este percalço, será o momento de voltar a tentar".
	Profissional: "Quando você estiver recuperado, será o momento de voltar a tentar".
Paráfrase	Paciente: "No meu caso, quando digo que é agora, é agora: e se eu digo, eu faço".
	Profissional: "Quando você se propõe a fazer, sabe que vai conseguir".

(Continuação)	
Metáfora	Paciente: "Eu necessito de tempo, fazer as coisas do meu jeito, sem pressa e tomando a decisão quando chegar o momento". Profissional: "Você é como uma formiguinha que vai seguindo seu próprio caminho no ritmo que lhe convém".

▶ **Resumos.** Os resumos utilizam os elementos da conversa do paciente que o profissional atento captou, devolvendo-os depois de forma organizada. Em uma entrevista clínica, pode haver vários resumos, os quais ajudam a conduzir a conversa a fim de obter um objetivo concreto de mudança, resumindo os elementos de ambivalência ou as motivações do paciente. Depois de um resumo, é estrategicamente muito efetivo fazer uma pergunta ativadora: "Depois de me dizer tudo isso, o que você acha que pode fazer?". A pergunta ativadora convida o paciente a seguir o caminho na direção da mudança, perseguindo uma atitude dinâmica, além de encaminhar uma negociação na parte resolutiva da entrevista clínica.

▶ **Informação e aconselhamento.** Existem momentos em que é necessário proporcionar informações ou recomendações, sobretudo quando isso é solicitado pelo paciente. Convém avaliar previamente e com atenção a perspectiva do paciente e suas necessidades, facilitando para que ele tire suas próprias conclusões com base nas informações oferecidas. Trabalha-se com uma perspectiva bidirecional em que o paciente participa de forma ativa na tomada de decisões compartilhada.

Dica
▶ Escutar o relato do paciente sem preconceitos
▶ Iniciar a entrevista com perguntas abertas
▶ Ensaiar a escuta reflexiva sempre que possível (há necessidade de treinamento supervisionado)
▶ Realizar pelo menos um resumo que inclua a ambivalência do paciente
▶ Solicitar que o paciente decida com uma pergunta ativadora
▶ Proporcionar as informações solicitadas pelo paciente ou pedir permissão para fazê-lo

Processos/tarefas na entrevista motivacional

O modelo da EM propõe trabalhar uma série de processos para obter as mudanças.[12] Eles são descritos como os degraus de uma escada em que cada um dos processos enumerados é a base sobre a qual se assentam os seguintes, estando sempre presentes de maneira recorrente. Isso inclui:

▶ **Envolver (*engaging*).** É o processo pelo qual ambas as partes estabelecem uma conexão útil e uma relação de trabalho. O processo de envolvimento está na base de todos os outros processos, sendo um pré-requisito inerente a qualquer tipo de relação de ajuda.

▶ **Focar (*focusing*).** Descreve o processo de estabelecer uma agenda ou objetivo de mudança, pois sem uma adequada priorização dificilmente se poderá avançar na direção da mudança. Algumas vezes, a dificuldade em marcar os objetivos surge porque as agendas do paciente e do profissional não estão bem alinhadas. Ao longo do caminho, podem surgir dificuldades, mudanças de contexto etc., obrigando a uma reconsideração dos objetivos de mudança.

▶ **Evocar (*evoking*).** Implica "obter" (do inglês *elicit*), por meio da conversação, as próprias motivações do paciente para a mudança. Evocar é ajudar a pessoa a verbalizar seus argumentos para a mudança em vez de dizer a ela o que deve ser feito, particularmente quando isso pode supor a entrada em conflito com as ideias, crenças, expectativas, experiências prévias ou soluções propostas pelo paciente. Isso inclui aceitar o paciente, compartilhar de seu caminho e tentar descobrir, com uma atitude curiosa, o objetivo que ele deseja alcançar e a maneira como quer fazê-lo.

▶ **Planejar (*planning*).** Quando a motivação dos pacientes alcança um limiar de preparação, a balança se inclina na direção da mudança e eles começam a falar mais sobre quando e como mudar e menos sobre o porquê de fazê-lo. É nesse ponto que os pacientes irão geralmente buscar informações e aconselhamentos ou simplesmente se decidir a dar um passo adiante. Planejar abrange desenvolver um plano de ação conjunto com o paciente, projetar um caminho na direção da mudança, oferecendo ajuda nos aspectos solicitados, e acompanhar o paciente no processo.

Na **Figura 4.1**, está exposto o esquema proposto pelos autores[8] para oferecer uma visão gráfica dos processos na EM.

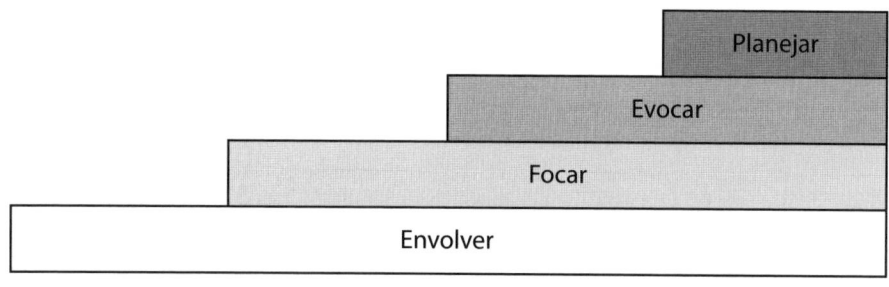

FIGURA 4.1 Representação gráfica dos processos inerentes à entrevista motivacional.
Fonte: Cebrià e colaboradores.[8]

Diálogo de mudança

São todas as expressões do paciente direcionadas para a mudança e que, segundo Amrhein e colaboradores,[14] podem ser classificadas em várias categorias:

▶ **desejo de mudança:** "Eu gostaria de parar de fumar";
▶ **habilidade para mudar:** "Eu poderia parar de fumar";
▶ **razões para mudar:** "Fumar prejudica a minha asma";
▶ **necessidade de mudança:** "Tenho que parar de fumar";
▶ **compromisso para mudar:** "Vou parar de fumar".

Essa estrutura ficou conhecida pelo seu acrônimo em inglês DARN-C (*desire*, *ability*, *reason*, *need*, *commitment*), para se referir ao diálogo de mudança na EM. Tudo isso aponta para um processo sequencial em que desejos, habilidades, motivos e necessidades não predizem a mudança de comportamento, mas fortalecem o compromisso consigo mesmo. Sabe-se que a expressão de um verdadeiro compromisso de mudança é um preditor confiável do resultado.

> **Cuidado!**
> Erros frequentes na consulta:
> - Conduzir a entrevista de maneira dirigida, seguindo um protocolo
> - Redirecionar o paciente para o que ele deveria fazer
> - Tratar de convencer, discutir ou confrontar o paciente
> - Rotular o paciente nas fases iniciais da entrevista clínica
> - Dar informação de maneira prematura e sem que isso seja solicitado pelo paciente
> - Não aceitar as decisões do paciente

Entrevista motivacional breve

Sabe-se que as intervenções breves com o modelo de EM podem ser tão eficazes como as entrevistas mais longas, como já foi visto nas intervenções em alcoolismo e outros problemas de saúde. Existem diversas orientações e esquemas que facilitam a implementação da EM na consulta diária. Um exemplo de abordagem breve da ambivalência está descrito no **Quadro 4.3**.

> **Quadro 4.3 - Entrevista motivacional breve para abordar a ambivalência**
>
> - **Pedir permissão.** "O que você acha de falarmos sobre... (dieta, exercícios, tabagismo, consumo de álcool etc.)?"
> - **Perguntar sobre a manutenção.** "Do que você mais gosta no hábito de (fumar, beber)?", "Quais vantagens você vê nisso?"
> - **Escutar ativamente.** "Aham, entendo, continue...", "Algo mais?", "E...?", "Conte-me mais...", "Sim...?" etc.
> - **Perguntar sobre a mudança.** "Por outro lado, o que o desagrada no hábito de...?", "De que maneira a sua saúde é afetada por...?", "Quais razões veria para mudar?"
> - **Resumir a ambivalência.** "Sim, entendi bem... você gosta de beber e isso o relaxa, passa bons momentos com seus amigos..., e, por outro lado, também me diz que se sente mais cansado, tem discussões em casa e está preocupado com os exames.", "É isso?"
> - **Fazer uma pergunta ativadora.** "Com tudo isso, o que pensa que deveria fazer?", "Qual seria o passo seguinte?"
> - **Mostrar apreço.** "Agradeço a sua confiança para falar de..."
> - **Estimular a autoeficácia.** "Confio que quando você se propuser a mudar encontrará a forma de fazê-lo e pode contar com todo o meu apoio."

Como ajudar a manter a mudança?

A manutenção da nova conduta exige um esforço considerável e, dessa forma, a necessidade de aproveitar todas as estratégias que ajudem a vencer a ambivalência que ainda possa estar presente, assim como de desenvolver novas condutas exitosas. Ainda assim – e com o objetivo de evitar as **recaídas** –, a pessoa deverá armar-se (algumas vezes, por meio de um treinamento formal) com fórmulas para enfrentar e vencer as tentações que irão aparecer, sobretudo durante as primeiras etapas da mudança. As recaídas são um fenômeno frequente e podem ser acompanhadas por sentimentos de mal-estar e de ineficácia.[7,8] Uma vez tomada a decisão de mudar, algumas pessoas necessitarão de pouca ou nenhuma ajuda, enquanto outras desejarão e necessitarão de atenção e suporte continuado durante esse processo de mudança.

No **Quadro 4.4**, são mostradas algumas tarefas aconselhadas após o início da mudança.

Quadro 4.4 - Habilidades para manter a mudança

- **Mostrar acessibilidade.** "Quando fica bem para você a nossa próxima consulta?", "Você pode voltar para consultar quando quiser."
- **Dar informação e reforço (*feedback*).** "O que você achou dos resultados dos exames depois que parou de beber?", "Você conseguiu melhorar a sua situação familiar?", "Você está de parabéns pelo que conseguiu até agora!", "Sugiro que prossiga com o tratamento.", "Você demonstrou que é capaz".
- **Detectar situações de alto risco de recaída.** "O que acha que acontecerá se abandonar o tratamento?", "Qual será o consumo mais difícil de controlar?", "O que você fará quando tiver vontade de beber?"
- **Aportar novas habilidades de enfrentamento.** "O que você pensou em fazer para controlar a abstinência?", "O que você dirá aos amigos quando lhe oferecerem cocaína?", "O que você fará quando for contrariado no trabalho?"
- **Buscar novos apoios.** "Como acha que a família e os amigos podem ajudá-lo?", "O que acha de fazermos uma consulta com sua esposa?", "O que acha de consultar um especialista?"

Fonte: Adaptado de Bosch e Cebrià.[15]

Ensino e aprendizagem da entrevista motivacional

Existem diversos métodos para aprender e ensinar a EM. Uma das propostas mais aceitas nos cursos de formação é a sequência de oito etapas que inclui: trabalhar com a experiência dos participantes; desenvolver competência na atenção centrada no paciente; reconhecer elementos-chave no discurso do paciente que orientem a prática da EM; favorecer o diálogo de mudança; detectar e abordar os desacordos; negociar planos de ação; consolidar o compromisso do paciente; e manter a flexibilidade entre a EM e os outros estilos de intervenção.[16]

No âmbito da atenção primária, há evidências de que um programa de formação multifacetado com médicos de família (programa MOTIVA) melhora as habilidades na EM dos profissionais em sua prática real.[4] Isso foi demonstrado por meio da análise de entrevistas gravadas em vídeo com o questionário validado EVEM (escala de valorização da entrevista motivacional).[6] As atividades mais valorizadas pelos participantes na aprendizagem foram o curso presencial de EM e as sessões de *feedback* com a análise dos vídeos gravados com o método PBI (do inglês *problem-based interview*).[4]

Evidências sobre a entrevista motivacional

A produção científica em EM cresceu muito desde a década de 1990, sendo utilizada por profissionais de disciplinas muito diversas. Os cenários mais frequentes da EM costumam ser o encontro clínico entre o profissional de saúde e o paciente, mas a sua utilidade também é vista em consultas telefônicas e em sessões de grupo, assim como em contextos tão diversos como as consultas da medicina de família e comunidade, hospitais gerais ou serviços de urgências. Atualmente, sabe-se que os estudos nos quais a EM foi utilizada geram resultados controversos, e ainda existem incertezas e múltiplas questões a serem resolvidas.

Uma das metanálises mais importantes sobre a EM é a de Lundhal e colaboradores, a qual inclui 119 estudos que descrevem a contribuição da EM, assim como a sua comparação com outros tratamentos.[17] A maioria dos estudos se concentra em casos de adicção e nas condutas de saúde. Entre as suas conclusões, destaca-se que a EM se mostra eficaz em 75% dos estudos, tanto em relação ao consumo de substâncias tóxicas como em casos de adicção ao jogo ou na melhora de condutas relacionadas à saúde, mostrando, ainda, benefícios positivos nas medidas de bem-estar geral. A EM é custo-efetiva e produz os mesmos efeitos que outros tratamentos ativos e específicos sem consumir mais recursos, podendo até mesmo exigir menos tempo para chegar a resultados semelhantes. Seus efeitos são duradouros, já que não houve diferença entre os resultados medidos imediatamente depois do tratamento e aqueles medidos até 1 ano depois de sua conclusão. Os resultados da metanálise sugerem que a EM pode ser particularmente eficaz entre as minorias étnicas, sobretudo em grupos que tenham sofrido rechaço social, porque ela adota um enfoque humanista que premia a autodeterminação.

A revisão de Thompson e colaboradores[18] descreve que a EM é eficaz para melhorar a saúde cardiovascular, mas reforça a necessidade de garantir uma formação adequada dos profissionais que a utilizam.

As numerosas evidências indicam que a EM pode ser incorporada em uma ampla gama de intervenções de promoção da saúde e de prevenção de doenças, parecendo ter uma possibilidade de aplicação por diversos profissionais e centros de atenção à saúde.[3] Porém, a investigação nesse campo apresenta, com frequência, limitações derivadas de amostras pequenas de pacientes, escassa potência estatística ou validação inadequada das medidas. É comum que não sejam proporcionadas informações sobre a qualidade da intervenção, a fidelidade de sua aplicação, os instrumentos de medida usados, assim como a formação dos profissionais que utilizam a EM.

Há necessidade de qualidade metodológica suficiente para confirmar a utilidade e a possibilidade de aplicação da EM em âmbitos distintos, especialmente na atenção primária, considerando as limitações de tempo e a grande variabilidade dos problemas e da população atendida.[3]

Futuro da entrevista motivacional

Paralelamente ao aumento da popularidade do método clínico, foi criada, em 1997, a rede de formadores em EM (MINT, do inglês *Motivational Interviewing Network of Trainers*).[19] O papel dinamizador da MINT sobre a quantidade e a qualidade da produção científica e o interesse de seus membros pela melhora na formação foram fundamentais para a evolução da EM. Os valores de abertura e generosidade com os quais se identifica a associação, seu compromisso com a qualidade e o respeito aos diferentes cenários clínicos em que a EM é aplicada, assim como a procedência diversa de seus membros e a interculturalidade, permitiram a criação de um espaço de discussão científica ideal para que as sugestões trazidas por todos façam a EM ser um método em constante evolução.

QUESTÕES DE MÚLTIPLA ESCOLHA*

1. Os princípios do modelo de entrevista motivacional incluem:
   a) Mostrar simpatia, redirecionar e facilitar o diálogo de manutenção.
   b) Persuadir, negociar, convencer e informar sobre as limitações do paciente.
   c) Empatizar, validar, inibir o redirecionamento e facilitar o diálogo de mudança.
   d) Informar, educar, persuadir e reforçar os sentimentos de autoeficácia.

2. Favorece a mudança de conduta:
   a) Evocar o diálogo de manutenção com a escuta ativa.
   b) Expor a necessidade de mudança para evitar complicações.
   c) Desenvolver a escuta com perguntas que visem ao diálogo de mudança.
   d) Inibir o reflexo de redirecionamento diante da ambivalência do paciente.

3. Na entrevista motivacional, o sumário é:
   a) Um resumo que inclui o que mais se aproxima do discurso do paciente.
   b) Um resumo da entrevista a partir da perspectiva do médico.
   c) Uma forma de perguntar sobre o compromisso de mudança.
   d) Uma habilidade que não inclui a ambivalência do paciente.

4. Consideram-se como escuta reflexiva avançada:
   a) As perguntas evocativas.
   b) As paráfrases.
   c) Os silêncios disfuncionais.
   d) As perguntas fechadas.

REFERÊNCIAS

1. World Health Organization. Tvhe global burden of disease: 2004 update. Geneve: WHO; 2008.
2. Rollnick S, Miller WR, Butler CC. Motivational interviewing in health care: helping patients change behavior. New York: Guilford; 2008.
3. Bóveda J, Pérula L, Campíñez M, Bosch J, Barragan N, Prados J, et al. Evidencia actual de la entrevista motivacional en el abordaje de los problemas de salud en atención primaria. Aten Primaria. 2013;45(9):486-95.
4. Barragán N. Impacto de la formación en entrevista motivacional para médicos: diseño y evaluación de un programa formativo (MOTIVA)[tese]. Barcelona: Universitat Autònoma de Barcelona; 2016.
5. Bóveda J, Barragán N, Campíñez M, Pérula L, Bosch J, Martín R, et al. Effectiveness of motivational interviewing in patients with dyslipidemia: a randomized cluster trial. BMC Fam Pract. 2015;16:151.
6. Campíñez M. Estudio de validación de la escala EVEM para evaluar entrevista motivacional en consultas de Atención Primaria de Salud [tese]. Barcelona: Universitat Autònoma de Barcelona; 2015.
7. Cebrià J, Bosch JM, Borrell F. Como ayudar a consolidar una nueva conducta más saludable: la fase de mantenimiento (I). FMC. 2008;15(8):518-22.
8. Cebrià J, Bosch JM, Borrell F. Como ayudar a consolidar una nueva conducta más saludable: la fase de mantenimiento (II). FMC. 2008;15(9):577-81.
9. Miller W, Rollnick S. Entrevista motivacional. Preparando a la gente para el cambio de conductas adictivas. Barcelona: Paidós; 1999.
10. Gordon T. Parent effectiveness training. New York: Wyden; 1970.
11. Miller WR. Motivational interviewing with problem drinkers. Behav Psychotherapy. 1983;11:147-72.
12. Miller WR, Rollnick S. Motivational Interviewing: helping people change. New York, London: Guilford; 2013.
13. Campiñez M. Compasión: un viaje de ida y vuelta. In: TEDx Talks [Internet]. San Mateo: YouTube [capturado em 12 dez. 2019]. Disponível em: https://www.youtube.com/watch?v=EvWp3XofNrg.
14. Amrhein PC, Miller WR, Yahne CE, Palmer M, Fulcher L. Client commitment language during motivational interviewing predicts drug use outcomes. J Consult Clin Psychol. 2003;71(5):862-78.
15. Bosch JM, Cebrià J. La entrevista motivacional. In: Guía de actuación en atención primaria. 4. ed. Barcelona: SemFYC; 2011.
16. Miller W, Moyers T. Eight stages in learning Motivational Interviewing. J Teach Addict. 2006;5(1):3-17.
17. Lundahl BW. A meta-analysis of motivational interviewing: twenty-five years of empirical studies. Res Soc Work Pract. 2010;20(2):137-60.
18. Thompson DR, Chair SYCS, Astin F, Davidson PM, Ski CF. Motivational interviewing: a useful approach to improving cardiovascular health? J Clin Nurs. 2011;20(9-10):1236-44.
19. MINT: Motivational Interviewing Network of Trainers [Internet]. Fairfax: MINT; 2019 [capturado em 12 dez. 2019]. Disponível em: http://www.motivationalinterviewing.org/about_mint.

*Acesse as respostas e comentários às questões de múltipla escolha em https://apoio.grupoa.com.br/comunicacaoclinica.

Abordagem centrada na pessoa

Lêda Chaves Dias e Carmen L. C. Fernandes

5

QUESTÕES INICIAIS PARA REFLEXÃO

1. Você já pensou se sua abordagem nas consultas é mais centrada na pessoa ou na doença?
2. Quais são as principais dificuldades de praticar o método clínico centrado na pessoa?
3. A abordagem centrada na pessoa pode ser praticada em consultas rápidas?

CONCEITOS FUNDAMENTAIS

- A abordagem centrada na pessoa é um modelo de abordagem que orienta a prática do cuidado com a pessoa durante a consulta.
- Ser centrado na pessoa significa compartilhar o poder na relação profissional de saúde-pessoa.[1]
- O método clínico centrado na pessoa é a forma como esse modelo de abordagem vai se desenvolver.[1]
- A essência para alcançar o melhor resultado clínico é encontrar uma base comum entre a evidência clínica e científica, buscada pelo profissional de saúde para lidar com as patologias e as preferências e particularidades de cada pessoa.

FUNDAMENTAÇÃO TEÓRICA

> ### SITUAÇÃO-PROBLEMA 1
>
> Sr. João é atendido no acolhimento da Unidade de Saúde Águas Claras, referindo dor de cabeça e dor nas costas. A enfermagem mensura os sinais vitais e verifica que a medida de pressão arterial se encontra em 170/110 mm/Hg. Demais sinais encontram-se normais. Preocupada com o paciente, que já se sabia previamente hipertenso e, com a última consulta há mais de 1 ano, a técnica de enfermagem passa-o para a consulta de atendimento do dia.
>
> Na consulta do dia, Dra. Lucrécia inicia o seguinte diálogo:
>
> Lucrécia: "Como vai, Sr. João?".
>
> João: "Eu *tava* bem, mas há 3 dias *tô* com uma dor nas costas e na cabeça que não me largam".
>
> Lucrécia: "O Sr. já teve isso antes?".
>
> João: "Ahhhh... volta e meia, quando trabalho muito ou quando me incomodo".
>
> Lucrécia: "Vejo aqui que sua medida de pressão arterial se encontra alterada; o Sr. já teve isso antes?".
>
> João: "Sim, aparece sempre com o incômodo".
>
> Lucrécia: "O Sr. chegou a anotar as medidas anteriores da pressão em algum lugar? E toma algum remédio?".
>
> João: "A pressão é sempre assim. Eu tomo quase sempre o remédio".

Por que a comunicação é mais efetiva usando o método clínico centrado na pessoa?

Existem muitos estudos que comprovam conexões entre a saúde das pessoas, seus estados emocionais e as circunstâncias de suas vidas. Os problemas emocionais muitas vezes se manifestam por meio de sintomas físicos, e os problemas físicos trazem consequências emocionais.[2] Por conseguinte, a abordagem que integra o olhar sobre a pessoa com a doença é a centrada na pessoa.

O método clínico centrado na pessoa (MCCP) é o modelo de abordagem que facilita a compreensão e a execução das competências essenciais do profissional de saúde.[1,3]

A realização de uma consulta sob a perspectiva da abordagem centrada na pessoa aproxima dois *experts*, o profissional de saúde, muitas vezes especialista em doenças, e o paciente, especialista em si mesmo.[3] A comunicação será facilitada na medida em que ambos têm objetivos em comum, compartilham interesses e responsabilidades.

> **SITUAÇÃO-PROBLEMA 2**
>
> Lucrécia: "E por que, às vezes, o Sr. não toma os remédios?".
>
> João: "Olha... Eu tenho muito boa saúde e só aparece a dor de cabeça quando estou muito estressado".
>
> Lucrécia: "Mas o que é ter muito boa saúde?".
>
> João: "É poder trabalhar!".
>
> Lucrécia: "E o que o Sr. entende que seja hipertensão?".
>
> João: "É essa dor de cabeça que aparece de vez em quando...".
>
> Lucrécia: "Bem, então entendi que, dessa forma que o Sr. compreende o problema da hipertensão, só precisará usar os remédios se sentir algo... é isso?".
>
> João: "É...".
>
> Lucrécia: "Bem... então vou lhe explicar de outra forma o problema, pode ser?".
>
> Após a explicação, ela segue compreendendo o contexto de vida do Sr. João e, de uma maneira breve, explicita várias questões, como:
>
> — O que está acontecendo na sua vida?
> — Como você se sente com isso que está acontecendo?
> — Qual dos problemas você elegeria como o mais importante?
> — Como você está lidando com isso?
>
> E trazendo a empatia para a compreensão da situação, ela o conforta, dizendo:
>
> — Isso deve estar sendo muito difícil para você.

O modelo de abordagem que orienta a prática do cuidado com a pessoa

Grande parte das pessoas compreende que a necessidade de tratamento esteja diretamente relacionada com a sintomatologia decorrente da doença que se desenvolveu. Quando uma patologia se manifesta de forma silenciosa, sem apresentar inicialmente sintomas, as pessoas sentem-se "autorizadas" a não aderir aos tratamentos.

A abordagem centrada na pessoa contém dois conceitos essenciais que se distinguem e que são facilitadores para compreender o processo de adesão aos tratamentos: o conceito de doença e o conceito de enfermidade.

Ao conceito de doença, são atribuídas as alterações no organismo, traduzidas por sinais, sintomas e alterações em exames; ao conceito de enfermidade, são concedidas as manifestações do sofrimento das pessoas, por meio das queixas, problemas e disfunções por elas percebidas.[1] Portanto, uma pessoa pode ter uma doença, mas não se sentir enferma; assim como pode estar enferma sem apresentar uma doença. A compreensão desses dois conceitos facilita a prática da melhor comunicação com o paciente e, assim, alcança o melhor resultado clínico, já que muitas pessoas não vão se sentir estimuladas a realizar tratamentos se não se sentirem enfermas.

Uma abordagem centrada na pessoa, baseada em boas técnicas de entrevista, realizada de maneira atenciosa e com interesse genuíno pela perspectiva da pessoa, abre caminho para o estabelecimento de um ambiente terapêutico e pode poupar, ao profissional de saúde, uma quantidade enorme de tempo em futuros encontros.[4]

A abordagem centrada na pessoa ocorre quando as necessidades das pessoas e seu contexto são preenchidos pelo acolhimento empático do profissional e o projeto elaborado pelos dois é construído com divisão de responsabilidades.

Quais são os componentes do método clínico centrado na pessoa?

O MCCP apresenta quatro componentes (**Figura 5.1**):[1]

1. Explorar a saúde, a doença e a experiência da doença.
2. Entender a pessoa como um todo.
3. Elaborar um plano conjunto de manejo dos problemas.
4. Intensificar a relação entre a pessoa e o profissional de saúde.

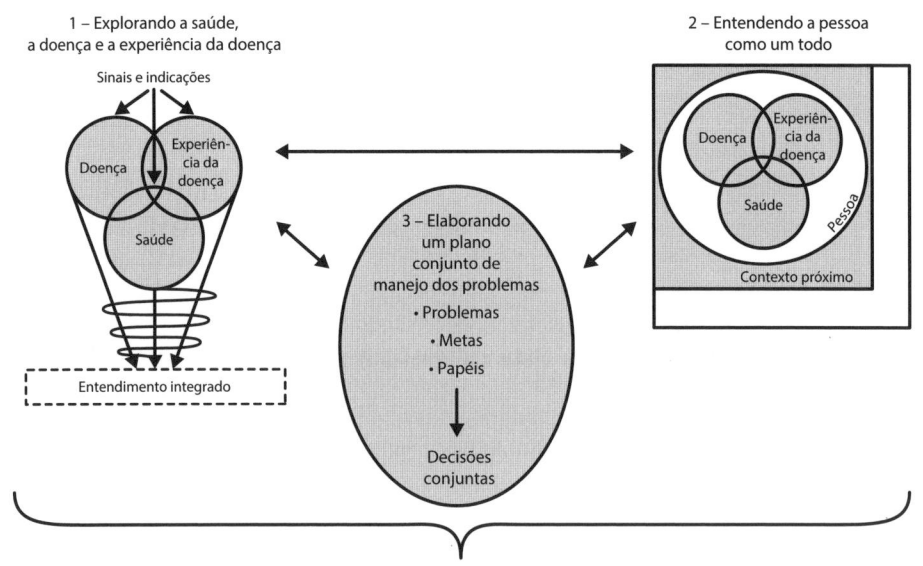

FIGURA 5.1 Método clínico centrado na pessoa.
Fonte: Stewart e colaboradores.[1]

Explorar a saúde, a doença e a experiência da doença

O primeiro componente pode ser compreendido como um "emparelhamento" dos conceitos. Sabe-se que as crenças guiam as atitudes. Por meio do conhecimento das crenças da pessoa, é possível iniciar o desenvolvimento do entendimento integrado.

Os técnicos utilizam as definições de saúde e doença pela mais recente determinação da Organização Mundial da Saúde, segundo a qual a saúde significa um "recurso para viver" e a doença, todos os impeditivos que se buscam por meio da avaliação objetiva de seu corpo, incluindo tanto distúrbios físicos quanto mentais. Sendo assim, muitas vezes, o foco é no corpo e não na pessoa.[1]

O "emparelhamento", que é a compreensão da pessoa sobre a saúde, a doença e a experiência com a doença, é uma das pedras angulares à aproximação de uma melhor comunicação.

Para explorar as quatro dimensões da experiência da doença, utiliza-se o acrônimo **SIFE**, no qual com o **S**, os sentimentos da pessoa com a doença são questionados; com o **I**, são as ideias sobre o que está errado; com o **F**, o efeito da doença no seu funcionamento; e com o **E**, as suas expectativas em relação ao seu médico.

Dica[5]
- Focar na história, no exame clínico e na investigação, assim como nos sentimentos – principalmente os medos, as imaginações, as expectativas, as ideias e a função da doença na vida da pessoa.
- Entender a experiência da pessoa com a doença, o que requer contato visual e escuta ativa.
- Estabelecer uma postura empática com a pessoa.

Entender a pessoa como um todo

O segundo componente inclui compreender a pessoa que tem o problema associado a todos os fatores que influenciam a sua vivência, ou seja, o seu desenvolvimento individual, o ciclo da vida familiar, o conhecimento sobre a história e o funcionamento do sistema familiar, a sua história acadêmica e/ou profissional e o seu contexto social e cultural.[6] É o entendimento da pessoa por meio das informações que são obtidas ao longo do tempo, ao conhecer sua família e as condições em que vive, dentro da sua realidade (contexto).

A execução desse componente exige conhecimento sobre a teoria sistêmica e a abordagem de família. Conhecer as famílias, e saber como elas lidam com a doença, as crenças e mitos que têm sobre ela, vai auxiliar no entendimento de como isso influencia seus componentes e facilitará o planejamento das intervenções, em conjunto com as pessoas.

Dica[5]
Usar a curiosidade para saber quem é a pessoa, conhecer o seu contexto, quais influências tem sobre a sua vida e como ela percebe e lida com isso.

Falar com as pessoas, seus familiares e colegas exige uma mistura estudada de curiosidade seletiva, intensidade silenciosa e capacidade de dar-se conta do que não está sendo dito.[7,8]

Elaborar um plano conjunto de manejo dos problemas

É o compromisso mútuo de elaborar um plano em conjunto.

Elaborar um projeto comum de manejo para os problemas significa que o profissional de saúde e a pessoa devem buscar a concordância em três áreas principais:

- A natureza dos problemas e as prioridades
- Os objetivos do tratamento
- Os papéis do profissional de saúde e da pessoa[5]

O primeiro passo para realizar esse componente é definir qual é o problema. Sem que ocorra essa definição, não é possível elaborar um plano.

Em geral, ocorrem duas situações para o profissional de saúde, em especial na atenção primária, que vão dar início à necessidade de acordo. Uma delas é que os problemas se apresentam em uma fase muito inicial, em que não é possível fazer um diagnóstico final; nesse caso, é preciso utilizar o recurso da "demora permitida" e ajustar com a pessoa um espaço de tempo necessário para uma nova avaliação ou não. A outra situação é que os pacientes trazem, comumente, mais de uma queixa. Nesse caso, é necessário definir a situação prioritária a ser trabalhada.

Definido o problema, devem ser acordados os objetivos do tratamento. Esse é um momento do qual as pessoas não estão acostumadas a participar, mas é fundamental o incentivo à decisão para que inicie o processo de corresponsabilização no manejo da doença.

O próximo passo é a definição de papéis e funções para a realização do cuidado.

É importante atentar para o fato de que a não adesão ao tratamento tem correlação com as discordâncias, as diferentes compreensões sobre os conceitos, as diferentes necessidades, os pontos de vista não mediados e os diferentes objetivos do tratamento.[9]

> **Dica**
>
> Perguntar sempre se existem dúvidas, impasses ou possibilidades diferentes. É importante que, ao fim do acordo, sejam repassados o plano de tratamento, o seguimento e as combinações ajustadas. O acordo terá maior sucesso quanto maior o esclarecimento sobre os problemas e as dúvidas, assim como a mediação de possibilidades.

Intensificar a relação entre a pessoa e o profissional de saúde

Os três primeiros componentes integram o processo entre o profissional de saúde e a pessoa. O quarto componente fornece a possibilidade de embasar as interações que ocorrem.[1]

Embora muitas perspectivas e tarefas possam ser empregadas para obter a efetividade das consultas, a forma mais coerente de realizar a abordagem centrada na pessoa é buscar um relacionamento terapêutico e individualizado, que varia conforme a pessoa e o seu ciclo de vida, suas vivências, suas necessidades e o seu estado emocional.

O grau em que uma consulta é centrada no profissional de saúde ou na pessoa está relacionado aos papéis que o paciente e o profissional de saúde adotam e na relação que estabelecem. É claro que cada um tem a sua experiência, seja em diagnosticar, seja no autoconhecimento, mas o fato de o profissional de saúde reconhecer e reforçar a participação do paciente durante as consultas direciona o caminho para o sucesso desses atendimentos.[10]

De maior importância é a ideia de que a consulta existe para se concentrar nos pacientes, suas ideias, suas preocupações e expectativas sobre o que está acontecendo com eles.[10] Nesse sentido, utiliza-se o recurso da escuta ativa mediante contato visual, expressão da atenção à sua fala e expressão emocional compatível com a história referida por meio de sorrisos e acenos de cabeça. Após pelo menos 2 minutos sem interromper a fala da pessoa, ouvimos, porém direcionamos os questionamentos para o que desejamos e precisamos fazer.[9]

> **Dica**
>
> O desfecho do caso é melhor quando:
> - envolvemos as pessoas ou famílias o mais cedo possível na tomada de decisões;
> - reconhecemos a autonomia;
> - esclarecemos as informações;
> - mediamos diálogos;
> - fornecemos suporte técnico;
> - ouvimos;
> - aceitamos opiniões.

O direcionamento do cuidado personalizado à saúde, privilegiando a humanização e a autonomia da pessoa, é uma das conquistas a serem conciliadas.

SITUAÇÃO-PROBLEMA 3

Agora que os leitores já conhecem o MCCP, sugere-se que façam um exercício para ajudar a internalizar a prática. Se for possível, filmem algumas consultas e tentem identificar os componentes do MCCP. Discutam isso com seus tutores.

Vantagens da abordagem centrada na pessoa[1,3,9]

- Melhora a efetividade da consulta
- Propicia autonomia e proatividade do paciente
- Melhora a satisfação do paciente
- Traz maior adesão ao tratamento
- Melhora a relação profissional de saúde-pessoa
- Propicia melhor condição global de saúde

QUESTÕES DE MÚLTIPLA ESCOLHA*

1. Assinale o conceito que define a abordagem centrada na pessoa:
   a) É a abordagem realizada no nível hospitalar por profissionais da saúde.
   b) A abordagem centrada na pessoa é um modelo de abordagem que estrutura a decisão compartilhada.
   c) É uma metodologia de abordagem realizada nas faculdades de enfermagem e que está sendo replicada para profissionais de saúde.
   d) É a abordagem que realiza prevenção.

2. Escolha a sentença que resume uma das características do método clínico centrado na pessoa:
   a) Ser centrado na pessoa significa compartilhar o poder na relação profissional de saúde-paciente.
   b) Caracteriza-se por ser um método utilizado para realizar apenas prevenção.
   c) Deve ser utilizado quando ocorrem problemas de relação profissional de saúde-pessoa.
   d) Caracteriza-se por ser um método para ser empregado apenas academicamente.

3. Assinale quais são os componentes do método clínico centrado na pessoa:
   a) SIFE; abordagem de família; prevenção; e ser realista.

Cuidado!

1º componente – Para ocorrer emparelhamento de conceitos, é necessária a percepção de igualdade no conjunto profissional de saúde-pessoa.

2º componente – Para compreender contextos, é fundamental o conhecimento da abordagem sistêmica.

3º componente – Além de dominar a técnica de abordagem centrada na pessoa, para que a consulta se aproxime de um resultado bem-sucedido, e haja a formulação de um plano em conjunto, é necessário entender o nível de consciência em que o paciente se encontra para realizar mudanças de comportamentos e cooperação; para tanto, o estudo sobre o ciclo de Prochaska pode ser útil.[11]

4º componente – O afeto pode ser compreendido como uma ferramenta de trabalho. Procure desenvolver atividades que promovam a sua competência afetiva como profissional.[12]

Não esquecer

A abordagem centrada na pessoa deve ampliar a atenção para além da doença.

A cooperação, a coparticipação e a corresponsabilização são atos relacionados à colaboração entre indivíduos e que expressam ações conjuntas. O método clínico centrado na pessoa facilita a ação do conjunto – profissional de saúde e pessoa; a tarefa dos profissionais de saúde não se completa pelo fato de investigar, realizar diagnósticos e indicar tratamentos. Em vidas e culturas diferentes, a parceria é ferramenta de trabalho.

---

*Acesse as respostas e comentários às questões de múltipla escolha em https://apoio.grupoa.com.br/comunicacaoclinica.

b) Ser realista; prevenção; melhorar a relação profissional de saúde-pessoa; e o contexto comunitário.

c) Explorar a saúde, a doença e a experiência da doença; entender a pessoa como um todo; elaborar um plano conjunto de manejo dos problemas; e intensificar a relação entre a pessoa e o profissional de saúde.

d) Elaborar um plano de manejo dos problemas; intensificar a relação entre a pessoa e o profissional de saúde; contexto comunitário; e SIFE.

REFERÊNCIAS

1. Stewart M, Brown JB, Weston WW, McWhiney IR, McWilliam CL, Freeman TR. Medicina Centrada na Pessoa: transformando o método clínico. 3. ed. Porto Alegre: Artmed; 2017.
2. Stuart MR, Lieberman JA. The fifteen minute hour: efficient and effective patient-centered consultation skills. 6th ed. New York: CRC; 2019.
3. Freeman TR. Manual de medicina de família e comunidade de McWhinney. 4. ed. Porto Alegre: Artmed; 2018.
4. Lopes JMC, Chaves DL. Abordagem centrada na pessoa [Internet] Brasília: UNA-SUS; 2016 [capturado em 12 dez. 2019]. Disponível em: https://ares.unasus.gov.br/acervo/handle/ARES/3350.
5. McDaniel SH, Campbell TL, Hepworth J, Lorenz A. Family-oriented primary care. 2nd ed. New York: Springer; 2005.
6. Ramos V. A consulta em 7 passos. Lisboa: VFBM Comunicação; 2008.
7. Moura MS. A trajectória do amor: ensaio sobre a medicina familiar. Setubal: Corlito; 2000.
8. Gusso G, Lopes JMC, Dias CD, organizadores. Tratado de medicina de família e comunidade: princípios, formação e prática. 2. ed. Porto Alegre: Artmed; 2019.
9. Stephenson A. A textbook of general practice. 2nd ed. London: Arnoud; 2004.
10. Prochaska JO, DiClemente C. Stages of change in the modicafication of problem behaviors. In: Hersen M, Eiser M, Miller W, editors. Progress in behavior modification. Sycamore: Sycamore; 1992. p. 184-214.
11. Lopes JMC, Curra LCD. A importância do afeto na conduta do médico de família e comunidade. Rev Bras Med Fam Comunidade. 2013;8(26):6-10.
12. Barbosa MS, Ribeiro MMF. O método clínico centrado na pessoa na formação médica como ferramenta de promoção de saúde. Rev Med Minas Gerais. 2016; 26 (Supl 8): S216-22.

Medicina narrativa para o ensino da comunicação clínica

Bruno Pereira Stelet; Luis David Castiel e Danielle Ribeiro de Moraes

6

QUESTÕES INICIAIS PARA REFLEXÃO

1. Você já parou para pensar que o cotidiano de atendimento às pessoas está atravessado por histórias que vão além da história clínica?
2. Você já percebeu que, na maioria das vezes, escutamos as histórias das pessoas e produzimos um registro médico focado apenas nos sintomas e na história da doença?
3. Quais efeitos podem ser desencadeados – no médico, no paciente e na relação terapêutica – quando passamos a reconhecer as narrativas sobre as experiências das pessoas que atendemos?
4. Quais ferramentas podem ajudar a desenvolver uma competência narrativa para a prática clínica?

CONCEITOS FUNDAMENTAIS

- ▶ O cotidiano de um serviço de saúde está imerso em "causos" e histórias que permeiam o caso clínico propriamente dito. Ou melhor, mesmo o "caso clínico" pode ser compreendido também como um estilo narrativo.
- ▶ A medicina narrativa consiste na medicina praticada com a competência narrativa de reconhecer, interpretar e ser movido a agir pelo sofrimento dos outros.
- ▶ Atentar às histórias, para além da história clínica, possibilita resgatar a reflexividade fundamental à prática médica, apontando para a importância da construção de vínculos de confiança nas relações terapêuticas.

FUNDAMENTAÇÃO TEÓRICA

SITUAÇÃO-PROBLEMA 1

Paulo: "Bom dia!".

Carlos: "Bom dia, Dr.".

Paulo: "Eu sou interno de medicina e meu professor está aqui na sala ao lado. Você se importa de ser atendido por mim?".

Carlos: "Sem problema. Só preciso tirar essa dor que estou sentindo".

Paulo: "Em que posso ajudar?".

Carlos: "Dr., eu estou sentindo muita dor de cabeça há quase 1 mês".

Paulo: "Quanto tempo, exatamente?".

Carlos: "Ai, Dr., quase 1 mês já... Sinto quase todo dia...".

Paulo: "E como é essa dor?".

Carlos: É uma dor na parte de trás da cabeça e vai até o pescoço".

Paulo: "Mas é uma dor em aperto, em pontada ou em queimação?".

Carlos: "É como se fosse um peso! Como se eu estivesse com um menino pendurado no meu pescoço...".

Paulo: "E o que você acha que está causando essa dor?".

Carlos: "Eu não sei. Eu trabalho em um mercado aqui perto e carrego bastante peso. Será que tem a ver com o meu trabalho?".

Paulo: "Pode ser que sim... Você teve alguma queda ou algum trauma?".

Carlos: "Não caí, não".

Paulo: "Você sente mais alguma coisa além dessa dor? Ela piora com o quê?".

Carlos: "Eu não sei. Parece que piora no fim do dia, mas às vezes acordo com a dor. Eu sou novo, sou acostumado ao trabalho na roça. Eu e minha esposa viemos há 6 meses aqui *pra* cidade. Como um tio meu já morava aqui na comunidade, arrumei esse trabalho logo que cheguei e...".

Paulo: "E a dor melhora com o quê?".

Carlos: "Tomei um comprimido e melhorou por um momento, mas logo voltou a pesar. Minha esposa está preocupada porque eu tenho falado muito nessa dor. Eu não quero preocupar ela porque ela *tá* gestante...".

Paulo: "Você teve febre? Emagreceu? Percebeu algum caroço no pescoço?".

Carlos: "Não. Nada disso".

Paulo: "Você tem estado nervoso ou ansioso ultimamente?".

Carlos: "Bom, Dr., a gente é da roça lá do norte, uma calmaria só. Aqui na comunidade é muito tiroteio, muito diferente... Ainda não acostumamos a isso, não".

Paulo: "Posso examinar?".

O estudante inspeciona, busca sinais de infecção, examina a boca com uma lanterna, palpa o pescoço em busca de linfonodos e faz algumas manobras para averiguar irradiação da dor... Nada! Alguma tensão da musculatura cervical foi percebida. "Seria uma cefaleia tensional?", pensou.

Paulo: "Você aguarda um minuto que vou discutir o caso com o professor, ok?".

***

"Conseguiu colher a história do paciente?", pergunta Prof. André ao jovem estudante de medicina Paulo.

Paulo: "Sim, Prof. André. Temos um homem de 22 anos que iniciou cervicalgia e cefaleia occipital há 1 mês. A dor é relatada como 'um peso' e não está associada a febre ou linfonodomegalia. Ele trabalha carregando peso e eu percebi que há uma tensão na musculatura cervical. Ele migrou recentemente para a cidade...".

André: "Examinou a boca? Viu algum sinal neurológico?".

Paulo: "Exame normal, exceto pela tensão muscular, mas nada significativo".

André: "E o que você pensou em termos de hipóteses diagnósticas?".

Paulo: "Pensei em cefaleia tensional porque ele mora há pouco tempo na favela e comentou que está estranhando o clima de violência armada. Mas também pode ser uma distensão muscular, já que ele trabalha carregando peso".

André: "Sim, a cefaleia tensional é o tipo mais comum de cefaleia na atenção primária. A prevalência ao longo da vida na população geral varia, em diferentes estudos, de 30 a 80%. E um dos sinais pode ser o aumento da tensão muscular cervical, mesmo. Teria que explorar melhor essa periodicidade da dor até para classificar como cefaleia tensional do tipo frequente ou infrequente, certo?".

Paulo: "Sim. Vou checar isso melhor".

André: "Vale orientar estratégias não farmacológicas de relaxamento, como compressas mornas, usar analgésicos e tentar identificar outros fatores mais contextuais para as causas do estresse. Essa questão da violência no território, por exemplo, pode estar colaborando para a dor. O que você acha?".

Paulo: "Sim, ele chegou a citar isso. Obrigado, professor. Vou orientá-lo e prescrever analgésico".

***

Registro no prontuário

Subjetivo: Paciente de 22 anos com queixa de cefaleia em região occipital com irradiação para a região cervical há aproximadamente 1 mês. A dor é descrita como "peso" e o paciente relata dor quase diária, com piora ao fim do dia, sendo que algumas vezes já acorda com ela. Nega outros sintomas como perda de peso, febre ou trauma. Relata que migrou do interior e que tem se estressado com os conflitos armados no bairro onde vive atualmente. Refere melhora parcial com uso de analgésicos. Trabalha carregando peso em um mercado local. Mora com a esposa, que está gestante.

Objetivo: Bom estado geral. Afebril, acianótico e anictérico. Exame da boca: nada digno de nota. Tensão da musculatura cervical. Sem linfonodomegalias. PA: 110/80 mmHg.

Avaliação: Cefaleia tensional (CID-10: G44.2); Inquietação e preocupação exageradas com acontecimentos estressantes (CID-10: R46.6).

Plano: Orientações gerais; compressas mornas no local; analgésicos sintomáticos; retorno caso o quadro persista.

Medicina e narrativa

O cotidiano de um serviço de saúde está imerso em "causos" e histórias que atravessam o caso clínico propriamente dito. Ou melhor, mesmo o "caso clínico" pode ser compreendido também como um estilo narrativo.[1]

A Situação-problema no início deste capítulo permite suscitar algumas camadas narrativas. Entre elas, a história contada pelo paciente ao estudante, que passa pela seleção dos fatos baseados na experiência de sofrimento, que está entremeada pela cultura e pelos significados atribuídos ao adoecimento; a escolha do conteúdo a ser recontado pelo estudante ao professor, minimizando "fatos" e traduzindo expressões em uma espécie de filtro da racionalidade biomédica e de simplificações dirigidas pela anamnese médica; o diálogo com o professor, que sugere uma forma de interpretação da narrativa tomando por base evidências científicas, utilizando categorias e tipificações em linguagem diagnóstica; e, ainda, a narrativa médica descrita no prontuário, já assumindo uma organização que praticamente apaga as incertezas e nuances contadas pelo paciente.

O filtro narrativo da biomedicina fez desaparecer o "peso do menino no pescoço", que poderia ser uma deixa para que a cena se desdobrasse em uma problematização acerca da paternidade, por exemplo, ou então uma abertura para a reflexão sobre a violência na favela, sobre a experiência da mudança de contexto de vida do interior para a cidade ou sobre as condições de trabalho a que o paciente estava submetido.

De onde vem a medicina narrativa?

O universo de construções teórico-práticas conhecido como *Narrative Medicine* (ou Medicina Narrativa, em português) foi sendo forjado nas origens do debate sobre a inserção de disciplinas das áreas das ciências humanas e sociais na formação médica, principalmente em escolas de medicina anglo-saxônicas na década de 1970. Foi apenas no fim dos anos 1990 e início dos anos 2000, no entanto, que o termo "medicina narrativa" passou a ser utilizado pela epidemiologista Trisha Greenhalgh e pela médica e especialista em literatura Rita Charon.[2] Desde então, a medicina narrativa parece ter se constituído como eixo dominante no campo das humanidades médicas e tem sido evocada como contraponto aos excessos da medicina baseada em evidências (MBE).

No livro *Narrative-based medicine*,[3] os autores criticam as limitações da objetividade produzidas pela extrapolação dos limites da prática clínica baseada em evidências. Ao considerar o médico como um "cientista" em busca de hipóteses para o diagnóstico de seus pacientes, a MBE assume que a tomada de decisão clínica segue um protocolo indistinguível da investigação científica. Assim, os autores sugerem uma conciliação entre **narrativa** e **evidência científica**.

Ainda que permita a crítica da medicina narrativa em relação à MBE, a proposta conciliatória centra-se no argumento de que não seria preciso substituir uma abordagem por outra. Ela aposta, em vez disso, em uma integração de saberes que leve em conta os estudos "randomizados" e metanálises que, em síntese, são fontes do raciocínio clínico probabilístico e generalizante, ao mesmo tempo em que são valorizados os aspectos subjetivos relacionados à história singular de cada experiência de adoecimento.

Esse debate vem sendo desenvolvido nos últimos 20 anos sobretudo em duas escolas médicas anglófonas, a saber, a King's College no Reino Unido[4] e a Columbia University nos Estados Unidos.[5] No Brasil, as pesquisas direcionadas a essa temática são incipientes, ainda que se possa destacar iniciativas da Universidade de São Paulo, entre departamentos da Faculdade de Medicina e da Faculdade de Filosofia, Letras e Ciências Humanas.[6]

Em congressos e seminários no campo da educação médica realizados nos últimos anos, pode-se notar o aparecimento de mesas-redondas e apresentações de trabalhos relatando experiências de ensino com foco na relação entre medicina e narrativas, além de artigos na *Revista Brasileira de Educação Médica* e em periódicos com a temática na área da saúde coletiva evidenciando um crescente interesse sobre o tema.

Medicina narrativa e o debate sobre as humanidades médicas

As humanidades médicas se configuram em um campo do conhecimento para o qual convergem elementos tanto das ciências humanas e sociais aplicadas como das temáticas relativas à condição humana nos processos de saúde-adoecimento e cuidado. Foi no campo das humanidades médicas, nos anos 1960, nos Estados Unidos, que as primeiras formulações entre literatura e medicina se construíram. A medicina narrativa e as humanidades médicas estavam imbricadas teórica e metodologicamente de maneira intercessora, com particular atenção ao seu lugar na educação médica – *locus* que agregou pessoas com diferentes formações imbuídas do desejo por uma formação em medicina que se fizesse mais humanística.

As humanidades médicas surgiram, inicialmente, a partir de experiências com aulas sobre história da medicina e debates sobre textos clássicos literários, que compunham disciplinas inseridas nos currículos médicos. Em seguida, organizaram-se em torno das temáticas da ética e da bioética, e, hoje, observa-se a tendência de conferir temas e técnicas para a comunicação clínica e a intersubjetividade. As artes também vêm ganhando espaço na formação, seja como linguagem ou recurso que permite a compreensão e a comunicação em uma dimensão afetiva cada vez mais requisitada na prática clínica.

Constatam-se, no entanto, dificuldades na institucionalização das humanidades médicas no currículo médico: objetivos pedagógicos maldefinidos, metodologias de ensino inadequadas, professores despreparados, conteúdo programático descolado de problemas reais da prática médica assistencial e falta de integração com disciplinas clínicas.[7]

O crescente uso das narrativas no âmbito do ensino médico talvez esteja associado à potência das narrativas para incluir a experiência de sofrimento, adoecimento e cuidado na prática clínica propriamente dita.

Competência narrativa na prática clínica

Os debates em torno da medicina narrativa têm enfatizado a necessidade de se debruçar sobre determinados "tipos de competências" que permitam uma maior porosidade na prática clínica a contribuições de outras áreas do saber[8] – o que não implica, diga-se de passagem, uma recusa ao que é oriundo da biomedicina. Grande parte dos equívocos dos saberes e práticas de saúde está relacionada ao fato de ter-se conformado, no modelo biomédico, a virtude onipotente do caráter técnico-científico em detrimento de tudo aquilo que é subjetivo, mutável, complexo e variável, o que talvez melhor evidencie nossa condição humana.[9] Nesse sentido, é fundamental, no domínio da produção científica, retirar de um patamar subalterno as relações intersubjetivas e o uso da comunicação na clínica, a fim de possibilitar um olhar mais complexo sobre as questões que surgem em cada encontro quando se trata de saúde-doença.

Charon[10] aponta para a ideia de um "conhecimento narrativo", isto é, a capacidade humana de compreender o significado das histórias, reconhecendo-as como fundamentais para uma prática médica eficaz. Em outras palavras, seria a medicina praticada com a competência narrativa de reconhecer, interpretar e ser movido a agir pelo sofrimento dos outros.

Hurwitz,[11] por sua vez, explicita a medicina narrativa como uma prática e uma atitude intelectual que permite aos médicos olhar para além dos mecanismos biológicos no cerne das abordagens convencionais à prática médica e, assim, abarcar domínios de pensamento e modos de dizer que se focalizam na linguagem e na representação, nas emoções e nas relações que iluminam a prática dos cuidados de saúde.

De certa forma, busca-se somar à leitura de sinais do corpo uma decodificação das narrativas e outros indícios verbais e não verbais dos pacientes, além de uma atenção aos aspectos éticos e contextuais envolvidos. Essa habilidade requer uma abertura não apenas cognitiva, mas também da esfera dos valores à experiência do encontro clínico. Partindo desse enfoque, a narrativa representaria, ao mesmo tempo, modelos de mundo e de subjetividade pelos quais nos construímos como parte de nosso mundo.[12]

Grossman e Cardoso[13] reafirmam que medicina e narrativa caminham juntas, uma vez que múltiplas possibilidades narrativas são geradas pela condição da doença: a experiência do adoecimento; a descrição autobiográfica dos pacientes quando contam suas histórias pessoais em meio à história clínica; a transformação dos relatos destes pelos médicos; e o próprio curso da doença, expondo relações entre linguagem, corpo, indivíduo e tempo.

Favoreto e Camargo Jr.[14] refletem de que maneiras essa valorização das narrativas pessoais do adoecimento surge e pode se desenvolver na clínica, ou como ela pode ser aplicada como uma ferramenta para ampliar sua prática para além dos limites epistemológicos impostos pela racionalidade biomédica.

Questões como as repercussões da doença sobre a pessoa (e seus efeitos na família, no trabalho ou na comunidade); as vulnerabilidades que determinadas situações imprimem no cotidiano dos indivíduos; o sentimento de culpa, rupturas, fraquezas ou mesmo a resistência de pacientes perante situações críticas; medos e ideias acerca de determinadas enfermidades, muitas vezes construídas socialmente, são facetas de um prisma com o qual se precisa exercitar o olhar para captar a complexidade que subjaz à compreensão das demandas das pessoas por cuidado em saúde.

O arcabouço teórico da medicina narrativa

Sobre as principais influências do arcabouço teórico da medicina narrativa, identificam-se três eixos principais: os estudos literários, originando a narratologia; a antropologia médica, com a valorização da experiência de adoecimento (*illness*) em diferenciação à doença (*disease*); e o desenvolvimento de estudos filosóficos sobre a hermenêutica e da própria fenomenologia e suas traduções para a saúde.

Em 1991, Kathryn Montgomery Hunter publicou *Doctors' stories: the narrative structure of medical knowledge*,[1] uma escavação meticulosa dos fundamentos e funções narrativas da medicina. Hunter é estudiosa da literatura inglesa e lecionava em uma escola de medicina nos Estados Unidos, nas primeiras experiências de ensino das humanidades médicas. Sua investigação desvela a epistemologia narrativa da medicina e reconhece a forma narrativa genérica no centro da prática médica: o causo clínico.

Em meio a constantes novidades tecnobiocientíficas, os causos clínicos são um lembrete inequívoco da matéria-prima fundamental da medicina e das exigências de singularizar as experiências de adoecimento. Os **causos clínicos** são contados com muito mais frequência do que se esperaria. Algo tão persuasivo e tão contrário ao ideal científico da medicina, como um causo clínico, deve ter uma função cotidiana na prática e no ensino médicos.

O modelo explicativo de Hunter[1] toma emprestado elementos dos estudos literários – como a *close reading* ou "leitura atenta" (uma forma de observação minuciosa do particular em prol do geral em obras literárias), a análise e a interpretação de textos – e transforma esses métodos nos inúmeros "textos" da medicina clínica, incluindo histórias de pacientes, relação médico-paciente e as "traduções" médicas dessas interações em casos clínicos, diagnósticos, anotações em prontuários e planos de tratamento. A autora inaugura um léxico para analisar os princípios e as práticas narrativas da medicina.

Se as narrativas de adoecimento já constituíam um fenômeno cultural no âmbito da literatura ainda nos anos 1970, quando relatos autopatobiográficos repercutiam em livrarias e bancas de revistas, no campo da antropologia médica os pesquisadores se debruçavam para compreender a dicotomia *illness/disease*. O conceito de **modelos explicativos de adoecimento** criou a possibilidade de compreender *illness* e *disease* como diferentes narrativas – de experiências de sofrimento e narrativas médicas para as doenças.

Enquanto nem toda **experiência de adoecimento** será tomada como categoria diagnóstica, suas narrativas são o ponto de partida para o processo diagnóstico. Observa-se mais de uma narrativa nessa cena: para que um diagnóstico se materialize, as histórias do paciente precisam emergir de sua própria experiência e cultura para serem, então, transformadas em relatos médicos. O médico interroga, interpreta e reconta a história de maneira a estabelecer a trama – um caso clínico – em uma organização diagnóstica.

No campo da filosofia, vale salientar o desenvolvimento da hermenêutica como disciplina filosófica que se desdobra como "teoria das interpretações". Evocar a compreensão ética do "outro" e da condição humana da enfermidade e da experiência de adoecimento ajuda a dar significado ao encontro clínico. A medicina narrativa parece ser um convite a esse interesse em entender a singularidade, o caso único, que exige estar atento ao mundo singular da pessoa ou de sua família. Há uma necessidade patente de compreender a alteridade e as diferentes maneiras físicas, sociais e psicológicas de estar no mundo.

O imperativo interpretativo da hermenêutica evoca uma medicina sensível às narrativas existente na leitura, escrita e interpretação dos médicos por "textos" onipresentes no cotidiano médico. Frequentemente, estes são "textos" complexos que incluem declarações de pacientes, de outros colegas, prontuários, resultados de exames laboratoriais, rastreamentos e imagens diagnósticas. Entendidos em um sentido amplo, esses textos também relatam a linguagem do corpo no contexto de todas as outras histórias – histórias de vida, de doenças e de trajetórias de cuidado (**Quadro 6.1** e **Figura 6.1**).

Quadro 6.1 - Contribuições da hermenêutica para a medicina narrativa
▶ A presença do "outro" na relação clínica
▶ A singularidade de cada caso
▶ As interpretações e significações de saúde-doença
▶ Os diferentes pontos de vista
▶ A questão da autoridade/autonomia

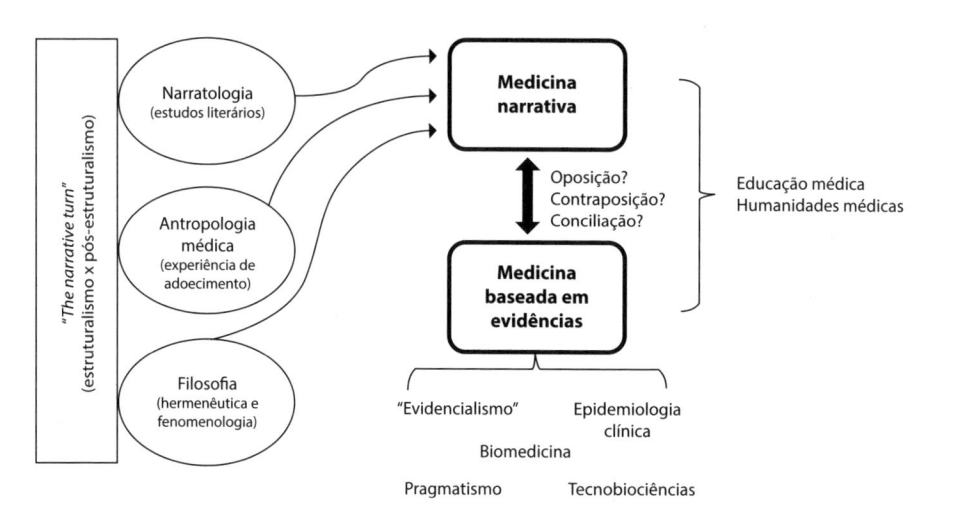

FIGURA 6.1 A "virada narrativa" (*the narrative turn*).

Modelos explicativos da enfermidade

Arthur Kleinman[15] definiu **modelo explicativo da enfermidade** como noções sobre a doença e seu tratamento que são empregadas por todos os envolvidos no processo clínico. Médicos e pacientes criam modelos explicativos diferentes e produzem interpretações para as aflições. As percepções, crenças e ações dos indivíduos são geralmente heterogêneas, complexas e ambíguas.

A ideia dos modelos explicativos é um instrumento teórico potente que permite explorar questões como adesão a tratamentos, escolha e avaliação de terapias.

Uso das narrativas no ensino médico

Citam-se três gêneros distintos de escrita narrativa na medicina: ficção médica na literatura, autopatobiografias e exercícios de escrita de treinamento médico. Cada gênero tem suas próprias tradições, intenções e métodos específicos.

Literatura e ficção médica

Histórias sobre médicos e pacientes são temas frequentes na obra de poetas, romancistas e ensaístas. Podemos evocar textos clássicos como *A morte de Ivan Ilitch*, de Leon Tolstói, que fala do penoso confronto com o término da existência e a problemática relação médico-paciente nessa situação; *A montanha mágica*, de Thomas Mann, que tem como cenário um sanatório de tuberculosos; ou *O alienista*, de Machado de Assis, que consiste em uma sátira à psiquiatria autoritária do século XIX, para citar apenas alguns.

A abordagem que escritores fazem da enfermidade parece obviamente diferente da usada habitualmente pela medicina. Charon[2] postula que ensinar estudantes de medicina a examinar os elementos de narrativas literárias prepara-os para leituras mais atentas das caóticas narrativas médicas, sejam prontuários, imagens diagnósticas, histórias narradas pelos pacientes ou exames físicos. Registros literários de experiências de doença podem ensinar lições concretas e poderosas sobre as vidas dos indivíduos doentes, bem como permitir aos médicos reconhecer a força e as implicações de sua prática.

Relatos leigos, relatos médicos e autopatobiografias

Nos últimos 40 anos, a biografia da doença, também chamada de "patografia" ou "autopatobiografia", emergiu como uma forma literária popular, bem como uma fonte de dados primária para a antropologia médica.

Embora tenham sido escritas por pessoas de várias trajetórias de vida e lidem com uma variedade de condições médicas diferentes, as histórias compartilham elementos narrativos comuns: o mistério (a doença é inesperada ou difícil de diagnosticar), a traição pelo próprio corpo, o conflito com profissionais de saúde ou burocracias médicas, a falha terapêutica, a necessidade de autoconfiança e, geralmente, mas nem sempre, o retorno à boa saúde.

Desde os anos 1990, análises de narrativas de pacientes foram usadas para explorar desde o autismo até a síndrome da articulação temporomandibular, assim como estudos de câncer de mama, depressão, diabetes, HIV/Aids, sofrimento mental, para mencionar apenas algumas.

Em relação às publicações para o público geral, revistas médicas abriram seções para que médicos e pacientes pudessem escrever relatos narrativos com base em vivências de adoecimento. Os artigos "*Personal view*", no *British Medical Journal*, foram escritos nas décadas de 1970 e 1980. Cada vez mais, revistas médicas inauguraram recursos narrativos, incluindo "*On being a doctor*", da *Annals of Internal Medicine*; "*A piece of my mind*", do *Journal of the American Medical Association*; e "*Narrative matters*", da *Health Affairs*.

Médicos que tiveram experiências pessoais de adoecimento também contribuíram para essa literatura. O neurologista e escritor *best-seller* Oliver Sacks é um importante exemplar desse gênero.

Dica

Para saber sobre vida e obra de Sacks, acesse o blog Psicologia dos psicólogos.[16]

Histórias e casos na formação em medicina

Os casos construídos para fins de ensino médico – para exercícios do tipo exame clínico estruturado de habilidades clínicas (OSCE) ou para situações de Ensino Baseado em Problematização (PBL), por exemplo – são histórias que englobam personagens em torno de uma situação central e de uma sequência de eventos desencadeados por ela. Eles se configuram em estruturas bastante flexíveis para abarcar o conhecimento prático, as deduções lógicas, os julgamentos e as tomadas de decisão no exercício cotidiano de atendimentos. Algumas vezes, o enredo é o mais importante; em outras, o detalhe, a mensagem subjacente ou a parábola que ressoa com as experiências e sentimentos do estudante/leitor representam a mensagem principal.

A matéria-prima utilizada na confecção dessa modalidade narrativa tangencia o real e o imaginado, tecendo a trama de histórias que buscam apresentar o caso típico localizado em contextos específicos.

Muitas escolas de medicina pedem para que os estudantes escrevam sobre suas experiências clínicas. Os programas de residência em medicina de família e comunidade têm cada vez mais inserido atividades reflexivas e textuais, como grupos Balint e portfólios reflexivos. Essas práticas narrativas incentivam os formandos a refletir sobre o que os seus pacientes vivenciam na doença e o que eles próprios sofrem ao cuidar dos pacientes.

Ferramentas para uma competência narrativa na clínica

Prontuários paralelos

No campo da medicina narrativa, uma das estratégias propostas por Charon[10] para o exercício de uma escrita narrativa e reflexiva com o objetivo de ampliar a imaginação sobre o encontro clínico relaciona-se à construção de um prontuário paralelo (em inglês, *parallel chart*). O prontuário paralelo consiste em uma ferramenta que objetiva ensinar aos médicos a escrita da medicina narrativa de modo a complementar e extrapolar os reducionismos do prontuário clínico.

As instruções são simples: solicita-se aos estudantes que escrevam pelo menos uma vez por semana no prontuário paralelo. Em encontros semanais, esse texto deverá ser lido em voz alta para os colegas de classe, coordenado por um preceptor ou professor.

> **Cuidado!**
> As sessões de leitura do prontuário paralelo não devem se constituir como grupos de apoio ou terapia de grupo. Embora se perceba que os alunos obtêm benefícios emocionais com a escrita e a leitura, este não é o objetivo principal dos grupos de leitura do prontuário paralelo. O objetivo é permitir que reconheçam as experiências vivenciadas por seus pacientes e que examinem suas próprias trajetórias enquanto estudantes de medicina.

Charon[10] ressalta, ainda, que o prontuário paralelo não é um diário, tampouco é o mesmo que escrever uma carta para alguém próximo. A escrita que se deve estimular deve estar relacionada a um paciente em particular. Não se trata de uma exploração geral da vida e dos tempos da pessoa que se está atendendo, mas, ao contrário, da escrita narrativa a serviço do cuidado de um paciente singular.

Ao escrever sobre pacientes, os alunos escrevem sobre si. Esse tipo de atividade reflexiva sobre o outro (e sobre si) auxilia os alunos a perceberem o quão central é a personalidade do médico no atendimento de pacientes.

Sugere-se que os alunos limitem a escrita a não mais do que uma página, de modo que cada aluno tenha tempo para ler seu texto em voz alta. Como o objetivo é ensinar os alunos a ouvirem atentamente as histórias, não há cópias para distribuição no grupo. Portanto, quando eles leem em voz alta o que escreveram, todos ouvem.

Charon[10] aponta alguns princípios pedagógicos para as sessões de prontuário paralelo:

a. **respeitar o texto:** o objetivo desse tipo de escrita é aprofundar a capacidade dos alunos-profissionais-escritores de capturar percepções e representá-las em sua complexidade. Deve-se destacar o ato textual – e não inicialmente o comportamento clínico ou as emoções que surgem da situação. Os comentários sobre os textos devem, em geral, relacionar gênero narrativo, temporalidade, metáforas, situação narrada ou a estrutura do que foi escrito. Os participantes são estimulados, enquanto ouvem as histórias uns dos outros, a perceberem os enquadramentos, as formas, as temporalidades, os enredos e os desejos;

b. **pedir ao escritor para ler as palavras:** escritores inexperientes tendem a falar sobre sua escrita em vez de lê-la. Deve-se insistir em ouvir as palavras como elas aparecem escritas, porque muito do que pode ser extraído desse exercício é derivado da observação de como o texto foi construído;

c. **ouvir o estilo de cada escritor:** é possível tecer comentários sobre os textos anteriores do autor à medida que o processo de leitura se desenrola. Isso permite que a continuidade e a singularidade da escrita de cada escritor sejam reveladas ao longo do tempo;

d. **convidar os ouvintes a reagirem ao texto:** os escritores precisam de leitores que possam revelar o que o próprio escritor não pôde ver no texto criado. Os escritores são ajudados aprendendo o que os outros ouvem ou leem em suas palavras. Três perguntas podem ser usadas como disparadoras: "O que você vê?"; "O que você ouve?"; "O que você deseja saber mais sobre essa narrativa?". Isso permite que os ouvintes deem um retorno ao escritor enquanto envolvem cada ouvinte em um processo dialógico individual de descoberta. O fato de cada ouvinte ver, ouvir e ter curiosidade sobre algo diferente – e, por vezes, contraditório – no texto, demonstra a ambiguidade e a potência presentes em qualquer texto criado. Esse parece ser um aprendizado importante, ou seja, de que não há uma única leitura "correta", que leituras possíveis têm pouco a ver com intenção autoral consciente, mas que cada interpretação contraditória contribui para a verdade do texto;

e. **elogiar algo sobre a escrita:** como os alunos ou profissionais da saúde geralmente são inexperientes como escritores, parece importante dar um *feedback* positivo ao ouvir seus textos. Sempre há algo habilidoso em uma parte da escrita, e cabe elogiar os elementos que reflitam tal habilidade.

Um prontuário paralelo seria, então, um texto pessoal no qual o médico escreve seus próprios sentimentos sobre o paciente, o que não cabe na formalidade do prontuário médico real do paciente. Também faz parte do método um encontro de leitura em conjunto, com um moderador que traga a atenção do grupo para um olhar interpretativo sobre as narrativas.

Portfólios reflexivos

A metodologia do prontuário paralelo tem similaridades com a proposta de portfólios reflexivos. Os portólios consistem em uma coleção de trabalhos do aluno que perfaçam sua trajetória de aprendizagem, podendo ser usada como ferramenta de avaliação desde que os registros no portfólio sejam coletados no percurso de uma aprendizagem genuinamente experiencial. Ou seja, para ter efeito pedagógico, tudo o que o aluno insere em seu portfólio precisa partir de suas vivências postas em reflexão, de maneira que a aprendizagem ocorra em resposta às necessidades identificadas. Esse é o ponto central do método portfólio reflexivo.[17]

O portfólio reflexivo difundiu-se em âmbito universitário desde os anos 1990 em escolas anglo-saxãs. No Brasil, com o avanço nas discussões sobre a educação médica e a construção de currículos com base em metodologias ativas de ensino-aprendizagem, a avaliação formativa e os portfólios têm contribuído para o acompanhamento de estudantes.

Tem-se constatado[17] o crescente uso do portfólio na educação médica como ferramenta para incentivar o aluno a refletir sobre suas experiências. Ainda assim, há certa divergência entre os estudos em relação ao uso do portfólio para estimular a reflexão, e ressalta-se que essa divergência pode ser justificada pela pouca familiaridade dos médicos (educandos e educadores) com a prática reflexiva. Isso reitera o que Schraiber[18] chama de "anulação da reflexividade" do médico, isto é, a propriedade, a competência e a disposição ética de refletir sobre sua própria atuação diante do paciente. Esse parece ser um dos principais elementos da medicina contemporânea: a ruptura das interações também se dá entre o médico e seu saber prático.

O potencial dialógico do portfólio reflexivo pressupõe práticas de avaliação, como momentos de diálogo entre docentes e discentes. Partilhados de forma a darem visibilidade a outros modos de interpretar os caminhos da aprendizagem, permitem uma autoavaliação sobre as tomadas de decisão, definição de critérios para emitir juízos, além de espaço para dúvidas e conflitos.

Na relação cotidiana com alunos e médicos residentes, pode-se perceber que os portfólios permitem a produção de narrativas ora emocionadas, com vistas a sensibilizar o leitor; ora formais, com vistas a enquadrar-se em um texto científico; ora hesitantes, mostrando dificuldades de manejo de casos complexos; ora impessoais, tentativas distanciadas que salientam o receio de expor-se ou ressaltam a falaciosa proteção do não envolvimento com o paciente.

As leituras de narrativas em portfólios, seguidas de *feedbacks* aos educandos, desvelam processos educativos profícuos do ponto de vista da comunicação clínica, do desenvolvimento de um senso ético e do cuidado integral em saúde. Os *feedbacks* devem ser momentos pedagógicos privilegiados por conferirem comunicabilidade às narrativas construídas.

As narrativas que compõem o portfólio reflexivo devem ser antecedidas por uma experiência existencial, seja vivida pelo próprio sujeito que conta a história ou a partir da escuta das histórias dos outros. O narrador não faz apenas uso das suas experiências, mas também das experiências alheias pela escuta atenta, o que pressupõe uma abertura ao diálogo. O pensar narrativo operado nos portfólios reflexivos é crítico porque permite a troca de experiências: o narrador-estudante transforma em história a experiência com pacientes, famílias e com o próprio contexto do território onde atua; o diálogo (por vezes, imaginário) que se estabelece com essas histórias se concretiza quando o professor-leitor percorre essas trajetórias e ressignifica essas experiências, fazendo uso do dispositivo pedagógico para ler nas entrelinhas.[19]

Entrevista narrativa de adoecimento (McGill MINI)

A McGill MINI é uma entrevista semiestruturada, qualitativa, que possibilita a produção de narrativas sobre a experiência de adoecimento. Utilizada principalmente no âmbito da pesquisa narrativa, pode ser útil para conhecer a experiência de adoecimento de um indivíduo ou de um grupo, para comparar experiências individuais, para conhecer os aspectos culturais compartilhados, conhecer categorias de comportamentos da saúde ou modos de narrar de certos grupos culturais.[20] Pode também ajudar a sistematizar entrevistas clínicas com um caráter mais narrativo, principalmente no ensino da propedêutica para estudantes.

Medicina narrativa e comunicação clínica

Na literatura internacional, há muitos artigos e livros técnicos – poucos traduzidos para o português, com destaque para Carrió[21] – que se debruçam sobre o tema das habilidades de comunicação e das técnicas para melhorar a relação entre profissional de saúde e paciente. Muitos desses livros de referência trazem um traço mais instrumental e pragmático, propondo modelos e ferramentas para melhorar o diálogo e a comunicação. Ainda assim, vale o questionamento: melhorar o conhecimento e as habilidades de entrevista clínica é suficiente para a produção de um cuidado em saúde mais integral? Até que ponto o treinamento de técnicas de comunicação torna as práticas de saúde mais dialógicas?

A comunicação com pacientes não deve se relacionar ao uso (ou não uso) de certas frases ou de determinado estilo de conversa, mas à busca de uma maneira de interagir com o outro em meio à desordem do mundo e à onda de sofrimento que aflige as pessoas que buscam cuidados. A proliferação de protocolos clínicos e comunicacionais não é suficiente para amparar a experiência de sofrimento justamente porque, em geral, eles não se dirigem aos âmbitos afetivo, emocional e existencial, produtores de perplexidades em que reside a questão da finitude humana.[22]

Não se deve assumir a comunicação clínica apenas como mero treinamento de habilidades, na medida em que o processo educativo em geral não se dá pelo simples acúmulo de conhecimento, como se fosse uma síntese eficiente capaz de integrar as várias partes do conhecimento ou um aumento da capacidade de processar informações, como profere o paradigma cognitivista da educação. Tampouco se pode adotar a educação apenas pela efetivação de competências, como se o aprender fosse uma técnica superdimensionada, esvaziada de significados, como nas pedagogias tecnicistas. É fundamental pensar sobre a produção de subjetividades nas relações pedagógicas.

O currículo de comunicação é importante em todos os níveis de formação, incluindo graduação, pós-graduação e educação permanente. Pela complexidade inerente ao tema, sempre se pode permitir espaços de ensino-aprendizagem para o exercício da comunicação clínica. No entanto, espera-se que esses espaços, para além das ferramentas e técnicas de abordagem mais instrumental, possibilitem a reflexão crítica por parte dos sujeitos e o exercício do pensamento sobre a própria racionalidade médico-científica.

Nesse sentido, a medicina narrativa talvez possa ser reconhecida como um vetor de desorganização, pois indica reformulações inquietantes do ponto de vista de uma análise crítica da prática médica. O exercício narrativo proclama a necessidade de produzir brechas para tornar mais porosas as fronteiras acadêmicas e científicas à pluralidade de situações fugidias das padronizações no cotidiano do atendimento clínico. Atentar às histórias, para além da história clínica, possibilita resgatar a reflexividade fundamental à prática médica, apontando para a importância da construção de vínculos de confiança nas relações terapêuticas.

QUESTÕES DE MÚLTIPLA ESCOLHA*

1. Sobre a medicina narrativa, assinale a alternativa correta:
   a) A medicina narrativa é um método sistematizado para melhorar a comunicação clínica.
   b) A medicina narrativa, desde sua origem, tem sido utilizada em escolas médicas no âmbito das humanidades médicas.
   c) A medicina narrativa é simplesmente um método para contar histórias dos atendimentos clínicos.
   d) A medicina narrativa é uma metodologia que surgiu do movimento da medicina baseada em evidências.

2. Sobre o prontuário paralelo, assinale a alternativa correta:
   a) O prontuário paralelo é uma boa metodologia de ensino da medicina narrativa porque prescinde de encontros grupais semanais.
   b) Em vez de ler o texto escrito sobre um caso singular, o aluno pode simplesmente falar sobre a relação médico-paciente.
   c) Ainda que não seja uma atividade de terapia de grupo, a metodologia do prontuário paralelo ajuda os alunos a obterem benefícios emocionais com a escrita e a leitura de textos sobre pacientes.
   d) No prontuário paralelo, o médico escreve sobre a doença e a experiência de adoecimento do paciente, informando diagnósticos e tratamentos propostos.

3. Sobre a relação entre medicina narrativa e comunicação clínica, assinale a alternativa correta:
   a) A medicina narrativa não deve ser considerada uma ferramenta para desenvolver habilidades de comunicação clínica.
   b) A medicina narrativa pode ser útil para desenvolver habilidades de comunicação clínica desde que as ferramentas pedagógicas sejam padronizadas.
   c) A medicina narrativa pode ajudar nas habilidades de comunicação clínica principalmente porque é um exercício reflexivo sobre a prática médica.
   d) A medicina narrativa não vai contribuir para o desenvolvimento de habilidades de comunicação clínica, pois tem muitos pressupostos filosóficos.

REFERÊNCIAS

1. Hunter KM. Doctors' stories: the narrative structure of medical knowledge. New Jersey: Princeton University; 1991.
2. Charon R. Narrative medicine: form, function, and ethics. Ann Int Med. 2001;134(1):83-7.
3. Greenhalgh T, Hurwitz B. Narrative-based medicine: dialogue and discourse in clinical practice. London: BMJ Books; 1998.
4. King's College London. Narrative medicine (module)[Internet]. London: KCL; c2019 [capturado em 12 dez. 2019]. Disponível em: https://www.kcl.ac.uk/study/courses-data/modules/7/Narrative-Medicine-Narrative-Medicine-7aaem624.
5. Columbia University. Master's degree: narrative [Internet]. New York: Columbia University; c2019 [capturado em 12 dez. 2019]. Disponível em: https://sps.columbia.edu/academics/masters/narrative-medicine.
6. Centro de Estudos das Literaturas e Culturas de Língua Portuguesa USP. GENAM - Grupo de Estudos e Pesquisa Literatura, Narrativa e Medicina [Internet]. São Paulo: USP; c2019 [capturado em 12 dez. 2019]. Disponível em: http://celp.fflch.usp.br/genam.
7. Rios I, Schraiber LB. Humanização e humanidades em Medicina: a formação médica na cultura contemporânea. São Paulo: Unesp; 2012.
8. Fernandes I. O elefante verde ou a importância da medicina narrativa na prática clínica. Rev Ordem Médicos. 2014;153:76-81.
9. De Camargo Jr KR. As Armadilhas da "concepção positiva de saúde". Rev Saúde Coletiva. 2007;17(1):63-76.
10. Charon R. Narrative medicine: honoring the stories of illness. Oxford: Oxford University; 2006.
11. Hurwitz B. Narrative (in) medicine. In: Spinozzi P, Hurwitz B, editors. Discourses and narrations in the biosciences. Göttingen: Vandenhoeck & Ruprecht; 2011. p. 73-87.
12. Brockmeier J, Harré R. Narrativa: problemas e promessas de um paradigma alternativo. Psicol Reflex Crit. 2003;16(3):525-35.
13. Grossman E, Cardoso MHA. As narrativas em medicina: contribuições à prática clínica e ao ensino médico. Rev Bras Educ Médica. 2006;30(1):6-14.

*Acesse as respostas e comentários às questões de múltipla escolha em https://apoio.grupoa.com.br/comunicacaoclinica.

14. Favoreto CAO, De Camargo KR. A narrativa como ferramenta para o desenvolvimento da prática clínica. Interface. 2011;15(37):473-83.
15. Kleinman A. Patients and healers in the context of culture: an exploration of the borderland between anthropology, medicine, and psychiatry. Berkeley: University of California; 1981.
16. Psicologia dos psicólogos. Um breve guia para a obra de Oliver Sacks. Blogspot [Internet] 30 ago. 2018 [capturado em 12 dez. 2019]. Disponível em: http://psicologiadospsicologos.blogspot.com/2018/08/um-breve-guia-para-obra-de-oliver-sacks.html.
17. Grant A, Dornan TL. What is a learning portfolio? Diabet Med. 2001;18 Suppl 1:1-4.
18. Schraiber LB. O médico e suas Interações: a crise dos vínculos de confiança. São Paulo: Hucitec; 2008.
19. Stelet BP, Romano VF, Carrijo APB, Teixeira JJE. Portfólio reflexivo: subsídios filosóficos para uma práxis narrativa no ensino médico. Interface. 2017;21(60): 165-176.
20. Leal EM, De Souza AN, De Serpa JOD, De Oliveira IC, Dahl CM, Figueiredo AC, et al. McGill Entrevista Narrativa de Adoecimento - MINI: tradução e adaptação transcultural para o português. Ciênc Saúde Coletiva. 2016;21(8):2393-402.
21. Carrió FB. Entrevista clínica: habilidades de comunicação para profissionais de saúde. Porto Alegre: Artmed; 2012.
22. Stelet BP, Castiel LD, De Moraes DR. Anomalisa e o ensino da comunicação clínica na prática médica. Cad Saúde Pública [Internet]. 2017 [capturado em 12 dez 2019];33(2):e00154016. Disponível em: http://www.scielo.br/pdf/csp/v33n2/1678-4464-csp-33-02-e00154016.pdf.

PARTE III
ENTENDENDO AS EMOÇÕES NA CONSULTA

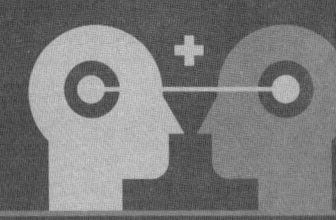

Reações emocionais dos profissionais de saúde nos encontros clínicos

7

Marcela Dohms; Luiz Fernando Chazan e Alice Polomeni

QUESTÕES INICIAIS PARA REFLEXÃO

1. Você já parou para refletir por que às vezes se sente irritado, triste ou desanimado nas consultas? Ou por que simpatiza ou antipatiza com um paciente sem razão aparente?
2. Quais são os seus principais mecanismos defensivos no envolvimento com os pacientes e que interferem na comunicação clínica?
3. Como melhorar o manejo das suas reações emocionais na consulta?

CONCEITOS FUNDAMENTAIS

- ▶ Todo profissional de saúde experimenta reações emocionais que contrariam a maneira que acredita ser a ideal de reagir. Por isso, é importante entender o processo de regulação de emoções e de mobilização de defesas emocionais rígidas que constituem obstáculos à comunicação clínica.
- ▶ Os mecanismos psíquicos de defesa são reações inconscientes às situações de angústia, de impotência e de incapacidade de responder às próprias esperanças ou às expectativas dos outros e têm função de adaptação a uma realidade vivida como intolerável.
- ▶ "Manejar as emoções" não quer dizer não expressá-las, mas sim expressá-las de maneira apropriada.
- ▶ Não se trata de eliminar as emoções e os mecanismos de defesa desencadeados, mas sim de aprender a identificá-los e nomeá-los, a fim de integrá-los na reflexão sobre a comunicação profissional de saúde-paciente e, assim, melhorar as habilidades relacionais.

FUNDAMENTAÇÃO TEÓRICA

Apesar das mudanças no paradigma médico, que levaram à valorização da subjetividade do paciente (suas representações, sentimentos, modo de vida), essencial para uma abordagem integral,[1,2] a questão da subjetividade do médico continua a ser evitada. O exercício da medicina é fonte de angústia para os profissionais que, movidos pelo desejo de trabalhar pela vida do paciente, confrontam-se com a doença, a dor, o sofrimento, a degradação física e a morte. Além disso, precisam lidar diariamente com as incertezas da prática clínica e com a responsabilidade das consequências de suas decisões. O conhecimento científico é, então, um meio de enfrentar essa ansiedade, criando a ilusão de que os aspectos emocionais do encontro clínico podem ser ignorados. Assim, a formação médica foca na objetividade da prática clínica e evita a abordagem dos seus aspectos subjetivos.

A relação na prática clínica é influenciada por representações mútuas, expectativas e afetos, tanto por parte do paciente como do profissional de saúde. O paciente tem suas próprias representações sobre a medicina, a doença e os medicamentos. Quando solicita ajuda, pode ter expectativas muito diferentes sobre como essa ajuda deve ser dada. Pode esperar receber "conselhos", mas pode também apresentar resistência às orientações médicas quando se sente confrontado sobre suas crenças ou conhecimentos prévios.

Por outro lado, o médico também tem representações sobre o que é um "bom paciente", o que é bom para melhorar sua saúde e sobre as atitudes e comportamentos suscetíveis a doenças. Isso se relaciona com a chamada função apostólica na teoria de Balint. Essas representações de ambas as partes interferem na consulta e podem levar a mal-entendidos, desencadeando diferentes emoções tanto no paciente como no médico. A tarefa do profissional de saúde será identificar as reações emocionais do paciente – e também as suas – para manter a relação que será a base do projeto terapêutico proposto.

Modalidades relacionais

As reações emocionais entre profissional de saúde e paciente têm suas raízes na história de vida de ambos. Essas modalidades relacionais aparecerão na comunicação clínica. "Os modelos biográficos se reproduzem no convívio clínico."[3] Os conceitos psicanalíticos de transferência e contratransferência são úteis para analisar o que ocorre na relação profissional de saúde-paciente. Segundo Freud,[4] "[...] a relação do indivíduo com as figuras parentais é revivida na transferência, com a ambivalência que a caracteriza". Na relação terapêutica, o paciente reproduz, de forma inconsciente, modalidades relacionais anteriores que suscitarão, no profissional de saúde, reações inconscientes que poderão constituir um auxílio ou um obstáculo ao trabalho clínico.

Por exemplo, o paciente pode demonstrar uma confiança irrestrita em seu médico, solicitando que este tome decisões em seu lugar, colocando-se em uma posição passiva em relação à sua doença e tratamento. A maneira do profissional de responder a esse pedido, assumindo esse papel "paternalista" ou rejeitando-o, e suas reações emocionais (empatia ou irritação) determinarão a relação de cuidado e acompanhamento desse paciente.

Balint[5] afirma que o primeiro desejo do paciente é sentir-se compreendido e aceito, e reencontrar o sentimento vivido nas primeiras relações de objeto primário, em que o sujeito esperaria ser amado e satisfeito sem nada para dar em troca. De uma maneira simples, pode-se definir as relações de objeto como as interações que o sujeito tem com os objetos que constituem o mundo em que vive.

Balint[3] descreve duas modalidades de relação de objeto: ocnofílica e filobática. O termo ocnofílico vem do grego *okneo*, que significa hesitar, agarrar-se ao objeto como suporte, e *philia*, que quer dizer amizade. Ocnofilia refere-se, então, à necessidade de "agarrar-se" ao objeto como suporte e fonte de segurança. O termo descreve um tipo de relação em que os objetos são vividos como disponíveis e fiáveis.

O termo filobático vem do grego "acrobata", aquele que anda nas extremidades. Filobatismo se refere ao medo de perda da autonomia e da liberdade e descreve um tipo de relação em que os objetos são vividos como hostis e geradores de angústia. Para pacientes filobáticos, uma relação de maior proximidade com o profissional de saúde pode ser vivida como ameaçadora.

A descrição dessas modalidades de relação de objeto são úteis no entendimento da relação profissional de saúde-paciente.[6] O paciente ocnofílico se remete a seu médico, por exemplo, exprimindo uma confiança incondicional e esperando dele, de forma passiva, a solução de seus problemas. Já o paciente filobático pode mostrar-se desconfiado, exigente em relação ao médico, que é visto como um instrumento para o seu serviço.

Deve-se ter em mente que, como todo ser humano, o profissional de saúde também estrutura suas interações – mesmo profissionais – em função de suas próprias modalidades de relação com o outro. Assim, as interações entre um médico filobático e um paciente ocnofílico podem revelar-se problemáticas: o paciente espera do médico uma atitude acolhedora que não corresponde ao funcionamento habitual do médico. Essa resposta pode ser vivida como uma rejeição e provocar um aumento na demanda do paciente ocnofílico, suscitando irritação e comportamento de evitamento da parte do médico. De outra maneira, a relação entre filobáticos pode ser difícil de se estabelecer: médico e paciente podem manter-se em uma posição de desconfiança ou de indiferença mútua, levando a uma instrumentalização da relação que se reduzirá a respostas "protocolares" e queixas "objetivadas".

A relação entre um médico ocnofílico e um paciente filobático também pode revelar-se complexa: a proximidade proposta pelo médico é insuportável para o paciente, que pode sentir-se "invadido" pelo interesse que o médico demonstra e mostrar-se distante ou mesmo agressivo na relação. Se a relação entre ocnofílicos pode, à primeira vista, parecer mais simples para o estabelecimento de uma aliança terapêutica, pois o médico responde imediatamente às expectativas do paciente, existem riscos de demandas inesgotáveis da parte do paciente e de identificação projetiva da parte do médico. Como exemplo, temos o médico residente que resolve dar seu telefone para o paciente para que ele o procure "sempre que precisar", e o paciente liga com frequência, insistindo em querer solução imediata para qualquer mal-estar. A relação torna-se insuportável para o residente, e, se este não tiver um bom suporte, a relação é rompida de forma iatrogênica.

Algumas características e funções básicas do sistema mental

Para compreender melhor o papel dos mecanismos de defesa, é necessário considerar algumas características do funcionamento mental humano, segundo a perspectiva psicanalítica. Freud desenvolveu duas concepções do aparelho psíquico, duas **tópicas** (do grego *topos*, que significa lugar). A primeira tópica (1900) descreve três sistemas: consciente, pré-consciente e inconsciente. A segunda tópica se estrutura em três instâncias psíquicas: o id, o ego e o superego. O id corresponde ao sistema inconsciente; o ego e o superego são parcialmente conscientes e inconscientes.

O id é o lugar dos impulsos, nomeadamente da libido (energia vital que engloba os nossos desejos, os nossos impulsos sexuais e vitais). Seu funcionamento é regido pelo princípio do prazer e pela satisfação imediata das pulsões, ignorando os juízos de valores, a realidade, o tempo e a contradição. Movimentos pulsionais contraditórios existem no id sem organização ou hierarquização. É a primeira instância, precedendo o aparecimento da autoconsciência, e dela derivam as outras instâncias.

O ego é a instância psíquica elaborada a partir do contato com o outro, por meio de identificações sucessivas. Seu papel é preservar o equilíbrio psíquico do sujeito. Exerce uma função de regulação entre as pulsões e as limitações da realidade externa, buscando a autopreservação e as interações sociais, fundamentais para a sobrevivência da nossa espécie.

> Há um ditado que diz que não devemos servir simultaneamente dois mestres. [...] o ego tem que servir três mestres severos e se esforça para harmonizar suas exigências. Estas são sempre contraditórias e parece muitas vezes impossível reconciliá-las; não admira, portanto, que muitas vezes o eu falhe na sua missão. Os três déspotas são o mundo exterior, o superego e o id.[7]

O superego é construído a partir das proibições e normas parentais. É a lei interna que dita o que é certo ou errado, censura, julga e critica a maneira como o ego lida com as exigências pulsionais do id. A interiorização dos padrões morais permite a autoavaliação e a modificação dos comportamentos para responder ao desejo de ser amado e bem considerado e de corresponder aos valores aprendidos, como um ideal a ser alcançado.

A descrição dessas instâncias (id, ego e superego) leva a abordar a noção de conflito psíquico, que resulta da oposição entre pulsões (sexuais/de autopreservação) e princípio de prazer/princípio de realidade. Esse conflito (entre um desejo e uma exigência moral ou entre dois sentimentos contraditórios) pode ser manifesto ou latente, expressando-se de maneira deformada no comportamento do sujeito. Assim, o conflito pode manifestar-se de forma consciente ("quero, mas não quero", "devo, mas não devo", "quero, mas não devo", "devo, mas não quero" etc.) ou de forma inconsciente: por exemplo, um aluno que, apesar de estudar e ser capaz, vai mal no vestibular porque inconscientemente tem receio de assumir a vida adulta. Se ele puder tomar consciência desse temor, poderá enfrentá-lo; se não, esse temor inconsciente poderá levá-lo à autossabotagem.

Mecanismos de defesa

Os conflitos psíquicos podem causar angústia, devido à intensidade dos desejos inconscientes, das exigências do superego ou das pressões da realidade, ou sentimentos de culpa. Para manter o equilíbrio, o ego pode mobilizar mecanismos de defesa, processos mentais inconscientes que permitem a preservação das funções de pensamento e adaptação à realidade diante dos conflitos psíquicos.

Os mecanismos de defesa mais comuns na prática médica são:[8,9]

- **Recalcamento:** o indivíduo procura repelir ou manter no inconsciente representações (pensamentos, imagens, recordações) ligadas a uma pulsão.
- **Negação:** o indivíduo defende-se de seus desejos, pensamentos ou sentimentos, negando que lhe pertençam. Por exemplo, um profissional de saúde pode, inconscientemente, desejar que o paciente em fase terminal da doença faleça, mas negará esse pensamento por ser incompatível com os valores morais que acredita ser da profissão.
- **Recusa:** o indivíduo recusa reconhecer a realidade de uma percepção traumatizante. A realidade é completa ou parcialmente negada. Por exemplo, quando um paciente nega a existência de um diagnóstico vivido como insuportável. Essa reação é frequente quando o diagnóstico é dado sem que o médico ofereça o suporte/acolhimento necessários.
- **Regressão:** o indivíduo retorna a etapas ultrapassadas do seu desenvolvimento. É um mecanismo comum quando adoecemos e esperamos ser cuidados. A intensidade desse mecanismo, com atitudes extremamente infantis e/ou demandas exacerbadas em relação ao outro (familiares ou profissionais de saúde), pode revelar uma fragilidade psíquica do paciente.
- **Projeção:** o indivíduo atribui ao outro qualidades, sentimentos e desejos que ele desconhece ou recusa em si. Esse mecanismo, presente no funcionamento psíquico normal, pode ser identificado na paranoia, quando o sujeito atribui ao outro suas próprias pulsões agressivas. Na prática clínica, considerando que conhece muito bem seu paciente, o médico projeta no paciente sua própria visão da doença, seus próprios sentimentos, pensamentos e reações. O médico está convicto de que ele é o único a saber o que é bom para o paciente, o que pode levá-lo a não mais ouvi-lo e fazer escolhas que podem ser contrárias ao que o paciente deseja.
- **Racionalização:** o indivíduo procura apresentar uma explicação coerente do ponto de vista lógico ou moral, aceitável para uma atitude, ação, ideia ou sentimento, sem perceber seus verdadeiros motivos. Um dos mecanismos mais comuns na prática médica: as emoções e as inseguranças são transformadas em raciocínios baseados em dados científicos ou construções cognitivas que justificam as decisões. Utilizando um vocabulário pouco acessível ao paciente, o médico explica a patologia e o tratamento de maneira incompreensível, respondendo às questões embaraçosas do paciente com vocabulário científico.
- **Formação reativa:** atitude de sentido oposto em reação a um desejo ou afeto recalcado. Por exemplo, um médico sente raiva do paciente porque este não segue seus conselhos; ao mesmo tempo, sente-se culpado por sentir essa raiva. Para reagir a esses sentimentos negativos, vai tornar-se extremamente solícito, compreensivo e superprotetor em relação a esse paciente, para convencer-se de que é um bom médico.
- **Sublimação:** a pulsão é direcionada para alvos socialmente valorizados. Assim, a curiosidade sexual infantil se torna interesse pelos estudos; ou as pulsões sádicas se transformam em atos médicos que, embora invasivos, visam ao restabelecimento do doente.
- **Banalização:** o indivíduo tende a "neutralizar" o sofrimento psíquico, centralizando sua atenção sobre aspectos concretos da situação. Na prática clínica, o médico vai tratar a doença sem considerar as representações que o doente tem da doença. O exemplo do diabetes é interessante. Para o médico, não se trata de uma doença "grave", na medida em que ela pode ser controlada por um comportamento adaptado do paciente e por medicamentos, se necessário. No entanto, para o paciente, essa doença pode represen-

tar restrições cotidianas, inquietudes quanto à sua evolução, sentimentos de ser "diferente" dos demais etc.

- **Esquiva:** o sofrimento do paciente suscita no médico um sentimento de impotência, que, para esquivar-se, aborda outro assunto, evitando responder às questões que inquietam o paciente. Por exemplo, uma paciente que está em tratamento de quimioterapia para recidiva de câncer de mama pergunta ao médico se o tratamento será eficaz, e diz que pensa no futuro de seus filhos. Então, o médico responde: "Sim, vi seus filhos ontem à tarde no elevador. São belas crianças, a senhora deve estar orgulhosa deles, não é? Bem, a senhora está cansada, vou continuar minha visita. Até amanhã".
- **Seguranças precoces:** diante da angústia do paciente quanto à sua situação médica (resultado dos tratamentos, evolução da patologia), o médico valoriza os resultados e mantém falsas esperanças. Por exemplo, "O paciente estava em tratamento para câncer de pulmão e veio me mostrar os resultados de novos exames. Tive que contar a ele que agora ele estava com metástases. Foi tão difícil, me senti muito cansado e sem energia. E quando eu vi que ele ficou muito triste e me perguntou, preocupado, sobre seu estado de saúde, respondi: 'O senhor está recebendo os melhores tratamentos, que demonstraram ser eficazes, não tem porque desanimar'".
- **Atitude impulsiva:** não podendo conter sua própria ansiedade, o médico revela uma informação difícil (recaída, prognóstico letal), antecipando as questões do próprio paciente. Por exemplo: uma paciente, em recidiva de um câncer, solicita ao oncologista um novo tratamento, mencionando a radioterapia. O médico lhe diz: "Penso que não vale a pena, dado o prognóstico de sua doença".

Os mecanismos de defesa contribuem para que os conflitos entre o que pensamos e o que sentimos possam ser regulados pelo ego, de modo que a relação com o outro e a adaptação à realidade seja possível. Entretanto, esses mecanismos podem, em algumas situações, levar o profissional a ignorar a realidade. Por exemplo, um clínico geral competente encaminha para o psiquiatra uma paciente com sintomas de ansiedade. Na entrevista, a paciente relata ter tanta ansiedade que às vezes erra o copo que vai pegar. O psiquiatra vê, nesse sintoma, um componente neurológico e solicita um exame complementar, que confirma as suspeitas de um tumor. Devido ao estreito vínculo com a paciente, o clínico geral não considerou a eventual hipótese etiológica dos sintomas apresentados pela paciente, e negou a possibilidade do tumor.

É comum que na formação médica haja um mito de que os vínculos são prejudiciais ao trabalho médico. Essa "crença" incita os médicos a evitarem a conexão afetiva com seus pacientes, criando uma dissociação entre o humano e o biológico, com foco na doença e não na pessoa. Os mecanismos de defesa são fundamentais: o que vai torná-los inadequados é a incapacidade egoica de mobilizá-los de forma flexível e variada, adequada a cada contexto. Por exemplo, qualquer dificuldade no processo terapêutico sempre será entendida como algo que o paciente não fez de forma correta e nunca como parte de uma dificuldade de comunicação que é construída por ambos.

> **Não esquecer**
>
> Os mecanismos de defesa são inerentes ao funcionamento mental. O desafio é tornar as emoções conscientes e desenvolver recursos psíquicos para lidar com elas.

Nesse encontro profissional de saúde-paciente, duas personalidades, duas histórias, dois contextos se encontram, e, para que esse encontro seja terapêutico, é necessário que os mecanismos de defesa do profissional sejam suficientemente "flexíveis" para acolher as reações emocionais do paciente sem que o profissional se sinta emocionalmente em dificuldade.

Como lidar com as reações emocionais que surgem nos profissionais de saúde na comunicação com o paciente?

Inicialmente, o primeiro passo é identificar essas emoções e entendê-las. Muitas vezes, as emoções são reações defensivas exageradas que podem ser evitadas quando se toma consciência desse processo defensivo.

Identificação das emoções e autopercepção

Todos experimentam reações emocionais que contrariam a maneira como acreditam ser a ideal de reagir. Como há menos controle consciente sobre a comunicacão não verbal, a observação da linguagem corporal nas consultas é uma fonte rica de informações. Por exemplo, quando o profissional desvia o olhar ao sentir-se desconfortável com o assunto ou quando muda o tom de voz. Analisar o significado da paralinguagem (elementos não verbais que comunicam sobre o estado afetivo) pode ajudar os profissionais na identificação das suas emoções ocultas, do que realmente sentem.[10,11]

O que está por trás de sinais de irritação? Geralmente, ao tentar compreender a razão de uma irritabilidade, encontram-se emoções de frustração e raiva porque o paciente não "obedece" ou não melhora com o tratamento proposto. A irritação e a atitude que ela gera são manifestações emocionais que podem suscitar estratégias defensivas e comportamentos desajustados, que geram distanciamento e falta de empatia. Salinsky e Sackin[12] selecionaram alguns "sinais luminosos" para ajudar a identificar situações nas quais o profissional de saúde esteja recorrendo exageradamente a mecanismos de defesa.

Os "sinais luminosos" são:

- ansiedade
- irritabilidade
- preocupação quanto à duração da consulta
- distanciamento e altivez
- frieza
- zanga/braveza/agressividade
- cuidado em não magoar
- uso exagerado do modelo biomédico
- comportamento apostólico
- educação para a saúde
- fixação exagerada à política do consultório
- identificação muito próxima

> **Cuidado!**
> Quando o profissional de saúde observar um desses "sinais luminosos" em seu comportamento, pode ser um alerta para identificar mecanismos defensivos excessivos e improdutivos, questionar-se e modificar sua atitude.

O profissional pode focar-se exageradamente no modelo biomédico, nas regras do consultório, no aconselhamento (comportamento apostólico) ou na educação em saúde como estratégia inconsciente de defesa para desfocar de temas que o mobilizam emocionalmente.

Por exemplo, quando o profissional encontra dificuldades para escutar o paciente, entrar em aspectos psicológicos ou em assuntos difíceis, pode focar exageradamente no processo educativo. A educação em saúde, nesse caso, transforma-se em um comportamento defensivo do profissional para lidar com suas próprias angústias que surgem na relação com o paciente.

Manejo das emoções na consulta

Manejar as emoções não quer dizer não expressá-las, mas sim expressá-las de maneira apropriada. Não se trata, portanto, de eliminar as emoções e os mecanismos de defesa que elas suscitam, mas de aprender a identificá-los e a nomeá-los, para integrá-los na reflexão sobre a comunicação clínica e, assim, melhorar as habilidades relacionais.

No processo de escuta, é importante buscar a justa **distância terapêutica**, que consiste em não reagir de maneira imediata e dar-se a oportunidade de pensar com maior clareza antes de uma reação.[13] A reatividade do médico se refere ao tempo que ele demora em intervir depois da fala do paciente. A ansiedade do médico pode levá-lo a uma "alta reatividade", interrompendo o paciente antes que ele termine de falar, demonstrando dificuldade em escutar e suportar o silêncio.[8]

Sugere-se que cada profissional analise seu próprio estilo emocional nas consultas:[5]

- **estilo emocional reativo:** quando se reage de maneira similar ao estímulo recebido. São aqueles que se deixam levar pelas emoções dos pacientes e praticam o "olho por olho", "pagar na mesma moeda", e respondem à hostilidade com hostilidade, às demonstrações de desafeto com desafeto etc.;
- **estilo emocional proativo:** quando se busca reconduzir a entrevista para uma resolução de problemas, sem se deixar arrastar pelas emoções negativas recebidas. Por exemplo, com um paciente hostil: "Vamos ver como podemos ajudá-lo", enquanto sorri com cordialidade.

Em resumo, um estilo proativo se relaciona com uma comunicação emocional cooperativa, e um estilo reativo, com uma comunicação turbulenta, na qual geralmente há sensações de culpa, humilhação e rancor. O processo de identificação de reações e a capacidade de regulação emocional dos mecanismos defensivos se relacionam com uma maior maturidade emocional do profissional.[8]

Um profissional de saúde experiente não é aquele com muitos anos de trabalho, mas sim o que desenvolveu a capacidade de regular as suas reações emocionais ligadas aos acontecimentos diários, aprendendo com suas dificuldades.[10]

> **Não esquecer**
>
> O profissional demonstra atuar sem uma regulação das suas emoções quando:[14]
> - responde à agressividade com agressividade;
> - fornece seguranças prematuras para que o paciente não prossiga relatando suas ansiedades ou recomendações precipitadas a pedido do paciente;
> - fica obstinado em medidas heroicas ou em soluções terapêuticas extremas.
>
> Ao contrário, o profissional demonstra maior maturidade emocional quando:
> - sabe escutar apesar de sentir-se inquieto;
> - é capaz de dizer ao paciente: "ainda não o conheço o suficiente para lhe dar minha opinião";
> - aceita suas limitações terapêuticas;
> - transmite um clima de tranquilidade na consulta.

Incorporação de uma prática reflexiva

A maturidade emocional em comunicação clínica inclui também uma maior capacidade de prática reflexiva. O profissional considera-se como um instrumento musical que deve ser constantemente afinado para produzir boa música, e sabe reconhecer quando desafina.[15]

O objetivo da prática reflexiva é atingir a metacognição: a capacidade de auto-observação, de pensar sobre o que se está pensando e de conseguir refletir sobre mecanismos defensivos quando está sob efeito de emoções fortes. Essa capacidade está conectada ao processo individual de autoconhecimento das próprias emoções que surgem na relação clínica.

Nesse processo, é importante identificar situações que causam irritação ou outros sentimentos negativos, reconhecendo os afetos que surgem nos vínculos com os pacientes, e refletir sobre as razões dessas reações. É preciso que cada profissional perceba quando "escutar dói", reconheça suas emoções e aprofunde o conhecimento sobre suas zonas "sensíveis" nas relações interpessoais.[5] Refletir sobre o que "dói" em cada um pode estar relacionado com a história de vida de cada profissional. Ajuda, nesse processo reflexivo, buscar escutar o outro sem sentir a obrigação de "ter soluções para tudo".[10] Neighbour[16] recomenda que, após esse processo de reflexão em uma consulta, cada profissional procure "arrumar a casa", no sentido de evitar a invasão de sentimentos sobre a consulta seguinte.

Para uma conexão afetiva entre duas pessoas, uma precisa encontrar algo em comum na outra e vice-versa, uma ressonância de pensamentos, emoções ou interesses. Assim, para haver uma boa conexão na relação clínica, o profissional precisa conhecer-se bem, e conhecer seus próprios sentimentos, para saber quais características da sua maneira de ser podem facilitar ou dificultar a conexão com o outro.[17] Estratégias úteis nesse processo, como o treinamento com simulação e a análise de filmagem de consultas, podem ajudar na observação de comunicação não verbal e de mecanismos defensivos.[18]

> **Dica**
> Participar de grupos Balint[19] é uma boa oportunidade de compreensão das defesas ocorridas nos encontros clínicos, e pode reforçar a capacidade de lidar com as emoções (ver Capítulo 8, Introdução aos grupos Balint).

Para a prática reflexiva permanente, é importante algum tipo de supervisão que auxilie no processo de identificação dos mecanismos de defesa, que muitas vezes o profissional não consegue observar sozinho. O processo de autoconhecimento é indispensável à prática clínica: como um profissional de saúde pode ajudar o outro a manejar suas emoções se ele não sabe manejar as suas próprias?

Discussão de algumas reações emocionais comuns que surgem na consulta

As três narrativas apresentadas a seguir são baseadas em consultas reais que serão discutidas com os conceitos teóricos abordados previamente.

SITUAÇÃO-PROBLEMA 1

"Ele já perdeu uma perna por causa do diabetes, que está sempre nas alturas, não aplica certo a insulina, e parece que não está nem aí. Tem dois filhos pequenos e estou vendo que vai acabar perdendo a outra perna desse jeito! Fico muito preocupado, parece que sou eu quem não está cuidando direito. Como pode uma pessoa não se cuidar desse jeito? Já não sei mais o que fazer. Não tenho mais vontade de atender esse paciente, atendo irritado e cansado. Já tentei passar para um colega, mas o paciente insiste em continuar se tratando comigo. Não entendo por que ele não se cuida, e só me traz problemas."

O profissional se sente irritado e cansado com o paciente que não segue suas orientações em relação ao diabetes. A irritabilidade é um "sinal luminoso" e é importante poder identificar as emoções subjacentes. Talvez o médico sinta impotência por não conseguir atingir seus objetivos clínicos e pelo paciente não seguir suas recomendações. Talvez sinta-se ameaçado pela possibilidade de falhar e pela possibilidade de julgamento dos colegas: "[...] parece que sou eu quem não está cuidando direito". Talvez a raiva não seja do paciente, mas de si mesmo, pela frustração de não ter conseguido fazer melhor. Se o profissional conseguir perceber essas reações emocionais, poderá tentar manejar melhor suas emoções e sentir-se mais confortável na continuidade do atendimento do caso e ter um melhor efeito terapêutico. Assim, ele irá procurar entender "porque ele (o paciente) não se cuida", em vez de continuar a adotar um comportamento "apostólico",[18] que seria a tentação de trazer as soluções para a vida do outro a partir exclusivamente do ponto de vista médico.

O que ajudaria o médico nessa situação?

Em primeiro lugar, identificar que ele está vivendo a dificuldade do paciente em tratar de maneira adequada o diabetes como um questionamento da sua própria competência médica, suscitando sentimentos de impotência, desânimo e irritação. Se o médico puder "desvincular" essa relação de causa-efeito, poderá dizer ao paciente sua preocupação, e convidá-lo a refletir sobre as dificuldades que esse paciente encontra em seguir o regime alimentar e em lidar com a insulina.

SITUAÇÃO-PROBLEMA 2

"Não consigo parar de pensar no que a paciente me disse. Tratei-a bem e ela ainda me ofendeu e foi reclamar de mim para a coordenação porque não dei o encaminhamento que ela queria para uma cirurgia bariátrica. Ela não quer seguir as minhas orientações sobre mudança alimentar e começar a fazer uma atividade física para a obesidade. Além disso, ainda me chama de incompetente, que raiva! E falou gritando na sala de espera, na frente de todos, que quer trocar de médico! Gritei também, não vou deixar ela me tratar desse jeito. Depois me senti muito mal e fiquei me sentindo culpada por ter deixado a situação chegar nesse ponto, tive até insônia essa noite e estou há 2 dias com dor de cabeça. Acho que vou pedir para mudar de local de trabalho; os pacientes daqui não me merecem, e a equipe também não valoriza meu esforço."

Nesse exemplo, a médica é claramente desrespeitada e responde de maneira idêntica à paciente – aos gritos. O sentimento de falta de respeito pela orientação médica (regime e exercício físico em vez de cirurgia bariátrica) é vivido como uma injustiça, como o não reconhecimento da competência médica – ou seja, como uma agressão. A médica se questiona e se sente culpada "por ter deixado a situação chegar nesse ponto". De fato, como ela se sentiu desvalorizada pela paciente, ela reagiu emocionalmente, sem poder tentar compreender o que gerou, na paciente, essa primeira reação. Talvez a reação de agressividade da paciente tenha sido gerada pelo fato de sentir-se incapaz de seguir a estratégia terapêutica (regime e exercícios) sugerida pela médica que, sentindo-se agredida, não pôde explorar e procurar entender o descontentamento da paciente. Há, então, duas pessoas vivendo a impotência e agindo de forma reativa e não racional.

O que teria ajudado a médica a reagir de outra maneira?

Primeiramente, identificar o fato de interpretar a recusa da paciente de seguir as orientações quanto à dieta e à atividade física como uma desqualificação da sua competência enquanto médica, pois é essa interpretação que gera o sentimento de raiva, a reação agressiva inadequada (gritos) e o sentimento de culpa que decorre. Se a médica puder entender que a paciente solicita a cirurgia bariátrica porque se sente incapaz de tratar o problema da obesidade por meio da modificação de comportamento, talvez ela possa dialogar com a paciente sobre essa dificuldade, e reexplicar a razão dessa orientação sem entrar em uma relação de conflito. Sem essa compreensão, há uma competição, um "pingue-pongue emocional", sobre quem fica mais impotente: a médica ou a paciente.

> ## SITUAÇÃO-PROBLEMA 3
> "Hoje vieram me contar que ela se suicidou. Fui ao banheiro chorar escondido. Não conseguia parar de pensar nisso em todas as consultas. Senti uma mistura de culpa, tristeza e raiva de mim mesma. Todos estavam comentando sobre o caso. Será que foi algo que falei? Será que eu devia ter encaminhado para o hospital? Não quero nem encontrar a família, não sei nem o que dizer. Me senti irritada com todos os pacientes hoje. Às vezes me pergunto se estou na profissão certa, talvez me envolva demais. Acho que não sirvo para essas coisas; eu devia ter escolhido alguma coisa que não precise tanto contato com o paciente. Vou começar a fazer como os meus colegas, que não se envolvem tanto e estão sempre bem."

Ao experienciar emoções negativas perante a morte, a profissional de saúde pensa que a melhor saída é o afastamento emocional. Isso é muito comum durante a formação médica, que estimula determinados tipos de defesas e tenta negar as emoções como legítimas. Nesse caso, pode-se observar irritabilidade, distanciamento e frieza e, consequentemente, o uso exagerado do modelo biomédico, que são "sinais luminosos" também de que a profissional está sentindo-se ameaçada. Talvez se sinta ameaçada pelo medo do julgamento dos colegas e da família e pela sua autocrítica como profissional: deveria ter feito algo mais para evitar a morte? O questionamento sobre o caso clínico é importante, mas nesse caso ele se transforma em sentimento de culpa e de incompetência: refletir sobre a situação é impossível quando a profissional se sente invadida pelas emoções de tristeza e raiva de si mesma.

O que poderia ajudar a médica nessa situação?

Em primeiro lugar, reconhecer que a morte – e, nesse caso, o suicídio de um paciente – suscita necessariamente sentimentos de tristeza e questionamentos. Além disso, compreender que a "ausência de envolvimento" não a protege desse tipo de situação. Admitir que essas emoções fazem parte da clínica médica é o primeiro passo para poder pensar sobre a situação: rever a história clínica, e procurar situar esse ato do paciente no seu contexto. Isso permite elaborar sentimentos de culpa inadequados e reconhecer os limites da relação terapêutica, o que poderá ajudar a médica a manter-se na sua posição de médica: receber os membros da família, e tentar ajudá-los nessa situação de sofrimento.

> **Dica**
>
> Se o profissional de saúde for considerado como uma "droga", como diz Balint,[19] com grande potencial terapêutico, mas também com efeitos colaterais, ele mesmo deve refletir sobre as seguintes questões:
> - Que tipo de profissional de saúde estou sendo?
> - Quais são as minhas "indicações" e os meus "efeitos colaterais"?
> - Como adaptar a dose de si mesmo para cada paciente?
> - Como posso melhorar o meu "efeito" sobre os pacientes?

QUESTÕES DE MÚLTIPLA ESCOLHA*

1. João retornou à consulta com exames que demonstravam um câncer metastático. Quando perguntou ao seu médico sobre seu prognóstico, este respondeu utilizando linguagem bastante científica e de difícil entendimento. O médico fez uso de qual mecanismo de defesa?
   a) Projeção.
   b) Racionalização.
   c) Sublimação.
   d) Formação reativa.

2. Assinale a alternativa que apresenta a melhor resposta para a seguinte situação. Quando um profissional de saúde, na sua relação com os pacientes, começa a utilizar exageradamente o modelo biomédico, educação para a saúde, apresenta frieza, irritabilidade ou fixação exagerada à política do consultório, isso pode representar:
   a) Necessidade de mudança de local de trabalho.
   b) Estresse e necessidade de afastamento laboral.
   c) Maior uso de mecanismos defensivos excessivos.
   d) Necessidade de melhor formação profissional.

3. Um paciente com câncer pulmonar metastático pergunta ao residente o que está acontecendo com ele: "Sinto-me cada vez mais fraco, minha família está diferente comigo e ninguém me diz o que tenho". Ao conversar com o chefe da enfermaria sobre a melhor maneira de dar a má notícia, o residente é proibido por este porque "não devemos dar essa informação para o paciente, só para a família".
   a) O chefe da enfermaria está correto, pois o estresse pode piorar o quadro do paciente.
   b) O residente está indevidamente ansioso porque deveria ter conversado com a família em primeiro lugar.
   c) O residente deveria ter chamado um profissional de saúde mental para dar a notícia.
   d) O chefe da enfermaria está se defendendo de entrar em contato com suas próprias emoções diante da morte e da dor de morrer, algo que é necessário.

---

*Acesse as respostas e comentários às questões de múltipla escolha em https://apoio.grupoa.com.br/comunicacaoclinica.

REFERÊNCIAS

1. Pendleton D, editor. The consultation: an approach to learning and teaching. New York: Oxford University; 1984.
2. Stewart M, editor. Patient-centered medicine: transforming the clinical method. 3rd ed. London: Radcliffe; 2014.
3. Eksterman A. Relação médico-paciente na observação clínica. Aula proferida no curso de Medicina Psicossomática realizado durante o XV Congresso Panamericano de Gastroenterologia [Internet]. Rio de Janeiro; 1977 [capturado em 07 fev. 2020]. Disponível em: https://docplayer.com.br/3803066-Relacao-medico-paciente-na-observacao-clinica-1.html.
4. Laplanche J, Pontalis JB. Vocabulário da psicanálise. 6. ed. São Paulo: Martins Fontes; 1983.
5. Balint M. Les voies de la régression. Paris: Payot; 1972.
6. Boutrolle M. Ocnophile ou philobate ? Gestalt. 2002;2(23):53-68.
7. Freud S. Edição standard brasileira das obras psicológicas completas de Sigmund Freud Volume XXII: novas conferências introdutórias sobre psicanálise e outros trabalhos (1932-1936). Rio de Janeiro: Imago; 1969.
8. Laplanche J, Pontalis JB. Vocabulário da psicanálise. 8.ed. São Paulo: Martins Fontes; 1996.
9. Ruszniewski M. Face à la maladie grave: patients familles soignants. Paris: Dunod; 1995.
10. Borrell-Carrió F. Entrevista clínica: habilidades de comunicação para os profissionais de saúde. Porto Alegre: Artmed; 2012.
11. Evolve resources for effective communication for health professionals. 2nd ed. London: Elsevier; 2020.
12. Salinsky J, Sackin, P. Médicos com emoções: identificar e evitar comportamentos defensivos na consulta. Lisboa: Grünenthal; 2004.
13. Entralgo PL. El médico y el enfermo. 2. ed. Madrid: Triacastela; 2003.
14. Dohms M, Borrell-Carrió F, Bosch-Fontcuberta JM. Relação clínica na prática do médico de família e comunidade. In: Gusso G, Lopes JMC, Dias LC. Tratado de medicina de família e comunidade. 2. ed. Artmed: Porto Alegre; 2018.
15. Epstein RM. Mindful practice. JAMA. 1999;282(9):833-9.
16. Neighbour R. The inner consultation. Lancaster: Kluwer; 1987.
17. Dohms MC. Videogravação de consulta como instrumento docente para ensino da comunicação clínica na atenção primária à saúde [Tese]. São Paulo: FMUSP; 2018.
18. Kurtz S, Silverman J, Draper J. Teaching and learning communication skills in medicine. 2nd ed. Oxford: Radcliffe; 2005.
19. Balint M. O médico, seu paciente e a doença. 2. ed. Rio de Janeiro: Atheneu; 1988.

Introdução aos grupos Balint

Ana Paula Borges Carrijo; Jorge Brandão e Jorge Esteves Teixeira Junior

8

QUESTÕES INICIAIS PARA REFLEXÃO

1. Você já pensou nas questões emocionais envolvidas em uma consulta?
2. Você acredita que a criação de empatia entre profissional e paciente é um processo inato ou esse processo necessita de aprendizado?
3. Você já pensou em desenvolver um treino específico a fim de ser capaz de se confrontar e lidar com as emoções que lhe surgem durante a consulta?
4. Você já ouviu dizer que o médico é também um medicamento?

CONCEITOS FUNDAMENTAIS

- ▶ O grupo Balint (GB) propõe uma análise da relação profissional-paciente, buscando um aprofundamento na compreensão dos sujeitos envolvidos e da própria medicina.
- ▶ Os GBs surgiram como um meio de procurar ajudar os médicos generalistas (o equivalente aos profissionais da medicina de família e comunidade no Brasil) a compreenderem melhor as queixas de caráter psicossomático presentes na consulta.
- ▶ Por meio da participação continuada em um GB, o profissional amplia suas habilidades relacionais associadas às questões de seus pacientes, como capacidade de escuta, empatia e compreensão psicológica.
- ▶ Por meio dos GBs, é realçada a importância da relação profissional-paciente enquanto instrumento de atuação profissional, implicando treinamento específico que o habilite a prescrever-se para seus pacientes, de acordo com a ideia de que o médico é também um medicamento.
- ▶ A American Balint Society (ABS) lembra, em seus cursos de formação, que um GB não é grupo de psicoterapia, de discussão tradicional de casos clínicos ou de aconselhamento, e não objetiva discutir didática ou condutas clínicas.

FUNDAMENTAÇÃO TEÓRICA

> ### SITUAÇÃO-PROBLEMA 1
> Paula: "Pessoal, a partir da próxima semana vamos iniciar um novo método de aprendizado sobre a relação profissional-paciente chamado grupo Balint (GB). Alguém sabe o que é?".
>
> *(silêncio)*
>
> Júlia fala para a sua colega Valéria: "Ah, que coisa será essa? Vamos nos dividir em grupos? Vamos ter que falar de nós?".
>
> Jorge: "Eu aprendi o que são GBs com a Profa. Rita Francis, em Goiânia. É muito legal!!!".

De Michael e Enid Balint aos grupos Balint de hoje

Nascido em Budapeste em 1896 e falecido em Londres em 1970, foi na Inglaterra, onde se refugiou em 1939,[1] que Michael Balint desenvolveu a atividade que o tornou conhecido como um dos importantes pioneiros da **medicina baseada no paciente**, e não apenas na sua doença. *The doctor, his patient and the illness* (O médico, seu paciente e a doença), obra publicada em 1957, registrou e compilou os seminários de discussão de casos ocorridos na Clínica Tavistock. Esse livro foi um marco histórico na clínica moderna por ampliar o debate no âmbito da pedagogia relacional na formação do médico, inaugurando novos achados observados por Balint e os 14 médicos gerais que compunham o grupo, a exemplo da investigação da farmacologia da **substância-médico**.[2]

Balint exerceu a medicina como clínico geral, mas transitou por distintas áreas do saber, como antropologia, psicanálise, bioquímica, neuropsiquiatria, física e biologia.[3] Na psicanálise, destaca-se sua contribuição na importância da contratransferência no processo terapêutico.[4]

Trabalhou com um discípulo húngaro de Freud, Sandor Ferenczi, que idealizava para o médico um papel de "[...] conselheiro não limitado às questões físicas, mas devendo levar em conta os problemas psicológicos que, muitas vezes, são mais importantes, tendo em conta a relação entre corpo e mente".[5]

Foi com esse *background* de ideias que Michael Balint começou a usar a psicanálise para auxiliar os médicos a compreenderem seus doentes com problemas psicossomáticos. Em 1951, em uma Inglaterra plena de problemas sociais ainda derivados do pós--guerra, desenvolveu um trabalho pioneiro com médicos de clínica geral integrados no National Health Service (NHS), iniciando os seminários de discussão de casos clínicos falados, por meio da **associação livre** de ideias, que constituíram o primeiro modelo do método grupal atualmente existente – os grupos Balint, difundidos hoje por todo o mundo. Em 1961, Balint oficialmente encerrou sua atividade como médico, continuando seus trabalhos com os grupos e viajando internacionalmente para divulgar o resultado das suas investigações.[6]

Michael Balint faleceu em 1970, mas o seu trabalho teve continuidade por meio de sua esposa e colaboradora Enid Balint, que, até seu óbito em 1994, incentivou e apoiou a formação de grupos liderados por não psicanalistas. Enid Balint merece destaque na análise das ideias balintianas, pela importante atividade prática e de produção científica conjuntas e pelo que ainda desenvolveu nos 24 anos após a morte de Michael.

Os GBs têm evoluído de acordo com os contextos médicos em que são aplicados e com as metodologias psicoterapêuticas e de dinâmica de grupos que orientam o seu funcionamento (**Figura 8.1**).[7] As mudanças quanto ao modo como certos problemas clínicos são atualmente encarados vêm motivando outras formas de abordagem e de circulação de ideias. Uma delas refere-se à conceitualização, ao diagnóstico e ao tratamento dos problemas de caráter psicossomático que, constituindo um dos quebra-cabeças clínicos de maior frequência, também corresponde a muitos dos casos discutidos nos grupos. As teorias sistêmicas e de abordagem familiar têm facilitado a compreensão sobre muitos deles, ao evidenciar a existência de relações entre aspectos biológicos e psicossociais desencadeantes de fenômenos difíceis de explicar por meio de uma abordagem que leve em conta apenas o individual e o estabelecimento de relações linearmente causais.[8]

Assim, o GB procura a aquisição de novas aptidões e competências, em relação constante com o exterior, com fronteiras permeáveis e inseridas em sistemas mais vastos.[9]

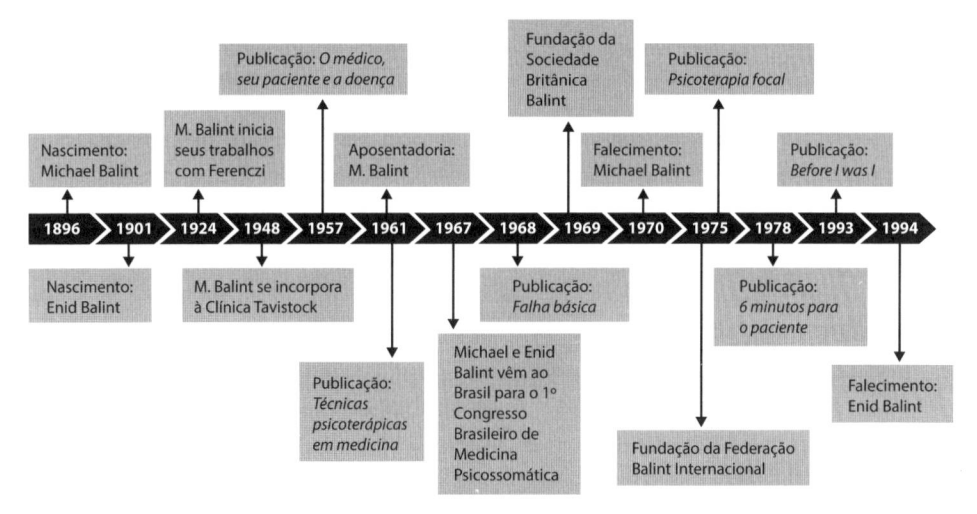

FIGURA 8.1 Linha do tempo que ilustra a estruturação da produção científica relacionada aos grupos Balint.

Grupos Balint na prática

Qual é a tarefa do grupo Balint?

Essencialmente, a tarefa do grupo Balint centra-se em acessar e analisar o domínio entre o profissional e o paciente na análise do que se passa nessa relação e onde se desenha a dimensão terapêutica para ambos – não apenas na avaliação do modo de sentir do médico, mas também no que isso pode indicar quanto aos sentimentos da pessoa cuidada. O grupo deverá ajudar o médico a permitir que o paciente possa expressar as suas próprias emoções.[10,11]

Desse modo, o GB deve ser visto como um método de aprendizagem contínua, que tem como objeto de trabalho as dificuldades e escolhas com que se depara durante a prática médica, nomeadamente no que diz respeito à relação profissional-paciente. Como meio estruturado para discutir esses problemas, contribui na formação profissional, ajudando a compreender melhor o **mundo da prática clínica**.[12]

Quem tem um caso?

De acordo com a forma mais tradicional de abrir e iniciar a discussão em um grupo Balint, vale o exemplo do experiente clínico geral inglês John Salinsky, perante um grupo formado por residentes, em uma das suas habituais sessões.[13] Essa explanação prévia é importante em grupos realizados com estudantes, residentes ou profissionais que desconhecem a ferramenta.

> Aqui estamos, sentados em círculo, começando eu por convidar alguém a falar-nos de um paciente ou situação ocorrida na consulta e que o tenha aborrecido, intrigado e preocupado, ou que, por qualquer outra razão, se lhe mantenha no pensamento. Neste tipo de grupo, estamos principalmente interessados em falar sobre a relação médico-paciente e dos sentimentos partilhados entre um e outro. Estes sentimentos podem ser muito poderosos e disruptivos. Embora, nesta fase da vossa vida profissional, se possam sentir mais preocupados com a aquisição de conhecimentos clínicos, são os fatores emocionais entre médico e doente que provocam as maiores dificuldades. Pensamos que é útil olhar para os nossos próprios sentimentos, pois podem refletir aquilo que o paciente está a sentir. Se se sentirem tristes, poderá ser porque também o doente está triste e deprimido. Por isso, pensar sobre o modo como o paciente nos faz sentir, poderá constituir um útil instrumento de diagnóstico.

O grupo Balint como impulsionador de mudança na relação

O verbo mudar (**mudança**) pode induzir sentimentos de receio e desconfiança quando o contexto é o das relações humanas com intervenientes tão assimétricos como médicos e doentes. Pode-se pensar em ameaça à estrutura de si próprio ou da sua identidade profissional. Para agravar a questão, foi Michael Balint quem preconizou que a permanência prolongada em um grupo deve conduzir a uma **mudança limitada, embora considerável, na personalidade do médico**.[14]

A partir da referida possibilidade de mudança nas atitudes e na compreensão do médico sobre o seu papel na relação, advirá mudança a favor do paciente, pois as novas qualidades adquiridas acarretarão consequências gerais. Pode ser uma mudança silenciosa e lenta, às vezes imperceptível, até que, em momentos de reflexão ou de seguimento de casos, se demonstra uma maior maturidade e facilidade em lidar com as situações anteriormente apelidadas de difíceis.

> **Não esquecer**
>
> O GB não pretende exercer uma função terapêutica sobre os seus participantes. O seu âmbito são os problemas individuais e emocionais que emergem da atividade profissional. De acordo com os conceitos mais atuais, pretende-se que o GB ajude na introspecção individual relativamente ao que se passa na consulta; que facilite o reconhecimento da importância da relação médico-paciente; que melhore a capacidade individual para lidar com as emoções inerentes à prática clínica; que instrua sobre a percepção dos efeitos que o paciente obteve, ajudando a maximizar a assertividade; e que jogue luz sobre as qualidades terapêuticas relacionais, mas também sobre os eventuais efeitos adversos causados ao paciente.[15]

O grupo Balint clássico

Em um GB, os seus 8 a 12 elementos sentam-se em círculo, e dois deles são preparados para atuar como líderes/facilitadores. Algum dos participantes apresentará um caso, pedindo ao grupo que o ajude perante as dificuldades expressas. Ele falará sem utilizar notas escritas.

O trabalho do GB pode ser estruturado em seis momentos:

1. apresentação da metodologia (nas primeiras vezes ou se houver necessidade, como quando há novos membros);
2. apresentação do caso;
3. esclarecimentos sobre o caso;
4. *push-back*;
5. retorno;
6. encerramento.

1. Apresentação da metodologia (Figura 8.2)

Em geral, os GBs são fechados, com participantes fixos, mas recomenda-se que na primeira vez seja contada a história e definidos os objetivos, as regras de funcionamento e os papéis dos líderes e dos membros, principalmente quando houver participantes novos.

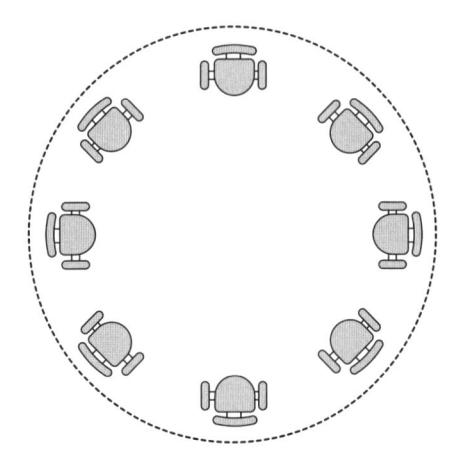

FIGURA 8.2 Apresentação da metodologia: os participantes e os facilitadores encontram-se em grupo.
Fonte: Carrijo.[16]

2. Apresentação do caso

As sessões começam com a pergunta: "**Quem tem um caso?**" (**Figura 8.3**). Em geral, recomenda-se trazer casos de pacientes que terão seguimento pelo profissional. Aguarda-se o tempo necessário para algum participante trazer um caso e apresentar brevemente uma situação, sem a necessidade de informar dados clínicos como em uma discussão clínica tradicional. Pode haver um longo silêncio nesse momento. Não é recomendável combinar previamente a apresentação de um caso. Se houver mais de uma oferta, os membros devem chegar a um acordo sobre qual caso discutir. Em alguns grupos, prioriza-se a discussão do primeiro caso apresentado.

São seguidas algumas orientações da primeira parte, que tem duração média de 5 a 10 minutos:

▶ o apresentador não usa notas escritas, pois Michael Balint optou por transpor o caso escrito (dossiê clínico) para o caso falado, em associação livre de ideias, e no qual o que é dito é tão importante quanto o que se esquece;
▶ o relato não deverá ser interrompido;
▶ o profissional deve expor livremente o seu encontro com o paciente, as suas transferências e as emoções que o caso lhe desperte. A ideia é que compartilhe com o grupo suas aflições e sentimentos acerca da relação com o paciente (**Figura 8.4**).

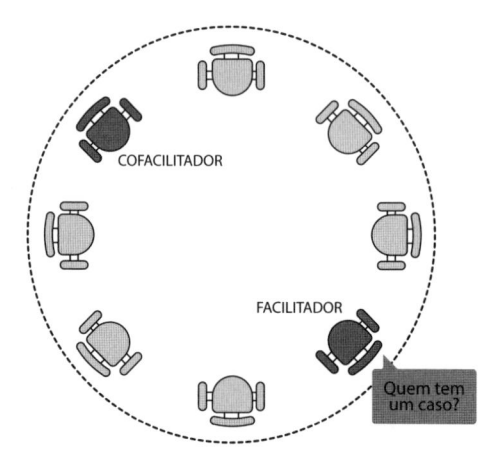

FIGURA 8.3 Início da sessão: neste momento são definidos o facilitador e o cofacilitador. O facilitador relembra as regras fundamentais para a prática e convida os membros com a pergunta: "Quem tem um caso?".
Fonte: Carrijo.[16]

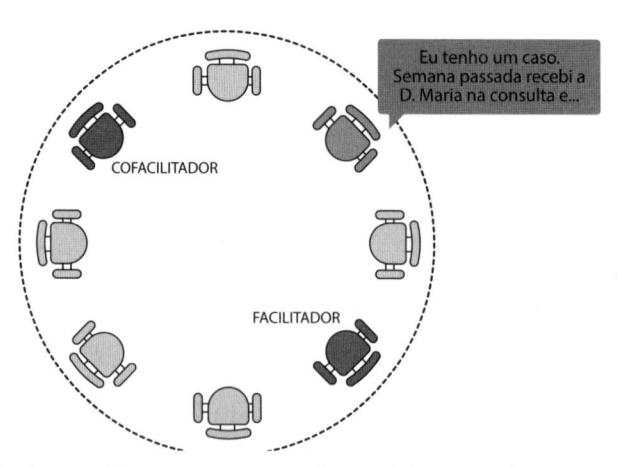

FIGURA 8.4 Apresentação do caso: Neste momento, um dos participantes voluntariamente compartilha um caso vivenciado em sua prática clínica: "Eu tenho um caso...".
Fonte: Carrijo.[16]

3. Esclarecimentos sobre o caso (Figura 8.5)

Em seguida, os participantes têm oportunidade de fazer perguntas de esclarecimento, evitando entrar no mérito dos sentimentos trazidos pela relação profissional-paciente, que serão abordados depois. Algumas perguntas podem ajudar: "Que idade ela tem?", "Com quem ela vive?", "Qual é sua aparência?", "Ela estuda, trabalha?".

O líder deve estar atento para evitar questionamentos exagerados ou inapropriados e evitar perguntas sobre por que o médico agiu de certa forma, o que pretende fazer no futuro ou sobre seus sentimentos em relação ao caso, pois a ideia é que os membros façam isso na etapa a seguir. Pode parecer estranho para os que não estão habituados, mas a razão é justamente permitir que o grupo assuma os papéis do paciente e do profissional, experimentando situações e dilemas pelos quais o apresentador do caso possa ter passado. Essa parte é breve, com duração de cerca de 5 minutos.

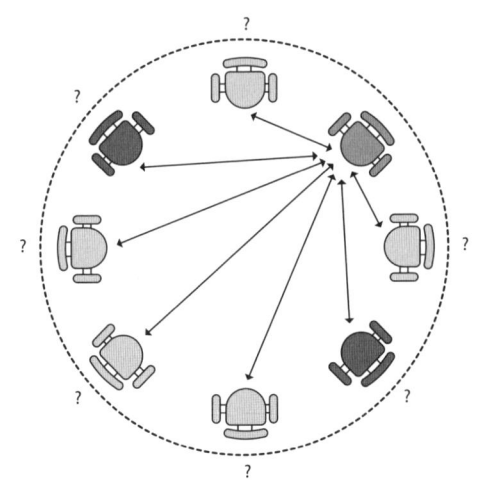

FIGURA 8.5 Esclarecimentos sobre o caso: neste momento, os facilitadores perguntam se há algum esclarecimento a ser feito sobre o caso e os integrantes esclarecem suas dúvidas, questionando objetivamente o apresentador.
Fonte: Carrijo.[16]

4. Push-back (Figuras 8.6 e 8.7)

Em seguida, o apresentador do caso é convidado a recuar sua cadeira no círculo para ouvir os outros membros elaborarem aspectos relacionados aos sentimentos do profissional, do paciente e da relação. Espera-se que o grupo busque formas criativas e espontâneas de pensar a situação, sem a pretensão de resolver o caso, e evitando julgamentos. A associação criativa com imagens, fotografias, filmes e afins é bem-vinda. O líder e o colíder devem estar atentos para possíveis (super)exposições do apresentador, mantendo um clima de harmonia e confiança. Procura-se tentar manter o foco do grupo no caso e no tripé formado pelo profissional, pelo paciente e pela relação entre eles. Durante esse tempo do trabalho do grupo, o apresentador estará fora do círculo, sem intervir, mas ouvindo o *feedback* do grupo em relação ao seu relato. É como se fosse o paciente, que também não pode interferir diretamente naquilo que o profissional pensa ou sente sobre a sua situação.

Desse modo, irá observar como a sua narrativa reverbera no círculo e captar as emoções que provocou nos elementos do grupo. O trabalho do grupo é analítico, por meio da livre associação de ideias, com fantasias, imagens e metáforas... Como disse Michael Balint, os membros do grupo deverão "*think fresh*", usando a criatividade, **tendo a coragem de expressar a sua própria estupidez**, a partir de uma expressão livre de seus sentimentos. Caberá ao apresentador do caso assimilar comentários e ideias que mais façam sentido para ele. Alguns desses novos pensamentos poderão voltar à superfície em um reencontro com o paciente. Essa parte tem duração média de 25 minutos.

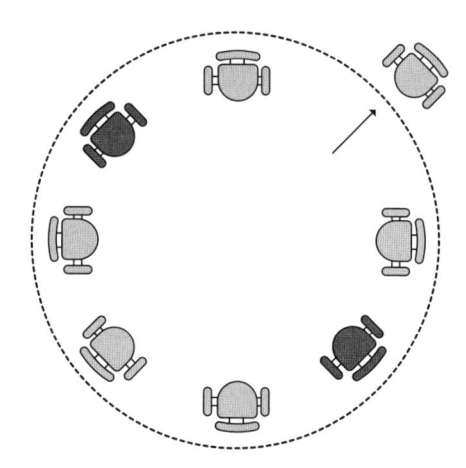

FIGURA 8.6 *Push-back*: o apresentador sai do círculo a pedido do facilitador, para que o grupo inicie a discussão do caso.
Fonte: Carrijo.[16]

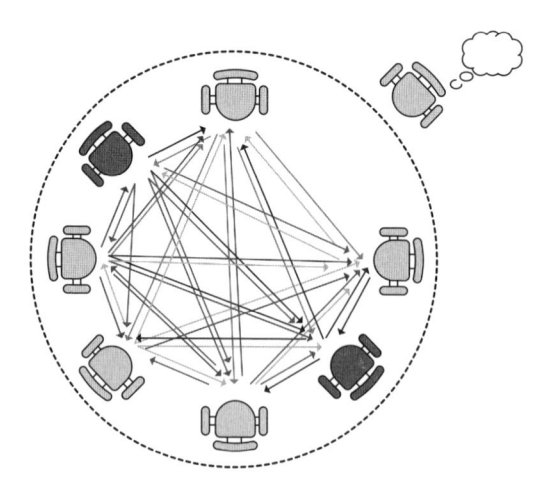

FIGURA 8.7 Neste momento do *push-back*, ocorrem a dinâmica do grupo, a elaboração coletiva do caso e a escuta ativa do apresentador (que está fora do círculo).
Fonte: Carrijo.[16]

5. Retorno do apresentador (Figura 8.8)

O momento do retorno do apresentador permite que ele possa expor suas impressões, acrescentar informações e até trazer novos elementos ao grupo. O momento dura entre 10 e 15 minutos.

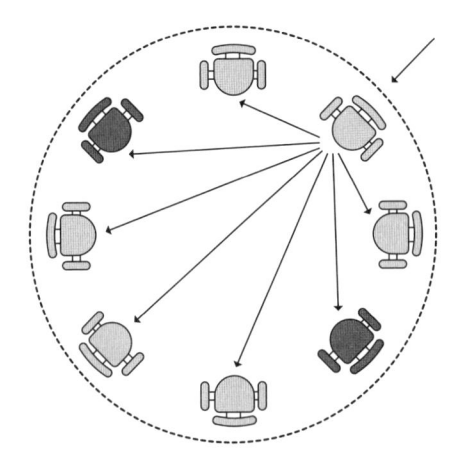

FIGURA 8.8 Retorno do apresentador: o apresentador retorna ao grupo a pedido do facilitador.
Fonte: Carrijo.[16]

6. Encerramento

O fechamento não precisa ter uma fala final com objetivo didático específico, e o grupo pode ser encerrado a critério dos líderes, caso considerem que o grupo já tenha explorado os elementos do caso suficientemente. Em geral, os grupos não têm uma fala de encerramento relacionada à discussão, porque a fala que ocorre durante o grupo é suficiente para disparar as reflexões sobre a relação profissional-paciente.

Recomenda-se que, após o grupo, os líderes tenham alguns minutos para refletir sobre o funcionamento do grupo e de seu papel para o aprimoramento nessa função. São previstos 10 a 15 minutos para diálogo entre os líderes para pensarem em como o grupo se desenvolveu, como foi o papel dos líderes e o que pode ser aprimorado.

Muitos desses momentos e suas durações sofrem algumas variações entre líderes, dependendo de suas preferências e principalmente de como foram treinados.

Salinsky[17] coloca três regras fundamentais para os grupos:

1. Tudo que é dito no grupo será confidencial, incluindo o conteúdo sobre pacientes, colegas e membros do grupo.

> **Dica**
>
> Os facilitadores/líderes têm a responsabilidade de garantir o início e o término do grupo no tempo combinado (geralmente até 1 hora), o cumprimento das regras pactuadas e uma atmosfera segura para falar de sentimentos, evitando qualquer julgamento; estar atentos para o fluxo das falas e das expressões não verbais (se necessário, lembrar gentilmente que, além de falar, também é importante ouvir); estimular o grupo a aprimorar significados da relação entre profissional e paciente; apoiar nas ocasiões de silêncio, incertezas e divergências; estimular a criatividade e a livre expressão de ideias; e buscar os **pontos cegos** do grupo. Em geral, os grupos podem ter um ou dois líderes. Recomendam-se dois para que haja complementaridade. Por exemplo, um líder pode observar aspectos diferentes do grupo, sobretudo porque as falas podem ser rápidas, com muitas informações; um líder pode ter um senso de disciplina diferente de seu colega, podendo atuar de forma complementar: se um propõe uma intervenção e se envolve com o caso, o outro pode continuar a observar detalhes do grupo, bem como controlar o tempo. Um momento final de troca entre líderes pode ser muito útil para o amadurecimento dessa função e o aprimoramento de competências em grupos futuros.

2. Todos devem ser ouvidos e toda contribuição deve ser respeitada.
3. Embora algumas pessoas, se considerarem relevante, possam falar sobre suas histórias pessoais, não serão feitas perguntas sobre questões pessoais.

SITUAÇÃO-PROBLEMA 2

Júlia: "Ainda não entendi bem! Que tipo de casos são esses que podem ser apresentados nos GBs?".

(silêncio)

Valéria: "Ah, acho que entendi… são casos que nos tenham aborrecido ou que não nos saem da cabeça, mesmo quando estamos em casa brincando com as crianças".

Jorge: "É mais ou menos isso. Profa. Paula, e se fizéssemos um GB? Talvez alguém tenha um caso que gostaria de compartilhar!".

Paula: "Boa ideia!".

Valéria: "Eu tenho um caso.[16] Partindo da perspectiva de que é um caso que a gente leva *pra* casa... Eu atendi num sábado; a clínica fica aberta até meio-dia, e era uma paciente que tinha chegado por volta de 11 h 30 min da manhã. Logo depois, chegou outro paciente, então eu sabia que tinha mais esse outro rapaz. Quando chegou a vez dela, eu a chamei. Por acaso, era uma gestante que, naquela semana, eu tinha visto na lista da vigilância, da gestante e da equipe, por estar há mais de 1 mês sem consulta. Fui conversar com a residente, que falou: 'Ela veio na consulta, sim. O prontuário dela está aberto e ainda não terminei de escrever porque é muito complicado'. Então, falei: 'Tudo bem'. Naquela mesma sexta-feira, quando eu estava saindo da clínica, ela estava lá. A residente me apresentou: 'Esta é a gestante que você perguntou, ela está vindo direitinho'. Eu disse: 'Ah, está bem'. Apresentei-me à gestante e falei: 'Ah, eu estava preocupada com você, mas que bom que você está aqui'. E fui embora. No dia seguinte, ela estava lá na clínica às 11 h 30 min – achei estranho porque ela teve consulta um dia antes. Ela ainda está no início da gestação, e, logo que entrou na sala, já começou a chorar muito, e falou que na noite anterior ela havia presenciado, na casa da amiga dela, o primo dessa amiga sendo espancado pelo pessoal da comunidade. Ela continuou chorando, e tentei acalmá-la, fazendo toda uma abordagem, até que ela falou: 'Dra., vou te dizer o que está realmente dentro de mim e que não dá mais *pra* segurar. A data provável deste parto, deste bebê, é a mesma data da minha segunda gestação. Era uma menina com malformação que faleceu logo depois do nascimento'. Aquilo estava desgastando-a demais, porque ela estava achando que a história iria se repetir. Como ela conseguiria resolver aquilo?".

Seguindo os passos anteriormente enumerados sobre o desenvolvimento do trabalho no GB, entrou-se em uma calorosa discussão, focando alguns dos elementos que tiveram mais evidência ou que tocaram mais fortemente cada um dos participantes. Realçou-se a capacidade de empatia que permitiu acolher o problema da paciente, aparentemente hesitante e em uma fase desorganizada de elaboração. Para isso, que importância atribuir, ou não, ao fato de a médica ser mulher e poder ficar grávida? Por que o problema foi trazido após um contexto social de ameaça e violência, ilustrado pelo espancamento do primo da amiga? Isso teria desencadeado os temores da paciente relativamente ao futuro da sua gravidez, dada a vivência nefasta da gravidez anterior? Isso reativou lutos mal-resolvidos, nomeadamente o da anterior perda de um bebê? O grupo compreendeu e teve empatia com a questão da data fatídica do próximo parto, como crença de tipo determinístico que, por si só, já exigiria medidas preventivas. Seria isso que a paciente estaria pedindo, ao oferecer à médica a sua preocupação? Ao dividir com ela o seu problema, aparentemente "não médico", mas ao procurar, com a equipe, uma resposta mais objetiva do que a que conseguiria em sua rede social? Pensando no trabalho da equipe de saúde, o grupo também refletiu sobre a relação entre a médica preceptora e a residente, encontrando algum paralelismo com uma gestação que trará, ao sistema de saúde, uma nova e eficiente médica de família e comunidade, desde que bem cumpridos todos os procedimentos do acompanhamento pré-natal.

Quem são os facilitadores/líderes dos grupos Balint?

De acordo com as normas da Federação Balint Internacional,[18] os facilitadores/líderes de GB (os dois termos são semelhantes, levando em conta o uso de um e de outro, indistintamente, em diferentes países) deverão obter treino adequado para cumprir a exigente função de manter o grupo na sua tarefa, com segurança para os respectivos participantes. Os facilitadores/líderes devem:

- possuir formação básica como médicos, psicólogos, psicanalistas, psicoterapeutas, enfermeiros, assistentes sociais e outros profissionais de saúde;
- ter participado em GBs durante um determinado tempo;
- ter treinado a facilitação/liderança de um grupo junto com um facilitador/líder acreditado;
- manter, ao longo do tempo, a possibilidade de ver a sua atividade supervisionada no contexto da associação ou sociedade nacional a que pertencem;
- demonstrar compreensão sobre as exigências da relação profissional-paciente;
- demonstrar, no seu processo de treino, capacidade de:
  - criar um ambiente de segurança e liberdade no interior do grupo, mantendo as suas fronteiras bem-definidas;
  - focar o trabalho do grupo na relação médico-paciente e não na busca imediatista de soluções para os problemas apresentados;
  - apontar que estão atentos aos processos inconscientes que permeiam o trabalho do grupo, influenciando-o;
  - aperfeiçoar-se de maneira contínua, compreendendo a influência das suas ações sobre a dinâmica do grupo e reconhecendo que iniciar a facilitação de um grupo é apenas um começo;
  - criar uma ambiência de aprendizagem mútua, em vez de usar o grupo para lições magistrais desenvolvidas por si próprios ou outro elemento.

Espera-se que os facilitadores/líderes induzam segurança e respeito mútuo entre todos os participantes, vontade de especular, curiosidade, tolerância perante a incerteza e sentimentos de empatia, tanto em relação ao médico que apresenta o caso como ao doente que o tenha motivado, originando a discussão no grupo.

Grupo Balint e a formação profissional

Balint trabalhou suas ferramentas com alunos e seus seminários eram, segundo ele próprio, de formação e pesquisa.[19,20] Ao considerar o atual contexto de diversos cenários da formação, em que os aspectos relacionais nem sempre são priorizados e em que os sentimentos do paciente e do profissional e a potência desse encontro clínico não encontram um espaço para a devida reflexão, a essência e os objetivos dos GBs se tornam ainda mais relevantes e contemporâneos.

Entre as vantagens de usar os GBs como ferramenta de ensino, destacam-se a capacidade de aprimorar o manejo de situações de estresse da relação médico-paciente, aumentar a resiliência, melhorar a satisfação profissional, promover o autoconhecimento, ampliar a capacidade de percepção da subjetividade, além de prevenir *compassion fatigue* e *burnout*.[21,22]

Os autores deste capítulo têm experiência com o uso dessa metodologia com residentes de medicina de família e comunidade, assim como com alunos de graduação de medicina e fisioterapia em espaços pedagógicos não obrigatórios, com níveis satisfatórios de aceitação. Frequentemente, os alunos destacam a escassez de espaços em seus currículos que proporcionem reflexões quanto à profundidade e à intensidade das vivências com o paciente.

No caso dos estudantes de medicina, observou-se a recorrência de determinados temas, como injustiças presenciadas, conflitos de valores, dificuldade em relacionamentos humanos, pacientes incuráveis e confusão de papéis.[23] Diante disso, pode-se supor que os GBs permitem discussões de temas que não são facilmente trabalhados em aulas expositivas e outras metodologias tradicionais.

Os benefícios, os desafios e as limitações do grupo Balint estão destacados no **Quadro 8.1**.

Quadro 8.1 - Benefícios, desafios e limitações do grupo Balint

Benefícios	Desafios e limitações
Provoca mudanças na forma de ver, lidar e cuidar do paciente	Requer apoio institucional, quando realizado no serviço
Estimula a conhecer a própria personalidade profissional	Demanda ambiência adequada (silêncio, conforto e privacidade sem interrupções)
Desenvolve as habilidades atitudinais	Requer líderes treinados para a prática
Facilita a abordagem dos sujeitos, de suas famílias e dos demais envolvidos	Demanda compromisso, investimento de tempo e longitudinalidade
Melhora a abordagem de sintomas psicossomáticos	Exige confidencialidade
Melhora a saúde mental e previne *burnout*	Pode haver tangenciamentos e receio, quando se torna doloroso

(continua)

(Continuação)	
Exercita a empatia e a resiliência	Em grupos obrigatórios, pode haver ausências, resistência e estagnação
Reforça a satisfação e a identificação profissionais	Exige certa abertura e flexibilidade psíquica e não substitui a análise individual do participante
Aumenta a tolerância com as incertezas	Pode gerar rivalidades e agendas ocultas, inclusive com os líderes
Amplia a plasticidade psíquica	Requer responsabilidade excessiva dos líderes
Agrega consciência sobre si	Pode nem sempre ser benéfico para todos os seus componentes

SITUAÇÃO-PROBLEMA 3

Depois do sucesso no programa de residência, Gustavo, um dos preceptores, sugeriu que os alunos do internato em medicina de sua faculdade tivessem também oferta de GB.

Os professores perguntaram: "E se os alunos não tiverem casos?".

Gustavo: "Olha, nunca aconteceu, gente! Nossos GBs são bem recebidos, vale perguntar a opinião de nossos residentes!" Um professor perguntou "É obrigatório?" E Gustavo respondeu: "Xii, professor. Não é não, mas esse é um outro assunto, hein...".

RESUMO DE CONCEITOS E CONCLUSÃO

A relação médico-paciente, do primeiro contato à longitudinalidade, é estruturante para a oferta de cuidado dos profissionais de saúde. O grupo Balint, ao ter como material a própria relação entre os sujeitos, pode auxiliar os profissionais de saúde a reconhecerem na prática os seus próprios casos e as dificuldades cotidianas, a fim de prevenir consequências relacionais indesejáveis.

A **atmosfera**, ou *setting*, é a maneira como é criado o ambiente de acolhimento, segurança e confiança, essencial para o encontro clínico e elemento indispensável dos GBs. Tanto a consulta quanto o GB são imprevisíveis, estão fora do total controle do profissional, e, por isso, o *"think fresh"* e a criatividade são tão importantes. No **Quadro 8.2**, há uma seleção das principais ideias.

Quadro 8.2 - Médico como medicamento

- ▶ O médico é a substância mais utilizada em medicina, a ser ofertada no encontro clínico
- ▶ O efeito proposto seria como escutar o doente para compreendê-lo, garantindo, assim, sua ação terapêutica; no entanto, o profissional deve avaliar o quanto prescrever de si mesmo (apresentação, posologia, doses e manutenção), a fim de evitar efeitos colaterais indesejáveis
- ▶ A farmacologia da substância médico seria uma aposta contextual centrada no caso; por isso, os pacientes serão beneficiados e expostos a distintos êxitos; está relacionado aos processos transferenciais

(continua)

(Continuação)

Organização da doença
- Uma visão complexa do processo do adoecer: a doença seria organizada a partir dos conflitos existenciais do paciente

Oferta da doença
- É a compreensão de que, uma vez organizada a doença, o paciente necessita ofertá-la a algum profissional à sua maneira, com sua forma de expressar suas queixas e percepções

Função apostólica
- Refere-se à atitude do médico, a partir de um lugar idealizado, de provar sua eficiência e confiabilidade, convertendo os seus pacientes aos seus próprios valores e convicções pessoais

Conluio do anonimato
- É a não responsabilização sobre o tratamento do paciente por meio dos múltiplos encaminhamentos aos especialistas

Companhia de investimentos mútuos
- Consiste no investimento que médico e paciente se depositam na perspectiva de evoluírem com o tempo para uma melhor compreensão mútua; aqui, o tempo de relação é um fator determinante

Novo começo
- São novas respostas do médico às propostas dos pacientes quando surgem condições favoráveis entre ambos e a possibilidade de transformação da relação

Flash
- É um princípio, não uma teoria
- Os princípios são:
  - O médico precisa de disciplina para observar a si e ao paciente
  - O médico precisa, em silêncio, refletir sobre suas observações e significados e buscar identificar-se com o paciente
  - O médico deve respeitar o lugar de privacidade do paciente e lembrar de trabalhar com aquilo que este traz, com a sua oferta; o mais importante é a sintonia profissional-paciente
- As principais características do *Flash*, segundo Enid Balint, são:
  - A intensidade do contato
  - A liberdade que se dá ao paciente de usar o médico a seu próprio modo
  - A liberdade que se dá ao médico de fazer suas próprias observações
  - A liberdade que se dá ao médico de ser usado, isto é, de dar-se, sem o temor de os pacientes abusarem de seu tempo
  - A disciplina que impõe ao médico durante a breve consulta para observar tanto o paciente como seus próprios pensamentos e sentimentos

Não é preciso formação teórica ampla sobre a psicanálise de Balint nem formação analítica para ser participante de um GB. No entanto, para além da participação nos GBs, o estudo das ideias, teorias e conceitos balintianos amplia a compreensão da relação com os pacientes, melhora o cuidado, melhora a satisfação e gera significado ao trabalho em saúde. Aqui, não foram exploradas as bases da psicanálise balintiana, evitando reducionismos com sua teoria.

QUESTÕES DE MÚLTIPLA ESCOLHA*

1. Sobre os grupos Balint, é correto afirmar:
   a) São grupos realizados na Equipe de Saúde da Família para a discussão de casos clínicos complexos.
   b) Representam grupos terapêuticos para profissionais de saúde em sofrimento mental e com diagnóstico de *burnout*.
   c) São grupos de supervisão psicanalítica para o estudo das transferências no cuidado aos pacientes hiperfrequentadores e poliqueixosos.
   d) São grupos de profissionais de saúde que discutem casos complexos no âmbito da relação profissional-paciente.

2. A coordenação de um programa de residência em MFC, em contexto de grande pressão assistencial, percebendo que os residentes estavam em pleno sofrimento mental, pediu que um dos preceptores, mesmo sem experiência prévia, iniciasse um grupo Balint imediatamente. Nesse contexto, a melhor atitude seria:
   a) Acolher a demanda do programa, estudar as referências sobre GB para residências e iniciar imediatamente um grupo semanal com até 12 residentes.
   b) Solicitar um prazo para definir pelo menos dois possíveis facilitadores, fazer a formação para facilitação em GB em instituição credenciada e, após, iniciar os grupos.
   c) Iniciar os grupos para criar um espaço terapêutico entre os residentes e os preceptores, já que estes também devem estar em sofrimento mental e precisam ser ouvidos.
   d) Aceitar o convite e propor que os residentes sugiram os temas a serem discutidos semanalmente nos grupos.

3. Sobre a dinâmica dos grupos Balint, pode-se afirmar:
   a) O grupo deve explorar a interlocução profissional-paciente, utilizando a livre associação de ideias, a criatividade e a imaginação.
   b) O apresentador do caso deve preparar-se com antecedência e levar as suas anotações por escrito, a fim de recordar-se dos detalhes, indispensáveis para a prática.
   c) Os facilitadores devem fazer questionamentos ao grupo, de forma especulativa, pelo surgimento de ideias diversas e dicotômicas.
   d) Uma das tarefas do grupo é manter uma interação sem grande aprofundamento, para que o apresentador do caso não se sinta lesado.

REFERÊNCIAS

1. Ricaud MM. Michael Balint: le renoveau de l'École de Budapest. Paris: Érés; 2000.
2. Balint M. O médico, seu paciente e a doença. Rio de Janeiro: Atheneu; 1957.
3. Harary A. Biografia: Michael Balint [Internet]. Rio de Janeiro: Febrapsi; 2005 [capturado em 10 fev. 2020]. Disponível em: http://febrapsi.org.br/biografias/michael-balint/.
4. Soreanu R. O estilo epistêmico de Michael Balint: "grupos Balint", utopias médicas e o legado da Escola de Psicanálise de Budapeste. Cad Psicanal. 2018;40(39):229-50.
5. Ferenczi S, Rank O. Perspectives de la psychanalyse. Paris: Payot;1924 (Citado em: Horder J. Michael and Enid Balint: my experience of their contribution. J Balint Soc. 2002;30:15-9).
6. Teixeira Jr. Contribuições dos grupos Balint para a formação de residentes em Medicina de Família e Comunidade [dissertação]. Rio de Janeiro: UFRJ; 2017.
7. Maoz B, Rabin S, Matalon A. Changes in Balint groups, in the way they work. Proceedings of the 14th International Balint Congress; 2005 Aug 24-27; Estocolmo. International Balint Federation and Swedish Association of Medical Psychology; 2005. p. 136-44.
8. Doherty WJ, Baird MA. Family therapy and family medicine: toward the primary care of families.2nd ed. New York: Guilford; 1983.
9. Kjeldmand D. The doctor, the task and the group: Balint groups as a means of developing new understanding in the physician-patient relationship [dissertação]. Uppsala: Uppsala University; 2006.

*Acesse as respostas e comentários às questões de múltipla escolha em https://apoio.grupoa.com.br/comunicacaoclinica.

10. Missenard A. A experiência Balint: história e atualidade. São Paulo: Casa do Psicólogo; 1994.
11. Salinsky J. Como os grupos Balint têm mudado ao longo de 57 anos: objectivos e expectativas. Rev Port Clin Geral. 2008;24(4):526-30.
12. Teixeira JM. grupos Balint: características gerais e método. Rev Port Clin Geral. 1994;11(1): 54-64.
13. Salinsky J. Teaching with the Balint approach: a personal view from a Balint course organizer. Occas Pap R Coll Gen Pract. 2006;(87):31-2.
14. Courtenay M. O grupo discute os casos: ameaças para o médico. In: Salinskyj J, Sackin P. Médicos com emoções: identificar e evitar comportamentos defensivos na consulta. Amadora: Fundação Grünenthal; 2004. p. 37-54.
15. Otten H. Leading a Balint Group: a guide. Moscovo: Psyllabus; 2017.
16. Carrijo AP. A potência do encontro clínico: contribuições do grupo Balint para a relação médico-paciente [dissertação]. Rio de Janeiro: UFRJ; 2017.
17. Salinsky J. Balint Groups and the Balint method [Internet]. London: Balint Society; 2003 [capturado em 10 fev. 2020]. Disponível em: https://balint.co.uk/about/the-balint-method/.
18. Guidelines for accreditation of Balint leaders [Internet]. International Balint Federation; 2016 [capturaddo em 10 fev. 2020]. Disponível em: https://www.balintinternational.com/ibf-application-for-registration/membership/balint-leadership/.
19. Branco RFGR. Capacitação de professores de Classe Hospitalar em relação professor-aluno/paciente na perspectiva balintiana [tese]. Goiânia: UFG; 2008.
20. Nogueira T. grupos Balint com internos de medicina de uma Universidade Pública do Nordeste: sentimentos, crenças e atitudes [tese]. Fortaleza: UFC; 2016.
21. Kjeldmand D, Holmström I, Rosenqvist U. Balint training makes GPs thrive better in their job. Patient Educ Couns. 2004;55(2):230-5.
22. Delbrouck M, editor. Le Burn-out du soignant: Le syndrome d'épuisement professionnel. Brussels: de Boeck Université; 2003.
23. Torppa M. A qualitative analyis of student Balint groups in medical education: contexts and triggers of case presentations and discussion themes. Patient Educ Couns. 2008;72(1):5-11.

Comunicação com emoções fortes: resposta empática à raiva, ao medo e à tristeza no cuidado à saúde

Suely Grosseman e Marcela Dohms

9

QUESTÕES INICIAIS PARA REFLEXÃO

1. Quais situações no cotidiano tendem a tirar você do sério?
2. O que você faz quando os pacientes demonstram raiva?
3. E quando eles demonstram medo ou tristeza?
4. Com quais emoções você tem mais dificuldade de lidar?
5. Como você tem trabalhado suas próprias emoções no dia a dia?

CONCEITOS FUNDAMENTAIS

- ▶ As emoções fazem parte do mecanismo de adaptação dos seres humanos para sua sobrevivência, visando mobilizá-los rapidamente para ações nas funções e tarefas fundamentais da vida.
- ▶ As emoções que surgem no cuidado à saúde devem ser vistas como uma reação a mudanças nas expectativas em relação à consulta, ao cuidado ou à vida. Geralmente ocorrem em situações em que se vivencia uma perda ou há a percepção de limitações ou ameaças que antecipam uma perda.
- ▶ O primeiro passo diante de situações no cuidado à saúde em que essas emoções emergem consiste em identificar de quem elas se originam e o que as fez surgir, para que o profissional de saúde, em vez de reagir, responda de forma reflexiva e empática.
- ▶ A maneira de responder às emoções pode fortalecer ou prejudicar a relação. Uma reação imediata pode exacerbar as emoções e piorar a situação, enquanto uma resposta empática tende a fortalecer o vínculo e a parceria com o paciente, e tem potencial terapêutico.
- ▶ Adquirir habilidades para responder de forma empática à raiva, ao medo e à tristeza no cuidado à saúde contribui para o crescimento pessoal e profissional.

FUNDAMENTAÇÃO TEÓRICA

As emoções medeiam as interações cotidianas e, muitas vezes, fazem reagir antes mesmo de haver tempo para refletir sobre como se deve responder adequadamente a elas. No cuidado à saúde, pode ser difícil responder à raiva, ao medo e à tristeza, pois se mesclam às emoções dos pacientes e de seus familiares, e à própria emoção do profissional de saúde. É fundamental aprimorar as habilidades para lidar com as situações carregadas de emoção, sintonizando emoção e razão, a fim de construir um bom vínculo, obter melhores resultados clínicos e promover o bem-estar e a satisfação do paciente e do profissional de saúde.

As emoções que surgem no cuidado à saúde podem originar-se do profissional de saúde, do paciente ou de outras pessoas envolvidas nesse processo, e também da interação entre eles. Os serviços de saúde são ambientes carregados de emoção, pois geralmente não são familiares aos pacientes, e, em situações de internação, a grande mudança de hábitos devido às rotinas hospitalares pode causar uma sensação de vulnerabilidade. Além disso, alterações importantes no processo saúde-doença se contrapõem a seus desejos e suas expectativas quanto ao presente e ao futuro, e podem associar-se à percepção de perda de controle sobre o corpo e o estado psicológico, de prejuízo ou riscos potenciais à qualidade de vida e medo de que algo errado possa ocorrer.[1]

Mesmo quando o paciente e seus familiares conhecem o serviço, as expectativas com o cuidado recebido tendem a ser altas, e sua confiança e sua percepção sobre a qualidade da atenção são influenciadas por experiências prévias com outros profissionais.

Assim, no paciente, as emoções podem emergir por eventos internos, relacionados a significados, percepções, experiências passadas, memórias e sua personalidade e/ou por eventos externos, como ambiente, comportamento e emoções de outras pessoas.[1]

Ao mesmo tempo, diversos fatores podem levar o profissional de saúde e os membros da equipe a se sentirem vulneráveis e sobrecarregados emocionalmente, e podem limitar sua capacidade para lidar com emoções. Entre eles, estão a pressão assistencial e a limitação do tempo de consulta, a saúde física e mental do profissional e a dos pacientes, bem como o pouco tempo para refletir sobre o cotidiano profissional e para buscar recursos para equilíbrio e autocuidado.[1]

A resposta empática às emoções é essencial. Porém, pesquisas têm demonstrado que os médicos tendem a evitar a abordagem de situações emocionais, psicológicas e sociais do paciente. Os motivos alegados por eles têm sido o fato de não considerarem que isso seja de sua responsabilidade e/ou o medo de aumentar a angústia do paciente, de estender demais o tempo da consulta, de ter a própria sobrevivência emocional ameaçada ou de ser ridicularizado.[2] Para evitar lidar com as emoções, os médicos usam mecanismos de bloqueio, focando nos aspectos biomédicos, aconselhando e tranquilizando prematuramente (antes mesmo de identificar os principais problemas), considerando as angústias do paciente como normais, fazendo brincadeira ou mudando de assunto.[2]

Uma reação imediata do profissional de saúde às emoções pode exacerbar a intensidade das emoções presentes e piorar a situação, com prejuízo na relação paciente-profissional de saúde. Por outro lado, a aprendizagem de habilidades para responder de forma empática tende a fortalecer o vínculo, tendo potencial terapêutico.[3]

Como a raiva, o medo e a tristeza são emoções básicas[4] com as quais os profissionais de saúde tendem a sentir mais dificuldade em lidar, neste capítulo são apresentadas habilidades de comunicação para responder a essas emoções de forma terapêutica.

Emoções: conceitos básicos

As emoções básicas se desenvolveram nos seres humanos e primatas para sua sobrevivência, visando mobilizá-los rapidamente para ações nas funções e tarefas fundamentais da vida. Elas podem emergir de forma muito rápida, em frações de segundo, antes mesmo que se tome consciência de seu surgimento. Entretanto, algumas vezes, demoram a surgir, levando segundos a minutos. Determinadas palavras e situações podem ser compreendidas como ameaçadoras, e a resposta emocional pode ocorrer de forma imediata, quase automática, como uma reação inconsciente, ou de modo consciente e deliberado, após avaliação da situação, sintonizando emoção e razão.[5,6]

Essa resposta é influenciada, de forma interdependente, por mecanismos fisiológicos (relacionados à evolução da espécie),[4,5] psíquicos (ver Capítulo 7, Reações emocionais dos profissionais de saúde nos encontros clínicos) e pela aprendizagem da pessoa, mediada por aqueles que estão em seu contexto social e cultural (construção social).[7]

Empatia

O reconhecimento e a compreensão mais imediatos, sem maior mediação cognitiva, de ações e emoções de outros seres humanos são intermediados pelo mecanismo de espelho. Este é constituído de um sistema neural que unifica a percepção e a execução da ação; esse sistema é organizado em duas redes corticais principais: uma no lobo parietal e córtices pré-motores e outra na ínsula e no córtex anterior cingulado. O mecanismo de espelho possibilita ensaiar e revisar internamente a experiência de outras pessoas e parece estar associado à empatia.[8]

A definição de empatia é controversa, especialmente quanto às suas dimensões. Carl Rogers[9] definiu a empatia como um processo, uma forma de ser e estar com outra pessoa, **compreendendo-a**, entrando em seu mundo perceptual privado, "ficando completamente à vontade com isto". Para ele, isso envolve "ser sensível aos significados dos sentimentos que fluem na outra pessoa momento a momento, desde o medo e a raiva até a ternura e confusão [...]".

Segundo Rogers,[9,10] a base da relação terapêutica é o "**senso de comunicação**" alcançado na relação empática. Se uma pessoa sente que é realmente compreendida sem riscos ou barreiras ao comunicar seus pensamentos e sentimentos, mesmo quando se expressa de maneira confusa, ela sente-se livre para comunicar-se de forma mais profunda. Isso possibilita que ela explore os significados de suas atitudes, resgatando, de modo construtivo, seus recursos internos para autorrealização. Esse clima propiciado por uma forma empática de ser e estar com os outros seria válido para qualquer tipo de interação.

Para que essa **relação empática** se estabeleça, Rogers elenca três elementos fundamentais. Um deles é *autenticidade*, a *transparência do profissional como pessoa*, estando aberto aos sentimentos e às atitudes que fluem, *evitando criar barreiras entre ele e o paciente*. O outro é a *aceitação*, o *cuidado* e a *valorização* da pessoa como ela é, o que requer a intenção do profissional em *legitimar o sentimento do paciente, sem fazer juízo de valor*.

O terceiro elemento é a *compreensão empática*, que considera ser uma das mais potentes forças para mudanças e requer uma "*escuta ativa*", visando compreender os sentimentos experienciados pelo paciente, e a comunicação dessa *compreensão* em relação a ele. Isso possibilita ao paciente não somente esclarecer os significados dos quais ele tem consciência, mas também aqueles que estão abaixo de seu nível de consciência.[9,10]

Carl Rogers afirma que, à medida que a pessoa é ouvida empaticamente, aceita e valorizada do jeito que é, criam-se condições propícias para que ela escute seu próprio fluxo de experiências internas com mais precisão e descubra, de forma verdadeira e espontânea, as inter-relações entre suas atitudes e a realidade, com profundidade necessária para uma ressignificação dos conceitos sobre si mesma e de suas atitudes. Com isso, ela passa a valorizar-se e compreender-se melhor, e desenvolve maior autoconhecimento, o que lhe proporciona maior confiança e habilidade para transformar-se de maneira construtiva. Ela torna-se, então, mais real, mais genuína, com maior liberdade e autonomia para ser a pessoa total que é interiormente, podendo expressar toda a complexidade do seu ser e, consequentemente, tornar-se mais efetiva na promoção de seu próprio crescimento.[9,10]

No cuidado à saúde, para Hojat e colaboradores,[11] a empatia é predominantemente cognitiva e envolve a compreensão das experiências internas, preocupações e perspectivas do paciente, a capacidade de comunicar essa compreensão ao paciente e a intenção de ajudá-lo.

Stepien e Baernstein[12] acrescentam, na dimensão cognitiva, a capacidade intelectual do profissional de saúde de identificar e compreender as emoções do paciente e mais três dimensões: a emotiva, relativa à capacidade de imaginar as emoções e perspectivas do paciente; a motivacional, que diz respeito à motivação interna do médico em ser empático; e a comportamental, relativa à capacidade de transmitir ao paciente a compreensão de suas emoções e perspectivas.

Para Mercer e Reynolds,[13] a empatia é a capacidade de compreender a situação, a perspectiva e os sentimentos dos pacientes, bem como seus significados; de comunicar essa compreensão e verificar sua precisão; e de, a partir dessa compreensão, atuar de forma terapêutica em relação ao paciente. Coulehan e colaboradores[14] também afirmam que o profissional deve verificar com o paciente se sua compreensão é precisa, para garantir que a comunicação seja adequada. Halpern[15,16] considera que a empatia envolve uma *sintonia* e *ressonância emocional ao longo do encontro*. Novack e colaboradores[17] e Krasner e colaboradores[18] afirmam que, para os clínicos serem empáticos, é essencial que eles tenham inteligência emocional, regulação das emoções e autoconhecimento.

> **Não esquecer**
>
> Para que ocorra uma comunicação empática, o profissional deve estar motivado internamente a ajudar, ter autoconhecimento, bem como inteligência e regulação emocional. Deve ter transparência; aceitar, valorizar e cuidar da pessoa como ela é; e ter compreensão empática, que envolve a escuta qualificada, sem barreiras ou juízos de valor, a comunicação dessa compreensão ao paciente, para verificar sua precisão, e a legitimação do sentimento.

Resposta às emoções

Para alcançar uma comunicação efetiva quando surgem as emoções, o profissional de saúde deve refletir cotidianamente sobre como tende a reagir diante de situações carregadas de emoções, identificando quais são seus pontos frágeis, que ativam quase automaticamente suas próprias emoções e reações, bem como identificar as emoções às quais responde melhor ou pior. Esse reconhecimento possibilita construir estratégias para transformar sua reação em resposta.

> **Não esquecer**
> Deve-se separar o comportamento que um paciente tem do seu comportamento como pessoa, evitando rotulá-lo – por exemplo, "o agressivo", "o poliqueixoso".

Para que se alcance uma aliança terapêutica, é também fundamental lembrar que, no contexto do cuidado à saúde, as emoções do paciente decorrem de múltiplas causas, especialmente sua condição de saúde e o contexto em que ele se encontra.

Ignorar as emoções ou mostrar-se distante ou frio aumenta o estresse do paciente e prejudica a capacidade terapêutica do profissional de saúde. Por outro lado, identificar a emoção, compreender o que a fez emergir e ter uma resposta empática resultará em melhores desfechos para o paciente e o profissional.

Além de refletir sobre sua própria personalidade e suas atitudes, o profissional de saúde deve aperfeiçoar suas habilidades para sentir-se mais confiante em explorar e responder às emoções. O profissional deve manifestar a empatia de maneira explícita, pois, por mais que ele sinta empatia, nem sempre o paciente a identificará de forma espontânea.

A seguir, são apresentadas algumas habilidades específicas, desenvolvidas com base nas diversas definições de empatia, para responder de forma empática às emoções, ressaltando-se que, necessariamente, o profissional deve estar comprometido e importar-se com o paciente, com real intenção de ajudá-lo. Inicialmente, o uso dessas habilidades pode parecer artificial – quem aprende essas habilidades pode questionar se não seria uma forma de manipular o paciente. Entretanto, o objetivo é explicitar para o paciente que o profissional quer se conectar com ele e ajudá-lo, construindo o vínculo e uma aliança terapêutica. Com a prática, o que de início pode parecer um pouco artificial tende a incorporar-se no cotidiano da atuação. Com o tempo, cada profissional constrói sua própria linguagem para comunicar, de forma empática, seus pensamentos e sentimentos.

A identificação das emoções presentes ocorre por meio da atenção do profissional de saúde aos sinais verbais e não verbais do paciente e de uma escuta qualificada (escutar o paciente sem fornecer sugestões ou opinião e sem fazer juízo de valor, ajudando-o a abrir-se e aprofundar seu pensamento), e sua resposta deve associar a linguagem não verbal e a verbal.[3,6,19,20] A linguagem não verbal inclui contato visual, expressão facial que demonstre interesse pelo paciente, tom de voz suave, pausas, ritmo da fala não apressado (calmo), toque (quando apropriado, incluindo até um abraço) e espaço entre profissional e paciente (que depende das circunstâncias e da cultura). A linguagem verbal (ilustrada na **Figura 9.1**) inclui:

▶ **nomear** a emoção que o profissional acha que o paciente parece estar sentindo, também denominado espelhamento ou reflexão, **verificar sua precisão** e **explorar** a emoção, por exemplo: "O Sr. parece estar (preocupado – ou triste – ou nervoso)". A partir daí, ambos se expressam para compreender qual é realmente a emoção;
▶ quando a emoção não está expressa, é importante perguntar como o paciente está se sentindo, abrindo espaço para ele se expressar, perguntando, por exemplo: "O Sr. poderia me dizer como está se sentindo emocionalmente neste momento?";

- **validar** (**legitimar**) o sentimento do paciente, o que demonstra compreensão e aceitação pelo que ele está sentindo, sem preconceitos, deixando-o mais à vontade para abrir-se e expressar sua emoção;
- identificar as principais **preocupações**;
- realizar **escuta qualificada**, sempre que oportuno, para propiciar melhor compreensão e expressão da emoção;
- **apoiar** o paciente por suas atitudes diante do que ele está passando;
- reconhecer quando algo na interação foi inadequado, se houve algum mal-entendido, e **pedir desculpas** caso isso tenha ocorrido;
- demonstrar que se importa com o paciente, por meio de **parceria**, demonstrando que junto com ele fará o melhor possível para ajudá-lo a lidar com a situação, **respeito** (apreciação por ele, seus esforços e coragem) e **apoio** (garantindo também que não o abandonará).

Resposta empática

Identificar emoções → Atenção a sinais verbais e não verbais / Escuta qualificada

Nomear, checar precisão e validar:
- Nomear, refletir, espelhar emoção
- Validar/legitimar emoção
- Identificar preocupações
- Realizar escuta qualificada

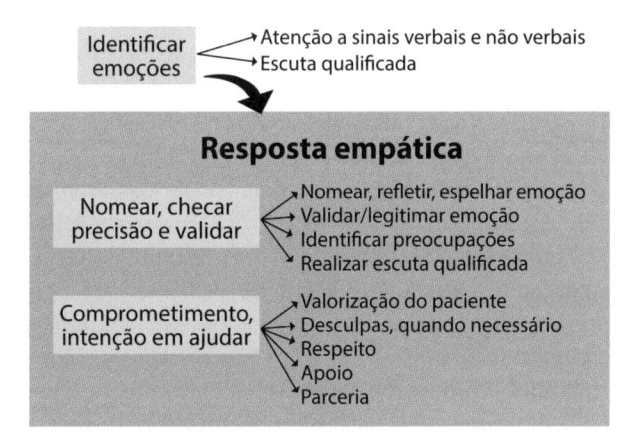

Comprometimento, intenção em ajudar:
- Valorização do paciente
- Desculpas, quando necessário
- Respeito
- Apoio
- Parceria

FIGURA 9.1 Identificação e resposta empática às emoções.
Fonte: Autoras.

Essas habilidades não precisam ser expressas de forma integral a cada manifestação de emoções, devendo ser empregadas conforme o profissional considerar apropriado para o momento. Quando as emoções já se manifestam de maneira clara – por exemplo, com choro intenso na tristeza ou elevação do tom de voz e agressividade na raiva –, não cabe espelhar a emoção, mas sim legitimá-la e demonstrar interesse em ajudar no que for possível.

Essas habilidades estão bem apresentadas no módulo 13 do programa Doccom, no qual há vídeos demonstrativos para sua modelagem.[3] Nesse mesmo módulo, são propostos dois acrônimos para facilitar seu uso.

Um deles é o **PEARLS**,[3] que representa **P**artnership (Parceria), **E**mpathy (Empatia), **A**pology (Desculpar-se [ou Apreciação]), **R**espect (Respeito), **L**egitimation (Legitimação) e **S**upport (Apoio). Alguns exemplos de afirmações que podem ser feitas:

- **parceria**: "Vamos trabalhar juntos para ...";
- **emoção**: "Você parece estar se sentindo ...";
- **apreciação**: "Obrigada por compartilhar isso comigo";

- **desculpas**: "Peço desculpas por ter te irritado";
- **respeito**: "Admiro sua força e coragem";
- **legitimação**: "Qualquer pessoa que estivesse passando por isso se sentiria como você";
- **apoio** (válido tanto para o reconhecimento da situação da pessoa, como para a garantia de continuar acompanhando e apoiando a pessoa): "Você tem passado por tanta coisa. Não deve ser nada fácil lidar com tudo isso". Ou: "Eu vou continuar acompanhando você. Pode contar comigo".

O outro acrônimo é o **NURS**, representando N*ame* (Nomear), U*nderstand* (Compreender), R*espect* (Respeito) e S*upport* (Apoio).[3]

A seguir, são abordadas considerações sobre as emoções raiva, medo e tristeza, com base em Egener e Gilligan,[3] Borrel-Carrió,[6] Gask e Usherwood[19] e Cléries.[20]

Origem e formas de manifestação da raiva, do medo e da tristeza

A raiva, o medo e a tristeza estão frequentemente relacionados à percepção de uma perda real ou potencial, que quebra as expectativas quanto ao presente e ao futuro. Em uma mesma situação, cada paciente pode manifestar emoções diferentes. Isso decorre de características pessoais do paciente e do profissional, do processo de interação entre eles, do ambiente e do contexto (ver Capítulo 7, Reações emocionais dos profissionais de saúde nos encontros clínicos).

As situações que fazem essas emoções emergirem podem ser diversas. Podem causar dor, sofrimento, limitar a autonomia ou ameaçar a própria vida ou a de um ente querido, gerando a percepção de vulnerabilidade. Entre elas, algumas são inesperadas, como acidentes, ou diagnóstico/vivência de doenças cujo tratamento é difícil e/ou prognóstico é incerto ou não favorável.[3]

A falta de confiança no médico ou no sistema geralmente precipita medo e raiva, enquanto a perda da esperança ou o luto pela perda tendem a causar tristeza, a qual pode ser intensificada por quadros depressivos.[3]

> **Não esquecer**
>
> Para que a resposta às emoções seja terapêutica, o profissional deve estar comprometido com o paciente, demonstrar empatia e interesse em ajudar, bem como compreender o que está acontecendo e o que ele próprio e o paciente estão sentindo.
>
> A resposta empática a essas emoções é semelhante, mas com algumas especificidades que podem facilitar sua abordagem. Por isso, são apresentadas de forma separada.

Raiva

A raiva costuma ser uma das emoções mais desafiadoras para a resposta empática, pois quando uma pessoa se sente "atacada", sua tendência é defender-se. Ela tende a encobrir a tristeza e/ou o medo, que podem ser expressos por agressividade verbal ou física (nesse caso, o primeiro passo consiste em garantir a própria segurança).[3]

É importante fazer uma autoanálise para identificar os significados da raiva, quando esta emerge no cuidado à saúde. Quando expressa por um paciente que recebeu uma notícia difícil, ela pode decorrer da maneira como o profissional de saúde a comunicou e/ou do fato de ele ser o emissor da notícia. O medo e a frustração do paciente com a condição de saúde podem também ser expressos como raiva direcionada ao profissional ou à equipe. A comunicação de erro é outra situação delicada, que pode causar raiva quando realizada de maneira inadequada. A percepção do paciente de não ser tratado de forma respeitosa, adequada, digna ou justa, ou de falta de profissionalismo, competência e sinceridade também geram raiva. Entre os fatores que podem contribuir para essa percepção estão os relacionados à organização do serviço (longa lista de espera para agendamento da consulta, demora em ser atendido e limitação do tempo da consulta etc.) e os relacionados à qualidade do cuidado pelos profissionais, desde sua pouca atenção às queixas ou fragilidade de raciocínio clínico e consequente inadequação do diagnóstico e tratamento, até seu pouco comprometimento e atitudes de não se importar, ser preconceituoso ou arrogante com o paciente. Durante o encontro com o paciente, além das atitudes e fatores já mencionados, podem gerar raiva: a interrupção de sua fala, o fornecimento de informações pouco esclarecedoras, de forma apressada ou pouco inteligíveis, a inabilidade em pactuar a agenda quando há múltiplos motivos de consulta ou a negação dos pedidos do paciente (como licença, prescrição de medicamentos controlados).[3,6]

O ideal seria sempre **prevenir o surgimento** da raiva, dando atenção à organização e tratando os pacientes com profissionalismo, comprometimento, respeito e cordialidade.[6,20]

Porém, ao surgir, apesar de quase automaticamente ativar os mecanismos defensivos, quando o profissional se sente agredido, é importante refletir, identificar a origem da raiva e tentar acalmar-se, lembrando-se de que a raiva direcionada a ele tem sua origem nas circunstâncias pelas quais o paciente está passando. Tornar-se defensivo neste momento só tende a piorar ainda mais a situação, fazendo a raiva aumentar.[3]

É fundamental não se deixar contagiar com a raiva e estar atento para a comunicação não verbal. Se o paciente estiver em pé, deve-se convidá-lo a sentar, sentando-se em seguida; olhar nos seus olhos, manter um tom de voz suave e o ritmo da fala calmo. Neste caso, demonstra-se ao paciente o reconhecimento da raiva que ele está sentindo, permitindo que ele exponha sua preocupação ou fonte de insatisfação. Caso a situação ocorra em local aberto, na frente de outros pacientes ou demais pessoas, recomenda-se conduzir o paciente para um local privado. Isso demonstra atenção com ele e também com os outros pacientes.[3,6]

> **Dica**
> Independentemente da situação, é fundamental que o profissional lembre que ele não é responsável pela raiva do paciente ou por "consertá-la". Entretanto, o profissional deve assumir atitudes como não levantar a voz, permanecer calmo e demonstrar uma compreensão empática, para ajudar o paciente a tornar-se mais consciente sobre sua emoção e sua origem, e ajudá-lo a lidar com a situação vivenciada.

Quando se notam pistas não verbais (expressão facial, rubor) ou verbais (como falas exaltadas ou irônicas) de que o paciente está com raiva, é importante expressar sua percepção, nomeando a emoção, para esclarecer o que possa ter acontecido, falando, por exemplo: "Me parece que o Sr. está bravo (ou com raiva). Eu fiz alguma coisa que lhe incomodou (ou aborreceu)?".

No caso de sofrimento ou preocupação, a reflexão pode ser expressa dizendo, por exemplo: "Não consigo nem imaginar o quanto o Sr. está sofrendo".

SITUAÇÃO-PROBLEMA 1

Dr. João estava em um dia cansativo, com muitos pacientes, e atrasado porque precisou fazer alguns "encaixes" na agenda para pacientes que estavam em estado mais grave.

Ao abrir a porta para chamar o próximo paciente, uma Sra. grita alto:

– Dr., o Sr. não vai me atender hoje, não? Estou esperando há mais de 1 hora e passa um monte de gente na minha frente. Isso é um absurdo! Vou chamar a televisão!

Outros pacientes na sala de espera começam a se levantar e gritar também:

– Eu também acho! Eu também estou esperando há bastante tempo! E a Sra. que não pense que vai passar na minha frente!

Dr. João se sente muito irritado e diz:

– Eu estou com a agenda lotada, como vocês podem ver! Estou aqui trabalhando sem parar!

E, levantando o tom de voz, fala:

– Se a Sra. começar a causar confusão aqui na sala de espera, só vai piorar as coisas para mim e para a Sra.!

Então, ele fecha a porta do consultório, vermelho de raiva, e com dificuldade de se concentrar no próximo atendimento.

Se o paciente estiver proferindo ofensas ou levantando muito seu tom de voz, como ilustrado na Situação-problema 1, a reflexão não tem sentido, pois a raiva está bem expressa. Nesse caso, deve-se **legitimar/validar** seu sentimento. Mesmo sem concordar com o paciente, a validação é importante, pois quando o paciente se sente ouvido, ele tende a se acalmar. Por outro lado, quando não se sente ouvido, ele fica com mais raiva.[3]

Na Situação-problema 1, o profissional poderia ter legitimado o que ouviu da paciente que o estava esperando, dizendo:

"Acho que qualquer um que tivesse que esperar tanto tempo ficaria incomodado como a Sra. por causa do atraso em ser consultado e vendo pacientes passarem na sua frente."

Em seguida, nesse caso, o médico deveria **pedir desculpas**, valorizar o tempo da paciente e explicar o que está ocorrendo em poucas palavras. Uma afirmação muito útil é:

"Desculpem-me, eu sei que seu tempo é precioso".

Continuando, ele poderia dizer: "Ocorreram situações de emergência com estes pacientes".

Quando o problema é relacionado à demanda do paciente por uma consulta que não é possível naquele momento devido ao excesso de pacientes agendados, deve-se dar uma alternativa, demonstrando interesse em ajudar. Por exemplo:

"Há mais três pacientes agendados antes da Sra.: se puder aguardar, a atenderei depois deles".

Ou

"Infelizmente, hoje tenho mais dez pacientes para atender. A Sra. poderia voltar amanhã de manhã?".

A verbalização de **apoio** ao paciente ou seus familiares mostra o reconhecimento do profissional sobre a dificuldade enfrentada por eles. Uma afirmação que demonstra apoio aos familiares que estão com seus entes queridos internados seria: "Tantas preocupações e responsabilidades devem lhe sobrecarregar muito".

O **respeito** pode ser expresso ressaltando a capacidade da pessoa em lidar com a situação, como: "Admiro sua persistência e dedicação…".

A **parceria** demonstra a intenção de trabalhar junto com o paciente, para encontrar soluções e tomadas de decisão compartilhadas, como: "Vamos trabalhar juntos, para encontrar a melhor solução possível".

Em raras situações, o profissional pode pressentir que sua segurança está ameaçada, seja porque o paciente está com tanta raiva que não o escuta, porque perde o controle ou porque ameaça diretamente a ele e aos presentes no ambiente de cuidado. Nesses casos, o profissional deve avaliar a situação e, em primeiro lugar, considerar se ela ameaça sua integridade e segurança. Se considerar possível tentar manter um diálogo, ele deve impor limites, afirmando, por exemplo: "Só poderei continuar nossa conversa se o Sr. tiver por mim o respeito que tenho pelo Sr.".[3]

Se isso não surtir resultado e ele considerar que ainda está seguro, pode ressaltar mais uma vez sua intenção em ajudar, caso o paciente se acalme.[3]

Porém, caso avalie que sua segurança está em risco, o profissional deve sair do local do encontro e procurar alguém da segurança, se necessário.

Essas situações podem ser um sinal de alerta para transtornos psíquicos ou intoxicação por drogas ou álcool, que desinibem a pessoa.[3]

Medo

Quanto ao medo, que pode ser intenso em situações com risco de perda, o profissional deve identificar na conversa o que o paciente já sabe e o que e o quanto quer saber, respondendo com sinceridade, especialmente a questões sobre prognóstico e tempo de vida. Dar falsas esperanças pode prejudicar a confiança e o vínculo com o paciente. Porém, a esperança nunca deve ser totalmente tirada, pois, apesar dos conhecimentos científicos, as evidências são baseadas em pessoas de uma dada população que já apresentaram uma determinada doença ou situação de saúde, o que não significa que especificamente aquele paciente estará dentro do "intervalo de 95% de confiança".[3]

A seguir, são apresentados alguns exemplos dos elementos da resposta empática diante do medo:[3]

- pode-se **nomear** ou **refletir** a emoção, dizendo: "Você parece estar ansioso(a)";
- após escutar a resposta, pode ser feita a **legitimação**, dizendo: "Os pacientes costumam reagir desta forma quando recebem uma notícia como essa";
- é importante contribuir para a organização do pensamento do paciente e ajudá-lo a elaborar os pensamentos que passam por sua mente, especialmente quando o paciente parece estar distante, em choque ou chorando, perguntando: "Quais são suas principais preocupações?". Além disso, ao elucidar as preocupações, o profissional pode trabalhar em parceria com o paciente, dando a ele maior senso de controle. Por exemplo, se a preocupação do paciente for sentir dor, o profissional, após esclarecer as possibilidades para controlar a dor, pode tomar uma decisão conjunta com o paciente sobre como isso será realizado;
- como forma de fornecer **apoio**, fazer observações como: "Você tem passado por tanta coisa nestes últimos tempos";

- uma afirmação de **parceria** seria: "Vamos trabalhar juntos, para fazer o melhor possível por...";
- uma afirmação de **respeito** seria: "Admiro sua capacidade de lidar com a situação";
- a demonstração de comprometimento e atenção, bem como a expressão verbal de que o profissional continuará acompanhando o paciente e não o abandonará, é uma forma de **apoio**.

> **Cuidado!**
> Evita-se dizer: "Sinto muito", que pode ser interpretado como sentir muito por algum erro que possa ter acontecido ou por não ter feito mais pelo paciente. Recomenda-se dizer: "Eu queria que fosse diferente".

Às vezes, o medo é tão intenso que o paciente entra em **negação** por não ter condições de enfrentar a situação naquele momento. Os profissionais de saúde tendem a se irritar com a negação, porém nunca devem forçar o paciente a "ver" a realidade neste momento, pois a negação demonstra que ele ainda não tem continência emocional para lidar com a questão.[19] Nesse caso, deve ser dado algum tempo para o paciente absorver a notícia, pedindo para retornar o mais breve possível, sozinho ou com alguém de sua confiança, para dar continuidade à conversa. Quando o medo é intenso a ponto de causar ansiedade, pânico ou insônia, é importante considerar se é necessária a avaliação de um psiquiatra, bem como fornecer apoio psicológico.[3,19]

Tristeza

A tristeza pode manifestar-se com choro ou por linguagem não verbal, quando o paciente faz pouco contato visual com o médico, olhando para baixo ou parecendo distraído. Quando manifestada com choro, que é uma linguagem clara, não cabe nomear ou refletir a emoção, mas sim legitimá-la. Uma forma de ajudar o paciente é, após um tempo em silêncio que não seja longo, perguntar sobre suas principais preocupações. Isso o ajuda a organizar seus pensamentos e possibilita fornecer maior apoio no que for possível.[3] Oferecer lenço de papel pode ajudar a manifestar amparo.

A resposta empática à tristeza segue os mesmos passos. Deve-se refletir a percepção da tristeza, demonstrando interesse em ajudar e apoiar o paciente. Se houver dúvidas quanto à emoção presente, pode-se perguntar o que está incomodando o paciente ou perguntar como ele está se sentindo emocionalmente. Após a escuta qualificada sobre o que ele sente e expressa, pode-se legitimar seu sentimento, demonstrar respeito por sua força ou coragem em enfrentar a situação, parceria para ajudar a encontrar soluções ou tomadas de decisão conjuntas e apoiá-lo.[3,6,19]

Há algumas situações em que a depressão pode estar presente, mesmo sem haver uma perda, e outras em que as perdas podem desencadear depressão. Nesses casos, geralmente o paciente perde a vontade de se cuidar e de comer e pode ter ideações suicidas. Além de solicitar assistência psiquiátrica e psicológica, o médico deve buscar pessoas que possam amparar o paciente e que façam parte de sua rede de apoio.[3,6,19]

Além das habilidades apontadas para lidar com as emoções, é importante que o profissional identifique a espiritualidade e o apoio social do paciente (ver Capítulo 14, Comunicação clínica e espiritualidade).

Reflexão após os encontros carregados de emoção

Após encontros em que surgem emoções fortes, especialmente a raiva, o médico deve refletir sobre a situação e suas atitudes e dedicar um tempo para reequilibrar-se psicologicamente. Além disso, uma reunião para reflexão conjunta da equipe deve ser feita o mais breve possível, se a situação tiver o envolvimento de membros da equipe de saúde.[3]

Não esquecer

Identificar as emoções, nomeá-las para o paciente, escutá-lo de forma qualificada, legitimar a emoção expressa, sem barreiras ou juízos de valor, pedir desculpas, agradecer o compartilhamento, apoiar o paciente, perguntar sobre suas preocupações, bem como demonstrar interesse, respeito e parceria são elementos de uma resposta empática. A comunicação não verbal deve estar em sintonia com a comunicação verbal, incluindo contato visual, expressão facial que demonstre interesse pelo paciente, tom de voz suave, pausas e ritmo calmo da fala.

Em pacientes com medo e tristeza, é importante identificar e acionar a rede de apoio social. Quando a raiva ameaçar a segurança, é necessário garantir a integridade. Além disso, é importante considerar a possibilidade de intoxicação por drogas lícitas ou ilícitas, e oferecer avaliação psiquiátrica e assistência psicológica.

QUESTÕES DE MÚLTIPLA ESCOLHA*

1. Assinale a melhor resposta empática quando um paciente conta algo difícil que está ocorrendo em sua vida e parece triste:
   a) Falar: "Parece que você está bastante triste com isso".
   b) Falar: "Que bom que já passou".
   c) Pensar: "Nossa, que difícil!".
   d) Falar: "Bola pra frente".

2. Assinale a melhor reação quando um paciente demonstra raiva e começa a proferir ofensas:
   a) Usar a reflexão.
   b) Fazer o paciente refletir sobre sua conduta equivocada.
   c) Legitimar a emoção.
   d) Se houver ameaça ou risco de violência, pedir para o paciente se acalmar.

3. Qual seria a melhor resposta empática diante de uma paciente que olha para baixo ao falar do luto do marido?
   a) "Há outros motivos para a consulta?"
   b) "Vamos ver o futuro!"
   c) "Imagino como a Sra. deve estar triste!"
   d) "Não chore tanto assim! A vida continua!"

REFERÊNCIAS

1. McColl-Kennedy JR, Danaher TS, Gallan AS, Orsingher C, Lervik-Olsen L, Verma R. How do you feel today? Managing patient emotions during health care experiences to enhance well-being. J Business Res. 2017;79:247-59.
2. Maguire P, Pitceathly C. Key communication skills and how to acquire them. BMJ. 2002;325(7366):697-700.
3. Egener B, Gilligan T. Responding to strong emotions: sadness, anger, fear. DocCom module #13 [Internet]. Philadelphia: Drexel University College of Medicine; c2005-2020 [capturado 8 mar. 2020]. Disponível em: https://webcampus.drexelmed.edu/doccom/db/readDocComDemo.aspx?m=13.
4. Ekman P. Basic emotions. In: Dalgleish T, Power M, editors. Handbook of cognition and emotion. Sussex: John Wiley & Sons; 1999. p. 45-60.
5. Ekman P. An argument for basic emotions. Cognit Emotion. 1992;6(3-4):169-200.
6. Borrell-Carrió F. Entrevista clínica: habilidades de comunicação para os profissionais de saúde. Porto Alegre: Artmed; 2012.
7. Bergman PL.,Luckmann T. A construção social da realidade. Petrópolis: Vozes; 2008.
8. Rizzolatti G, Fabbri-Destro M, Cattaneo L. Mirror neurons and their clinical relevance. Nat Clin Pract Neurol. 2009;5(1):24-34.
9. Rogers CR. Empathic: an unappreciated way of being. Counsel Psychol. 1975;5(2):2-10.

*Acesse as respostas e comentários às questões de múltipla escolha em https://apoio.grupoa.com.br/comunicacaoclinica.

10. Rogers CR. The foundations of the person-centred approach. Education [Internet]. 1979 [capturado 08 mar. 2020];100(2):98-107. Disponível em: http://www.unifiedcommunities.com/ucs/Rogers_Person-Centered-Approach_1979.pdf.
11. Hojat M, Spandorfer J, Louis DZ, Gonnella JS. Empathic and sympathetic orientations toward patient care: conceptualization, measurement, and psychometrics. Acad Med. 2011;86(8):989-95.
12. Stepien KA, Baernstein A. Educating for empathy. A review. J Gen Intern Med. 2006;21(5):524-30.
13. Mercer SW, Reynolds WJ. Empathy and quality of care. Br J Gen Pract. 2002;52 Suppl:S9-12.
14. Coulehan JL, Platt FW, Egener B, Frankel R, Lin CT, Lown B, et al. "Let me see if i have this right...": words that help build empathy. Ann Intern Med. 2001;135(3):221-7.
15. Halpern J. What is clinical empathy. J Gen Intern. 2003;18(8):670-4.
16. Halpern J. From idealized clinical empathy to empathic communication in medical care. Med Health Care Philos. 2014;17(2):301-11.
17. Novack DH, Suchman AL, Clark W, Epstein RM, Najberg E, Kaplan C. Calibrating the physician. Personal awareness and effective patient care. Working Group on Promoting Physician Personal Awareness, American Academy on Physician and Patient. JAMA. 1997;278(6):502-9.
18. Krasner MS, Epstein RM, Beckman H, Suchman AL, Chapman B, Mooney CJ, et al. Association of an educational program in mindful communication with burnout, empathy, and attitudes among primary care physicians. JAMA. 2009;302(12):1284-93.
19. Gask L, Usherwood T. ABC of psychological medicine: the consultation. BMJ. 2002;324(7353):1567-9.
20. Clèries X. La Comunicación. Una competencia esencial para los profesionales de la salud. Barcelona: Elsevier Masson; 2006.

PARTE IV
ENSINO E AVALIAÇÃO DE HABILIDADES DE COMUNICAÇÃO

Formação em competências de comunicação clínica

10

Marcela Dohms; Iolanda de Fátima Lopes Calvo Tibério e Carlos Fernando Collares

QUESTÕES INICIAIS PARA REFLEXÃO

1. Quais são as recomendações atuais para organizar um programa de formação em comunicação clínica?
2. Qual é o conteúdo teórico-prático necessário para essa formação?
3. Quais são os principais instrumentos de avaliação de competências de comunicação clínica (CCCs) e suas limitações?

CONCEITOS FUNDAMENTAIS

- Recomenda-se seguir as seguintes fases de implementação de um programa de formação em comunicação clínica: instrução, modelagem, prática e avaliação.
- Avaliação programática é a "avaliação para o aprendizado", em vez da "avaliação do aprendizado", e tem a função de fomentar o aprendizado (avaliação formativa), embasar decisões sobre o seu progresso (avaliação somativa) e contribuir para o controle da qualidade da sua formação (avaliação informativa).
- É importante conhecer as diretrizes de ensino em CCCs, principais metodologias e questionários utilizados, assim como suas limitações.
- O processo de formação deve estimular a contínua autopercepção, para que o estudante ou o profissional incorpore a reflexão sobre sua prática em relação à comunicação clínica efetiva.
- O treinamento de docentes em CCCs é fundamental, com conhecimento em metodologias ativas de ensino, de grupos e com habilidades para fornecer um *feedback* construtivo e correlacionado à fundamentação teórica.

FUNDAMENTAÇÃO TEÓRICA

> ### SITUAÇÃO-PROBLEMA 1
> Dois professores estão conversando:
>
> Pedro: "Eu acho comunicação clínica tão importante, sabe? Gostaria de inserir mais esse tema na formação dos meus estudantes de graduação e pós-graduação. Acredito que seria importante até para os profissionais já formados há muito tempo. Eu ouço falar de tantas ferramentas com nomes estranhos que podemos usar que fico até perdido, sem saber bem por onde começar a planejar um programa de formação".
>
> Ana: "Essa deve ser uma dificuldade para muitas escolas formadoras. Com certeza muitos educadores na área já devem ter tentado implementar programas de comunicação clínica e analisado o que funcionou, os desafios e pensado em sugestões. Se fizer uma boa revisão de literatura nesse tema, vai encontrar um bom material sobre as limitações e as recomendações internacionais atuais para auxiliar na implementação. É importante também saber sobre a confiabilidade e a validade dos instrumentos".
>
> Pedro: "Boa ideia! Não tinha pensado nisso!".

Como já descrito neste livro, está bem documentada a importância da comunicação clínica efetiva nos cuidados à saúde. Considerando que a comunicação clínica é um conjunto de competências adquiridas, uma formação específica em competências comunicacionais leva a melhorias significativas na relação profissional de saúde-paciente e a melhores resultados em indicadores de saúde.[1,2]

Em geral, há muitas dificuldades no planejamento e na implementação de programas de formação em competências de comunicação clínica (CCCs). Neste capítulo, são abordadas as sugestões para um programa educativo para cursos de formação em comunicação clínica, com base nas recomendações internacionais atuais,[1,3-5] discutindo vantagens e limitações das principais metodologias utilizadas. A **Tabela 10.1** apresenta um resumo das recomendações para um programa educativo divididas em fases e as principais estratégias empregadas atualmente.

Tabela 10.1 - Resumo das recomendações para um programa educativo de formação em competências de comunicação clínica

Fase	Objetivo	Cenário simulado	Cenário real
Instrução	Apresentar o referencial teórico com definições e explicações sobre as competências e habilidades específicas esperadas para uma comunicação clínica efetiva conforme o nível de formação	-------------	-------------

(continua)

(Continuação)				
Modelagem	Mostrar as habilidades desejadas	Observação de vídeos, filmes, role-play	Observação de role-model	
Prática	Praticar e treinar as habilidades desejadas	Pacientes simulados (colegas, atores, pessoas treinadas)	Pacientes reais	
Avaliação programática (com base na fase de instrução prévia)				
Tipo de avaliação	**Objetivo**	**Forma escrita**	**Cenário simulado**	**Cenário real**
Avaliação formativa. Realizada por: ▶ Autoavaliação ▶ Tutor ▶ Colegas ▶ Pacientes – simulados ou reais ▶ Equipe	*Feedback* durante o processo de aprendizagem para melhora das habilidades	Portfólio/narrativas	*Feedback* de observação de consulta simulada por tutor *Videofeedback* individual ou em grupo de consulta simulada *Feedback* de paciente simulado	*Feedback* de observação direta de consulta real por tutor *Videofeedback* individual ou em grupo de consulta real *Feedback* de paciente real
Avaliação somativa (nota/escore)	Medir Comparar Aprovar/reprovar	Questões de múltipla escolha ou dissertativas com base em casos descritos ou em vídeos	Observação direta ou por vídeo de consulta simulada	Observação direta ou por vídeo de consulta real
Incorporação da prática reflexiva				
Treinamento específico de docentes				

Fonte: Adaptada de Veldhuijzen e colaboradores[6] e Spencer e Silverman.[7]

Fase de instrução

Recomenda-se que, inicialmente, os conteúdos sejam claramente definidos[6,7] antes da determinação dos métodos pedagógicos e da avaliação. É importante que ocorra uma apresentação do referencial teórico com definições e explicações sobre as competências e habilidades específicas esperadas para uma comunicação clínica efetiva conforme o nível de formação, que será diferente, por exemplo, para estudantes do início ou do fim do curso. Para isso, recomendam-se usar, como referência, os consensos e guias para um currículo de comunicação.

As competências de comunicação com os pacientes, seus familiares/cuidadores e equipes de saúde devem ser transversais nas profissões que exercem o ato do cuidado; por isso, a comunicação clínica efetiva deve ser um objetivo nuclear da educação de todos os profissionais de saúde.[8] Muitas organizações têm descrito a importância da integração das CCCs como parte fundamental do currículo médico[3,9] e para o treinamento em comunicação clínica em outras áreas profissionais.

Um dos consensos sobre currículo de comunicação mais abrangentes é o consenso de 33 escolas médicas do Reino Unido.[3] Recomenda-se um currículo de comunicação que seja ensinado em todas as etapas da formação, planejado de forma a oferecer oportunidades ao estudante para revisão, refinamento e construção de habilidades com grau crescente de complexidade e de forma integrada às outras disciplinas e situações clínicas práticas.[10]

A **Figura 10.1** resume as recomendações desse consenso.

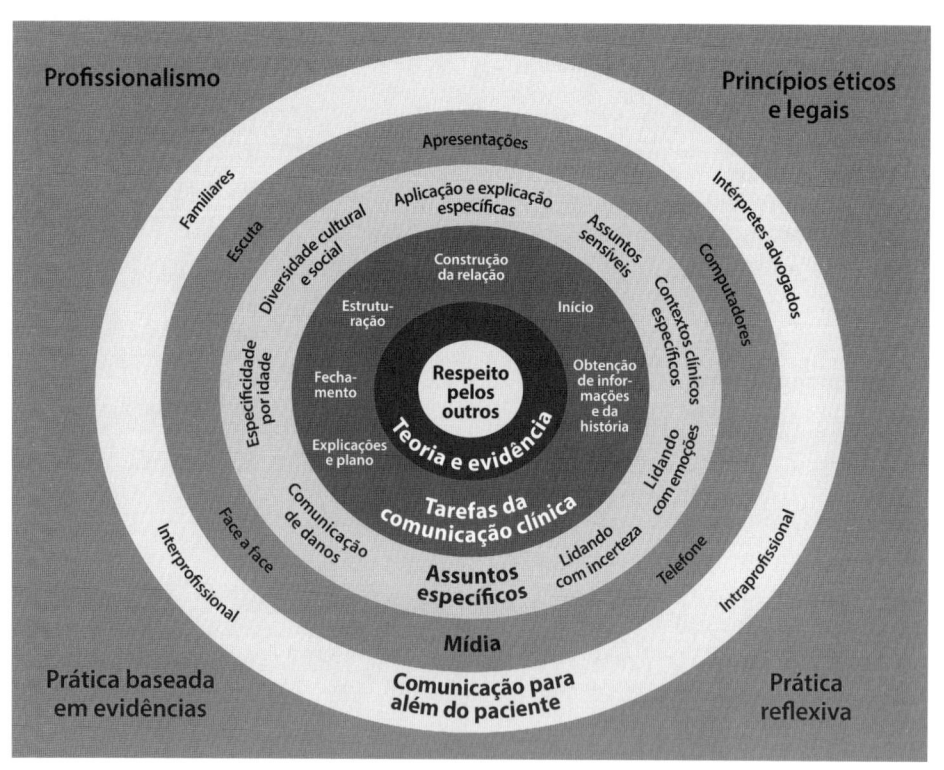

FIGURA 10.1 Roda do currículo de comunicação.
Fonte: Adaptada de Von Fragstein e colaboradores.[3]

A chamada "roda do currículo de comunicação" tenta sistematizar as recomendações do consenso de escolas médicas no Reino Unido, e tem como eixo central o respeito pelos outros e destaca a importância do embasamento teórico.[3] Ao redor desse eixo, há as tarefas da comunicação na consulta, que consistem em uma maneira didática de dividir habilidades de acordo com as fases da entrevista (início da consulta, obtenção de informações, construção da relação, estruturação, fechamento, explicação e plano).

A European Association for Communication in Healthcare (EACH),[11] que busca estabelecer uma rede multidisciplinar de profissionais especialistas ativamente envolvidos em pesquisa e ensino da comunicação clínica, desenvolveu o Health Professions Core Communication Curriculum (HPCCC),[4] com a colaboração de 121 especialistas em comunicação clínica de 15 áreas profissionais ligadas à saúde, como Medicina, Enfermagem, Farmácia, Psicologia, Odontologia, Fisioterapia e Fonoaudiologia, de 16 países europeus. O HPCCC identifica 61 objetivos de ensino-aprendizagem a serem alcançados nos cursos de graduação das ciências da saúde. Recomenda-se o seu uso para o planejamento ou reestruturação dos conteúdos curriculares de ensino e avaliação da comunicação clínica, podendo ser adaptado como um todo ou parcialmente, de acordo com as necessidades e especificidades institucionais.

Fase de modelagem

A observação do *role-model* é uma forma de aprendizado no currículo informal, chamado de currículo oculto. Entretanto, é preciso que essa modelagem seja estruturada em um currículo formal. É importante que quem está aprendendo possa visualizar como é a aplicação das habilidades de comunicação desejadas. É útil discutir modelos negativos de comunicação problemática e maneiras de melhorá-la, mas é essencial que o estudante possa ver modelos positivos de demonstração de habilidades de comunicação efetiva.

Sugere-se, como guia de discussão com estudantes de graduação, a abordagem e a discussão de exemplos práticos.[12] Recomenda-se utilizar, como base, as situações-problema, que podem ser introduzidas por um vídeo, buscando aproximar-se o máximo possível da realidade do educando. O uso de cenas de filmes e vídeos com demonstração de competências comunicacionais também é uma estratégia interessante.

Fase prática

Após observar a modelagem, o estudante precisa tentar colocar em prática as habilidades esperadas para seu nível de formação. O ideal é iniciar a prática em cenário simulado com *feedback* para depois praticar em cenário real com paciente. A simulação pode ser uma dramatização com colegas ou com pacientes simulados que cumpram um determinado papel de um contexto clínico. Pode ser de grande aprendizado colocar-se no papel de paciente em uma entrevista. É ideal realizar sessões com grupos pequenos (até 25 pessoas), de no máximo 3 horas.

Para profissionais de pós-graduação ou de educação permanente, pode ser mais motivador usar situações tidas como de maior dificuldade na consulta, como os temas geralmente considerados de maior complexidade:[3] comunicação de más notícias, consultas que envolvem emoções fortes e pacientes com queixas de difícil caracterização.

Avaliação programática

Traz a ideia de "avaliação para o aprendizado" (*assessment for learning*), em contraposição ao modelo predominante de "avaliação do aprendizado" (*assessment of learning*).[13] A avaliação compreende processos de obtenção de informações sobre o desempenho do estudante com três funções principais: fomentar o aprendizado (avaliação formativa), embasar decisões sobre o seu progresso (avaliação somativa) e contribuir para o controle da qualidade da sua formação (avaliação informativa).[5]

Para um processo avaliativo bem estruturado de comunicação clínica, é necessário ampliar o uso de instrumentos integrados de forma sistemática ao currículo.[14] Um método eficiente de avaliação é confiável e consistente, ou seja, deve ser assertivo no seu resultado, abordando medidas de reforço ou oportunidades de melhoria; deve, ainda, ser válido, medindo exatamente os objetivos a que se propõe o ensino, e factível, ou seja, pode ser aplicado com os recursos disponíveis, adequados aos objetivos. O método avaliativo deve também resultar em impacto positivo para o estudante, seja na otimização do seu tempo ou no modo como direciona seus estudos.

O direcionamento da escolha de uma ferramenta efetiva de avaliação deve levar em conta a fase do aprendizado que se deseja avaliar. Considerando essas ponderações, a **Figura 10.2** exemplifica ferramentas de acordo com o que se pretende avaliar. Ela é uma adaptação da pirâmide proposta por George Miller atualizada no ano de 2016 por outros estudiosos da área.[15]

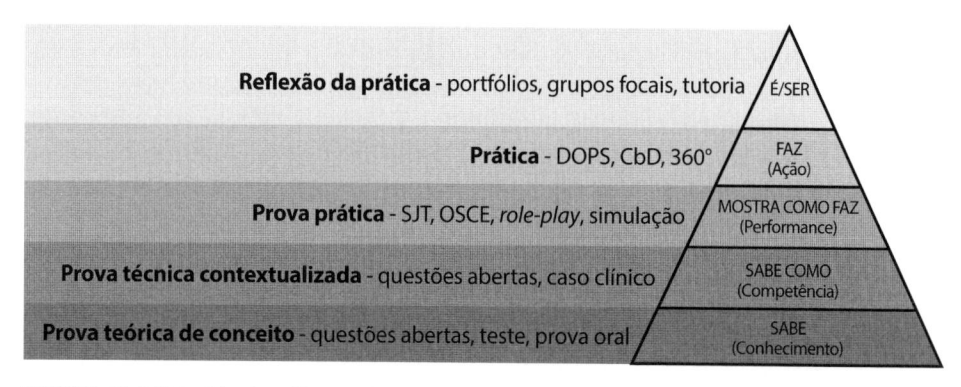

FIGURA 10.2 Pirâmide de Miller atualizada e metodologias de avaliação conforme o objetivo. CbD, Discussão Baseada em Casos Clínicos; DOPS, Observação Direta de Habilidades Procedimentais; OSCE, Objective Structured Clinical Examination; SJT, Testes de Julgamento Situacional.
Fonte: Adaptada de Cruess e colaboradores.[15]

A avaliação programática constitui uma forma inovadora de conceber e praticar a avaliação do estudante. Para sua efetividade, a escola médica deve investir na estruturação de um programa coerente de avaliação, que apresente os atributos de centralização, institucionalização, uniformização, integração, abrangência e continuidade. A avaliação programática propõe minimizar algumas das distorções associadas às práticas tradicionais, realizar avaliação para o aprendizado e valorizar variáveis qualitativas na tomada das decisões para uma avaliação somativa realizada por supervisores qualificados.

Avaliação formativa

O *feedback* é uma ferramenta poderosa e essencial no processo educacional do treinamento das competências comunicacionais e permite ao estudante reconhecer pontos de melhoria em seu desempenho que poderão ser trabalhados, além de permitir a identificação de aspectos do seu desempenho que deverão ser mantidos e até mesmo reforçados durante o processo de avaliação.

Há vários guias e questionários em forma de lista de verificação específicos de habilidades de comunicação que auxiliam a embasar a avaliação formativa. Entretanto, é importante não se restringir apenas ao instrumento: ele deve ser apenas uma base para ajudar, possibilitando um *feedback* narrativo de avaliação global associado à lista de verificação.

Geralmente, inicia-se por *feedback* em ambiente simulado e realizado por um tutor, por meio de observação direta de simulação ou baseado em vídeo. Pode, ainda, ser complementado por um paciente simulado treinado utilizando um questionário de observação de competências comunicacionais e por pares/colegas. Quanto mais realista for o cenário simulado, melhor.

> **Não esquecer**
>
> A avaliação não deve ocorrer apenas ao fim do programa: devem ser previstos vários momentos avaliativos de *feedback* durante o processo.

> **Dica**
>
> Recomenda-se iniciar por uma autoavaliação. O *feedback* deve ser estruturado, com foco nas dificuldades do estudante e com base nas competências esperadas, retomando o que foi definido na fase de instrução. Recomenda-se um treinamento sobre como dar *feedback* e a oportunidade de receber um "*feedback* do *feedback*".

Depois da prática em ambiente simulado, o *feedback* da prática em ambiente real é muito importante. Dentro de uma avaliação 360°, o *feedback* pela equipe e pelo paciente deve também ser considerado.

O *videofeedback* de consultas reais em grupo com pares tem-se mostrado a principal dimensão para promover uma mudança na prática do estudante.[16] O tema *feedback* está aprofundado no Capítulo 11, Vídeo e *feedback*.

Na avaliação formativa, uma estratégia é o uso de narrativas e portfólios, em que o estudante pode descrever suas experiências e aprendizados na relação clínica e detalhar o que aprendeu com seu *feedback*. Sugere-se a leitura do Capítulo 6, Medicina narrativa para o ensino da comunicação clínica.

Avaliação somativa

É a "régua" para medir e comparar ou aprovar/reprovar. Para medir, é preciso definir quais são as habilidades e competências esperadas conforme o nível de formação. A avaliação de conhecimentos em conteúdos de comunicação clínica pode ser realizada de forma escrita, com questões objetivas de múltipla escolha ou dissertativas, baseada em casos ou em vídeos.

A avaliação de habilidades de comunicação pode ser realizada por meio de observação de desempenho em cenário simulado, como o OSCE (Objective Structured Clinical Examination), que é usado para avaliação estruturada de habilidades preestabelecidas por meio de listas de verificação padronizadas, nas quais os estudantes rodam por estações clínicas alternadas.[17] É possível, ainda, utilizar a avaliação individualizada pela observação de cenário real de consulta médica ambulatorial ou hospitalar, por meio de observação direta ou vídeo.

Instrumentos para as avaliações de observação de habilidades de comunicação clínica

Há uma grande variedade de instrumentos, em forma de questionários, listas de verificação ou escalas, que podem ser usados para observação de habilidades no processo avaliativo formativo e somativo.

A seguir, estão listados os principais instrumentos usados em programas de formação em comunicação clínica para observação de entrevistas reais ou simuladas. Alguns podem também ser usados para autoavaliação e pelo paciente em cenário real. É importante verificar, em cada referência, a indicação em relação ao nível de aprendizagem – graduação ou pós-graduação –, e se há um guia de uso. Apenas alguns deles têm traduções validadas para o português.

- **Behaviour Change Counseling Index (BECCI):** avalia tópicos de aconselhamento sobre estratégias de mudança de comportamento em consultas.[18]
- **Berlin Global Rating (BGR):** classificação global para observação de encontros de alunos com pacientes padronizados.[19]
- **Calgary-Cambridge Observation Guide:** o guia completo apresenta 71 itens.[20] Há uma versão resumida do instrumento, com 28 itens em forma de lista de verificação de habilidades de entrevista clínica relacionada a um caso, (1) com versão brasileira validada[21] (**Anexo 10.1**).
- **Communication Assessment Tool (CAT):** avalia habilidades de comunicação interpessoal sob a perspectiva do paciente, com versão brasileira validada.[22]
- **Conectar, Identificar & Comprender, Acordar, Ayudar (CICAA):** avalia os tópicos Conectar, Identificar e Compreender, Acordar, Ajudar. Inclui guia de uso.[23]
- **Consultation and Relational Empathy Measure (CARE):** escala para medida de empatia simples preenchida por pacientes, com versão brasileira validada.[24]
- **Consultation Observation Tool (COT):** instrumento do Royal College para apoio no julgamento holístico para observação direta ou de vídeos de consultas.[25]
- **Four Habits Coding Scheme:** avalia habilidades de comunicação do clínico em uma abordagem de cuidado centrado na pessoa, abrangendo quatro domínios, com versão brasileira validada.[26]
- **Kalamazoo Essential Elements Checklist (KCS):** avalia competências essenciais de comunicação da estrutura da Declaração de Consenso de Kalamazoo.[27]
- **Leicester Assessment Video Consultation:** avalia habilidades de comunicação em consultas gravadas em vídeo.[28]
- **Maastricht History-taking and Advice Scoring (MAAS-Global):** classificação global de habilidades de comunicação para as fases do encontro clínico.[29]
- **Mini Clinical Examination (Mini-CEX):** classificação global para a observação de habilidades para entrevistas médicas. Inclui profissionalismo, julgamento clínico, habilidades de aconselhamento, organização e competência clínica geral.[30]
- **Neighbour:** avalia conexão com os pacientes, estilo de consulta eficaz e intuitivo, manejo da incerteza e autocuidado do médico para manejar o estresse da prática clínica.[31]
- **Observing Patient Involvement (OPTION):** avalia a tomada de decisão compartilhada.[32]

- **Palliative care clinical evaluation exercise (CEX):** avalia a entrevista em cuidados paliativos. Aborda comunicação de más notícias e discussão sobre não ressuscitar.[33]
- **Patient-Doctor Relationship Questionnaire (PDRQ-9):** avalia a comunicação com foco na percepção da disponibilidade para ajuda e empatia do médico, a partir da perspectiva do paciente, com versão brasileira validada.[34] É utilizado pelo Ministério da Saúde para pagamento por desempenho.
- **Patient-Practitioner Orientation Scale – English (PPOS):** avalia a comunicação centrada no paciente. Pode ser utilizada tanto com autopreenchimento quanto por observador ou pelo paciente.[35]
- **Questionnaire on the Quality of Physician-Patient Interaction (QQPPI):** avalia a comunicação médico-paciente na perspectiva do paciente.[36]
- **Rochester Communication Rating Scale:** avalia a entrevista do paciente padronizada pelo aluno na perspectiva do paciente.[37]
- **Roter Interaction Analysis System (RIAS):** método quantitativo de codificação para medir categorias individuais de comunicação clínica.[38]
- **Royal College of Physicians:** utiliza questionário que avalia a consulta centrada no paciente e habilidades de comunicação nos exames profissionais no Reino Unido.[10]
- **SEGUE Framework:** avalia os tópicos: definição do cenário, obtenção de informações, fornecimento de informações, entendimento da perspectiva do paciente, finalização do encontro, plano de tratamento/prevenção.[39]
- **Standardized Patient Satisfaction Questionnaire (SPSQ):** avalia a satisfação do paciente simulado (SP) com a comunicação e as habilidades interpessoais do aluno, com itens do Questionário de Satisfação do Paciente (PSQ) do American Board of Internal Medicine (ABIM).[40]
- **Structured Communication Adolescent Guide:** lista de verificação para o encontro médico-paciente na perspectiva do paciente adolescente. Avalia os tópicos: início da consulta, coleta de informações, adolescente sozinho, estilos de vida, fechamento da consulta.[41]

Limitações dos instrumentos de avaliação

Alguns itens nos questionários ou escalas envolvem aspectos mais subjetivos e complexos, que podem ser de difícil avaliação quando analisados por um avaliador externo. Por exemplo, se o profissional de saúde conseguiu deixar o paciente à vontade, se conseguiu criar uma relação de confiança ou se houve empatia.

Como analisar se estudantes ficaram mais empáticos? A empatia tem um componente emocional (sentir) e um cognitivo (pensar). Nos questionários, avalia-se apenas o aspecto cognitivo. A conexão emocional é invisível e formada não apenas com frases específicas: ela é construída gradativamente entre o entrevistador e o paciente, incluindo comunicação não verbal. Assim, será que os questionários são mesmo capazes de mensurar uma melhora? Alguns questionários usam uma avaliação autorreferida, como a "Jefferson scale".[42] E será que um avaliador externo é mesmo capaz de analisar essa conexão e as emoções que

> **Cuidado!**
> Há frases técnicas que podem ser aprendidas e ditas na entrevista apenas para pontuação de escores, mas sem necessariamente o profissional ter sentido empatia. Não é desejado que o entrevistador apenas repita frases empáticas esperadas no preenchimento de listas de verificação.

ocorrem entre o entrevistador e o paciente? O que se espera dos estudantes: que sintam empatia ou que pensem "agora vou ser empático" e que comuniquem uma frase técnica para obter pontos em uma lista de verificação? Certamente deseja-se que sejam capazes de conectar-se com o sofrimento do paciente e também de comunicar a empatia.

Outra dificuldade na avaliação por um observador externo ocorre quando, por exemplo, um paciente verbaliza a preocupação de sua dor estar relacionada a um possível câncer e o entrevistador responde "compreendo sua preocupação". É possível que o paciente não tenha se sentido compreendido apenas por essa frase, e o avaliador pode julgar que a comunicação foi efetiva. Outro exemplo: como avaliar que o entrevistador demonstra interesse pelo paciente? Cada pessoa pode ter uma percepção diferente, que envolve a interpretação de várias frases e também de comunicação não verbal. Além disso, é preciso considerar a grande variação individual e cultural de expectativas e exigências dos pacientes às respostas dos profissionais de saúde.

É preciso considerar, ainda, se o instrumento usado é o melhor para o objetivo que se pretende avaliar, se quantitativo ou qualitativo.

Uma possibilidade para evidenciar melhor os resultados seria associar, às listas de verificação, uma avaliação subjetiva e uma avaliação global. As escalas de avaliação global mostraram discriminar melhor os escores entre os diferentes níveis de *expertise*.[19] Por isso, é importante que haja confiança no julgamento humano do tipo *expert* nas modernas definições de competência e dos julgamentos holísticos e subjetivos no repertório de avaliações. Devido a dificuldades na confiabilidade, algumas escolas estão deixando de aplicar o OSCE e usando mais portfólios reflexivos, como a Maastricht University. Então, a melhor maneira de avaliar as competências atitudinais de comunicação parece ser somando múltiplas fontes e formas, incluindo a avaliação pelo próprio paciente, colegas (pares) e pelas narrativas do estudante, em uma avaliação programática.[43]

> **Cuidado!**
> Ao tentar objetivar numericamente ao máximo as avaliações de habilidades de comunicação, corre-se o risco de perder a avaliação das subjetividades.

Por ser um instrumento de formação e reflexão, o portfólio possibilita ao educando ter a real consciência dos critérios de construção preestabelecidos e promover a autorreflexão por meio da elaboração dos descritivos/reflexões. Permite, também, a avaliação com o docente ao partilhar com este os aspectos relevantes de todo o processo. O portfólio tem uma função simultaneamente estruturante, organizadora da coerência e uma função reveladora e estimulante nos processos de desenvolvimento pessoal e profissional.[44] Contudo, algumas desvantagens devem ser salientadas: o elevado consumo de tempo para o educando preparar e também para o supervisor acompanhar; e a percepção, pelo aluno, do alto grau de dificuldade para prepará-lo.

Como avaliar a efetividade de um programa de formação em CCCs?

Nos estudos de medidas de impacto de uma intervenção educativa em habilidades de comunicação, em geral as diferenças encontradas decorreram do efeito tempo e é difícil atribuí-las exclusivamente à intervenção. É preciso considerar que um impacto positivo demonstrado após o programa seja atribuído a outros espaços de formação, como estágios e aulas. Em estudos comparando intervenção em um grupo com um grupo-controle também pode ocorrer o chamado "efeito-teto", em que o grupo-controle já era muito bom ao iniciar o estudo, e há mais dificuldade de mostrar a diferença do bom para o ótimo do que do ruim para o bom.[45]

Além disso, a fim de observar os efeitos de uma intervenção educativa, é preciso uma análise longitudinal para uma avaliação mais confiável, pois o processo de mudança da comunicação clínica é progressivo e lento, e é necessário tempo para que os aprendizes incorporem os novos conhecimentos na prática e sejam capazes de demonstrar esse impacto em testes quantitativos. Além disso, a variação entre avaliadores, assim como de pacientes simulados, também pode prejudicar os escores. Também é importante considerar a limitação, se o número da amostra for baixo. Assim, a probabilidade de erro tipo II nesse teste é alta, ou seja, há alto risco de ocorrer falsos-negativos e de assumir que não há diferença quando, na verdade, ela existe.

Incorporação de prática reflexiva e autoconhecimento

Uma das formas da avaliação programática é o desenvolvimento das competências de aprendizado permanente autodirigido (*lifelong, self-directed learning*). O estímulo à reflexão e à capacidade de autoavaliação atuam na regulação contínua do aprendizado.[16] Nesse processo de reflexão, é desejável que o educando desenvolva, na sua aprendizagem de comunicação clínica, a habilidade de "metacognição", ou seja, conseguir ter uma melhor percepção das suas próprias reações emocionais (ver Capítulo 7, Reações emocionais dos profissionais de saúde nos encontros clínicos).

Deveria fazer parte de toda formação na área da saúde o conhecimento dos próprios sentimentos, que é, em parte, o que os grupos Balint possibilitam. Esses grupos são boas oportunidades de aprofundar essa prática reflexiva e as emoções que surgem na consulta para melhor uso terapêutico da relação médico-paciente (ver Capítulo 8, Introdução aos grupos Balint).

Pendleton e colaboradores[10] sugerem 10 questões para o autoquestionamento do profissional de saúde ou estudante após as consultas em relação aos aspectos de comunicação (**Quadro 10.1**).

> **Não esquecer**
>
> O processo de formação deve estimular a contínua autopercepção e incorporação da reflexão sobre a prática, para ampliação da consciência em relação aos mecanismos defensivos e melhor compreensão dos processos de transferência e contratransferência.

Quadro 10.1 - Autoavaliação de Pendleton

- Eu sei significativamente mais a respeito dos pacientes agora do que antes da consulta?
- Eu descobri o que preocupa os pacientes?
- Eu os ouvi?
- Eu explorei suas agendas, crenças e expectativas?
- Eu fiz um diagnóstico aceitável a ser trabalhado?
- Eu usei o que eles pensavam quando comecei a explicação?
- Eu compartilhei as opções de investigação ou tratamento?
- Eu envolvi os pacientes na tomada de decisões?
- Eu tentei checar se os pacientes realmente entenderam?
- Eu fui facilitador?

Fonte: Pendlelton e colaboradores.[10]

No processo de autoavaliação, essas questões poderiam ser associadas a um breve diário com narrativas de reflexões a respeito de emoções vivenciadas ou portfólio reflexivo.

Treinamento específico de docentes

O adequado funcionamento de um programa de comunicação clínica e da avaliação programática depende criticamente do engajamento e do compromisso dos docentes, o que provavelmente constitui o principal determinante de sucesso. Para que ocorra esse envolvimento efetivo, são necessários programas de desenvolvimento docente para o desempenho dessa função com qualidade.

É preciso que o docente tenha um aprofundamento teórico em comunicação clínica e bom conhecimento dos aspectos-chave das metodologias de ensino ativo e de trabalho com grupos, que seja acessível e assertivo, com habilidades para conduzir o grupo de forma participativa e prática.[12] Além disso, deve ter habilidades para fornecer um *feedback* construtivo e conseguir correlacioná-lo com a fundamentação teórica. Por isso, é fundamental o treinamento de facilitadores nas metodologias de ensino e avaliação. Entretanto, no momento infelizmente não há muitas ofertas de treinamento no Brasil.

Para uma boa consolidação das habilidades trabalhadas no programa de formação em CCCs por professores em sala de aula, é importante que o educando receba uma continuação do aprendizado por meio de *feedbacks* de comunicação clínica no seu ambiente de prática, pelos seus preceptores locais. Para isso, é necessária uma melhor formação de todos os preceptores locais em *feedback* de habilidades de comunicação.

Por fim, para a sustentabilidade institucional em longo prazo do programa e da sua avaliação programática, são importantes as medidas de apoio institucional político e legal, assim como uma boa documentação do processo educativo para o aperfeiçoamento contínuo.[46]

QUESTÕES DE MÚLTIPLA ESCOLHA*

1. Qual é a melhor sequência para um programa de formação em competências de comunicação clínica, considerando que a conexão com a teoria é feita em todas as etapas?
   a) Modelagem/observação de habilidades – Instrução teórica – Prática.
   b) Prática – Instrução teórica – Prática.
   c) Modelagem/observação de habilidades – Prática – Instrução teórica.
   d) Instrução teórica – Modelagem/observação de habilidades – Prática.

2. Recomenda-se que o ensino das competências de comunicação clínica no currículo de graduação das profissões de saúde ocorra:
   a) Em uma disciplina específica de habilidades de comunicação no meio do curso.
   b) Em uma disciplina específica de habilidades de comunicação nos dois primeiros anos do curso.
   c) Em uma disciplina específica de habilidades de comunicação nos dois últimos anos do curso.
   d) Integrado a todas as disciplinas.

3. Sobre avaliação em competências de comunicação clínica:
   a) As escalas de avaliação global diferenciam melhor os níveis de *expertise*.
   b) A maioria dos questionários utilizados é de alta confiabilidade.
   c) A melhor maneira de avaliar é por lista de verificação.
   d) O *feedback* é dado apenas no fim de um curso de formação em competências de comunicação clínica.

*Acesse as respostas e comentários às questões de múltipla escolha em https://apoio.grupoa.com.br/comunicacaoclinica.

REFERÊNCIAS

1. Kurtz S, Silverman J, Draper J. Teaching and learning communication skills in medicine. Oxford: Radcliff; 2005. p. 13-20.
2. Maguire P, Pitceathly C. Key communication skills and how to acquire them. BMJ. 2000;325:697-700.
3. Von Fragstein M, Silverman J, Cushing A, Quilligan S, Salisbury H, Wiskin C. UK Council for Clinical Communication Skills Teaching in Undergraduate Medical Education. UK consensus statement on the content of communication curricula in undergraduate medical education. Med Educ. 2008;42(11):1100-7.
4. Bachmann C, Abramovitch H, Barbu CG, Cavaco AM, Elorza RD, Haak R, et al. A European consensus on learning objectives for a core communication curriculum in health care professions. Patient Educ Couns. 2013;93(1):18-26.
5. Loureiro E, Cavaco AM, Ferreira MA. Competências de comunicação clínica: objetivos de ensino-aprendizagem para um currículo nuclear nas áreas da saúde. Rev Bras Educ Med. 2015;39(4):491-5.
6. Veldhuijzen W, Ram P, Weijden T, Wassink M, Vleuten, C. Much variety and little evidence: a description of guidelines for doctor-patient communication. Med Educ. 2007;41(2):138-45.
7. Spencer J, Silverman J. Education for communication: much already known, so much more to understand. Med Educ. 2001;35(3):188-90.
8. Razack S, Meterissian S, Morin L, Steinert Y, Tabatabai D, MacLellan A. Coming of age as communicators: differences in the implementation of common communications skills training in four residency programmes. Med Educ. 2007;41(5):441-9.
9. Makoul G. Essential elements of communication in medical encounters: the Kalamazoo consensus statement. AcadMed. 2001;76(4):390-3.
10. Pendleton D, Schofield T, Tate P, Havelock P. A nova consulta: desenvolvendo a comunicação entre médico e pessoa. Porto Alegre: Artmed; 2011.
11. European Association for Communication in Healthcare [Internet]. Salisbury: EACH; c2020 [capturado em 13 mar. 2020]. Disponível em: http://www.each.eu/.
12. Borrell-Carrió F. Entrevista clínica: habilidades de comunicação para profissionais de saúde. Porto Alegre: Artmed; 2012.
13. Schuwirth LWT, Van der Vleuten CPM. Programmatic assessment: from assessment of learning to assessment for learning. Med Teach. 2011;33(6):478-85.
14. Stewart M, Brown JB, Weston WW, McWhinney IR, McWilliam CL, Freeman TR. Medicina centrada na pessoa: transformando o método clínico. 3. ed. Porto Alegre: Artmed; 2017.
15. Cruess RL, Cruess SR, Steinert Y. Amending Miller's pyramid to include professional identity formation. Acad Med. 2016;91(2):180-5.
16. Fukkink RG, Trienekens N, Kramer LJC. Video feedback in education and training: putting learning in the picture. Educ Psychol Rev. 2011;23:45-63.
17. Harden RM, Grant J, Buckley G, Hart IR. Best evidence medical. Educ Adv Health Sci Educ Theory Pract. 2000;5(1):71-90.
18. Lane C, Huws-Thomas M, Hood K, Rollnick S, Edwards K, Robling M. Measuring adaptations of motivational interviewing: the development and validation of the behavior change counseling index (BECCI). Patient Educ Couns. 2005;56(2):166-73.
19. Hodges B, Hanson M, McNaughton N, Regehr G. Creating, monitoring, and improving a psychiatry OSCE. Acad Psychiatry. 2002;26(3):134-61.
20. Kurtz SM, Silverman JD. The Calgary-Cambridge Referenced Observation Guides: an aid to defining the curriculum and organizing the teaching in communication training programmes. Med Educ. 1996;30(2):83-9.
21. Dohms MC. Videogravação de consulta como instrumento docente para ensino da comunicação clínica na atenção primária à saúde [tese]. São Paulo: FMUSP; 2018.
22. Rocha SR, Romão GS, Setúbal MSV, Lajos GJ, Adriana Gomes Luz, Collares CF, et al. Cross-cultural adaptation of the communication assessment tool for use in a simulated clinical setting. Teach Learn Med. No prelo 2020.
23. Moral R, Perula de Torres LA, Parras Rejano JM. Evaluation of the patient-centered clinical relationship: analysis of psychometric properties the CICAA scale (original in Spanish). Aten Primaria. 2010;42(3):162-8.
24. Scarpellini GR, Capellato GRF, Silva G. A. Escala CARE de empatia: tradução para o português falado no Brasil e resultados iniciais de validação. Medicina (Ribeirão Preto). 2014;47(1):51-8.
25. Royal College of General Practitioners. The Consultation Observation Tool (COT) [Internet]. London: RCGP; c2020 [capturado em 13 mar. 2020]. Disponível em: https://www.rcgp.org.uk/training-exams/training/mrcgp-workplace-based-assessment-wpba/cot-for-mrcgp-workplace-based-assessment.aspx.
26. Catani RR, Valadares EDS, Lacombe JB, Mendonça TMDS, Silva CHMD, Paro HBMDS. Cross-cultural adaptation of the Four Habits Coding Scheme (4HCS) for teaching and assessing patient-centered communication skills in Brazil. Cad Saude Publica. 2018;34(11):e00013918.
27. Joyce BL, Steenbergh T, Scher E. Use of the Kalamazoo essential elements communication checklist (adapted) in an institutional interpersonal and communication skills curriculum. J Grad Med Educ. 2010;2(2):165-9.
28. McKinley RK, Fraser RC, van der Vleuten C, Hastings AM. Formative assessment of the consultation performance of medical students in the setting of general practice using a modified version of the Leicester Assessment Package. Med Educ. 2000;34(7):573-9.
29. van Thiel J, Kraan HF, Van Der Vleuten CP. Reliability and feasibility of measuring medical interviewing skills: the revised Maastricht history-taking and advice checklist. Med Educ 1991;25(3):224-9.
30. Norcini JJ, Blank LL, Duffy FD, Fortna GS. The mini-CEX: a method for assessing clinical skills. Ann Intern Med. 2003;138(6):476-81.
31. Neighbour R. The Inner consultation: how to develop an effective and intuitive consulting style. Lancaster: Kluwer Academic; 1987.
32. Elwyn G, Tsulukidze M, Edwards A, Légaré F, Newcombe R. Using a 'talk' model of shared decision making to propose an observation-based measure: Observer OPTION 5 Item. Patient Educ Couns. 2013;93(2):265-71.
33. Han PK, Keranen LB, Lescisin DA, Arnold RM. The palliative care Clinical Evaluation Exercise (CEX): an experience-based intervention for teaching end-of-life communication skills. Acad Med. 2005;80(7):669-76.
34. Wollmann L, Hauser L, Mengue SS, Agostinho MR, Roman R, CM Van Der Feltz-Cornelis Adaptação transcultural do instrumento

Patient-Doctor Relationship Questionnaire (PDRQ-9) no Brasil. Rev Saúde Pública [Internet]. 2018 [capturado em 13 mar. 2020];52:71. Disponível em: http://www.scielo.br/scielo.php?script=sci_arttext&pid=S0034-89102018000100262&lng=en.

35. Ribeiro MM, Krupat E, Amaral CF.Brazilian medical students` attitudes towards patient-centered care. Med Teach. 2007;29(6):e204-8.

36. Bieber C, Müller KG, Nicolai J, Hartmann M, Eich W. How does your doctor talk with you? Preliminary validation of a brief patient self-report questionnaire on the quality of physician–patient interaction. J Clin Psychol Med Settings. 2010;17(2):125-36.

37. Epstein RM, Dannefer EF, Nofziger AC, Hansen JT, Schultz SH, Jospe N, et al. Comprehensive assessment of professional competence: the Rochester experiment. Teach Learn Med. 2004;16(2):186-96.

38. Roter DL, Larson S, Shinitzky H, Chernoff R, Serwint JR, Adamo G, et al. Use of an innovative video feedback technique to enhance communication skills training. Med Educ. 2004;38(2):145-57.

39. Makoul G. The SEGUE Framework for teaching and assessing communication skills. Patient Educ Couns. 2001;45(1):23-34.

40. Chessman AW, Blue AV, Gilbert GE, Carey M, Mainous AG. Assessing students' communication and interpersonal skills across evaluation settings. Fam Med. 2003;35(9):643-8.

41. Blake K, Vincent N, Wakefield W, Murphy J, Mann K, Kutcher M. A structured communication adolescent guide (SCAG): assessment of reliability and validity. Med Educ. 2005;39(5):482-91.

42. Hojat M, Mangione S, Nasca TJ, Cohen MJM, Gonnella JS, Erdmann JB, et al. The Jefferson Scale of physician empathy: development and preliminary psychometric data. Educ Psychol Measur. 2001;61(2):349-65.

43. Van Der Vleuten CPM, Schuwirth LWT, Driessen EW, Govaerts MJB, Heeneman S. Twelve tips for programmatic assessment. Med Teach. 2015;37(7):641-646.

44. Sá-Chaves I. Portfólios reflexivos: estratégia de formação e de supervisão. Aveiro: Universidade de Aveiro; 2000. (Cadernos didácticos. Série Sup.; 1).

45. Dohms MC, Collares CF, Tibério IC. Video-based feedback using real consultations for a formative assessment in communication skills. BMC Med Educ. No prelo 2020.

46. Dijkstra J, Galbraith R, Hodges BD, McAvoy PA, McCrorie P, Southgate LJ, Van der Vleuten CP, Wass V, Schuwirth LW. Expert validation of fit-for-purpose guidelines for designing programmes of assessment. BMC Med Educ. 2012;12:20.

LEITURA RECOMENDADA

Van der Vleuten CP, Schuwirth LW, Driessen EW, Dijkstra J, Tigelaar D, Baartman LK, van Tartwijk J. A model for programmatic assessment fit for purpose. Med Teach 2012;34(3):205-14.

Anexo
GUIA OBSERVACIONAL CALGARY-CAMBRIDGE

ANEXO 10.1: Versão resumida para avaliação de habilidades comunicacionais*

	INICIANDO A CONSULTA	Não (0)	Sim, mas (1)	Sim (2)
1.	Cumprimenta o paciente.			
2.	Apresenta-se e menciona a sua função.			
3.	Demonstra respeito.			
4.	Confirma os motivos de consulta.			
5.	Negocia a agenda (motivos de consulta).			
	OBTENDO INFORMAÇÕES *Exploração dos problemas*			
6.	Encoraja o paciente a contar sua história.			
7.	Muda apropriadamente de questões abertas para fechadas.			
8.	Escuta atentamente.			
9.	Facilita respostas verbais e não verbais do paciente.			
10.	Utiliza perguntas e comentários facilmente compreensíveis.			
11.	Esclarece as declarações do paciente.			
12.	Define a cronologia dos problemas.			
	Compreensão da perspectiva do paciente			
13.	Determina e reconhece as ideias do paciente sobre a causa do problema.			
14.	Explora as preocupações do paciente sobre o problema.			
15.	Estimula que o paciente verbalize como se sente.			
16.	Percebe e responde às pistas verbais e não verbais.			

*Tradução e adaptação transcultural por Marcela Dohms, com permissão da autora, Suzanne Kurtz.

Estruturação da consulta
17. Resume ao final de uma linha específica de investigação.
18. Progride usando frases de transição entre os tópicos.
19. Estrutura uma sequência lógica.
20. Usa o tempo de maneira eficiente.
Construção da relação
21. Demonstra comportamento não verbal apropriado.
22. Se lê ou escreve, isso não interfere no diálogo/comunicação.
23. Não demonstra preconceito ou julgamento.
24. Demonstra empatia e apoio ao paciente.
25. Demonstra confiança.
ENCERRANDO A CONSULTA
26. Encoraja o paciente a discutir algum ponto adicional.
27. Encerra a consulta com um breve resumo.
28. Pactua com o paciente os próximos passos.

Fonte: Kurtz e colaboradores[1] e Dohms.[21]

Vídeo e *feedback*

Marcela Dohms

11

QUESTÕES INICIAIS PARA REFLEXÃO

1. Você já assistiu à sua própria consulta em vídeo e refletiu sobre os aspectos positivos e as dificuldades observadas?
2. Você já pensou em receber um *feedback* de um grupo de colegas para ajudar a pensar em estratégias para trabalhar as suas dificuldades?
3. Quais metodologias são mais efetivas para conduzir um grupo de *videofeedback*?

CONCEITOS FUNDAMENTAIS

- O vídeo é como um espelho, ou uma pintura realística, que reflete as habilidades de comunicação do entrevistador. Na visão de alguns autores, representa o padrão-ouro no ensino de habilidades de comunicação.
- O vídeo deve ser como um "presente" de material bruto para o grupo, e o *videofeedback*, um "presente" de volta para o entrevistador.
- Para o aperfeiçoamento das habilidades de comunicação, a revisão do vídeo por pares (colegas) em associação com autoavaliação é mais benéfica do que um *feedback* tradicional,[1] ou seja, sem vídeo e feito pelo professor/tutor.
- A entrevista baseada em problemas (PBI, do inglês *problem-based interviewing*) é um método de revisão do vídeo que utiliza estratégia de microanálise de detalhes de comunicação.
- O papel do facilitador/coordenador é estimular a autoavaliação e o reforço positivo pelo grupo, além de estimular que o próprio entrevistador encontre, sozinho e com a ajuda do grupo, estratégias para trabalhar suas dificuldades.[2-4]

FUNDAMENTAÇÃO TEÓRICA

> **SITUAÇÃO-PROBLEMA 1**
>
> Profa. Cláudia: "Pessoal, depois de tudo que discutimos nas aulas e praticamos, quem poderia trazer um vídeo de uma consulta real para o grupo na semana que vem?".
> *(silêncio)*
> Júlia *(para sua colega Valéria)*: "Ah, que chatice isso de trazer vídeo! Eu não gosto de me filmar... Não entendo por que a gente tem que fazer isso".
> Jorge: "Eu!!!".

Por que gravar uma consulta em vídeo e mostrar em um grupo?

A videogravação tem sido usada para ensino e desenvolvimento profissional desde 1951,[5] e programas educativos usando *videofeedback* para estudar mais profundamente o comportamento profissional, desde a década de 1960.[6] Há registro das primeiras entrevistas de consulta filmadas em vídeo em Amsterdam, na Holanda, no ano de 1954, para fins de pesquisa. Posteriormente, seu uso foi difundido, sobretudo no Reino Unido, onde foi desenvolvida a metodologia PBI.[7]

Na Espanha, há uma longa experiência com seu uso, que se iniciou de maneira pontual no ano de 1986 e se generalizou após a difusão do *videofeedback* com revisão do vídeo na metodologia PBI, em pequenos grupos, com foco em habilidades de comunicação, e com *feedback* na metodologia ALOBA (do inglês *agenda-led outcome-based analysis*). Essa atividade de *videofeedback* passou a ser chamada resumidamente de PBI na Espanha, nome que foi difundido também no Brasil. Entretanto, vale salientar que PBI é uma das maneiras de assistir e revisar o vídeo para prover um *feedback*. Desde o ano de 2006, a filmagem de entrevistas tem sido obrigatória para os residentes de terceiro ano de medicina de família na maioria das unidades docentes da Espanha, constituindo uma das tarefas do portfólio formativo.[8]

No início da década de 1980, a gravação em vídeo de consultas reais com objetivo de aprendizagem era uma novidade. Atualmente, é uma técnica aceita pela maioria dos médicos na atenção primária e sua importância está sendo cada vez mais reconhecida também nas demais disciplinas médicas.[9] Os participantes relatam que as sessões mudam sua prática por estimular a capacidade de "ver-se atuar" nas consultas posteriores aos encontros, promovendo uma prática mais reflexiva e com a sensação de melhoria nas próprias habilidades de comunicação na relação clínica.[8]

Vantagens e desvantagens do vídeo

O vídeo é como um espelho, ou uma pintura realística, que reflete as habilidades de comunicação do entrevistador. Na visão de alguns autores, o vídeo representa o padrão-ouro no ensino de habilidades de comunicação, por possibilitar a visualização de aspectos de comunicação verbal e não verbal.[10-13]

Estudos comparando o ensino de habilidades de anamnese tradicional ao ensino com vídeo observaram que os estudantes de graduação conseguem obter mais informações relevantes e precisas nas entrevistas com o treinamento com vídeo e *feedback* em grupo do que aqueles que receberam treinamento apenas no método tradicional.[14,15]

O *videofeedback* tem muitas vantagens ao ser comparado com o *feedback* com observação direta, porque facilita a análise da comunicação não verbal e a avaliação das necessidades de aprendizagem, possibilita a revisão posterior e quantas vezes for necessária, estimula a autoavaliação e autorreflexão e envolve os participantes de maneira mais ativa na solução dos seus problemas.[16-21] Também permite rever aspectos que merecem mais atenção e possibilita uma análise mais detalhada da entrevista.[22] Além disso, a videogravação causa menos interferência na consulta do que se alguém estiver observando diretamente dentro do consultório.[9]

A análise de gravações em vídeo pode facilitar o *feedback* e prevenir mal-entendidos a respeito do que realmente ocorreu na consulta, pois com o vídeo fala-se de fatos concretos, que podem ser visualizados, e não apenas de opiniões subjetivas.[10] O vídeo, por si só, já é didático pela experiência pessoal de ver-se atuando. As filmagens permitem a revisão de comportamentos e atitudes, possibilitando a discussão do significado de cada postura assumida.[23] Quando o entrevistador pode observar-se e ouvir-se, isso facilita o entendimento a respeito das suas potencialidades e fraquezas e uma autoavaliação mais precisa. A autorreflexão durante as sessões tem demonstrado ser uma maneira efetiva de aperfeiçoamento das competências comunicacionais e atitudinais.[24,25]

> **Cuidado!**
> Inicialmente, as pessoas podem sentir-se assustadas e apreensivas com a ideia de serem observadas em vídeo.[16] Depois que iniciam as gravações, a tendência é que esqueçam a câmera após os primeiros minutos de filmagem, e isso ocorre gradualmente quanto mais vezes são filmadas.
> O desconforto que pode ser causado precisa ser manejado cuidadosamente com uma boa condução de grupo.[10]
> É necessário que o coordenador das sessões crie um ambiente seguro e um clima de confiança, para evitar possíveis constrangimentos.
>
> Apesar dessas potenciais dificuldades, a videogravação continua sendo considerada a ferramenta mais valiosa para programas de ensino de comunicação.[10]

O *videofeedback* como parte de um programa de formação em competências de comunicação clínica

No ensino de habilidades de comunicação, o vídeo pode ser utilizado tanto para cenário de ensino como em avaliações. Algumas pesquisas concluíram que o *videofeedback* sozinho é menos efetivo do que quando associado a instruções adicionais. Assim, é importante que seja feita uma conexão teórica durante o *feedback* e que o discente tenha mais oportunidades de praticar, como com um *role-play* e durante a prática posterior no seu cenário real (Ver Capítulo 10, Formação em competências de comunicação clínica).[3,16,26]

Muitas escolas mesclam as possibilidades, de acordo com os recursos disponíveis. Em países como Reino Unido e Holanda, a maioria das escolas médicas usa uma combinação de ensino em pequenos grupos, dramatizações com pacientes simulados e *videofeedback*, de maneira sistemática no currículo e vem apresentando resultados satisfatórios.[26]

A maioria dos programas de treinamento com *videofeedback* dura, em média, 10 semanas, e o ideal seria ter um acompanhamento posterior por preceptores ou tutores nos locais de prática.[27]

> **Recomendações sobre a melhor maneira de realizar o *feedback* em um processo educativo em quatro passos[27,28]**
>
> 1. **Instrução:** definir e explicar as habilidades específicas a serem trabalhadas.
> 2. **Modelagem:** mostrar as habilidades desejadas.
> 3. **Prática:** o aprendiz tenta colocar as habilidades em prática.
> 4. ***Videofeedback*:** principal dimensão para promover uma mudança na prática do aprendiz.

SITUAÇÃO-PROBLEMA 2

Profa. Cláudia: "Jorge, que bom que você trará um vídeo para o grupo!".

Jorge: "E o que eu preciso saber para gravar? Como eu faço?".

Como filmar?

A filmagem pode ser de uma encenação ou de pacientes reais; pode ser associada à simulação de entrevistas com pacientes simulados padronizados, e fazer parte de avaliações estruturadas como o exame clínico objetivo estruturado (OSCE, do inglês *objective structured clinical examination*). A filmagem da encenação tem a vantagem de ser mais simples e menos estressante para estudantes de graduação – principalmente os que estão no início do curso e ainda têm pouca experiência com entrevistas –; por outro lado, tem a desvantagem de não ser tão realística. É ainda mais potente quando o entrevistador recebe um *feedback* do próprio paciente simulado logo após o seu desempenho.[28]

A técnica de análise de consultas por videogravação com pacientes reais já é bem aceita pelos médicos e pacientes, e tem sido cada vez mais usada por exames educacionais e profissionais.[9] O realismo que os pacientes reais trazem à entrevista é um fator muito importante, se comparado ao treinamento com pacientes simulados.[10]

Entende-se que toda consulta apresenta aspectos de comunicação que podem ser analisados.[8] Entretanto, os *videofeedbacks* mais produtivos para o grupo são as consultas gravadas em que o entrevistador tem alguma agenda,* ou seja, alguma dificuldade a ser trabalhada.

Em relação a quando gravar uma consulta, o ideal é que a gravação ocorra próximo à data da sessão de *videofeedback*. Não há um limite de tempo de duração. A média de tempo da gravação do vídeo dos programas é de cerca de 1 semana antes da sessão e com duração de 20 minutos.[27]

> **Recomendações para filmar uma consulta com pacientes reais para posterior *feedback***
>
> ▶ Gravar um período inteiro de consulta e depois escolher em qual momento teve mais dificuldade, ou gravar com paciente com quem já tenha tido alguma dificuldade de comunicação.
> ▶ Gravar vário vídeos: quanto mais, melhor.

---

*Assim como a agenda do paciente se refere aos seus motivos de consulta, a agenda do entrevistador refere-se às suas dificuldades de comunicação com o paciente que foi filmado e as quais gostaria que fossem abordadas no *videofeedback*.

(Continuação)

- Procurar manter o ambiente o mais realístico possível e agir com naturalidade.
- Sempre entregar termo de consentimento, deixando uma cópia com o paciente e outra ficando com o entrevistador.
- Atentar para que o médico e o paciente apareçam no vídeo. Evitar posicionar-se próximo às janelas, devido ao ruído, e evitar filmar contra a luz.
- Não deve haver mais ninguém filmando na sala; portanto, deixar a câmera posicionada e fixa.
- Não é preciso utilizar filmadoras profissionais. Câmeras de celulares ou de máquinas fotográficas costumam funcionar bem. Câmeras GoPro ou com lentes "olho de peixe" acopladas conseguem captar grandes ambientes.
- Usar algum objeto do próprio consultório para apoiar a câmera.
- Checar bateria, memória e posição da filmagem (para não ficar com imagem invertida ao assistir); se possível, plugar fonte.
- Testar antes da primeira filmagem.
- Desligar ou cobrir a câmera durante o exame físico.
- Passar o vídeo para o computador com antecedência e levar o vídeo em *pendrive* para a sessão.
- Apagar a filmagem após a discussão.

O termo de consentimento

O uso de consentimento informado é de essencial importância na educação médica quando pacientes reais são convidados a participar. É necessário um consentimento realmente informado e que o paciente tenha, de fato, a oportunidade de sentir-se livre para recusar-se a participar e mudar de ideia durante ou após a consulta.[10] A maioria das pessoas atendidas aceita que sua consulta seja gravada. O pedido de gravação deve ser formulado com assertividade e flexibilidade.[8] Ao final do capítulo, no **Anexo 11.1**, há um modelo de termo de consentimento.

Dica

Um microfone e uma caixa de som de boa qualidade são mais importantes que uma câmera sofisticada, a fim de permitir uma escuta adequada do volume do áudio da gravação. O som e o ângulo da câmera são os elementos mais importantes a serem testados.

Recomendações sobre aspectos importantes a esclarecer ao solicitar consentimento[8]

- Por que será registrada a consulta: finalidade clara
- O que será registrado
- Quem verá o registro
- Quem será o responsável por guardar o registro
- Quando será destruído o registro
- A decisão do paciente não afetará a atenção que ele receberá na consulta
- É possível desistir, a qualquer momento, da filmagem, que será apagada imediatamente
- Em nenhum caso o registro será utilizado para outras finalidades

Deve-se ter claramente uma preocupação em relação à possibilidade de os pacientes se sentirem coagidos a ter suas consultas gravadas em vídeo para agradar ao médico e por medo de terem seu cuidado prejudicado.[10] Quando recepcionistas pedem a autorização em vez do médico, pode haver redução da impressão de coerção, mas essas pessoas precisam ser bem treinadas na tarefa de garantir que os pacientes tenham direito de escolher. Elas devem certificar-se de que o médico não se importará se o paciente preferir não ter sua consulta gravada em vídeo.[10]

> **Dica**
>
> Antes de iniciar as filmagens, sugere-se fazer um *role-play* sobre como explicar e solicitar ao paciente a assinatura do termo de consentimento.[8]

SITUAÇÃO-PROBLEMA 3 (FIGURA 11.1)

Profa. Cláudia: "Quem trouxe o vídeo hoje?".

Jorge: "Eu!".

Profa. Cláudia: "Jorge, conte-nos um pouco sobre o contexto em que a entrevista foi filmada, sobre o paciente e sobre como se sentiu na consulta".

Jorge: "Ah, eu fiquei um pouco tenso no começo, mas depois esqueci da câmera. Era uma consulta agendada de retorno; eu já havia atendido a paciente umas cinco vezes, e é sempre difícil. Quando vejo que ela está na sala de espera, já fico nervoso, por isso eu queria muito trazer esse caso para discutir no grupo. Eu fiquei feliz que ela aceitou gravar a consulta de forma bem tranquila".

Profa. Cláudia: "Jorge, qual foi a sua principal dificuldade de comunicação com essa paciente? A que você acha que o grupo deve prestar mais atenção para lhe dar um *feedback* e ajudar a pensar em estratégias?".

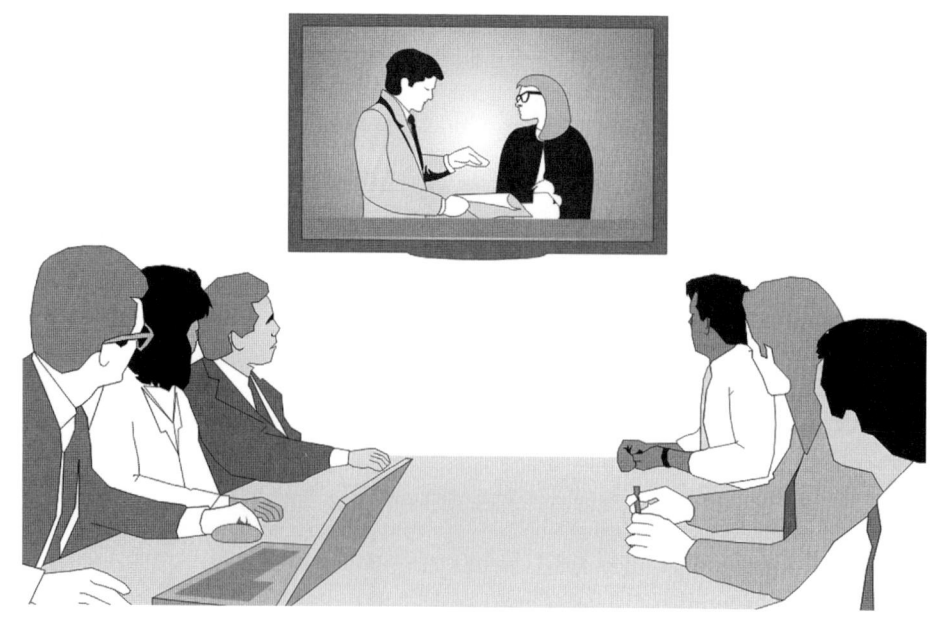

FIGURA 11.1 Grupo assistindo ao vídeo.

A sessão de *videofeedback*

Recomendações para o início da sessão: relembrando acordos em grupo
- Horários de início e término
- Possíveis interrupções (como celulares, atrasos, comida etc.)
- Regras gerais de funcionamento do grupo
- Abordagem do contexto da consulta e delimitação da agenda de quem trouxe o vídeo

O *feedback*

Os princípios do *feedback* podem ser resumidos em:[9]

- engajar e envolver o aprendiz, elencando suas preocupações e objetivos para chegar a um acordo e prosseguir;
- apresentar a fundamentação lógica para as tarefas da consulta e negociar sua aceitação em relação à experiência da prática do próprio aprendiz;
- observar e descrever a consulta e identificar quando há tentativa de realizar uma tarefa específica;
- avaliar até que ponto cada tarefa foi realizada em uma consulta;
- fornecer *feedback* construtivo, identificando como as tarefas foram realizadas e as razões por que qualquer das tarefas não foi completamente realizada, e ver como isso pode ser melhorado;
- desenvolver a autoconsciência: ajudar o aprendiz a avaliar sua própria efetividade e a identificar os pensamentos e sentimentos que teve durante a consulta;
- escolher estratégias de aprendizagem apropriadas, chegando a um acordo quanto às necessidades futuras de aprendizagem e ao método mais apropriado para aprendê-las;
- experimentar e praticar: encorajar o aprendiz a colocar em prática as mudanças propostas tanto em ambientes protegidos quanto com seus pacientes.

Pendleton sugere que se deve encorajar o aprendiz a falar primeiro, considerar o que foi bem feito (iniciar por *feedback* positivo) e, preferencialmente, fazer recomendações em vez de apontar fraquezas.[9] Ao permitir que o entrevistador sempre fale primeiro quando o vídeo é parado, possibilita-se que o discente dê primeiro o *feedback* e faça uma autoavaliação das cenas vistas.

Para realizar um *feedback* construtivo, recomenda-se focar mais na descrição do que na avaliação.[9] Por exemplo, em lugar de comentar "eu tentaria fazer o paciente não divagar tanto e se concentrar no tema", procura-se estimular que os participantes verbalizem exatamente as palavras que utilizariam – "por favor, me explique como é a dor".

Essas regras foram pensadas inicialmente para contrapor-se à norma antiga das escolas médicas de ensinar pela humilhação,[9] e, talvez por isso, hoje ainda pareça algo tão inovador para muitos docentes.

O *feedback* ALOBA (*agenda-led outcome-based analysis*)

Há algumas críticas em relação às regras do *feedback* de Pendleton: de que há muita rigidez, como a de que o *feedback* positivo deve sempre vir antes, o que poderia forçar um discurso artificial inicial, e de que o estudante não é ativamente envolvido em alcançar seu objetivo, apenas recebendo sugestões.[10]

Silverman e colaboradores buscaram equilibrar as desvantagens das regras de Pendleton com a abordagem ALOBA, que foi elaborada pensando no *feedback* individual ou para pequenos grupos e construída com base na agenda do entrevistador (motivos, intenções). Essa abordagem coloca quem trouxe o vídeo no centro do processo e envolve-o ativamente na análise da entrevista, permitindo que sejam identificados seus problemas individuais no contexto dos seus resultados desejados para o paciente e para si mesmo na consulta.[29]

Nessa abordagem, um dos princípios é identificar no que o aprendiz quer ajuda. Então, a discussão é direcionada para atingir o objetivo do entrevistador, estimulando a autoavaliação e introduzindo a agenda do facilitador e a discussão de novas teorias e conceitos. Em vez de o grupo dar inicialmente sempre um *feedback* positivo, propõe-se que o próprio entrevistador inicie com uma autoavaliação. O objetivo é empoderar o estudante e reduzir as suas defesas enquanto permite uma oportunidade para melhoria nas suas habilidades.[9,31]

Nas sessões de *videofeedback*, evita-se tentar encontrar uma explicação para tudo, entendendo a importância de cultivar o que Borrell-Carrió chama de "ponto de perplexidade", em que se reconhece que há incerteza ou falta de conhecimentos e tolera-se a ambivalência e o "não saber", que é um dos grandes valores cultivados nesse tipo de sessão.[8]

Recomendações conforme os princípios do *feedback* ALOBA (*agenda-led outcome-based analysis*)[30]	
Iniciar com a agenda do entrevistador	Perguntar quais problemas o entrevistador* experienciou e qual ajuda ele gostaria de obter do grupo
Sempre olhar para os resultados pretendidos	Pensar sobre quais são os objetivos e como poderia alcançá-los, estimulando a resolução de problemas
Estimular a autoavaliação e a autorresolução de problemas inicialmente	Sempre permitir que o entrevistador dê sugestões antes do compartilhamento de ideias do grupo
Envolver todo o grupo na resolução dos problemas	Os membros do grupo devem trabalhar unidos para encontrar soluções não apenas para ajudar o entrevistador, mas também para ajudar a si mesmos em situações similares
Usar *feedback* descritivo para encorajar uma abordagem de não julgamento	O *feedback* descritivo facilita que os comentários sejam específicos e de não julgamento, e previne a generalização vaga
Proporcionar um *feedback* balanceado	Cada membro do grupo deve procurar dar um *feedback* equilibrado sobre o que foi bem trabalhado e sobre o que não funcionou tão bem: isso apoia o entrevistador e maximiza o aprendizado – aprende-se tanto pela análise do motivo por que funcionou como por que não funcionou

(Continuação)	
Fazer sugestões e dar alternativas	Fazer sugestões em vez de comentários prescritivos; devolver as reflexões para o entrevistador, para que ele faça suas considerações a respeito
Ensaiar sugestões	Ensaiar e praticar sugestões por meio de *role-play* – na aprendizagem de qualquer habilidade, é preciso observação, *feedback* e ensaio para uma mudança efetiva
Ser bem-intencionado e apreciador e dar apoio	É responsabilidade dos membros do grupo que eles sejam respeitosos e sensíveis uns com os outros
Valorizar o vídeo como um presente de material bruto para o grupo	O vídeo proporciona um material bruto por meio do qual todo o grupo pode explorar os aspectos de comunicação; os membros do grupo podem aprender tanto quanto o entrevistador e devem estar preparados para fazer e praticar sugestões – o entrevistador não deve ser o centro constante de atenção
Aproveitar as oportunidades para introduzir exercícios de ensino e evidências de pesquisa	Os coordenadores devem aproveitar as oportunidades para introduzir exercícios de ensino e evidências de pesquisa para ajudar a delinear os princípios de comunicação e proporcionar o aprendizado para o grupo como um todo
Estruturar e resumir o aprendizado para alcançar um objetivo final construtivo	Os coordenadores devem resumir a sessão e assegurar que o grupo desenvolveu suas habilidades individuais dentro de um quadro conceitual global

*Aqui, o termo "entrevistador" está relacionado com quem traz o vídeo.
Fonte: Silverman e colaboradores.[30]

Atualmente, os estudos não sugerem mais usar o vídeo para autoconfrontação, porque um *feedback* negativo pode destruir a autoconfiança e não é efetivo. O modelo de reforço positivo é mais recomendável.[2-4,26,32]

SITUAÇÃO-PROBLEMA 4

Profa. Cláudia: "Ok, obrigada pela explicação, Jorge. Vamos assistir ao vídeo da consulta então. Podemos assistir ao vídeo todo e depois discutir, ou rever o seu vídeo, parando para discutir cada aspecto que nos chama a atenção. Hoje vamos usar o método PBI e assistir ao vídeo como se estivéssemos fazendo a consulta junto com o Jorge, ok?".

Profa. Cláudia: "E, pessoal, gostaria de relembrar três aspectos importantes para o bom funcionamento do grupo:[8]

1. o *feedback* deve ser focado apenas nos elementos de comunicação da entrevista;
2. os comentários devem ser feitos de maneira construtiva, a partir de fatos, sem juízos de valor, incluindo um *feedback* positivo e estratégias concretas que possam ser eficazes para a dificuldade trazida pelo entrevistador;
3. vamos assistir ao vídeo como se estivéssemos fazendo a consulta junto com quem trouxe o vídeo, e, a qualquer momento, se algum aspecto importante de comunicação chamar a atenção de alguém, este pede para parar o vídeo. Quando o vídeo for parado, vamos permitir que quem trouxe o vídeo sempre fale primeiro e ele pode parar, adiantar ou voltar o vídeo a qualquer momento".

Métodos de revisão e análise do vídeo

No vídeo, podem-se analisar microcomportamentos ou habilidades mais holísticas.[27] Em relação a como visualizar o vídeo focando nas habilidades, há basicamente duas metodologias de revisão e análise da videogravação de consulta: a entrevista baseada em problemas (PBI) e o método de visualização global (MVG). Pode-se ainda assistir apenas aos fragmentos de maior dificuldade escolhidos previamente pelo entrevistador para um *feedback* breve ou assistir ao vídeo por meio de programas de computador que possibilitam edições com codificações para *feedback*.[27]

Entrevista baseada em problemas (PBI)

Essa metodologia de revisão de *videofeedback* foi baseada no modelo de Lesser[7] e no *feedback* ALOBA.[9,30] É recomendável que seja desenvolvida em grupos de até 15 pessoas.[33] Pede-se que todos do grupo participem, trazendo seus vídeos de consulta.[8]

O objetivo da revisão do vídeo pela metodologia PBI em sua versão clássica é sensibilizar os participantes para os pequenos detalhes da comunicação verbal e não verbal.[33] A diferença do método de visualização global (MVG) é que, enquanto o MVG busca sensibilizar os participantes a respeito das estratégias globais de acordo com as intenções do entrevistado e do paciente,[33] no PBI o objetivo é visualizar partes importantes da entrevista, convidando o entrevistador a expressar suas percepções de surpresa e dificuldades durante a sua realização. A partir desses comentários, podem ser sugeridas melhores estratégias emocionais e cognitivo-comportamentais para lidar com as situações. Em geral, os primeiros minutos de entrevista costumam ser suficientes para o aprofundamento da discussão e a dedução das agendas do entrevistador e do paciente.

O PBI é, então, uma estratégia de microanálise de detalhes de comunicação. Ele pode adaptar-se às necessidades formativas específicas de cada grupo e é menos normativo que o MVG. No método clássico de PBI, o grupo assiste à consulta como se eles mesmos estivessem conduzindo a entrevista, pausando o vídeo com frequência cada vez que alguém percebe um sinal ou uma "pista". Geralmente o vídeo é pausado antes dos 2 minutos iniciais.[33] Quando o vídeo é pausado, o coordenador convida o entrevistador a verbalizar sua autoimagem e o que observou na interação, com análise de micro-habilidades e microanálise de microcomporta-

Não esquecer

O papel do grupo formado geralmente por pares (colegas) é dar um *feedback* construtivo relacionado às habilidades de comunicação e ajudar a encontrar alternativas para os comportamentos menos efetivos observados.[26]

Dica

É recomendável que algum membro do grupo se coloque na perspectiva do paciente para dar o *feedback* e esteja preparado para fazer um *role-play* no papel do paciente e, quando for necessário, ensaiar técnicas sobre o que foi discutido. Pode-se solicitar a algum participante que mostre como faria diferente e quais palavras diria exatamente.[33]

Cuidado!

É preciso atenção em relação a uma possível assimetria que pode ocorrer quando o grupo não é uniforme e há estudantes e professores ou preceptores na mesma sessão. Essa assimetria pode dar a impressão de algo como um "tribunal" que julga o desempenho dos residentes, algo que seria contraproducente e contrário à proposta formativa e de reforço positivo. Recomenda-se, então, evitar essa assimetria; porém, quando isso for necessário, é adequado que alguns profissionais da equipe do programa (professores ou preceptores) se prestem também a trazer suas entrevistas para *feedback* em sessões anteriores às dos residentes.[8]

mentos, prestando atenção a cada palavra da maneira exata como foi falada, assim como na comunicação não verbal.[8,34]

Pode ser conveniente combinar a metodologia de PBI com a de MVG. Isso pode ser feito a qualquer momento; por exemplo, visualizam-se os primeiros minutos de entrevista com PBI, e na segunda parte da sessão visualiza-se o restante do vídeo com MVG.

Recomendações de Linda Gask[13] para a revisão com a metodologia PBI

1. Estabelecer as regras gerais:
    a. verificar se a pessoa já se viu em vídeo antes, assegurando que o grupo levará isso em consideração e oferecerá suporte;
    b. uma regra útil para tirar a pressão de quem está sendo analisado é pedir para os demais membros do grupo se colocarem no lugar dele: "Qualquer um pode pedir para parar o vídeo, mas quem fizer isso dirá o que faria diferente naquele momento";
    c. assegurar que as discussões são confidenciais para proteção do paciente e do aluno analisado;
2. Estabelecer uma agenda: esclarecer a proposta de trabalho. Colocar-se na retaguarda. Encorajar o grupo a fazer perguntas. Perguntar o que a pessoa que será analisada espera do grupo;
3. Oferecer oportunidades para treinar novas habilidades:
    a. parar o vídeo em pontos-chave e encorajar o grupo a fazer o mesmo;
    b. certificar-se de que o analisado tem o direito de expressar-se primeiro;
    c. perguntar o que as pessoas viram e convidá-las a dar *feedbacks* construtivos, tentando elencar os pontos positivos primeiro;
    d. estimular as pessoas a dizer o que fariam diferente;
    e. notificar e nomear as habilidades que estão sendo treinadas e discutidas;
4. Ser construtivo: chamar a atenção para os pontos positivos sem parecer falso;
5. Estimular o grupo a trabalhar:
    a. facilitar e não demonstrar;
    b. recapitular as sugestões e manter a sessão fluindo;
    c. certificar-se de que o grupo está mantendo a agenda e não fugindo dela;
6. Concluir positivamente:
    a. fazer um resumo e pedir um *feedback* final da pessoa que foi filmada e do grupo;
    b. estimular o desenvolvimento de um plano para o paciente;
    c. ajudar a formular novos objetivos de aprendizado.

O coordenador deve estar disponível para conversar individualmente com quem foi filmado após a sessão.

Método de visualização global (MVG)

Esse método consiste em visualizar a totalidade ou a maior parte da entrevista para capturar os objetivos dos protagonistas e as estratégias que foram usadas para dar resposta às demandas do paciente, assim como o resultado final da entrevista. O MVG tem a vantagem de valorizar a entrevista em suas grandes linhas estratégicas, eixo emocional e eixo cognitivo-comportamental, em uma macroanálise.

Esse enfoque é particularmente útil para que os participantes saibam planejar os encontros, percebendo, desde o início, "o que se pretende deles", isto é, o propósito (ou agenda) das entrevistas, a fim de desenvolver um sentido estratégico.[35]

Recomendações para a revisão do vídeo com o método de visualização global
1. Avaliar, em primeiro lugar, o tom emocional do encontro.
2. Identificar a(s) modalidade(s) de entrevista que foi(ram) ativada(s).
3. Avaliar as tarefas mais importantes e seu cumprimento.[33]

Ao final do capítulo, no **Anexo 11.2**, há um guia para sessões de *videofeedback* usando esse método.

A importância do *feedback* por pares em pequenos grupos

A possibilidade de compartilhar a autopercepção com um pequeno grupo em que se confia é um aspecto muito importante da análise da consulta. O uso do vídeo torna isso mais fácil, detalhado e objetivo.[10] A revisão do vídeo por pares (colegas) é mais benéfica do que um *feedback* tradicional no aperfeiçoamento das habilidades de comunicação[24,25] e é muito recomendada, porque o *feedback* é mais efetivo quando há associação de autoavaliação, *feedback* externo e *feedback* por pares.[1]

> **SITUAÇÃO-PROBLEMA 5**
>
> Dois preceptores conversando:
>
> Carlos: "Eu participei de uma demonstração de *videofeedback* em um congresso e achei muito interessante. Tenho vontade de começar a fazer um grupo com os meus residentes, mas me sinto um pouco inseguro, acho que é um pouco complicado coordenar o grupo. Creio que preciso ler um pouco mais para entender melhor meu papel e quais intervenções são mais efetivas no grupo".
>
> André: "Ah, eu acho que isso aí é fácil! É só colocar todo mundo em círculo e ir discutindo o vídeo. É aquilo que a gente já faz com os residentes no consultório, não tem segredo! Eu achei muito legal e acho que já vou começar a fazer com os meus amanhã!".

O coordenador do grupo de *videofeedback*

É essencial que o facilitador saiba usar as regras de *feedback* de Pendleton[9] e os princípios do *feedback* ALOBA e conheça os aspectos teóricos básicos de condução de processo grupal.

Recomendações para o coordenador/facilitador
▶ Ajustar o grupo ao tempo programado. As sessões desse tipo podem levar a discussões demoradas e facilmente se alongam até o esgotamento. Deve-se evitar isso, mas também não se deve encerrar a sessão com a sensação de que algo ficou inacabado e com um "gosto amargo na boca" de quem trouxe a gravação. Nesse caso, é permitido que a sessão se prolongue uns minutos a mais.[8]

> **(Continuação)**
>
> ▸ Estimular que os próprios discentes descubram e apontem as técnicas de comunicação durante as sessões.
> ▸ Procurar fazer perguntas partindo de aspectos gerais para aspectos específicos. Assim, cada participante perceberá uma determinada situação em vez de explicitá-la diretamente.[33]
> ▸ Ao final, fazer um resumo sobre o que o grupo aprendeu, as dúvidas que suscitaram e os aspectos abertos à reflexão.[33]
> ▸ Encerrar agradecendo a todos os participantes pelo esforço realizado, e de maneira muito especial aos profissionais que trouxeram suas gravações.[8]

Um dos objetivos prioritários das sessões de *videofeedback* é que sejam lembradas como uma experiência bastante positiva. Isso não ocorrerá se alguém do grupo acusar, de maneira grosseira ou impositiva, a atuação do estudante ou profissional. Alguns comentários podem estar carregados de boas intenções, mas podem prejudicar a autoestima de quem os recebe.[8] O coordenador precisa estar atento a isso e deve interromper de maneira educada, mas firme; por exemplo: "Agradeço muito pelo comentário, mas sempre temos que nos esforçar para dar um *feedback* positivo, ou seja, não fazer tanto juízo de valor e sim dizer o que nós, nessa mesma situação, faríamos ou diríamos ao paciente... Em seu caso, qual seria a frase que você utilizaria para responder ao paciente?".[8]

Alguns aspectos que os facilitadores dessas sessões devem evitar:[8]

▸ parar a gravação em poucos segundos, sem permitir que os participantes percebam a natureza da comunicação que está se estabelecendo (lembre-se: "os detalhes não deixam ver o bosque");
▸ não perguntar ao participante que traz a videogravação como se sentiu, o que faria diferente etc.;
▸ não proteger o participante que trouxe sua gravação dos comentários agressivos do grupo;
▸ não detectar que deveria voltar o foco para a análise quando o grupo se fixa nos detalhes superficiais da entrevista.

Se o entrevistador começar a apresentar resistência ou mostrar-se desconfortável, é importante explicar a intenção da pergunta ou do comentário e relembrar que todos devem desenvolver um sentido de autocrítica construtiva. "Não há entrevistador, por melhor que seja, que não tenha aspectos a melhorar".[8]

Durante o processo, é importante que o coordenador perceba que algumas pessoas têm dificuldade para participar de grupos e também para permitir a participação

> **Não esquecer**
>
> Os papéis mais recomendados para um coordenador de sessões de *videofeedback* são coordenar a sequência do processo e as falas do grupo, facilitar que o participante observe sua autoimagem e sua autoavaliação e estimular que o grupo dê um reforço positivo para os comportamentos observados. Além disso, ele deve estimular que o próprio entrevistador encontre, sozinho e com a ajuda do grupo, estratégias para trabalhar as suas dificuldades.[2-4]

> **Dica**
>
> Para estimular que o grupo observe uma pista não verbal de alto conteúdo emocional do paciente, pode-se fazer perguntas como: "Por que pensa que o vídeo foi parado?", "Notou se ocorre algo neste momento?", "Notou algo na voz do paciente?", "Percebeu como mudou a voz do paciente ao falar de sua esposa?", "Em que consistiu essa mudança?". Se apesar de tudo o entrevistador não conseguir identificar a dificuldade, o coordenador ou algum membro do grupo pode indicar uma simulação sobre como a situação discutida poderia ser realizada.[33]

dos outros. Alguns podem desejar controlar a opinião do grupo, e é preciso manejar essas situações com naturalidade. Além disso, o coordenador deve abordar os preconceitos do grupo quando identificá-los. Por exemplo, se alguém diz "os pacientes imigrantes abusam do sistema de saúde", o facilitador enfatizará e pedirá ao grupo que evite estereótipos e supere os preconceitos.[8] O **Anexo 11.3**, ao final do capítulo, traz um modelo para avaliação da conduta do facilitador em uma sessão formativa por meio de comentário de videogravações.

RESUMO

As principais recomendações para realizar um *videofeedback* em comunicação clínica:

- quando iniciar: na etapa final de um programa de formação em competências de comunicação clínica;
- formato dos grupos: com poucos participantes, formados por pares/colegas com 1 ou 2 coordenadores;
- como revisar o vídeo: PBI (parando frequentemente) ou MVG (visualização global);
- tipo de *feedback*: centrado na agenda do entrevistador (princípios do *feedback* ALOBA) e baseado em um guia teórico de habilidades de comunicação discutido previamente;
- papel do coordenador do grupo: fazer a conexão com os conteúdos teóricos, estimular a auto-avaliação e o grupo a focar o *feedback* no reforço positivo e na proposição de estratégias alternativas às dificuldades observadas.

QUESTÕES DE MÚLTIPLA ESCOLHA*

1. Assinale a alternativa correta em relação às recomendações sobre filmagem de consultas para *feedback* de habilidades de comunicação:
   a) Solicitar que alguém filme a consulta dentro do consultório para poder mover a câmera.
   b) É necessário usar uma filmadora semiprofissional para garantir boa qualidade para assistir ao vídeo.
   c) É preciso que o profissional de saúde e o paciente possam ser visualizados na filmagem.
   d) É importante que toda a consulta seja filmada para análise.

2. Em relação às recomendações para as sessões de *videofeedback* mais efetivas:
   a) Deve-se assistir a todo o vídeo de consulta, parando a todo momento para discutir com o grupo.
   b) É importante que o coordenador e o grupo aproveitem o momento do *feedback* para ensinar o colega que trouxe o vídeo.
   c) É importante que a pessoa que trouxe o vídeo tenha alguma agenda, ou seja, alguma dificuldade a ser trabalhada.
   d) A entrevista baseada em problemas (PBI) é um método de revisão do vídeo que utiliza estratégia de análise do estilo de entrevista.

3. Qual a maneira mais recomendada de inserir sessões de *videofeedback* de consulta em um programa educativo de comunicação clínica para residentes, por exemplo?
   a) Iniciar as sessões de *videofeedback* em paralelo com aulas teórico-práticas, incluindo simulação.
   b) Iniciar as sessões de *videofeedback* e, posteriormente, fazer aulas teórico-práticas com os temas de comunicação.
   c) Iniciar com aulas teóricas, depois sessões de *videofeedback* e, posteriormente, aulas de simulação.
   d) Iniciar com aulas teórico-práticas, com simulação e, posteriormente, sessões de *videofeedback* da prática real.

*Acesse as respostas e comentários às questões de múltipla escolha em https://apoio.grupoa.com.br/comunicacaoclinica.

4. O papel do coordenador de um grupo de *videofeedback* é:
   a) Parar o vídeo para o grupo discutir e coordenar as falas.
   b) Dar um *feedback* positivo e negativo ao grupo e para quem trouxe o vídeo.
   c) Estimular a autorreflexão.
   d) Mostrar para quem trouxe o vídeo qual é a maneira mais efetiva de comunicar-se com o paciente.

REFERÊNCIAS

1. Pelgrim EA, Kramer AW, Mokkink HG, van der Vleuten CP. Reflection as a component of formative assessment appears to be instrumental in promoting the use of feedback; an observational study. Med Teach, 2013;35(9):772-8.
2. Dowrick P. Self-modeling. In: Dowrick P, Biggs S. editors. Using video: psychological and social applications. New York: Wiley; 1983. p. 105-24.
3. Hosford RE, Mills ME. Video in social skills training. In: Dowrick P, Biggs S. editors. Using video: psychological and social applications. New York: Wiley; 1983. p. 125-49.
4. Bandura A. Principles of behavior modification. New York: Holt, Rinehart & Winston; 1969.
5. Ginsburg C. A new magnetic video recording system. J SMPTE, 1956;65:302-4.
6. Allen DW. A new design for teacher education: the teacher intern program at Standford University. J Teach Educ, 1966;17(3):296-300.
7. Lesser AL. Problem-based interviewing in general practice: a model. Med Educ, 1985;19:299-304.
8. Dohms MC, Carrió FB, Fontcuberta JB. Utilização de filmagem de consultas para o aprendizado. In: Gusso G, Lopes JMAC, organizadores. Tratado de Medicina de Família e Comunidade: princípio, formação e prática. Porto Alegre: Artmed; 2018. p. 482-9.
9. Pendleton D, Schofield T, Tate P, Havelock P. A nova consulta: desenvolvendo a comunicação entre médico e paciente. Porto Alegre: Artmed; 2011.
10. Kurtz S, Silverman J, Draper J. Teaching and learning communication skills in medicine. 2nd ed. Oxford: Radcliffe; 2005.
11. Roter D, Larson S, Shinitzky H, Chernoff R, Serwint JR, Adamo G, et al. Use of an innovative video feedback technique to enhance communication skills training. Med Educ, 2004;38(2):145-57.
12. Maguire P, Fairbairn S, Fletcher C. Consultation skills of young doctors: II most young doctors are bad at giving information. Br Med J (Clin Res Ed), 1986;292(6535):1576-8.
13. Gask L, Goldberg D, Boardman J, Craig T, Goddard C, Jones O, et al. Training general practitioners to teach psychiatric interviewing skills: an evaluation of group training. Med Educ, 1991;25:444-51.
14. Rutter D, Maguire P. History taking for medical students. II-valuation of a training programme. Lancet, 1976; 2(7985):558-60.
15. Maguire P, Roe P, Goldberg D, Jones S, Hyde C, O'Dowd T. The value of feedback in teaching interviewing skills to medical students. Psychol Med., 1978;8(4):697-704.
16. Hargie OD, Morrow NC. Using videotape in communication skills training: a critical review of the process of self-viewing. Med Teach, 1986;8(4):359-65.
17. Buckman R. Breaking bad news: why is it still so difficult? Br Med J (Clin Res Ed). 1984;288(6430):1597-9.
18. Asan O, Montague E. Using video-based observation research methods in primary care health encounters to evaluate complex interactions. Inform Prim Care. 2014;21(4):161-70.
19. Henry SG, Forman JH, Fetters MD. 'How do you know what Aunt Martha looks like?' A video elicitation study exploring tacit clues in doctor–patient interactions. J Eval Clin Pract., 2011;17:933-9.
20. Junod Perron N, Louis-Simonet M, Cerutti B, Pfarrwaller E, Sommer J, Nendaz M. Feedback in formative OSCEs: comparison between direct observation and video-based formats. Med Educ Online, 2016;21:32160.
21. Premi J. An assessment of 15 years experience in using videotape review in a family practice residency. AcadMed, 1991;66:56-7.
22. Wetsberg JN, Jason H. Teaching creatively with video: fostering reflection, communication and other clinical skills. New York: Springer; 1994.
23. Sucupira AC. A importância do ensino da relação médico-paciente e das habilidades de comunicação na formação do profissional de saúde. Interface (Botucatu), 2007;11(23): 624-7.
24. Eeckhout T, Gerits M, Bouquillon D, Schoenmakers B. Video training with peer feedback in real-time consultation: acceptability and feasibility in a general-practice setting. Postgrad Med J., 2016;92(1090):431-5.
25. Kalish R, Dawiskiba M, Sung YC, Blanco M. Raising medical student awareness of compassionate care through reflection of annotated videotapes of clinical encounters. Educ Health (Abingdon), 2011;24(3):490.
26. Hattie J, Timperley H. The power of feedback. Rev Educ Res, 2007;77(1):81-112.
27. Fukkink RG, Trienekens N, Kramer LJC. Video feedback in education and training: putting learning in the picture. Educ Psychol Rev, 2011;23(1):45-63.
28. Borg, WR, Kelley ML, Langer P, Gall MD. The mini course: a microteaching approach to teacher education. Beverly Hills: Macmillan; 1970.
29. Dent JA, Harden H. A practical guide for medical teachers. 3rd. ed. Toronto: Elsevier; 2009.
30. Silverman JD, Kurtz SM, Draper J. The Calgary-Cambridge approach to communication skills teaching. 1. Agenda led outcome-based analysis of the consultation. Educ Gen Pract, 1996;7:288-99.
31. Chowdhury RR, Kalu G. Learning to give feedback in medical education. Obstet Gynaecol, 2004; 6:243-7.
32. Kluger AN, Denisi A. The effects of feedback interventions on performance: a historical review, a meta-analysis, and a preliminary feedback intervention theory. Psychol Bull, 1996;119(2)254-84.
33. Sociedade Espanhola De Medicina Familiar Y Comunitária (SEMFYC). Oficina Videogravacion como instrumento docente. XXI. Congreso Nacional de Entrevista Clinica y Comunicación Asistencial. 21-24 abr 2010; Logroño Espanha.
34. Gask L. Small group interactive techniques utilizing videofeedback. Int J Psychiatry Med, 1998;28:97-113.
35. Carrió FB. Entrevista clínica: habilidades de comunicação para os profissionais de saúde. Porto Alegre: Artmed; 2012.

Anexos

GUIA PARA SESSÕES DE *VIDEOFEEDBACK*

ANEXO 11.1: Consentimento informado para autorizar a videogravação da entrevista clínica

Eu, _____, declaro que fui informado(a) pelo(a) Dr./Dra. _____ a respeito do seguinte:

1. A consulta médica de hoje será registrada por meio de uma videogravação.
2. A finalidade do registro é unicamente <u>docente</u> – ou seja, para ensino e aprendizagem – e em nenhum caso será utilizado para outros propósitos.
3. O profissional que me atende (Dr./Dra. _____) poderá analisar o registro com outros profissionais, a fim de melhorar suas habilidades comunicativas.
4. Somente ficará gravada em vídeo a entrevista; o exame físico, não.
5. O material gravado fará parte de um arquivo de dados de caráter pessoal sob responsabilidade de _____ .
6. A identidade e o endereço da instituição responsável pela guarda e arquivamento deste arquivo são _____ .
7. Poderei manifestar, a qualquer momento, diante do profissional que me atende, a vontade de revogar esta autorização, e o registro do vídeo será destruído.
8. O registro será destruído em um prazo máximo de 4 anos.
9. Minha negativa em permitir a videogravação não afetará em absoluto a qualidade da assistência que recebo por parte dos profissionais que me atendem.

Portanto, autorizo que a consulta seja gravada em vídeo.

Assinatura e data: _____

ANEXO 11.2: Instruções para avaliação do vídeo com o método de visualização global

1. Avaliar, em primeiro lugar, o tom emocional do encontro.

Tom emocional do profissional: análise principalmente da entonação de voz, do interesse por captar a atenção da pessoa, da presença de sorrisos e outros marcadores de cordialidade:

Qualidade de superfície: cordialidade.

Qualidades profundas: proatividade,* assertividade.

*Capacidade de responder aos objetivos emocionais da pessoa com bom humor; capacidade de dar um tom otimista, inclusive na presença de uma pessoa pessimista; não responder com hostilidade a uma pessoa hostil; manter o tom.

2. Identificar a(s) modalidade(s) de entrevista que foi(ram) ativada(s). Avaliar as tarefas mais importantes e seu cumprimento. Se várias modalidades foram ativadas, avaliá-las separadamente.

Classificação por modalidades: pontuar cada item com "Sim" ou "Não".

Entrevista semiológica: presença de um ou mais sintoma(s) ou sinal(is), quando é solicitada uma orientação diagnóstica.

1. Houve boa delimitação do motivo de consulta.
2. Foi delimitado o mapa de demandas e queixas, se a pessoa é complexa.
3. Foi delimitada a natureza do problema principal: "como", "quando" e "onde" das enfermidades.
4. Foram averiguados os fatores ou sintomas associados.
5. Foram averiguadas ideias, preocupações ou expectativas da pessoa.
6. Foi realizado o salto psicossocial, se procede.
7. Foram delimitados outros problemas que merecem seguimento.

Entrevista operativa: profissional e pessoa têm claro o conteúdo da entrevista – controle de um determinado adoecimento, aplicação de uma técnica etc.

1. A qualquer momento, profissional e pessoa sabem do que estão falando.
2. Foi realizada a maior parte das tarefas protocoladas (segundo o protocolo de cada entidade abordada).
3. Houve uma boa gestão do tempo.

Entrevista de escuta e acomodação: escutar para que a pessoa se compreenda e aceite.

1. O entrevistador permite que a pessoa fale sem interrupções e pede esclarecimentos.
2. O entrevistador não se precipita em dar conselhos.
3. Os sentimentos da pessoa foram aflorados (sinalizações, escuta, empatia etc.).
4. O entrevistador sugere outras maneiras de ver a realidade, ou outras maneiras de enfocar a resolução dos problemas (*reframing*).

Entrevista psicoeducativa e de integração: o profissional dá um sentido biográfico aos sintomas, e/ou dá conselhos para obter uma melhor adaptação.

1. O entrevistador situa as demandas e queixas em um contexto de história de vida e as normaliza/legitima.

2. O entrevistador respeita as defesas da pessoa para entrar no psicológico, sem forçar o ritmo.
3. O entrevistador estimula a melhorar a qualidade de vida, mostrando como outras pessoas em situação semelhante conseguiram fazer isso.

Entrevista informativo-prescritiva: o profissional informa ou prescreve alguns conselhos. Pode ser a segunda parte de qualquer das modalidades anteriores. Em algumas ocasiões, deriva de uma tarefa persuasiva e/ou de negociação, que serão consideradas na próxima modalidade.

1. Frases curtas e claras sem termos médicos (ou se usar, esclarecer seu significado).
2. Uso de exemplificação com racionalidade da medida terapêutica.
3. As dúvidas da pessoa foram atendidas, dando espaço para expressão do seu ponto de vista.
4. Os conselhos foram detalhados e/ou fornecidas instruções por escrito.

Entrevista persuasivo-negociadora: a pessoa solicita, de maneira explícita ou implícita, uma prestação de saúde, ou que seja ajudada a modificar determinados hábitos.

1. O entrevistador detecta uma expectativa da pessoa que não estava no seu plano de entrevista, e determina que a pessoa não ficará satisfeita a menos que essa expectativa seja persuadida ou negociada (p. ex., fazer uma receita, solicitar uma ressonância magnética, encaminhar a outro centro etc.).
2. O entrevistador, em lugar de justificar suas opções, permite que a pessoa expresse suas expectativas, pedidos ou crenças.
3. O entrevistador tenta reconverter crenças e/ou explicar seu ponto de vista.
4. Chega-se a um acordo ou desacordo (parênteses, duplo pacto, atribuição intencional ou real, negação etc.).
5. Em caso de negação, o profissional esclarece o papel que tem assumido e oferece seus serviços no futuro.

Entrevista de mudança de hábitos (entrevista motivacional)

1. O grau de compromisso ou a predisposição com a mudança da pessoa foram determinados.
2. O entrevistador se mostrou respeitoso com as crenças da pessoa, mas firme em suas convicções de que é necessário modificar.
3. Foi aplicada uma estratégia de aconselhamento diretivo: "O melhor para sua saúde seria...".
4. Foi aplicada uma estratégia de aconselhamento não diretivo: "Se continuar assim, como vê seu futuro?".
5. A pessoa foi agendada para um seguimento posterior, marcando objetivos intermediários, se pertinente.

Questão final: Pelo conteúdo observado, o profissional deveria ter ativado outro tipo de modalidade de entrevista?

Nota: podem surgir várias modalidades em uma mesma entrevista. Por exemplo, é muito normal que uma entrevista semiológica passe a uma entrevista prescritiva na fase de resolução; ou que uma entrevista semiológica passe a uma modalidade de escuta, para talvez entrar em uma entrevista psicoeducativa.

Fonte: Borrell F. Entrevista clínica: manual de estratégias práticas. Barcelona: SEMFYC; 2004.

ANEXO 11.3: Avaliação do papel de coordenador (ou facilitador) de uma sessão formativa por meio do comentário de videogravações

Sessão nº _____

Marcar com um círculo o número que melhor reflete a conduta do facilitador desta sessão de aprendizagem.

Avaliar cada item de 1 (nada de acordo) a 5 (muito de acordo).

1. Agenda da sessão.   1   2   3   4   5

*O coordenador tenta acordar uma agenda prévia para a sessão, com base nos problemas do aprendiz/ profissional e/ou do grupo (indaga preocupações, crenças, expectativas etc.) em relação à entrevista.

2. As normas de participação são esclarecidas. 1   2   3   4   5

*O coordenador recorda as normas da sessão e relativas aos conteúdos, ao controle e às críticas (os três "Cs").

3. O ensino é baseado em fatos.   1   2   3   4   5

*Quando a gravação é parada, trabalha-se sobre algum aspecto observado.

4. O vídeo é parado com a frequência adequada.   1   2   3   4   5

*Se aparecem elementos comunicativos novos e ninguém do grupo solicita parar a gravação, o coordenador faz isso.

5. Foi utilizada uma metodologia ativa.   1   2   3   4   5

*O coordenador facilita que os aprendizes/profissionais descubram as estratégias e as técnicas adequadas.

6. Os sentimentos do profissional são considerados.   1   2   3   4   5

*O coordenador se interessa pelos sentimentos do aprendiz/profissional (quais sentimentos a pessoa lhe desperta na entrevista, como os apresenta na sessão). Os comentários sobre seu comportamento verbal e não verbal estão incluídos.

7. Os comentários são apresentados de maneira adequada.   1   2   3   4   5

*O coordenador ressalta o que o aprendiz/profissional faz bem.

8. São solicitadas alternativas.   1   2   3   4   5

*O coordenador solicita ao aprendiz/profissional e ao grupo que expressem outras formas de atuação (perguntas, técnicas ou outras estratégias) que poderiam ter sido utilizadas em um momento determinado.

9. São proporcionadas alternativas.   1   2   3   4   5

*O coordenador proporciona outras maneiras de realizar uma pergunta ou técnica, mas sempre depois que o grupo traz as suas.

10. Há o ensaio de alternativas.   1   2   3   4   5

*O coordenador solicita ao profissional e ao grupo que coloquem em prática (por meio de *role-play*) as alternativas de atuação que foram sugeridas.

11. O manejo do grupo é adequado. 1   2   3   4   5

*O coordenador permitiu e solicitou a participação dos membros do grupo nos momentos oportunos e de maneira adequada durante a sessão.

12. As técnicas foram nomeadas.   1   2   3   4   5

*Cada vez que surge uma técnica ou estratégia com um nome reconhecido, o coordenador proporciona informação teórica relevante.

13. Encerra-se a sessão com um comentário global.   1   2   3   4   5

*O coordenador realiza um resumo final da sessão, fazendo associações com as agendas trabalhadas, quando procede.

14. Avaliação global da coordenação: 1   2   3   4   5

Comentários e/ou sugestões:

Data:____/____/_____ Avaliador:

Fonte: Rodriguez Salvador J. Problem based interview. Barcelona: WONCA; 1992.

PARTE V
TÓPICOS ESPECIAIS

Comunicação com crianças e suas famílias antes da adolescência

Suely Grosseman; Rosana Alves e Thiago Bertuol Funk

12

QUESTÕES INICIAIS PARA REFLEXÃO

1. Quais lembranças você tem de seu(s) médico(s) quando você era criança? Quais sentimentos você guarda em relação a ele(s)?
2. Como você poderia aplicar suas experiências como paciente pediátrico em sua prática profissional?
3. Como você se comunica com as pessoas que acompanham a criança?
4. Quais estratégias você usa para se comunicar com a criança durante a consulta?
5. Quais situações são mais desafiadoras para você em consultas com crianças?

CONCEITOS FUNDAMENTAIS

▶ A comunicação do profissional de saúde com crianças e familiares deve ser centrada nas relações e abranger os aspectos biomédicos, psicológicos e sociais.
▶ A criança deve participar ativamente nos encontros de cuidado à saúde, inclusive nos processos de tomada de decisão.
▶ A visão de mundo e a forma de interagir da criança variam conforme seu desenvolvimento cognitivo, psicológico e social. O profissional deve adaptar sua comunicação para cada período de desenvolvimento e atuar sempre com delicadeza, atenção, empatia e respeito.
▶ A qualidade da comunicação do profissional associa-se com a satisfação dos pais e resulta em melhor compreensão do diagnóstico, maior adesão ao tratamento, maiores taxas de comparecimento e melhora da saúde emocional da criança.
▶ A participação ativa da criança associa-se à sua melhor compreensão sobre o processo saúde-doença, maior responsabilização por seu próprio cuidado, diminuição de sua percepção de dor durante procedimentos dolorosos, aumento de seu senso de controle e diminuição do estresse em situações de adoecimento.

FUNDAMENTAÇÃO TEÓRICA

> ### SITUAÇÃO-PROBLEMA 1
> *Situação 1.1*
> Daniel (*2 anos, falando sobre os sintomas da sua conjuntivite*): "Tem areia nos meus olhos".
> *Situação 1.2*
> Leda (*mãe de Aldo, que tem 3 meses*): "Minha sogra está dizendo que meu leite não sustenta e que preciso dar leite de vaca".

As consultas com crianças e suas famílias são complexas e gratificantes. São complexas porque incluem adultos, com necessidades, contextos e papéis diversos, e a criança – e, às vezes, seus irmãos – cujas necessidades e visão de mundo são influenciadas por seu estágio de desenvolvimento, sua personalidade e seu ambiente físico, psíquico, social, cultural e espiritual. E são gratificantes pela possibilidade de acompanhar o crescimento e desenvolvimento da criança ao longo do tempo e contribuir com sua promoção; advogar pelo respeito e pela autonomia e dignidade da criança; apoiar a criança e sua família na saúde e no adoecimento; compartilhar afetos; e conhecer e aprender com cada criança e familiar.

A comunicação efetiva é fundamental no cuidado à saúde. A satisfação dos pais com o profissional associa-se à qualidade e à quantidade das informações fornecidas por ele sobre a saúde de seus filhos, ao seu apoio e à sua sensibilidade com os sentimentos e as preocupações dos pais e de seus filhos e à construção de parceria.[1] Desfechos resultantes desses fatores incluem melhor compreensão do diagnóstico, maior adesão ao tratamento, maior taxa de comparecimento às consultas e melhora da saúde emocional da criança.[2-6]

Pais cujos filhos são portadores de doenças graves e/ou sem perspectiva de cura valorizam profissionais de saúde que demonstram atenção e humanidade, que tenham atitudes de curiosidade, humildade e reflexão, e que reconhecem os pais como *experts* e buscam conhecer as várias dimensões de suas vidas.[7,8] Browning[7] ressalta a importância do autoconhecimento e da prática reflexiva para que esses profissionais aperfeiçoem essas qualidades.

O profissional precisa centrar a consulta nas relações,[9-11] considerando a vida e as necessidades, as expectativas e as perspectivas dos pais e de seus filhos nas dimensões bio psicossociais e espirituais. É necessário que ele adapte a comunicação para cada período de desenvolvimento da criança, pois a visão de mundo e a forma de interagir da criança variam de acordo com seu desenvolvimento cognitivo, psicológico e social. Além disso, é essencial que ele seja comprometido e tenha atitudes como gentileza, presença, atenção, sensibilidade, empatia e respeito.

A **Tabela 12.1** apresenta alguns aspectos do desenvolvimento da criança e estratégias que promovem a comunicação, a conexão e a cooperação entre profissional e criança, que incluem brincadeiras, estórias, metáforas, música e humor.[12-19]

Será abordada a comunicação com crianças e seus pais ou responsáveis (designados a partir de agora como pais), segundo as fases da consulta centrada nas relações.[9-11]

Tabela 12.1 - Aspectos do desenvolvimento da criança e estratégias, incluindo brincadeiras apropriadas para a comunicação do profissional em cada idade

Idade	Desenvolvimento cognitivo e motor	Pensamento	Linguagem	Estratégias e brincadeiras para comunicação
1 dia a 1 mês	Olha para rostos	Discrimina a voz da mãe; chora ao sentir-se desconfortável	Produz sons guturais, roucos	Conversar em tom suave; sorrir; emitir sons; responder aos sons que o lactente emite
2 m	Sorriso social	Reconhece a mãe	Arrula	
3 m	Jogo das mãos; acompanha com o olhar	Interage mais com as pessoas em seu ambiente	Vocaliza sons	
4 m	Agarra objetos com a mão aberta e balança-os; olha para rostos novos; dá gargalhadas; rola	Vira-se na direção de uma voz; para de chorar ao ouvir alguma voz calmante ou conhecida	Emite alguns sons silábicos ("gugu", "eee"); vocaliza socialmente; grita	
6 m	Pega objetos grandes; tenta alcançar objeto com uma mão; senta-se com apoio	Reconhece o cuidador visualmente	Vocaliza; emite sons consonantais ("ah-goo") e gritos	Conversar em tom suave; esconder a face com um pano e depois retirar, dizendo "Achou!"; juntar as mãos da criança, para bater palmas, enquanto canta; dar objetos para a criança e dizer o nome deles; ofertar brinquedos sonoros
7 m	Senta-se sem apoio; pega objetos; leva objetos à boca, percebendo forma e textura		Responde pelo nome; imita sons e emite sons específicos, mais parecidos com palavras, para expressar o que sente	
9 a 11 m	Engatinha ou fica de pé com apoio; interessa-se por brinquedos com som e consegue fazê-los funcionar; joga objetos no chão e os observa ao caírem	Compreende-se como um ser separado da mãe e do mundo, passa a perceber a intenção do cuidador e possui preferência por objetos e por pessoas mais familiares; começa a estranhar; prefere pessoas a objetos; pode sentir ansiedade da separação	Emite sons com intenção ("mama", "papa")	
11 a 12 m	Compreende palavras familiares (p. ex, "mamãe", "papai", "nenê"); compreende ordens simples (p. ex., "bater palmas" e "dar tchau"); pede, recebe objetos e oferece-os de volta; usa gestos indicativos		Vocaliza na presença de música; emite primeira palavra, muitas vezes não inteligível ("mama", "papa")	Conversar em tom suave; cantar; bater palmas para a criança imitar; pedir para apontar alguma parte do corpo; ofertar brinquedos como blocos, bonecos
1 ano	Aponta objetos com o indicador; pega coisas pequenas com o polegar e o indicador; junta dois blocos; procura objetos que caíram ou escondidos e derruba objetos para serem pegos; dá tchau		Imita, repetindo sons e gestos; fala 1 a 3 palavras além de "mamãe" e "papai"	

(continua)

(Continuação)

15 m	Compreende comandos simples; aponta partes do corpo; anda bem; inclina-se; sobe escadas; empilha dois blocos; alimenta-se com os dedos; bebe em xícara; escuta estórias	Fala 3 a 10 palavras e usa uma palavra com entonação para expressar o que quer	Conversar; cantar; brincar de faz de conta; contar estórias; esconder objetos e pedir para a criança achar; dar desenhos para a criança pintar; ofertar brinquedos como blocos, bonecos; ofertar livros com ilustrações; brincar de adivinhar
18 m	Anda rápido, corre; usa colher e xícara; segue instruções simples; aponta mais partes do corpo; copia riscos horizontais e circulares com lápis de cera; imita desenho com rabiscos; joga bola; puxa brinquedos pelo chão; empilha 2 ou 3 blocos; escuta estórias, olhando as figuras e nomeando os objetos		Tem maior compreensão e expressão de palavras; fala 15 a 20 palavras; imita as palavras; usa frases de duas palavras
2 anos	Presta atenção e compreende estórias; sobe e desce escada; chuta bola; empilha 5 a 6 blocos; pode imitar desenho horizontal ou vertical; segue comandos mais complexos, em duas etapas; imita adultos; brinca com objetos, bonecos	Começa a ter maior senso de identidade e a reivindicar maior autonomia	Compreende verbos que representam ações concretas (dá, acabou, quer); tem vocabulário de 20 palavras; usa frases de duas palavras

(Continuação)

Idade				
3 anos	Pula no próprio lugar; chuta bola; dirige velocípede; sabe nome, idade e sexo; copia círculo e cruz; consegue alimentar-se e vestir-se sozinho; demonstra imaginação; escuta estórias; brinca com objetos, bonecos	Tem maior compreensão do mundo, vê alguns aspectos, mas pode não ver a situação como um todo; fantasia, tem pensamento mágico refletido em jogos imaginativos; pode associar a causa da doença a um fator externo, e achar que ela ocorreu como punição por má ação; compreende o que é certo e errado; começa a distinguir fantasia da realidade	Compreende o "onde?", "como?"; pergunta "o quê?" e "por quê?"; constrói frases simples, mas pode ter dificuldade na conjugação dos verbos	Conversar com questões abertas e fechadas; brincar de faz de conta; contar estórias; esconder objetos e pedir para a criança achar; dar desenhos para a criança pintar com lápis; dar papel e lápis para a criança desenhar; imitar animais; fazer bonecos de mão; oferecer revistas e livros com ilustrações para manuseio pela criança; brincar com jogos de adivinhação e jogos de contar e com números
4 anos	Conhece o que é usado na casa; desenha uma pessoa; sabe o sexo das pessoas; diz o primeiro e último nome; constrói torre com 10 blocos; pula com um pé só; dirige velocípede e bicicleta de rodinha; canta uma música		Domina regras complexas da linguagem falada em casa; conta as atividades e experiências diárias e comunica ideias, desejos, pensamentos e necessidades	
5 anos		Comunica pensamentos complexos e criativos; começa a ter pensamento mais elaborado sobre a causa de uma doença	Domina o vocabulário; descreve acontecimentos de forma detalhada; lê e escreve	
6 a 10 anos	Comunica-se bem; aprende a ler e escrever; conversa bastante; adquire responsabilidade pelo dever de casa e em casa	Diferencia bem entre si e os outros; começa a integrar relações causais	Adquire progressivamente aprendizagem de cálculo e conceitos complexos	Conversar; brincar de faz de conta; improvisar; fazer truques de mágica; contar piadas; fazer charadas e jogos de adivinhação; abordar atividades como passatempos e esporte
11 anos ou mais	Faz abstrações; resolve problemas e toma decisões	Integra relações causais mais complexas, com pensamento mais elaborado sobre a saúde e a doença		Abordar fortalezas, relações em casa, na escola, atividades, riscos, violência, emoções, sexualidade e segurança

Fonte: Baseada em Ryder,[13] Sociedade Brasileira de Pediatria,[14-16] Brasil,[17] Elders[18] e Koop.[19]

Recepção e construção inicial do vínculo

SITUAÇÃO-PROBLEMA 2

Margarida: "Bom dia! Sejam bem-vindos *(cumprimentando os presentes, apertando a mão dos pais e fazendo carinho na cabeça da criança)*. Por favor, entrem e sentem-se".

Margarida: "Oi, Ana *(3 anos)*, que bom que você trouxe tanta gente para a consulta! Você pode me dizer quem são?".

Ana: "Essa é mamãe e esse é o papai".

Margarida: "Qual é o nome de sua mãe?".

Ana: "Maria".

> Margarida: "E o de seu pai?".
>
> Ana: "João".
>
> Margarida: "Eu sou a Dra. Margarida e vou acompanhar vocês nesta Unidade de Saúde. Prazer em conhecer vocês".

O vínculo deve ser construído e sustentado ao longo de todo o encontro (e para além dele). Ao chamar a criança e seus pais, o profissional deve demonstrar receptividade e educação, recebendo-os com um sorriso, cumprimentando-os, apresentando-se (caso seja a primeira consulta) e convidando-os para entrar no consultório e sentar-se. Se a mãe (ou responsável) estiver sozinha, com o lactente no colo e carregando sacolas (a ida ao consultório pode ser como uma viagem), o profissional deve prontificar-se a ajudá-la.

Cada pessoa presente deve ser chamada por seu próprio nome e, mesmo em consulta de retorno, deve-se perguntar se a criança e seus pais sabem o nome do profissional. A presença da criança (paciente) deve ser valorizada. Uma estratégia para demonstrar essa valorização é pedir que ela apresente seus acompanhantes. Quando um irmão estiver junto, é importante valorizar sua presença, falando diretamente com ele; por exemplo, "Que bom que você trouxe seu irmão", "Você ajuda a cuidar dele?". Isso geralmente o faz sentir-se também incluído na consulta, e tende a manter o ambiente mais tranquilo. Quando o paciente for um lactente, deve-se perguntar aos adultos o seu nome e parentesco com a criança, e interagir com o lactente, falando com tom de voz suave e por meio de comunicação não verbal.

Deve-se manter um ambiente amigável, em que todos se sintam à vontade. A criança deve estar acomodada de forma que seus olhos fiquem no mesmo nível dos olhos dos adultos. Como as cadeiras comuns não permitem alcançar esse objetivo, o profissional pode sugerir que, se quiser, a criança fique no colo da mãe. Caso haja cadeiras baixas para crianças, o profissional pode sentar-se em uma delas para conversar com a criança. Outra estratégia é sentar-se no chão (coberto por um pano) ao conversar com as crianças e examiná-las.

Não esquecer
- Receba todos com simpatia e cordialidade.
- Chame todos pelo próprio nome.
- Não chame a mãe de "mãezinha" ou a criança de "bebê".

SITUAÇÃO-PROBLEMA 3

> Anita: "Então, Ada *(4 anos)*, como vai você?".
>
> Ada: "Bem".
>
> Anita: "Você lembra meu nome?".
>
> Ada: "Não".
>
> Anita: "Mas, também, você só me viu duas vezes, *né*? Meu nome é Anita".
>
> Ada: "Ah!".
>
> Anita: "Onde você mora?".
>
> Ada: "Ah, muito longe...".
>
> Anita: "Nossa! Deve ter demorado para chegar aqui, *né*?".
>
> Ada: "É!".

Demonstrar interesse por fatos corriqueiros é uma forma de deixar o paciente e seus acompanhantes mais à vontade no início da consulta e criar um vínculo inicial. Comece a consulta com uma "conversa social".[11] Para a mãe, pode-se perguntar sobre o tempo de espera ou para chegar ao local da consulta, por exemplo. Para uma criança em idade pré-escolar (entre 2 anos e 5 anos inclusive), pode-se perguntar, por exemplo, como ela veio para a consulta, qual a sua cor preferida ou se ela está na escolinha. Para escolares (6 anos até a adolescência), pode-se também fazer perguntas sobre escola ou coisas de que eles gostam de fazer.

Dica
- Comece a consulta com uma "conversa social".
- Cuide para que todos se sintam confortáveis e à vontade.

Cuidado!

O computador e interrupções frequentes podem interferir na relação com a criança e a família. Mantenha sua atenção no paciente e seus acompanhantes e evite interrupções.

Conhecimento da demanda inicial

SITUAÇÃO-PROBLEMA 4

Anita: "Oi, Ada *(4 anos)*, por que você veio me ver hoje?".

Ada: "Estou com isto aqui *(apontando para um arranhão no abdome)*".

Anita: "Certo. Você quer me dizer ou perguntar mais alguma coisa?".

Ada: "Não".

Anita: "E como você se machucou?".

Ada: "Foi a Mimi".

Anita: "Quem é a Mimi?".

Ada: "Minha gatinha".

Anita: "Ela te arranhou?".

Ada: "Aham. Eu abracei ela".

Anita: "Acho que ela não gosta de abraço. E com quem mais você brinca?".

Ada: "Com meus amigos".

Anita: "Onde?".

Ada: "Na escolinha".

Anita: "Certo. Vamos ver agora se sua mãe tem mais motivos para consultar, *tá*?".

Ada: "*Tá!*".

Anita: "D. Adelina *(mãe de Ada)*, eu gostaria de saber os motivos, as dúvidas e as preocupações para a consulta".

Adelina: "Ada está muito resfriada, com tosse, nariz escorrendo e comendo pouco".

Anita: "Mais alguma coisa?".

Adelina: "Não".

Anita: "Então Ada tem o machucado na barriga e esse resfriado forte, *né*? Além disso, eu gostaria de ver a parte do acompanhamento de saúde de Ada. Pode ser?".

Adelina: "Sim".

Ada: "Aham".

SITUAÇÃO-PROBLEMA 5

Paula: "Renata *(5 anos)*, por que você veio consultar hoje?".

Renata: "Não sei".

Paula: "Você quer saber mais alguma coisa?".

Renata: "Você vai me dar injeção?".

Paula: "Por que você acha que eu vou dar injeção?".

Renata: "Porque a mamãe disse que, se eu não me comportar, eu vou tomar injeção".

As queixas e as preocupações das crianças costumam ser diferentes das dos adultos e podem gerar ansiedade, como o medo de procedimentos dolorosos, como coleta de sangue ou aplicação de medicamentos e vacinas injetáveis.[20] Esse medo pode ser agravado quando seus pais ameaçam levá-las ao médico, caso não se comportem.

Após ouvir a criança, deve-se informá-la que, em seguida, seu acompanhante será ouvido, procedendo-se ao questionamento sobre motivos, dúvidas ou preocupações que o fizeram trazer a criança à consulta. Mesmo quando se tratar de consulta de puericultura, deve-se perguntar aos pais todas as suas dúvidas ou preocupações, até que eles declarem não ter mais nada a acrescentar.

Após a escuta de toda a demanda, o profissional deve fazer uma síntese e especificar sua demanda para a consulta[11] (aspectos sobre a dinâmica familiar e a puericultura, como desenvolvimento, alimentação e vacinas). Caso haja muitos motivos, e alguns possam ser abordados em outra consulta (cujo retorno deve ser marcado em curto tempo, nesse caso), deve ser pactuada a agenda para o encontro.

Obtenção de informações biopsicossociais da criança e dos pais e fortalecimento do vínculo

SITUAÇÃO-PROBLEMA 6

Anita: "Ada *(4 anos)*, sua mãe disse que você está com tosse, com o nariz escorrendo e sem fome. O que mais te incomoda?".

Ada: "A tosse dói".

Anita: "Onde?".

Ada: "Aqui *(apontando a garganta)* e aqui *(apontando o tórax)*".

Anita: "E mais alguma coisa te incomoda?".

Ada: "Não, só a água do meu nariz".

Anita: "Entendi. Alguma coisa te preocupa?".

Ada: "Não".

SITUAÇÃO-PROBLEMA 7

Anita: "D. Adelina, quais são suas preocupações com Ada?".

> Adelina: "Tenho medo que isso vire pneumonia. Também... como ela não está comendo, acho que vai ficar fraquinha. Queria que fosse comigo, pois não gosto de vê-la sofrer".
>
> Anita: "Vejo que a Sra. está bem preocupada com isso. Acho que a maioria das mães fica agoniada quando seus filhos adoecem. Não é fácil! Vamos tentar resolver isso juntas. O que a Sra. acha que causou o resfriado?".
>
> Adelina: "Acho que foi na escolinha. Tem muita criança gripada".

A partir dos 3 anos, as crianças podem fornecer informações precisas. Apesar de compreenderem bastante sobre o que é falado a elas e lembrarem-se, de modo exata, de fatos importantes em sua vida, elas se expressam verbalmente de forma mais simples. Essa época é marcada pelo começo das perguntas como os "porquês".[21] Para facilitar sua compreensão, é necessário fazer perguntas curtas e simples[21] e aguardar sua resposta sem apressá-las. Ao compartilhar informações, o profissional deve fornecer poucas por vez, em linguagem acessível e com sinceridade, verificando sua compreensão.[22]

Em relação a crianças a partir da idade de 5 anos, já em 1996, um documento do Institute for Public Policy Research (Inglaterra) ressaltava que elas compreendiam mais sobre conceitos de saúde e doença do que os adultos imaginavam e sabiam fornecer informações sobre si próprias, devendo ser consideradas participantes competentes da consulta, inclusive na tomada de decisões relativas à sua saúde.[23] Na Holanda, a legislação mudou em 1997, determinando a participação da criança dessa idade em tomadas de decisão.[24]

A partir dos 7 anos, como demonstrou uma revisão da literatura publicada em 2004, as crianças fornecem informações mais precisas sobre sua saúde atual do que seus pais, porém menos precisas em relação à história pregressa.[25]

A despeito disso, revisões de literatura e estudos publicados entre 2000 e 2010 mostram que, ainda que a participação da criança aumente com a idade, sua voz é geralmente bastante restrita, sendo a comunicação mais voltada ao contato social ou afetivo no momento de coletar a história e durante o exame físico, sendo pouco o seu envolvimento no fornecimento de informações sobre sua saúde e ainda mais rara sua inclusão nas explicações sobre o diagnóstico e as opções terapêuticas e em tomadas de decisão.[26-33]

Para incentivar a participação da criança, o profissional deve fazer questões abertas primeiramente para ela e depois para seus pais, a fim de compreender sua visão e suas preocupações, necessidades e perspectivas. Deve ouvir a ambos atentamente, usando comunicação não verbal (fazendo contato visual, sorrindo, balançando a cabeça, p. ex.) e paraverbal (falando "Aham", p. ex.), ou repetindo ou parafraseando o que foi dito, para facilitar que eles continuem a falar.

Sempre que forem manifestados sentimentos, ele deve responder com empatia. A resposta empática requer o comprometimento do profissional, estando presente, dando atenção, importando-se com todos, e com intenção de ajudar. A compreensão empática é alcançada por meio de escuta qualificada, e a resposta empática inclui a comunicação da compreensão do sentimento à pessoa que o expressa, verificação da precisão dessa compreensão, aceitação da pessoa sem julgamentos, valorização e legitimação de seu sentimento, e manifestação de respeito, apoio e parceria (ver Capítulo 9, Comunicação com emoções fortes: resposta empática à raiva, ao medo e à tristeza no cuidado à saúde).

Aspectos psicossociais e culturais e, sempre que possível, os espirituais, devem ser explorados, entre eles comportamento da criança, condutas, hábitos, crenças e religiosidade dos pais, dinâmica familiar, ambiente físico e condições psicológicas de todos os presentes.

Questões fechadas mais específicas para investigar os aspectos biomédicos devem ser feitas mais ao fim da anamnese.

O exame físico

O profissional pode usar várias estratégias para que a criança veja o exame físico de forma lúdica, e, também, para que ele seja menos ameaçador.

Na oroscopia: "Você sabe fazer boca de sapo? É assim *(mostrando uma boca bem aberta e com a língua de fora)*". Após esse convite, muitas crianças abrem bem a boca sem ser preciso usar abaixador de língua.

Na otoscopia: "Vou ver se tem sujeira no seu ouvido, *tá?*".

Na percussão pulmonar: "Vamos ver se consigo fazer som aqui".

Na ausculta pulmonar: "Oi, tem alguém aqui?... E aqui?".

Na ausculta cardíaca: "Vamos ver como seu coração está batendo?".

Na antropometria: "Vamos ver se você cresceu".

A comunicação durante o exame de crianças de 1 dia a 12 meses ocorre principalmente por meio de linguagem não verbal, incluindo respeito à distância interpessoal (prossêmica), contato visual, expressão facial, suavidade na voz, toque suave e mãos aquecidas, delicadeza nos gestos e postura receptiva. O profissional deve compreender que o choro da criança é uma forma de expressar desconforto ou medo.

Rider[13] sugere as seguintes estratégias adicionais de comunicação durante o exame físico de lactentes e pré-escolares:

▶ solicitar que um dos pais coloque a criança no colo ou deixar a criança sentada em uma cadeira ou em uma maca alta, com os pais por perto, e em seguida sentar-se de maneira que os olhos do profissional fiquem no mesmo nível que os da criança;
▶ aproximar-se lentamente, pois, a partir de 7 a 9 meses, a criança começa a estranhar e, até os 2 anos, não quer estranhos em seu espaço pessoal;
▶ fazer contato visual com a criança, porém desviar o olhar de vez em quando e/ou conversar com os pais, enquanto ela se adapta à presença do profissional. Se o rosto do profissional estiver muito perto do rosto do lactente, ele pode estranhar e chorar. Em situações em que essa aproximação é necessária (p. ex., na ausculta), ele pode desviar o olhar;
▶ adaptar ritmo e tom de voz e postura em resposta à criança e aos pais.

Se a criança estiver internada, impossibilitada de sentar-se ou de ser colocada no colo, o profissional deve sentar-se, para manter seus olhos no nível dos olhos da criança.

Além disso, o profissional deve manter a criança vestida durante a maior parte do exame. A otoscopia e a oroscopia podem ser realizadas com a criança vestida e deitada na maca. A retirada da roupa de crianças menores deve ser feita pela mãe mais ao fim do exame, para inspeção geral, exame de abdome e genitália, exame neuropsicomotor e antropometria. Idealmente, a mãe é quem deve colocá-la na balança.

Sempre que a criança estiver sem roupa na maca, ela deve ser coberta com um lençol, para mantê-la aquecida, para que ela se sinta segura e para respeitar sua privacidade e seu pudor.

> **Dica**
> ▶ Mantenha o nível de seus olhos na altura dos olhos da criança para facilitar a comunicação com ela.
> ▶ Para as crianças pequenas, os adultos parecem ser muito grandes.
> ▶ Cuide para aproximar-se lentamente da criança e manter sua voz suave.

Compartilhamento de informações e tomadas de decisão e planejamento

SITUAÇÃO-PROBLEMA 8

Roberto *(após examinar Lina, 6 anos, que sentia "dor de garganta")*: "Lina, você realmente está com pus na garganta. Vamos tratar?".

Lina: "Você vai dar injeção?".

Roberto: "Depende. Você prefere injeção ou tomar remédio?".

Lina: "Tomar remédio".

Roberto: "D. Lourdes *(mãe de Lina)*, posso passar antibiótico para a Lina tomar?".

Lourdes: "Não sei, Dr. Às vezes, a Lina não aceita bem tomar remédio".

Roberto: "Lina, você promete que vai tomar o remédio direitinho?".

Lina: "Prometo".

Roberto: "Então vou passar um remédio para você tomar, combinado?".

Lina: "Sim".

Roberto: "D. Lourdes, então vou passar antibiótico para tratar a garganta da Lina. Ela está com pus; chamamos isso de amigdalite bacteriana".

Lourdes: "Entendi".

Roberto: "Lina, o que combinamos então?".

Lina: "Vou tomar o remédio. Não vou tomar injeção".

SITUAÇÃO-PROBLEMA 9

Ana: "Marta *(2 anos e meio)*, você já está tão grande! A chupeta está fazendo seus dentinhos ficarem para fora. Acho que está na hora de largar a chupeta".

Marta: "Aham".

Ana: "Afinal, agora você já está grande, e chupeta é para criança pequenininha. Você topa largar a chupeta até a próxima consulta?".

Marta: "Topo".

Ana: "Então combinado".

A relação da criança com os presentes na consulta tende a ser assimétrica. Ela é vulnerável porque está cercada por adultos, entre eles seus pais, que tendem a colocá-la em um papel passivo, e o profissional que a atende, que pode ser visto de forma intimidadora. Além disso, ela pode ter limitações em comunicar-se plenamente, dependendo de seu desenvolvimento.

Por isso, o profissional deve incentivar que a criança participe ativamente da consulta, desde a recepção até o plano terapêutico. Heminghway e Redsell[34] citam literatura constatando que essa participação melhora a compreensão dela sobre seu adoecimento, reduz sua percepção sobre a dor em procedimentos dolorosos, incentiva sua responsabilidade, diminui sua angústia e aumenta seu senso de controle. Esses fatores também contribuem para a percepção, por parte dos pais e da criança, de um cuidado de alta qualidade.[34]

Mas, mesmo quando o profissional de saúde tente promover o papel ativo da criança na consulta, os pais tendem a limitar sua inclusão,[26,27,33] acreditando, muitas vezes, que isso a protegerá.[35,36]

Entretanto, segundo Levetown e colaboradores,[37] crianças com doenças graves tentam dar sentido à sua situação de saúde, buscando qualquer informação disponível. Eles citam um estudo realizado com crianças em estado terminal, que constatou que crianças de 3 anos já sabiam seu diagnóstico e prognóstico, mesmo sem que um adulto as informasse, e sentiam-se abandonadas ou menos amadas pelo fato de seus pais não terem dado informações a elas. Por outro lado, elas também não falavam nada, visando proteger os adultos, gerando, assim, um "fingimento" mútuo sobre a situação e consequente sofrimento.

O profissional precisa, então, compreender que deve dar o exemplo da inclusão da voz da criança ao longo da consulta e mostrar aos pais a importância do envolvimento da criança nas conversas e decisões na saúde e do dia a dia. Ele deve, ainda, reafirmar e valorizar a responsabilidade dos pais com o cuidado da saúde de seus filhos, bem como empoderar a criança para que ela expresse sua visão e seus sentimentos, esclareça suas dúvidas relativas a seu diagnóstico, prognóstico e tratamento, e envolva-se em processos de tomadas de decisão, respeitando-se sua vontade de participar (ou não participar).[38]

Após o exame, as informações sobre o diagnóstico devem ser compartilhadas em linguagem simples e, quando possível, com auxílio de recursos visuais, como desenho, ilustrações ou modelos. Ela deve ser convidada a expor suas dúvidas ("Quais perguntas você tem?") e, após as explicações, deve-se pedir que ela explique, com suas próprias palavras, o que foi dito. Após esclarecer as dúvidas, o profissional deve mostrar as opções terapêuticas e propiciar um diálogo entre a criança e seus pais, para que todos possam participar da tomada de decisão.

Após pactuar a tomada de decisão e o plano terapêutico, o profissional deve fazer uma síntese e pedir que os presentes falem, com suas palavras, o que foi pactuado, para verificar sua compreensão e lembrança. Caso algo tenha sido esquecido ou pouco compreendido, o profissional deve elogiar o que foi dito e complementar com o que for necessário.

A finalização da consulta deve ocorrer com o planejamento para retorno e as despedidas.

Levetown e colaboradores[37] abordam a comunicação com familiares e crianças em diversos contextos, entre eles crianças com suspeita de abuso e crianças com doenças graves, ou doenças que ameaçam ou limitam a vida.

> **Não esquecer**
>
> A criança compreende bem mais do que os adultos imaginam e deve ser incentivada a participar ativamente da consulta, desde a recepção e obtenção da demanda inicial e informações biopsicossociais, até o compartilhamento de informações, a tomada de decisões e o planejamento. Você deve ser um exemplo para a inclusão da criança. Não deixe a criança de lado, falando apenas com seu responsável.

O **Quadro 12.1** apresenta uma síntese sobre as habilidades para a comunicação na consulta com crianças e seus pais centrada nas relações nas diversas etapas do encontro.

Quadro 12.1 - Habilidades para a comunicação em consultas centradas nas relações com crianças e seus pais

Atitudes e comportamentos ao longo de toda a consulta	Atue com comprometimento, importando-se com todos e com a intenção em ajudar; seja gentil, atencioso, reflexivo, respeitoso, empático e sensível e demonstre humanidade e curiosidade[7]
	Desenvolva autoconhecimento e prática reflexiva[7]
	Mostre-se aberto e flexível a fim de deixar a criança à vontade para falar[39]
	Demonstre vontade de entrar no mundo da criança para saber como ela vê a realidade dela e ouvir seus medos e perdas como ela os sente[39]
	Fale com a criança e não sobre ela;[37,39] não se refira à criança em terceira pessoa quando ela estiver presente[39]
	Escute atentamente o que a criança diz e como ela diz, sem fazer julgamentos, apreciando seus pensamentos; não subestime seus conceitos sobre a doença[39]
	Escute atentamente os pais, sem fazer julgamentos, e valorize-os
	Respeite os valores, as práticas e as crenças culturais e espirituais dos pais e das crianças[39]
	Fique atento aos sentimentos de todos os presentes e responda com empatia[9-11,39]
	Fique atento às pistas verbais e não verbais[39]
	Inclua a criança em todas as etapas da consulta, fazendo-a sentir-se uma participante importante,[32] e explique a importância dessa inclusão para os pais
	Comunique sempre o que vai acontecer a seguir e fique disponível para explicações[39]
	Elogie os pais pelo bom trabalho que fazem na educação de seus filhos
	Faça afirmações de apoio[39]
	Seja sincero com as crianças e seus pais[39]
Ambiente	Mantenha o ambiente apropriado, amigável e privado[39]
	Se a criança estiver na cama, garanta que ninguém fique em pé[39]
	Verifique quem a criança quer que esteja presente (crianças que sofreram abuso e adolescentes podem querer privacidade)[37]
	Tenha brinquedos e material para desenhar, colorir e ler disponíveis
Recepção e construção de vínculo	Acolha a todos amistosamente: receba com um sorriso, cumprimente e apresente-se, deixando claro que a criança e todos que a acompanham são bem-vindos[40]
	Peça para que todos se sentem
	Quando a criança estiver internada, cumprimente-a com um sorriso e se ela estiver impossibilitada de sentar na maca, sente-se em uma cadeira com o nível de seus olhos na altura dos olhos dela
	Chame a criança e a todos que estiverem com ela pelo próprio nome[35,41,42]
	Evite barreiras para uma comunicação efetiva, como o computador ou interrupções[11,39]
	Inicie com conversa social[11]

(continua)

	(Continuação)
Demanda inicial	Pergunte primeiro para a criança os motivos e preocupações para a consulta e, depois, para seus pais[13]
	Após esgotar as demandas, explicite as suas e pactue a agenda[11]
	Fale com tom de voz normal, suave e com calma (não fale como criança)[32]
	Use linguagem simples, de acordo com o desenvolvimento da criança, para que ela possa compreender[32]
	Leve em consideração que o tempo de atenção da criança varia com seu estágio do desenvolvimento (p. ex., 10 a 15 minutos em pré-escolares)[39]
Obtenção de informações biopsicossociais	Inicie fazendo questões abertas para a criança sobre sua visão, suas perspectivas e preocupações
	Pergunte à criança o que ela pediria se pudesse realizar três desejos ou tivesse uma varinha mágica[37]
	Demonstre respeito e interesse pela criança e escute-a atentamente enquanto ela fala[32]
	Use comunicação não verbal, com contato visual, sorriso, gestos, postura aberta e linguagem paraverbal para incentivá-la a continuar a falar
	Dê tempo para que a criança responda; não a apresse[32]
	Use jogos, desenhos e brincadeiras para comunicar-se com a criança;[12,13,24,37,41] as brincadeiras são uma forma de interagir e se comunicar, mas leve a criança a sério
	Após escutar a criança, obtenha as perspectivas, necessidades, expectativas e preocupações dos pais
	Reconheça os sentimentos e responda com empatia[9-11]
	Deixe espaço para todos os presentes na consulta fazerem perguntas e esclarecerem suas dúvidas[24,32]
	Inicie com questões abertas sobre aspectos psicossociais, deixando perguntas fechadas sobre aspectos biomédicos para a parte final[11]
Exame físico	Tente realizar o máximo que puder do exame físico com a criança no colo de um dos pais ou sentada na cadeira ou maca, e mantenha seus olhos no mesmo nível dos olhos da criança
	Comunique-se durante o exame físico de lactentes (e ao longo da consulta) fazendo contato visual, conversando com tom de voz baixo e suave, sorrindo, aproximando-se deles lentamente, cuidando para respeitar a distância interpessoal e fazendo gestos delicados
	Mantenha as mãos aquecidas
	Se criança estranhar, desvie o olhar por algum tempo[13]
	Não faça gestos súbitos
	Mantenha os pais por perto e solicite sua ajuda na hora de tirar a roupa da criança e de colocá-la na balança
	Ao tirar a roupa da criança, cubra-a com o lençol
	Converse com a criança, ajude-a a colaborar com o exame de forma lúdica e vá explicando os procedimentos durante o exame físico: "Vou escutar aqui *(tórax)* para ver como seu coração está batendo";[13,35] peça que a criança abra a boca espontaneamente para evitar usar o abaixador de língua; pode-se perguntar: "Você sabe abrir boca de sapo?" e demonstrar como ela deve abrir a boca

(Continuação)	
Compartilhamento de informações	Pergunte o que a criança já sabe e o que quer saber[37,39]
	Use linguagem simples, adaptando-a para a idade e a maturidade da criança[39]
	Forneça pouca informação por vez e verifique a compreensão[11]
	Quando a criança for mais nova, os pais devem receber mais informações,[37] mas não a deixe de lado
	Explique o motivo, os riscos e os benefícios de procedimentos médicos necessários ao tratamento, utilizando linguagem simples e recursos visuais como ilustrações ou modelos, para facilitar a compreensão[35,37,39]
	Verifique sempre a compreensão dos pais e da criança sobre as informações compartilhadas, pedindo que eles falem em suas palavras o que entenderam, e esclareça o que for necessário[37,41]
Tomada de decisões e planejamento	Envolva a criança em decisões cotidianas sobre sua saúde[37]
	Empodere a criança para tomar decisões competentes, fornecendo os recursos necessários[39]
	Mesmo quando a criança ainda não tiver competência para tomar decisões, ela tem o direito de participar e dar sua opinião[39]
	Fale com a criança sobre as opções de tratamento e facilite a discussão dela com seus pais sobre o tratamento[24,35]
	Quando as crianças estão muito doentes, algumas preferem receber informações, mas outras, não; pergunte se a criança quer receber informações e envolver-se em discussões sobre seu tratamento[37]
	Entenda que uma criança que não fala ou se comunica com você pode estar iniciando seu caminho da terminalidade de vida e seu silêncio pode ser uma forma de proteger seus pais ou irmãos[39]
	Incentive e ajude os pais a conversarem com a criança, pactuando antes com eles a melhor forma para isso; entretanto, não se esqueça de que são eles os responsáveis pelas decisões finais sobre o tratamento e o envolvimento da criança[32,37]
	Use termos positivos em vez de negativos (p. ex., em vez de falar "não mova seu braço", fale "agora deixe o braço parado")[35]

Fonte: Quadro inicialmente elaborado por Funk,[42] e adaptado pelos autores.

QUESTÕES DE MÚLTIPLA ESCOLHA*

1. Mila, 5 anos, foi trazida por sua mãe, D. Maria, ao ambulatório da Unidade Básica de Saúde. Escolha a melhor abordagem para a consulta centrada nas relações:
   a) Incluir Mila como participante competente desde o início da consulta.
   b) Iniciar a anamnese com D. Maria e, logo após, conversar com Mila.
   c) Incluir Mila em todas as etapas da consulta, exceto nas tomadas de decisão.
   d) Incluir Mila na conversa quando iniciar o exame físico.

2. Assinale a alternativa que só contém elementos da comunicação verbal:
   a) Metáforas e distância interpessoal.
   b) Conversar e contar estórias.
   c) Fazer charadas e balançar a cabeça.
   d) Contar piadas e sorrir.

---

*Acesse as respostas e comentários às questões de múltipla escolha em https://apoio.grupoa.com.br/comunicacaoclinica.

3. As estratégias para uma boa comunicação dependem do estágio de desenvolvimento da criança. Dessa forma, é correto afirmar que:
   a) Brincar de esconder objetos ou pessoas com um pano e retirá-lo em seguida falando "Achou!" é uma boa estratégia para escolares.
   b) O pré-escolar não compreende a fala dos adultos.
   c) Fazer charadas e jogos de adivinhação auxilia na consulta com o escolar.
   d) Crianças começam a falar a partir dos 15 meses.

4. João tem 3 anos e foi trazido por seus pais para atendimento em uma Unidade Básica de Saúde. Para realizar o exame físico, deve-se:
   a) Tirar sua roupa e colocá-lo na maca.
   b) Situá-lo de forma a manter seus olhos na mesma altura dos olhos do profissional.
   c) Realizar o exame enquanto faz perguntas de verificação aos pais.
   d) Falar com tom firme e um pouco mais alto para a criança respeitar o profissional.

REFERÊNCIAS

1. Street R. Physicians' communication and parents' evaluations of pediatric consultations. Med Care. 1991;29(11):1146-52.
2. Korsch BM, Gozzi EK, Francis V. Gaps in doctor-patient communication. Doctor-patient interaction and patient satisfaction. Pediatrics. 1968;42:855-71.
3. Galil A, Bachner YG, Merrick J, Flusser H, Lubetzky H, Heiman N, et al. Physician–parent communication as predictor of parent satisfaction with child development services. Res Develop Disabil. 2006;27(3):233-42.
4. Barbosa LT. Fatores que afetam a satisfação de pacientes em serviços de saúde: um estudo em setor ambulatorial de hospital [dissertação]. Natal: UFRN; 2004.
5. Ammentorp J, Kofoed PE, Laulund LW. Impact of communication skills training on parents perceptions of care: intervention study. J Adv Nurs. 2001;67(2):394-400.
6. Stewart M, Brown JB, Donner A, McWhinney IR, Oates J, Weston WW, et al. The impact of patient-centered care on outcomes. J Fam Pract. 2000;49(9):796-804.
7. Browning D. To show our humanness-relational and communicative competence in pediatric palliative care. Bioethics Forum. 2002;18(3-4):23-8.
8. Davies R, Davis B, Sibert J. Parents' stories of sensitive and insensitive care by paediatricians in the time leading up to and including diagnostic disclosure of a life-limiting condition in their child. Child Care Health Dev. 2003;29(1):77-82.
9. Makoul G. Essential elements of communication in medical encounters: The Kalamazoo Consensus Statement. Acad Med. 2001;76(4):390-3.
10. Kurtz S, Silverman J, Benson J, Draper J. Marrying content and process in clinical method teaching: enhancing the Calgary–Cambridge guides. Acad Med. 2003;78(8):802-9.
11. Fortin AH, Dwamena FC, Frankel RM, Lepisto BL, Smith RC. Smith's patient centered interviewing: an evidence-based method. 4th ed. New York: McGraw Hill Education; 2019.
12. Kolucki B, Lemish D. Communicating with children: principles and practices to nurture, inspire, excite, educate and heal [Internet]. New York: UNICEF; 2011 [capturado em 12 mar. 2020]. Disponível em: https://www.unicef.org/cwc/files/CwC_Web(2).pdf.
13. Rider EA. Communication and relationships with children and parents. DocCom module #21 [Internet]. Philadelphia: Drexel University College of Medicine; c2005-2020 [capturado em 12 mar. 2020]. Disponível em: https://webcampus.drexelmed.edu/doccom/user/.
14. Sociedade Brasileira de Pediatria. Caderneta de Saúde da Criança: instrumento e promoção do desenvolvimento: como avaliar e intervir em crianças. Guia prático de atualização [Internet]. 2017 [capturado em 12 mar. 2020];4.1. Disponível em: https://www.sbp.com.br/fileadmin/user_upload/20493b-GPA_-_Caderneta_de_Saude_da_Crianca.pdf.
15. Sociedade Brasileira de Pediatria. Caderneta de Saúde da Criança: instrumento de promoção do desenvolvimento. Guia prático de atualização [Internet]. 2018 [capturado em 12 mar. 2020];4.2. Disponível em: https://www.sbp.com.br/fileadmin/user_upload/_Ped._Desenv_-_no4_-_20668d-GPA_-_Caderneta_de_Saude_da_Crianca_4.2.pdf.
16. Sociedade Brasileira de Pediatria. Caderneta de Saúde da Criança: instrumento de promoção do desenvolvimento. Guia prático de atualização [Internet]. 2019 [capturado em 12 mar. 2020];4.3. Disponível em: https://www.sbp.com.br/fileadmin/user_upload/21562c-GPA_-_Cadern_Saude_da_Crianca_6_a_9_meses-1.pdf.
17. Brasil. Ministério da Saúde. Saúde da criança: crescimento e desenvolvimento. Ministério da Saúde [Internet]. Brasília: MS; 2012[capturado em 12 mar. 2020]. Disponível em: http://bvsms.saude.gov.br/bvs/publicacoes/saude_crianca_crescimento_desenvolvimento.pdf.
18. Elders MJ. Early childhood: 1-4 years [Internet]. Washington: Bright Futures; 2004 [capturado em 12 mar. 2020]. Disponível em: https://www.brightfutures.org/bf2/pdf/pdf/EC.pdf.
19. Koop EC. Middle childhood: 5-10 years [Internet]. Washington: Bright Futures; 2004 [capturado em 12 mar. 2020]. Disponível em: https://www.brightfutures.org/bf2/pdf/pdf/MC.pdf.
20. Howells R, Lopez T. Better communication with children and parents. Paed Child Health. 2008;18(8):381-5.
21. Steward MS, Bussey K, Goodman GS, Saywitz KJ. Implications of developmental research for interviewing children. Child Abuse Negl. 1993;17(1):25-37.

22. Hart C, Chesson R. Children as consumers. BMJ. 1998;316(7144):1600-3.
23. Alderson P, Montgomery J. Health care choices: making decisions with children [Internet]. London: Institute for Public Policy Research; 1996 [capturado em 12 mar. 2020]. Disponível em: https://www.researchgate.net/profile/Priscilla_Alderson2/publication/264713596_Health_Care_Choices_Making_Decisions_with_Children/links/5b6d618045851546c9fa1a71/Health-Care-Choices-Making-Decisions-with-Children.pdf.
24. van Dulmen AM. Children's contributions to pediatric outpatient encounters. Pediatrics. 1998;102(3):563-8.
25. Riley AW. Evidence that school-aged children can self-report on their health. Ambulatory Pediatrics. 2004;4(S4):371-6.
26. Tates K, Meeuwesen L. 'Let Mum have her say': turntaking in doctor–parent–child communication. Patient Educ Couns. 2000;40(2):151-62.
27. Tates K, Elbers E, Meeuwesen L, Bensing J. Doctor–parent–child relationships: a 'pas de trois'. Patient Educ Couns. 2002;48(1):5-14.
28. Tates K, Meeuwesen L, Bensing J, Elbers E. Joking or decision-making? Affective and instrumental behaviour in doctor-parent-child communication. Psychol Health. 2002;17(3):281-95.
29. Nova C, Vegni E, Moja EA. The physician–patient–parent communication: a qualitative perspective on the child's contribution. Patient Educ Couns. 2005;58(3):327-33.
30. Cahill P, Papageorgiou A. Triadic communication in the primary care paediatric consultation: a review of the literature. Brit J Gen Pract. 2007;57(544):904-11.
31. Coyne I. Children's participation in consultations and decision-making at health service level: A review of the literature. Int J Nurs Stud. 2008;45(11):1682-9.
32. Taylor S, Haase-Casanovas S, Weaver T, Kidd J, Garralda EM. Child involvement in the paediatric consultation: a qualitative study of children and carers' views. Child Care Health Dev. 2010;36(5):678-85.
33. Runeson I, Enskär K, Elander G, Hermerén G. Professionals' perceptions of children's participation in decision making in healthcare. Journal of Communication. 2001;10(1):70-78.
34. Hemingway P, Redsell S. Children and young people's participation in healthcare consultations in the emergency department. Int Emerg Nurs. 2011;19(4):192-8.
35. Stivers T. Negotiating who presents the problem: next speaker selection in pediatric encounters. J Communic. 2001;51(2):252-82.
36. Young B, Dixon-Woods M, Windridge KC, Heney D. Managing communication with young people who have a potentially life threatening chronic illness: qualitative study of patients and parents. BMJ. 2003;326(7384):305.
37. Levetown M; American Academy of Pediatrics Committee on Bioethics. Communicating with children and families: from everyday interactions to skill in conveying distressing information. Pediatrics. 2008;121(5):e1441-60.
38. Coyne I, Harder M. Children's participation in decision-making: Balancing protection with shared decision-making using a situational perspective. J Child Health Care. 2011;15(4):312-9.
39. Damm L, Leiss U, Habeler U, Ehrich J. Improving care through better communication: continuing the debate. J Pediatr. 2015;167(2):501-2.e5.
40. Desai PP, Pandya SV. Communicating with children in healthcare settings. Indian J Pediatr. 2013;80(12):1028-33.
41. Cahill P, Papageorgiou A. Video analysis of communication in paediatric consultations in primary care. Br J Gen Pract. 2007;57(544):866-71.
42. Funk T. A participação da criança na consulta pediátrica: uma revisão da literatura recente [dissertação]. Florianópolis: UFSC; 2015.

Comunicação sobre sexualidade

Ademir Lopes Junior; Renata Carneiro Vieira e Filipe de Barros Perini

13

QUESTÕES INICIAIS PARA REFLEXÃO

1. Quando o profissional de saúde deve abordar a sexualidade na consulta?[1]
2. Como você se sente ao perguntar sobre sexo? Quais são as perguntas mais difíceis para você? Por quê?[1]
3. O que você imagina que as pessoas pensam quando você pergunta sobre práticas sexuais, orientação sexual ou identidade de gênero?
4. Quais as principais preocupações sobre sexualidade que as pessoas desejam conversar na consulta?

CONCEITOS FUNDAMENTAIS

- ▶ Abordar a sexualidade melhora desfechos de saúde e a satisfação das pessoas.
- ▶ As pessoas desejam conversar sobre sua sexualidade na consulta, mas raramente o fazem antes de o profissional perguntar.[1]
- ▶ É essencial usar pronomes neutros e deixar explícito que toda a diversidade sexual e de gênero será acolhida sem julgamento.
- ▶ A abordagem é mais confortável quando iniciada perguntando-se sobre os relacionamentos e a vida sexual (desejo, excitação e satisfação) e/ou explicando suas razões para introduzir o tema.[1]
- ▶ Termos objetivos, simples e adequados ao contexto cultural facilitam a abordagem de temas delicados como práticas e comportamentos sexuais.[1]

FUNDAMENTAÇÃO TEÓRICA

Sexo ainda é um tabu, e você pode se sentir desconfortável ao entrar nesse campo, mas a sexualidade está sempre presente na prática clínica, pois não se refere apenas a temas específicos da saúde sexual.[2] Sexualidade abrange a atividade sexual, a identidade e os papéis de gênero, a orientação sexual, o prazer, a intimidade, o erotismo e a reprodução.[3] As pessoas desejam conversar sobre sua sexualidade na consulta, mas a maioria dos profissionais se sente despreparada.[4] Entretanto, essa abordagem se justifica por aumentar a efetividade das ações preventivas, diagnósticas e terapêuticas, melhorar a satisfação com o atendimento, aumentar a adesão a estratégias de prevenção de infecções sexualmente transmissíveis (ISTs), diminuir a vulnerabilidade das mulheres a violências de gênero e facilitar a identificação de disfunções sexuais.[1,4,5] Até a baixa adesão a algumas medicações pode decorrer de seus efeitos na função sexual. Sofrimentos e preocupações relacionados à sexualidade são motivos comuns de consulta, mas podem se apresentar como demandas ocultas.[4]

> **Cuidado!**
>
> Você não pode supor os desejos ou a experiência sexual de ninguém, especialmente se baseando em gênero, orientação sexual, raça/cor, capacidade física, peso etc. Cada pessoa é única!

> **Não esquecer**
>
> **Esteja atento a demandas ocultas comuns relacionadas à sexualidade:**
> - Preocupações com o rendimento e a satisfação sexual
> - Receio com a estética e o tamanho dos genitais e das mamas
> - Preocupações com a orientação sexual e a identidade de gênero próprias ou de familiares
> - Dúvidas sobre cuidados em saúde dos genitais e do ânus (p. ex., duchas higiênicas)
> - Preocupações relacionadas às práticas sexuais, especialmente aquelas que não sejam pênis-vagina

Conceitos sobre gênero e sexualidade

A apropriação de conceitos sobre sexualidade pode auxiliar a prevenir equívocos e violências reproduzidos na prática clínica por desconhecimento e que comprometem a abordagem. Os principais conceitos são:

Sexo biológico: características biológicas do corpo, como genitais e caracteres sexuais secundários.

Gênero designado ao nascimento: gênero atribuído socialmente (homem ou mulher) a partir dos aspectos anatômicos da genitália ao nascimento.

Identidade de gênero: autoidentificação de gênero (homem, mulher, outros). Quem se identifica com o gênero designado ao nascimento é chamado cisgênero (homem ou mulher cisgênera), e quem não se identifica é transgênero (homens e mulheres transexuais, travestis, pessoas não binárias, agêneras etc).

Expressão de gênero: maneira como a pessoa se apresenta e sua aparência. O que é considerado feminino ou masculino, e seus papéis sociais, varia entre culturas e momentos históricos.

Orientação afetivo-sexual: por quem a pessoa sente atração. É descrita a partir do gênero da pessoa que deseja e do gênero por quem ela se atrai. Exemplo: heterossexual, homossexual, bissexual, pansexual, assexual etc.

Práticas sexuais: práticas durante o ato sexual, como beijos, penetração anal ou vaginal, sexo oral, masturbação, uso de acessórios sexuais etc.

O sexo biológico, a identidade de gênero, a orientação afetivo-sexual, a expressão de gênero e as práticas sexuais apresentam combinações diversas e uma não pressupõe a outra.[6] A **Figura 13.1** traz alguns termos que expressam gênero e sexualidade.

Espectros e alguns exemplos

Identidade de gênero
Agênera   Mulher
Não binária   Homem
Travesti

Práticas sexuais
Ausentes   Penetração anal
Oral-peniana   Masturbação

Orientação sexual
Assexual   Bissexual
Heterossexual   Homossexual

Genitália
Vulva   Pênis   Ambígua

Expressão de gênero
Feminina   Masculina
Feminina masculinizada
Andrógina

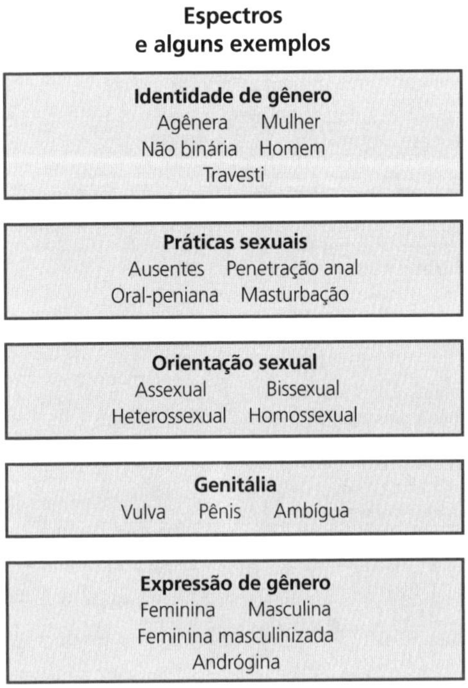

FIGURA 13.1 Termos que expressam gênero e sexualidade.
Fonte: Adaptada de Lopes Jr.[6]

Diversidade, equidade e abordagem da sexualidade

A sexualidade é expressão de uma cultura,[7] e os serviços de saúde reproduzem o que é aceito ou rejeitado socialmente, mesmo que essas regras não sejam conscientes. A "norma" das práticas de saúde no Brasil tem sido a cisgeneridade, a heterossexualidade, a relação monogâmica de pessoas adultas jovens e sem deficiência, e a prática sexual pênis-vagina. Na sociedade atual, predominam as normas sociais que permitem aos homens o exercício da sexualidade, enquanto relegam às mulheres a função da saúde reprodutiva em detrimento do prazer sexual.

Essas normas sociais têm excluído certos grupos dos cuidados. Lésbicas, gays, bissexuais, transexuais e intersexuais (LGBTI) e profissionais do sexo são discriminados por preconceito e despreparo dos profissionais. Adolescentes, pessoas com relacionamentos poliamorosos ou práticas que não sejam pênis-vagina são estigmatizados como irresponsáveis. Pessoas idosas, acamadas, com deficiência física ou mental são vistas como sem desejo e sem práticas sexuais. Pessoas negras são hipersexualizadas e recebem menos cuidados também nesta área.[4]

Para transformar essa situação, o serviço precisa indicar explicitamente seu compromisso com a diversidade. Os formulários para cadastro devem conter quesitos que abranjam toda a diversidade sexual e de gênero (**Quadro 13.1**). Perguntas gerais sobre identidade de gênero, orientação sexual, anticoncepção e métodos preventivos para ISTs fazem parte da anamnese abrangente, como álcool e tabaco, inclusive durante os cuidados paliativos.[1] A abordagem deve evitar perguntas que demonstrem julgamento, e os profissionais devem sempre refletir sobre quais perguntas têm utilizado e quais mensagens elas podem passar a fim de garantir uma comunicação inclusiva que respeite a diversidade (ver adiante **Quadros 13.2 e 13.3**).

Quadro 13.1 - Modelo de quesitos para gênero e sexualidade nos prontuários

Qual o gênero registrado na sua certidão de nascimento?	( ) Mulher
	( ) Homem
	( ) Outro. Qual? _____
	( ) Não quero responder
Como você se identifica quanto ao gênero? Quem se identifica com o mesmo gênero designado ao nascimento é chamado cisgênero (homem ou mulher cisgênera) e quem não se identifica é transgênero, podendo ser homem ou mulher transexual, travesti, não binária, agênera ou outro.	( ) Mulher cis
	( ) Mulher trans
	( ) Homem cis
	( ) Homem trans
	( ) Não binária
	( ) Travesti
	( ) Outro. Qual? _____
	( ) Não quero informar
Qual sua orientação sexual?	( ) Assexual
	( ) Bissexual
	( ) Heterossexual
	( ) Homossexual
	( ) Outra. Qual?
	( ) Não quero informar

Fonte: Adaptado de Kevin e colaboradores.[8]

Como abordar a sexualidade na consulta?

Antes da consulta

O primeiro passo é se sentir confortável com o tema, refletir sobre sua própria vida sexual e estar atento a seus sentimentos.[9] Quanto mais confortável você estiver, maiores as chances de a pessoa sentir o mesmo. O ambiente físico deve sinalizar que aquele é um local onde se pode falar sobre sexualidade. Cartazes na sala de espera ou no consultório, folhetos sobre saúde sexual e quadros com figuras relacionadas à sexualidade podem ser um estímulo a perguntas. Os materiais educativos devem conter informações sobre uma ampla variedade de práticas sexuais, incluindo orientações específicas para profissionais do sexo e pessoas com deficiência. O consultório deve garantir a privacidade sonora e visual, com portas fechadas e a equipe orientada a evitar interrupções. A pessoa deve ser chamada sempre pelo nome social, conforme o Decreto Presidencial nº 8.727 de 2016.[10] Esse nome deve estar registrado em maior destaque no prontuário do que o registro civil. É possível imprimir o cartão SUS apenas com o nome social.

SITUAÇÃO-PROBLEMA 1

Andrea: "Hoje o Bruno – quer dizer, a Gisele – virá para uma consulta. Eu nunca sei ao certo como chamar! Não quero estigmatizar, espantá-la aqui na recepção, mas também me preocupo com as questões de registro".

Carla: "Entendo, mas toda pessoa tem direito a ser chamada pelo nome social e a ter um campo para registrá-lo nos documentos dos serviços de saúde, inclusive no Cartão Nacional do SUS".

Andrea: "Não havia me atentado a isso. Para evitar qualquer constrangimento, vou sempre perguntar 'Por qual nome você gostaria que lhe chamassem?'".

Início da abordagem

Durante a consulta, a sexualidade pode ser expressa diretamente pela pessoa por meio de uma queixa, mas a maioria prefere que o profissional inicie a conversa. O assunto deve ser gradualmente introduzido (**Quadros 13.2 e 13.3**), e as perguntas devem ser diretas, objetivas e centradas na pessoa. É recomendada a utilização de termos comuns e populares em vez de termos médicos e técnicos.[1] Muitas pessoas sondam a situação e a atitude do profissional antes de expressar suas preocupações e queixas. Perguntas sobre sexualidade também devem ser feitas durante a investigação de efeitos colaterais de medicações, na abordagem de doenças crônicas, na avaliação da saúde mental e em consultas de promoção da saúde e prevenção de doenças.[1]

Quadro 13.2 - Orientações gerais para a abordagem da sexualidade na consulta
Estabeleça uma rotina de perguntas sobre sexualidade a todas as pessoas.
Desenvolva seu próprio estilo.
Evite julgamentos prévios.
Respeite os limites da pessoa. Se ela parecer ofendida ou relutante, reformule a pergunta ou explique brevemente o seu motivo.
Observe suas áreas de desconforto. Monitore e contenha as suas próprias reações (linguagem não verbal).
Avise que as mesmas perguntas são feitas a todas as pessoas, independentemente de idade ou de estado civil.
Use termos neutros e inclusivos (p. ex., "parceria", em vez de namorado, namorada, marido ou esposa).

Fonte: Adaptado de Brasil.[11]

Quadro 13.3 - Perguntas para abordagem inicial sobre sexualidade na consulta

Identificação inicial	Por qual nome você gostaria que lhe chamassem?
	Por qual pronome você gostaria lhe chamassem, por exemplo, ele ou ela?
Introdução de perguntas sobre sexualidade	Preciso perguntar sobre sua saúde sexual para compreender melhor o seu problema.
	Preciso fazer algumas perguntas sobre sua sexualidade que faço para todas as pessoas.
	Você tem dúvidas ou preocupação sobre saúde sexual que gostaria de discutir?

Fonte: Adaptado de Brasil.[11]

Entrevista sobre a história sexual

Após introduzir o tema da sexualidade, o profissional pode utilizar perguntas focadas e fechadas para detalhar o problema ou vida sexual (**Quadro 13.4**). Esteja atento a sinais não verbais de desconforto seus e da pessoa. Dificuldade de compreensão, ambivalência, hesitação para responder ou mudança de assunto podem ser sinais de dificuldade; nessas situações, confirme o sigilo da consulta e converse sobre o desconforto, perguntando, por exemplo, "Percebo que você está um pouco ansioso; como você se sente quando falamos sobre isso?".

Quadro 13.4 - Perguntas focadas para detalhar a história sexual

Identidade de gênero	O que está registrado no campo sexo na sua certidão de nascimento?
	Como você se identifica quanto ao gênero? Homem (cis), mulher (cis), homem trans, mulher trans, travesti, outro?
Parcerias	Você tem ou já teve relações sexuais?
	Quantas parcerias sexuais você teve no último ano?
	Você teve relações sexuais com homens, mulheres ou ambos?
	Como funcionam suas relações íntimas?
	Já lhe forçaram ou pressionaram a ter relações sexuais?

(Continuação)	
Atividade sexual	Tem alguma coisa que queira conversar ou perguntar sobre sua vida sexual? Notou alguma mudança?
	Nos últimos três meses, que tipos de práticas sexuais você teve? Anal? Vaginal? Oral? Você penetrou, foi penetrada(o) ou ambos?
	Você se masturba?
	Você tem desejo sexual? Como está sua satisfação sexual?
	Você tem prazer durante a relação sexual? Tem orgasmo?
	Você usa algum acessório durante sua prática sexual? Qual?
	Durante a relação sexual, você ou sua parceria ingerem álcool, usam alguma substância ou medicamento?
	Você já trocou sexo por drogas ou dinheiro?
Investigação de problemas sexuais e seu impacto	Você tem algum problema para manter a ereção? Ejacula muito cedo ou demora para ejacular?
	Você tem dor na relação? Tem problemas com a lubrificação?
	Quando foi a primeira que vez você se deu conta desse problema?
	O problema já havia ocorrido antes?
	O problema acontece sempre ou só às vezes?
	Isso acontece com todas as parcerias ou só algumas?
	Que sentimentos esse problema lhe desperta?
	Como sua(s) parceria(s) responde(m) a essa situação?
	O que você já tentou fazer para resolver esse problema?

Fonte: Adaptado de Carrió.[12]

SITUAÇÃO-PROBLEMA 2

Francisco: "Dra. Paula, preciso de um urologista".

Paula: "Podemos conversar sobre isso antes, Sr. Francisco. O Sr. poderia me falar qual a sua preocupação?".

Francisco: "Acho que estou com um problema. Mal começo a ter penetração com minha esposa e já termino, entende? Fico mal com essa situação".

Paula: "O Sr. quer dizer que goza rápido?".

Francisco: "Isso!".

Paula: "O Sr. tem esse problema em alguma outra situação? Por exemplo, se

> masturbando, pensando ou tendo relação sexual com outras pessoas?".
> Francisco: "Imagina, Dra.! Não tem isso, não. Mas estou preocupado com uma lesão que apareceu...".
> Paula: "Posso examinar o Sr.? Gostaria de alguém junto?".
> Francisco: "Não tem problema, não, Dra. A Sra. é como uma filha".
> *(durante o exame físico, a médica percebe um início de ereção e que Sr. Francisco fica constrangido)*
> Paula: "Sr. Francisco, não precisa ficar com vergonha. Isso é normal e pode ocorrer às vezes durante o exame".

Exame físico

No exame físico, por mais técnica que seja a abordagem, aspectos simbólicos e culturais não podem ser desprezados. É comum estudantes e residentes se sentirem inibidos para realizar o exame dos genitais. A melhor maneira de lidar com essa situação é compartilhar esse desconforto a fim de refletir a respeito.

> **Cuidado!**
> Não torne exótico o corpo das pessoas trans e não realize o exame físico apenas para satisfazer sua curiosidade. Recomenda-se o termo "genital" em vez de "pênis" ou "vulva", pois pessoas transexuais podem se sentir desconfortáveis ao ouvirem esses termos..

A presença ou não de outro profissional ou acompanhante durante o exame físico independe do gênero da pessoa ou do profissional.[13] Essa decisão depende mais do vínculo, conforto e segurança dos envolvidos do que qualquer recomendação padrão. Peça autorização, explique antecipadamente cada passo do exame e evite manusear desnecessariamente regiões erógenas. A inspeção externa pode ser realizada com a pessoa manipulando os próprios genitais. No caso de crianças e adolescentes, recomenda-se a presença de um adulto responsável ou outro profissional.

A porta do consultório deve ser fechada e garantir privacidade, e cuidados devem ser tomados com janelas e portas destrancadas. Se possível, um banheiro dentro do consultório pode ser usado para a pessoa se despir e colocar um avental. Na sua ausência, o profissional pode sair da sala ou olhar em outra direção enquanto a pessoa se troca. Um biombo ou cortina de teto ajuda a dar privacidade enquanto a pessoa se prepara para o exame.

No exame ginecológico, o uso de perneiras pode ser evitado, pois elas podem aumentar a sensação de vulnerabilidade e o desconforto. Evite tocar o clitóris, que é a região mais sensível da vulva. Ofereça a possibilidade de o espéculo ser introduzido pela própria pessoa.[14] Esta geralmente é uma experiência mais confortável, mas não deve ser obrigatória. Um espelho pode ser utilizado para a pessoa observar seu colo uterino, podendo até ser um momento de educação em saúde. No exame especular de pacientes trans com neovagina, recomenda-se o uso do anuscópio. No exame anal, solicita-se que a pessoa fique em decúbito lateral com as pernas dobradas, pois é a posição mais confortável e menos constrangedora.[15] O uso de anestésicos tópicos pode ser indicado para evitar o desconforto. Lubrificantes a base de água devem ser utilizados durante o toque vaginal e retal e no uso de espéculos vaginais e anuscópios. Eles não alteram o resultado do papanicolaou.[16] Oriente a pessoa para avisar se houver algum desconforto e saliente que o exame pode ser interrompido se ela desejar. Ao fim, explique os resultados encontrados e esclareça dúvidas.

A manipulação do pênis pode provocar ereção, gerando vergonha. Se isso ocorrer, explique que essa é uma situação normal e continue o exame.[17] Seja sensível e compreenda a situação, evitando comentários que possam ser equivocadamente interpretados como assédio. Se mesmo assim a pessoa ficar desconfortável, pergunte se deseja que você se retire do consultório por alguns instantes até ela se sentir melhor. Isso garante a sensação de autonomia e dignidade.[15] Registre no prontuário o ocorrido.

Construção do plano e encerramento da consulta

As questões relacionadas à sexualidade muitas vezes envolvem planos terapêuticos complexos, pois podem requerer a negociação com outras pessoas (parcerias sexuais e relacionamentos), além da necessidade de lidar com sentimentos ambivalentes, segredos familiares, valores religiosos etc. Reforçar a confiança da relação pessoa-profissional, estabelecer prioridades e responsabilidades, garantir o sigilo e não abandonar são os meios para a construção desse plano.

SITUAÇÕES ESPECÍFICAS

> ### SITUAÇÃO-PROBLEMA 3
>
> Cristiane: "Marina, seu teste de gravidez está positivo. Como você se sente com isso?".
>
> Marina: "Péssima! Agora que consegui me separar! Não, Dra., não vou ter esse bebê. Desde que o Léo nasceu, ele só me via como mãe. Nem ligava se eu estava com vontade, muito menos se gozava. Mas também não me deixava em paz. A gente acabava transando quando ele praticamente me forçava. De jeito nenhum, Dra., não vou ter outro filho com ele. Vou tirar".

Abordagem na possibilidade de gravidez

Nem toda gravidez é planejada, tampouco desejada, e expressões como "parabéns", ou "filho é sempre uma bênção" podem ser incômodas e violentas. Na suspeita de gravidez, antes de fazer o exame diagnóstico, pergunte quais as expectativas. No Brasil, o aborto é ilegal, exceto se a gravidez for decorrente de violência sexual, se colocar em risco a vida da gestante ou se o feto for anencéfalo, mas a mulher precisa ser acolhida e respeitada, mesmo se desejar interromper a gestação. Também não se pode supor que todas as gestantes são heterossexuais. Lésbicas e mulheres bissexuais engravidam, tanto por reprodução assistida quanto por terem tido relações sexuais com homens, por desejo ou violência.

Abordagem no planejamento reprodutivo

Todas as pessoas, independentemente da orientação sexual e identidade de gênero, devem ser perguntadas sobre desejo reprodutivo, e não cabe ao profissional julgar quantos filhos, quando ou como as pessoas terão. Quando indicado, o profissional deve apresentar todos os métodos contraceptivos disponíveis de acordo com as necessidades e vivências de cada pessoa. Casais homoafetivos com desejo reprodutivo devem ser orientados sobre os métodos de reprodução assistida (**Quadro 13.5**); homens trans que têm relações com penetração, sobre o risco de gravidez, mesmo em uso de testosterona; e pessoas trans, sobre o risco de infertilidade após a hormonização.

Quadro 13.5 - Perguntas específicas sobre saúde reprodutiva
Você deseja ter (mais) filhos?
Quantos filhos você gostaria de ter? Quando você gostaria?
Você tem práticas sexuais que possibilitam gravidez?
O que você e sua parceria fazem para evitar a gravidez? (*Certifique-se de fazer as mesmas perguntas para pessoas trans que possuem útero e ovários.*)

Fonte: Adaptado de Brasil.[11]

Abordagem da sexualidade com mulheres cis

A construção da sexualidade feminina é fortemente atravessada por questões sociais, políticas e econômicas. As mulheres cis foram ensinadas por muitos anos que seu corpo é feio, sujo e proibido, que ter desejo e prazer sexual é errado e que precisam satisfazer a parceria, especialmente se forem homens cis, independente do próprio desejo.

Assim, para que mulheres cis se sintam confortáveis para falar sobre suas preocupações, é necessário ter vínculo e criar um ambiente seguro. Para isso, pode ser necessário confirmar que essa mulher tem direitos sexuais e é saudável que vivencie sua sexualidade, desejo e prazer. No caso das gestantes e das puérperas, os direitos sexuais devem ser reiterados, pois é muito comum família e serviço de saúde destinarem toda a atenção à gravidez e ao recém-nascido em detrimento da mulher. Durante a gestação, algumas mulheres sentem aumento da libido e outras não têm vontade de qualquer tipo de contato físico. As fantasias e práticas sexuais podem mudar, e é importante que a mulher seja estimulada a refletir e decidir o que lhe trará satisfação.

Em relação às mulheres vítimas de violência doméstica e sexual, o assunto é ainda mais delicado. Perguntas como "Vocês brigam?" tendem a ter mais respostas afirmativas do que "Você apanha?" ou "Ele(a) te bate?", pois a situação de vitimização muitas vezes é tida como vergonhosa (ver Capítulo 23, Comunicação em situações de violência).

Lésbicas são oprimidas por serem homossexuais e por serem mulheres. Sofrem violências mais silenciosas, na maior parte das vezes em casa ou por conhecidos,[18] e são vítimas de estupro para "correção" de sua orientação sexual. Para detectar essas situações, pergunte sempre se sofrem ou já sofreram alguma violência e, para identificar riscos e necessidades específicas, pergunte se têm ou já tiveram relações sexuais com homens, se já engravidaram, se têm ou já tiveram relações sexuais com penetração (com pênis, dedos ou brinquedos sexuais) e o que fazem para se proteger de ISTs no sexo entre duas mulheres.

Abordagem nas infecções sexualmente transmissíveis

A anamnese rotineira sobre a história sexual permite identificar fatores de risco para ISTs e mapear estratégias preventivas mais adequadas para cada pessoa. Ainda que o uso de preservativos deva ser sempre estimulado, sua oferta exclusiva e prescritiva possui limitações, sendo necessária a ampliação do conceito de prevenção para uma abordagem de gestão de risco e prevenção combinada (**Quadros 13.6 e 13.7**).

Quadro 13.6 - Perguntas específicas para avaliação de risco de ISTs	
História de IST	Você já teve alguma IST? Se sim, qual? Onde foi a infecção? Quando foi? Você tratou? Sua parceria tratou?
	Você já testou para HIV, sífilis, hepatite B/C? Se sim, há quanto tempo foi o teste? Qual o resultado?
Proteção	O que você faz para se proteger das ISTs, incluindo o HIV?
	Quando você usa essa proteção? Com quais parcerias?
	Você se vacinou para hepatite B? Hepatite A? HPV?

IST, infecção sexualmente transmissível; HIV, vírus da imunodeficiência humana; HPV, papilomavírus humano.
Fonte: Adaptado de Brasil.[11]

Quadro 13.7 - Gestão de risco sexual e prevenção combinada	
Gestão de risco sexual	**Prevenção combinada**
Considera que as pessoas são autônomas e capazes de fazer escolhas com relação à sua saúde sexual, reconhecendo e minimizando riscos, se tiverem informação, conhecimento e acesso aos insumos/estratégias para prevenção da infecção pelo HIV, IST e hepatites virais. Assemelha-se à estratégia de redução de danos, mas com enfoque para a saúde sexual.	Combina diferentes ações de prevenção. O melhor método é aquele que o indivíduo escolhe e que atende às suas necessidades sexuais e de proteção no momento. Não se limita ao campo individual e de uso combinado de tecnologias para prevenção das ISTs, mas também considera o campo coletivo, em que marcos legais e mudanças estruturais promovem impacto positivo no enfrentamento da discriminação relacionada ao HIV e ISTs.

IST, infecção sexualmente transmissível; HIV, vírus da imunodeficiência humana.
Fonte: Brasil.[11]

A percepção dos riscos de adquirir uma IST varia de pessoa para pessoa e sofre mudanças ao longo da vida. O profissional pode auxiliar a pessoa a identificar esses momentos de maior risco e vulnerabilidade, bem como auxiliá-la na decisão dos métodos de prevenção combinada que melhor se adaptem ao seu momento atual de vida (**Quadro 13.8**). Para mais informações sobre cada método, consulte o PDCT-IST do Ministério da Saúde.[11]

Quadro 13.8 - Métodos, tecnologias e estratégias para prevenção combinada
Preservativo peniano/externo e vaginal/interno
Gel lubrificante
Profilaxia pós-exposição (PEP)
Profilaxia pré-exposição (PrEP)
Imunização da hepatite A, hepatite B e HPV
Testagem regular para HIV e outras ISTs (conhecer seu *status* sorológico e de suas parcerias)
Autotestagem para HIV
TasP (tratamento como prevenção) e I=I (indetectável = intransmissível)
Conhecimento e acesso à anticoncepção e concepção

IST, infecção sexualmente transmissível; HIV, vírus da imunodeficiência humana; HPV, papilomavírus humano.
Fonte: Brasil.[11]

O estigma e a culpa estão muito associados ao HIV e às ISTs. Na presença de um diagnóstico, pode haver raiva, vergonha, medo e tristeza. Garanta um ambiente para que esses sentimentos possam ser expressos e converse a respeito. Se você considerar a pessoa "culpada" ou "irresponsável", isso possivelmente será transmitido pelo seu tom de voz e outros sinais não verbais.[1]

Comunicação às parcerias da pessoa com IST

Não há uma única ou melhor forma de comunicar sobre uma IST às parcerias, podendo ser via profissional/serviço de saúde ou diretamente pela pessoa índice. Independente de quem será responsável pela comunicação, cabe ao profissional esclarecer e respeitar os princípios de confidencialidade, ausência de coerção e proteção contra discriminação.

Confidencialidade: explique que a informação não pode ser transmitida a outros, pois isso gera menor resistência em compartilhar quem são as parcerias. Serviços de saúde reconhecidos por garantir a confidencialidade são mais procurados espontaneamente pelas pessoas, inclusive pelas próprias parcerias.

Ausência de coerção: a comunicação às parcerias deve ser voluntária. O fato de alguém ser portador do HIV ou outra IST não autoriza a comunicação às parcerias sem consentimento. Diante das evidências de que pessoas com carga viral indetectável não transmitem o HIV (I=I) e que a ruptura de vínculo pode causar o abandono do tratamento, a coerção mostra-se mais prejudicial do que benéfica. Se não for possível revelar o diagnóstico de imediato, ofereça apoio e ajude a construir um momento em que a comunicação possa ser realizada com informação e acolhimento.

Proteção contra discriminação: a comunicação às parcerias deve respeitar os direitos humanos e a dignidade dos envolvidos. A discriminação repercute negativamente na adesão e compromete o trabalho de toda a equipe; portanto, discussões com toda a equipe de saúde são essenciais para homogeneizar as ações.

> **SITUAÇÃO-PROBLEMA 4**
>
> Roberto: "Dra., não sei o que fazer! Luana veio com uma ideia de que é sapatão agora! Onde já se viu? Namorava o Miguel, e eu vivia tendo que separar os dois, agora quer falar que não gosta de menino. Como pode isso? É que *tá* na moda, *né*? Esses adolescentes hoje em dia acham que têm que sair experimentando as coisas. Mas fala *pra* ela, Dra., que não *tá* certo isso, não. Lá na rua já *tá* todo mundo falando... o que eu vou dizer *pro* povo?".

Abordagem da sexualidade com crianças

A sexualidade infantil se manifesta de formas diferentes a cada momento; portanto, a abordagem também deve variar, levando-se em conta as habilidades e limitações das crianças e dos pais. Quando demandas sobre a sexualidade surgirem, o profissional deve estar ciente dessas particularidades e escutá-las e respondê-las de forma objetiva, simples, sem termos técnicos ou teorias fantasiosas.

A curiosidade da criança deve ser observada para saber quando e quanto conversar. Nos primeiros anos de vida, são importantes informações sobre cuidado com o corpo, higiene, limites e consentimentos para se apropriar de seu corpo e se prevenir de abusos. O profissional deve orientar os pais a responderem de acordo com a capacidade de compreensão da criança, deixar evidente quem está autorizado a tocar no corpo dela e que não pode haver pedidos de segredo com relação ao toque íntimo. Brinquedos, vídeos e livros que tratam do assunto com uma linguagem mais acessível podem ser indicados.

A sexualidade infantil, diferente da dos adultos, tem um caráter mais exploratório e de curiosidade. Por volta dos 3 anos, com a descoberta do próprio corpo e dos órgãos genitais, a criança passa a tocá-lo, mas com pouca elaboração do ato. Orienta-se aos pais que não reajam com repressão, mas expliquem para não realizar o ato em público. Conversar sobre sexualidade não antecipa o início da vida sexual. Uma criança informada tem mais recursos para evitar o acesso de outro ao corpo dela, o que tornará mais fácil a conversa sobre sexualidade quando for adolescente.

Abordagem da sexualidade com adolescentes

Os adolescentes podem se sentir desconfortáveis em falar sobre sua sexualidade pois costumam ser moralmente julgados. Entretanto, a vergonha tende a diminuir com a idade e com o número de relacionamentos.[16] Reconhecer as dificuldades e valorizar os pontos fortes dos adolescentes tende a facilitar conversas sobre sexualidade e seus eventuais riscos.

Um roteiro possível é o SSHADESS/PECADESS: Pontos fortes (*Strengths*), Escola (*School*), Casa (*Home*), Atividades (*Activities*), Drogas (*Drugs*), Emoções (*Emotions* – depressão/tendências suicidas), Sexualidade (*Sexuality*) e Segurança (*Safety*).[19] Foque primeiro no que os adolescentes "fazem certo" e depois os ajude a encontrar, ativamente e sem julgamento, soluções para seus problemas atuais.

Converse sem a presença dos pais ou familiares e garanta a confidencialidade, especialmente se você atende outros conhecidos. Considere o adolescente um indivíduo autônomo, foque nas necessidades apresentadas e esclareça o motivo pelo qual o assunto é abordado. Mais uma vez, demonstrar empatia com suas dúvidas e angústias é fundamental para a relação.

A idade da primeira relação sexual varia muito e, por isso, não deve ser presumida. Apresente informações de maneira factual, pois muitos carecem de informações precisas sobre funções sexuais, gravidez, planejamento reprodutivo e ISTs. Recursos escritos são bons para assuntos complexos e, às vezes, constrangedores. O profissional deve oferecer informações de forma respeitosa e estar alerta para pistas que expressem uma situação de coerção ou abuso. Muitas vezes o questionamento deve ser feito diretamente: "O que acontece quando você e sua(seu) namorada(o) brigam?", "Alguém já lhe ameaçou ou bateu em você?", "Você já esteve em uma situação na qual foi forçada(o) a fazer sexo?".

Abordagem da sexualidade de pessoas LGBTI

Alguns profissionais têm receio de perguntar sobre orientação sexual e ofender as pessoas. Esse medo ocorre porque a sociedade ainda considera a heterossexualidade como "normal" e todas as outras orientações como erradas, desviantes e doentes. Entretanto, não perguntar explicitando todas as possibilidades ("Você tem relação com homens, mulheres ou ambos?") impede que o cuidado seja adequado. Quanto mais tranquilo o profissional está na abordagem, melhor é a reação das pessoas, inclusive heterossexuais. Faça perguntas abertas ou focadas e com naturalidade (ver **Quadros 13.3 e 13.4**).

A maioria das pessoas LGBTI é saudável e vai passar toda a vida sem necessitar de uma abordagem especializada. Porém, em comparação com as pessoas cis-heterossexuais, elas apresentam incidências maiores de sofrimento mental devido à estigmatização e à violência da sociedade.[18] Rastrear situações de agressão, exclusão familiar, transtornos mentais comuns, suicídio e abuso de substâncias é indicado.[20] A identificação de situação de violência doméstica entre casais homotransafetivos também deve ser motivo de atenção e não deve ser subestimada.[20]

Em alguns locais, assumir-se LGBTI pode aumentar os riscos de morte e exclusão social, mas, em outros, pode ser fonte de resiliência. É importante fazer um diagnóstico da dinâmica familiar e comunitária para definir a melhor estratégia de apoio. Perguntas como "O que as pessoas ao seu redor dizem quando veem algum LGBTI na TV ou na comunidade?", "Do que você tem medo ao revelar sua orientação sexual para seus pais/amigos?" ou "O que você pode ganhar ao revelar a sua orientação sexual para seus pais/amigos?" podem auxiliar nesse processo de decisão. Identificar recursos (organizações não governamentais, associações, familiares e amigos) que sirvam de rede de apoio e estabelecer estratégias de fuga pode ser útil em situações de violência.

QUESTÕES DE MÚLTIPLA ESCOLHA*

1. Ao abordar a sexualidade com uma mulher, deve-se levar em conta que:
   a) Mulheres são socializadas aprendendo que falar sobre sexo é errado, então elas têm mais dificuldade de falar sobre o assunto e de expor suas dúvidas e queixas.
   b) A maioria das mulheres vítimas de violência vai falar sobre isso espontaneamente e sem dificuldades.
   c) Mulheres lésbicas não têm penetração, então não é necessário falar sobre sexo e menos ainda sobre planejamento familiar com elas.
   d) A gravidez e o puerpério são fases normais na vida da mulher, portanto não influenciam a sexualidade e não é necessário trazer esse assunto nas consultas.

2. Numere a coluna da direita de acordo com os conceitos correspondentes na coluna da esquerda:

1. sexo biológico	( ) autoidentificação em relação ao gênero
2. gênero designado ao nascimento	( ) gênero atribuído socialmente a partir da genitália ao nascimento
3. identidade de gênero	( ) ações durante o ato sexual
4. expressão de gênero	( ) por quem a pessoa sente atração afetiva e/ou sexual
5. orientação afetivo-sexual	( ) maneira como a pessoa se apresenta e sua interação com outras pessoas
6. práticas sexuais	( ) características do corpo, como genitais e caracteres sexuais secundários

   a) 3-2-6-5-4-1
   b) 5-4-3-2-6-1
   c) 3-6-5-4-2-1
   d) 4-5-6-1-3-2

3. Qual frase deve ser evitada ao questionar sobre comportamento sexual?
   a) Você tem relação sexual com homens, mulheres ou ambos?
   b) Você tem relação só com o seu marido?
   c) Ao ter relação sexual, você penetra ou é penetrada(o)?
   d) Você utiliza algum objeto durante a relação sexual?

---

*Acesse as respostas e comentários às questões de múltipla escolha em https://apoio.grupoa.com.br/comunicacaoclinica.

REFERÊNCIAS

1. American Academy on Communication in Healthcare (AACH); Drexel University College of Medicine (DUCOM). DocComBrasil [Internet]. c2020 [capturado em 27 fev. 2020]. Disponível em: http://piripirei.net/DocComBrasil/default.php.
2. Negreiros TCGM. Sexualidade e gênero no envelhecimento. Rev Alceu. 2004; 5(9):77-86.
3. World Health Organization. Sexual health, human rights and the law [Internet]. Geneva: WHO; 2015 [capturado em 27 fev. 2020]. Disponível em: https://apps.who.int/iris/handle/10665/175556.
4. World Health Organization. Brief sexuality-related communication: recommendations for a public health approach [Internet]. Geneva: WHO; 2015 [capturado em 27 fev. 2020]. Disponível em: https://iris.paho.org/bitstream/handle/10665.2/49504/9789275320174_spa.pdf?ua=1.
5. Advocates for Youth. Sexuality Education – Building an evidence- and rights-based approach to healthy decision-making [Internet]. Washington: Advocates for Youth; 2014 [capturado em 28 mar. 2020]. Disponível em: www.advocatesforyouth.org/wp-content/uploads/storage//advfy/documents/Factsheets/sexuality-education-2015.pdf.
6. Lopes Jr. A, Amorim APA, Ferron MM. Sexualidade e diversidade. In: Gusso G, José Lopes JMC, Dias LC, organizadores. Tratado de medicina e comunidade: princípio, formação e prática. 2. ed. Porto Alegre: Artmed; 2019. v. 1, p. 663-74.
7. World Health Organization. Defining sexual health: report of a technical consultation on sexual health. Geneva: WHO; 2006.
8. Kevin LA, Harvey JM. Improving the health care of lesbian, gay, bisexual and transgender people: understanding and eliminating health disparities [Internet]. Boston: The Fenway Institute; 2019 [capturado em 28 mar. 2020]. Disponível em www.lgbthealtheducation.org/wp-content/uploads/Improving-the-Health-of-LGBT-People.pdf.
9. Quilliam SJ. Communication. Fam Plann Reprod Health Care 2014; 40:229-231.
10. Brasil. Decreto nº 8.727, de 28 de abril de 2016. Dispõe sobre o uso do nome social e o reconhecimento da identidade de gênero de pessoas travestis e transexuais no âmbito da administração pública federal direta, autárquica e fundacional. Diário Oficial da União 29 abr. 2016; Seção 1:153(81).
11. Brasil. Ministério da Saúde. DCCI/SVS/MS. Protocolo clínico e diretrizes terapêuticas para atenção integral às pessoas com Infecções Sexualmente Transmissíveis (IST). Brasília: MS; 2019.
12. Carrió FB. Entrevista clínica: habilidades de comunicação para profissionais de saúde. Porto Alegre: Artmed; 2009.
13. McGlone RC, Adeniyi A, Gamalath SK, Burkes M. Tips for GP trainees working in genitourinary medicine. Br J Gen Pract. 2011;61(588):476-7.
14. Seehusen DA, Johnson DR, Earwood JS, Sethuraman SN, Cornali J, Gillespie K, et al. Improving women's experience during speculum examinations at routine gynaecological visits: randomised clinical trial. BMJ. 2006;333(7560):171.
15. McGlone RC, Adeniyi A, Gamalath SK, Burkes M. Tips for GP trainees working in genitourinary medicine. Br J Gen Pract. 2011; 61(588):476-7.
16. Nunes RD, Cascaes M, Schneider IJC, Traebert J. Effects of using lubricant during the speculum examination for Pap smear collection. Diagn Cytopathol. 2018;46(12):1040-4.
17. Norwick P, Weston, GK, Grant-Kels, JM. Erection ethics. J Am Acad Dermatol. 2018;81(5):1225.
18. Meyer IH. Prejudice, social stress, and mental health in lesbian, gay, and bisexual populations: conceptual issues and research evidence. Psychol Bull. 2003 Sep;129(5):674-97.
19. Ginsburg KR, Kinsman SB. Reaching teens strength-based communication strategies to build resilience and support healthy adolescent development. Itasca: American Academy of Pediatrics; 2014.
20. Knight DA, Jarrett D. Preventive health care for women who have sex with women. Am Fam Physician. 2017;95(5):314-21.

LEITURAS RECOMENDADAS

Hoopes AJ, Benson SK, Howard HB, Morrison DM, Ko LK, Shafii T. Adolescent perspectives on patient-provider sexual health communication: a qualitative study. J Prim Care Community Health. 2017;8(4):332–37.

Peres MCC, Soares SF, Dias MC. Dossiê sobre lesbocídio no Brasil: de 2014 até 2017. Rio de Janeiro: Livros Ilimitados; 2018.

Comunicação clínica e espiritualidade

Janaine Aline Camargo de Oliveira; Eno Dias de Castro Filho e Fábio Duarte Schwalm

14

QUESTÕES INICIAIS PARA REFLEXÃO

1. Alguém já deixou de usar a medicação prescrita por você por orientação de um membro de sua religião ou de um líder espiritual? Alguém já se negou a realizar um procedimento?
2. Seu paciente já fez jejum ou abusou de alimentos em contexto religioso e isso prejudicou o tratamento?
3. E à beira do leito de morte? Você já segurou as mãos de alguém que sofria antes de partir por acreditar que Deus o punia com aquele câncer? Ou porque precisava pedir perdão a outra pessoa para poder sentir paz?
4. Se você respondeu sim a alguma dessas questões, talvez você também já tenha acompanhado uma pessoa deprimida que deixou de suicidar-se e recuperou as forças para viver devido à sua fé. Talvez já tenha cuidado de um dependente químico que reconstruiu sua vida com o apoio de sua igreja. Talvez já tenha visto membros de um grupo religioso darem suporte a idosos ou pacientes no fim da vida. Algo assim já aconteceu?
5. Em sua opinião, a espiritualidade se relaciona com o cuidado em saúde?

CONCEITOS FUNDAMENTAIS

- ▶ Espiritualidade/religiosidade relaciona-se com melhora dos desfechos de saúde.
- ▶ Os pacientes querem que os profissionais abordem esse tema nas consultas.
- ▶ Identificar o tipo de *coping* existente, a partir do significado atribuído pelo paciente, é parte da tarefa do profissional de saúde.
- ▶ Reforçar aspectos positivos e ressignificar os negativos são formas de abordagem das questões de espiritualidade/religiosidade.
- ▶ Habilidades de comunicação como não julgamento, empatia e escuta ativa, mantendo foco na pessoa, são essenciais para a abordagem do tema.
- ▶ Desenvolver autoconhecimento é fundamental, uma vez que o processo de cuidado ocorre de maneira mútua, além de ser imprescindível para o exercício das habilidades de comunicação descritas.

FUNDAMENTAÇÃO TEÓRICA

▶ SITUAÇÃO-PROBLEMA 1

Julio retorna para mostrar exames solicitados por sua médica.

Carla: "Bom dia, Sr. Júlio!".

Júlio: "Bom dia, Dra.! Tudo bem com o Sra.?".

Carla: "Tudo bem! E aí, como posso ajudá-lo hoje?".

Júlio: "Ah, então, Dra., eu trouxe os exames dos intestinos, que a gente fez *pra* ver se tinha algum probleminha, *né*?".

Carla: "Sim, eu me lembro".

Júlio: "Aí estou trazendo aqui hoje".

Carla: "E, além do exame, Sr. Júlio, tem mais alguma coisa que o Sr. quer que a gente veja hoje?".

Júlio: "Não... eu estou bem... Mas dá uma angústia pensar nesse exame, *né*? *(silêncio)* A gente fica meio cabreiro com essas coisas".

Carla: "Sim... vamos ver *(olhando nos olhos, a angústia do Sr. Júlio é nítida. Sobrevém uma respiração profunda de encorajamento)* Há algo especial que o preocupa nesse exame, Sr. Júlio?".

Júlio: "Ah... sabe como é, *né*, Dra.? A Sra. acompanhou... a mãe morreu de câncer faz pouco tempo, daí a gente fica pensando nas coisas e já se preocupa".

Carla: "Certo, entendo sua preocupação. Lembra que pedimos esse exame justamente por ter a doença na família? *(Júlio balança a cabeça afirmativamente)* Mas fazemos isso para podermos diagnosticar qualquer doença ruim mais rapidamente e podermos tratar a tempo!".

Júlio: "Ah... Estou mais tranquilo, Dra., mas... *(percebe o olhar atento e sem julgamento da médica...)* Sabe o que é? É que... a verdade é que esse exame aí está me deixando muito preocupado. Estou sentindo muita angústia por causa desse exame... muita mesmo, sabe?".

Carla: "É mesmo, Sr. Júlio?!". *(flete o corpo para a frente, demonstrando interesse)*

Júlio: "É... estou com medo de que seja alguma coisa ruim".

Carla: "Entendo. Essa preocupação é natural quando aguardamos um resultado tão importante. Tem mais algum motivo que esteja fazendo o Sr. pensar assim, Sr. Júlio?".

Júlio: "A Sra. sabe que eu vou muito à igreja, *né*? Eu sou evangélico".

Carla: "Sim". *(sacode a cabeça e sorri, encorajando)*

Júlio: "E teve um irmão nosso de lá que me disse que teve uma revelação".

Carla: "Entendi. *(levanta as sobrancelhas, diante da surpresa, mas aguarda em silêncio)*

Júlio: "E ele me falou que eu ia ter uma doença ruim. E... isso mexeu comigo, *né*?".

Por que falar sobre espiritualidade?

As necessidades de cuidado em saúde têm passado por transformações paradigmáticas e exigido a exploração de novas fronteiras. O modelo explicativo do processo saúde-adoecimento tem evoluído da clássica visão biomédica ou anatomopatológica, baseada na causalidade linear, para o paradigma da integralidade biopsicossocial.[1] Esta última visão afirma que os fatores que afetam a saúde são multidimensionais (biopsicossociais-espirituais), se inter-relacionam e interpenetram, caracterizando um fenômeno não linear ou complexo.

Nesse sentido, a abordagem da espiritualidade parece vir ao encontro da visão integral de cuidado. Sob a perspectiva centrada na pessoa, as crenças e os valores espirituais interferem diretamente na experiência com a doença, trazendo impacto sobre o desfecho clínico de modo positivo (p. ex., "adoecimento pode ser oportunidade de demonstrar a fé") ou negativo (p. ex., "perda de fé com base no sentimento de abandono por Deus"), conforme a estratégia de *coping* (enfrentamento) utilizada pela pessoa.

A literatura respalda a perspectiva de que a abordagem da espiritualidade e da religiosidade deva ser incorporada ao cuidado em saúde. Muitas evidências têm demonstrado a associação de crenças e práticas religiosas/espirituais com desfechos em saúde mental (depressão, suicídio, dependência química), qualidade de vida (idosos, doentes crônicos, pessoas com câncer ou em cuidados paliativos), controle pressórico, redução de risco de mortalidade cardiovascular e aumento de sobrevida em pacientes sob cuidados paliativos. Essas associações estão presentes tanto em aspectos positivos quanto negativos em relação ao enfrentamento do processo de adoecimento. Desse modo, a abordagem da espiritualidade é potencial ferramenta para compreender e dar suporte ao significado das vivências, às estratégias de *coping*/enfrentamento, ao reenquadramento de situações disfuncionais vivenciadas[2] e ao desenvolvimento de resiliência.

Então, por que não abordamos?

Apesar das crescentes evidências sobre o impacto da abordagem da espiritualidade e religiosidade (E/R) na prática clínica, essa postura profissional ainda é um desafio em termos de tempo disponível, conhecimento científico do profissional sobre o tema, domínio das ferramentas descritas na literatura e de administração dos valores pessoais do médico (como receio de ofender o paciente, de exercer proselitismo ou da opinião contrária de colegas), barreiras descritas pelo pesquisador da Duke University, Harold Koenig, em médicos americanos em 2005.[3]

Em levantamento nacional realizado em 2017, 88,3% dos médicos de família e comunidade (MFCs) brasileiros julgaram que o domínio da E/R teria grande influência sobre a saúde das pessoas e, nesse sentido, 81,2% consideram a abordagem da temática como pertinente para a sua prática clínica. Contudo, apenas 35% se consideram tecnicamente preparados para abordar essa questão.[4] Nesse mesmo levantamento, foram descritas as principais barreiras à abordagem da E/R na prática clínica expressas pelos médicos brasileiros, as quais são mostradas na **Figura 14.1**.

Legenda:

▨ Fatores externos (105 ou 36,0%)

▦ Valores pessoais (31 ou 10,6%)

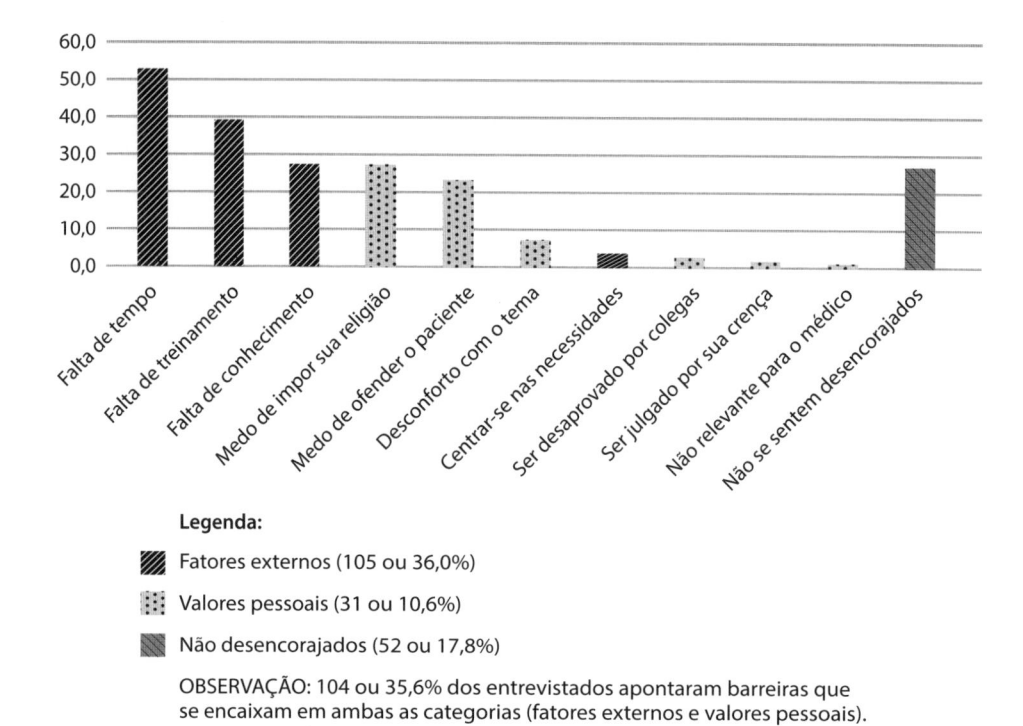

▩ Não desencorajados (52 ou 17,8%)

OBSERVAÇÃO: 104 ou 35,6% dos entrevistados apontaram barreiras que se encaixam em ambas as categorias (fatores externos e valores pessoais).

FIGURA 14.1 Distribuição percentual das barreiras para a abordagem da espiritualidade e religiosidade.

Barreiras como falta de conhecimento ou treinamento vêm sendo superadas à medida que o tema ganha espaço nas pesquisas e discussões clínicas. A preocupação com o tempo pode ser atenuada conforme melhora de desempenho via treinamento e tendo em conta a longitudinalidade do cuidado, especialmente no cenário de atenção primária à saúde (APS). As barreiras oriundas dos valores pessoais do médico, por sua vez, podem ser atenuadas quando o médico se dispõe a uma aproximação ao tema sem preconceitos.[5] O autoconhecimento sobre as emoções advindas da prática clínica, a autoconsciência do médico no exercício profissional (*awareness*), a postura de atenção plena e a vivência espiritual intrínseca do profissional também podem ter impacto sobre a maneira como ele maneja demandas espirituais presentes ou ocultas nas consultas.

Cuidado!

Há levantamentos que destacam as barreiras pessoais do médico quanto ao tema da E/R. É preciso estar atento para que esses fatores não limitem a abordagem clínica. Estão entre eles:

▶ insegurança do profissional sobre a discussão
▶ medo de os pacientes o interpretarem mal
▶ preocupação com a invasão da privacidade
▶ medo de causar desconforto ao paciente
▶ dificuldade em utilizar a linguagem espiritual
▶ crença de que questões espirituais teriam menor prioridade
▶ convicção de que abordar a E/R não influencia no cuidado
▶ diferentes crenças entre médico e paciente
▶ falta de consciência espiritual do médico

Fonte: Vermandere e colaboradores.[6]

▶ **SITUAÇÃO-PROBLEMA 2**

Júlio: "E ele me falou que eu ia ter uma doença ruim. E isso mexeu comigo, *né*?".

Carla: "Com certeza. E o que o Sr. achou de ele ter lhe falado isso?".

Júlio: "Ah... sinceramente... eu acho que se Deus está mandando isso é para castigar...".

Carla: "Então o Sr. acha que uma doença é sempre um castigo de Deus?".

Júlio: "Aaahhh... assim... Deus às vezes também permite as provas para testar a nossa fé, como uma forma de a gente crescer e também dar testemunho, *né*?".

Carla: "Sim. Concordo com o Sr., também é uma possibilidade, *né*?".

Júlio: "É...".

Carla: "Vamos supor que o Sr. estivesse com uma doença grave; o Sr. acha que a sua fé o ajudaria?".

Júlio: "Ah! Com certeza! Porque é daí que a gente tira forças para seguir em frente e tratar, não é mesmo?".

Carla: "Verdade. É um apoio importante mesmo... e... bom, eu ainda não abri o seu exame, Sr. Júlio, mas, vamos supor que dê alguma doença ruim... O Sr. vai querer que eu lhe conte?".

Júlio: "Sim. Vou querer que a Sra. me explique tudo direitinho, sim!".

Carla: "Ok. Então só um instante que eu vou dar uma olhada aqui, *tá* bem, Sr. Júlio?". (*lendo o exame*)

Mas como falar sobre este tema?

Para facilitar a abordagem da espiritualidade na prática clínica, muitos autores têm desenvolvido instrumentos para obtenção da história ou anamnese espiritual. Puchalski e colaboradores[7] inserem a anamnese espiritual como parte do cuidado em saúde, tendo como objetivos compartilhar e aprender sobre as crenças espirituais e religiosas; avaliar a angústia ou força espiritual; fornecer cuidados compassivos; ajudar o paciente a encontrar recursos internos de cura e aceitação; identificar as crenças espirituais/religiosas que afetam o tratamento do paciente; e identificar aqueles que precisam de encaminhamento para um capelão, ministro ou algum outro provedor dedicado de cuidados espirituais.

Entre os vários questionários que exemplificam perguntas sobre a E/R, a revisão sistemática de Luchetti e colaboradores[8] destaca os dois mais interessantes para utilização no âmbito da APS: FICA[5] e HOPE,[9] descritos no **Quadro 14.1**.

Quadro 14.1 - Instrumentos para obtenção de história espiritual

Questionário FICA	Questionário HOPE
F - Fé / crença ▶ Você se considera religioso ou espiritualizado? ▶ Você tem crenças espirituais ou religiosas que o ajudam a lidar com problemas? ▶ Se não, o que dá significado à sua vida? **I - Importância ou influência** ▶ Que importância você dá para a fé ou crenças religiosas em sua vida? ▶ A fé ou crenças já influenciaram você a lidar com estresse ou problemas de saúde? ▶ Você tem alguma crença específica que pode afetar decisões médicas ou o seu tratamento? **C - Comunidade** ▶ Você faz parte de alguma comunidade religiosa ou espiritual? ▶ Ela lhe dá suporte? Como? ▶ Existe algum grupo de pessoas que você "realmente" ama ou que seja importante para você? ▶ Comunidades como igrejas, templos, centros, grupos de apoio são fontes de suporte importante? **A - Ação no tratamento** ▶ Como você gostaria que o seu médico ou profissional da área da saúde considerasse a questão espiritualidade/religiosidade no seu tratamento? ▶ Indique algum líder espiritual/religioso.	**H - Fontes de esperança (*Hope*), significância, conforto, força, paz, amor e relacionamento social** ▶ Quais são as suas fontes de esperança, força, conforto e paz? ▶ Ao que você se apega em tempos difíceis? ▶ O que o sustenta e o faz seguir adiante? **O - Religião organizada** ▶ Você faz parte de uma comunidade religiosa ou espiritual? Ela o ajuda? Como? ▶ Em que aspectos a religião o ajuda e em quais não o ajuda muito? **P - Espiritualidade pessoal e prática** ▶ Você tem alguma crença espiritual que é independente da sua religião organizada? ▶ Quais aspectos de sua espiritualidade ou prática espiritual você acha que são mais úteis à sua personalidade? **E - Efeitos no tratamento médico e assuntos terminais** ▶ Ficar doente afetou sua habilidade de fazer coisas que o ajudam espiritualmente? ▶ Como médico, há algo que eu possa fazer para ajudar você a acessar os recursos que geralmente o apoiam? ▶ Há alguma prática ou restrição que eu deveria saber sobre seu tratamento médico?

Fonte: Lucchetti e colaboradores[5] e Anandarajah e Hight.[9]

Tendo em vista a assertividade da comunicação e o modelo de cuidado integral, a abordagem da E/R não deve consistir em um momento isolado da consulta, mas sim ser integrada às necessidades de saúde da pessoa. Esse caminho pode ser trilhado buscando compreender a pessoa como um todo, a partir de sentimentos, ideias e valores significativos relacionados à sua dimensão espiritual ou religiosa. Também é importante identificar fatores que possam trazer impacto positivo ou negativo ao cuidado clínico.

Destaca-se, portanto, que a abordagem do tema nas consultas não é voltada para a discussão de crenças, princípios filosófico-religiosos ou de proselitismo, mas para um fortalecimento da relação médico-paciente no encontro e no cuidado integral. Uma prática que vai ao encontro dessas propostas é a abordagem da E/R utilizando, como pano de fundo, o método clínico centrado na pessoa (MCCP), que é discutido no Capítulo 5, Abordagem centrada na pessoa. Essa ferramenta foi descrita por Stewart e colaboradores[10] e adaptada para a abordagem da E/R por Oliveira e colaboradores.[11] As etapas dessa abordagem dirigidas para a temática da espiritualidade seguem descritas na **Figura 14.2**.

Dica

A abordagem da E/R no encontro clínico passa pela comunicação efetiva e pela construção de vínculo na relação, sendo pautada na empatia, na escuta compassiva e no não julgamento. Desse modo, os questionários são úteis para apontar possíveis perguntas, mas suas aplicações práticas dependerão do desenvolvimento de suas habilidades de comunicação globais. As Situações-problema trazem exemplos de perguntas reflexivas, escuta em espelho, comunicação não verbal, protocolo SPIKES, MCCP, entre outros. Portanto, fique atento! Várias das ferramentas descritas neste livro podem ser úteis nesse diálogo! (Ver Capítulo 5, Abordagem centrada na pessoa, e Capítulo 20, Comunicação de notícias difíceis.)

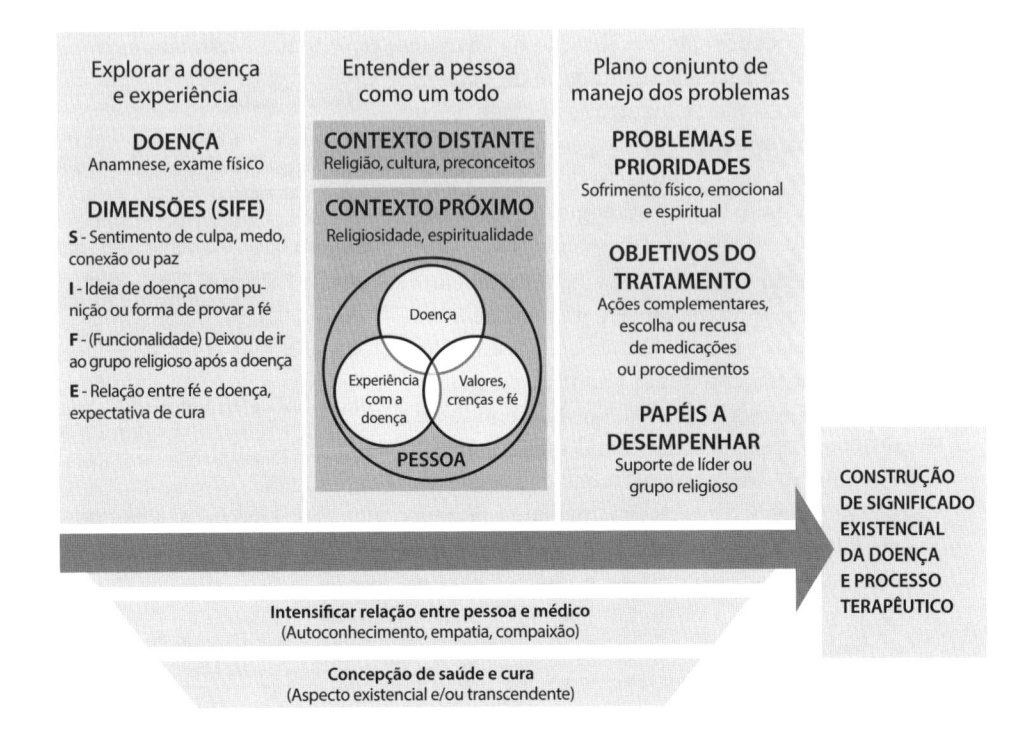

FIGURA 14.2 Abordagem da espiritualidade a partir dos componentes do método clínico centrado na pessoa, descrita por Oliveira e colaboradores,[10] com base em Stewart e colaboradores.[11]

Sobre ser centrado na pessoa: será que os pacientes querem falar sobre espiritualidade? E os médicos?

Há estudos que apontam que as pessoas desejam que sua dimensão espiritual seja abordada por seu médico. No Brasil, um estudo com 110 idosos em seguimento ambulatorial observou que 69,5% consideram como muito importante o impacto de sua fé e religiosidade para sua reabilitação e 87,3% indicaram que gostariam que seus médicos lhes perguntassem sobre fé e religiosidade; contudo, apenas 8,2% deles foram questionados sobre esse tema.[12] Dados semelhantes foram encontrados no contexto da APS dos Estados Unidos, por McCord e colaboradores,[13] que observaram que mais de 85% das pessoas desejavam que seus médicos conversassem sobre suas crenças, independentemente da fé pessoal do médico. A literatura também já indica que o contexto é importante para a abordagem: pacientes portadores de doenças graves, internados e em situação próxima da morte têm maior interesse de conversar sobre o tema com seu médico e, até mesmo, rezar com ele.[14]

Por outro lado, a abordagem da espiritualidade, de modo técnico, não tem se mostrado isenta da interferência dos valores pessoais do médico. Em pesquisa realizada com psiquiatras no Brasil, aqueles que relataram serem mais religiosos e/ou espiritualizados eram mais propensos a abordar a espiritualidade de seus pacientes.[15] Além disso, outros estudos mostram que a importância da religião na vida do profissional esteve associada à maior frequência de realização de anamnese espiritual.[16] Mesmo após intervenção educacional, o encorajamento da fé do paciente pelo profissional se mantém associado a seu grau de religiosidade.[17] Várias pesquisas na área vêm demonstrando o impacto dos valores pessoais, incluindo aspectos religioso-espirituais dos médicos em suas decisões clínicas.[18-20]

O processo de criação de vínculo terapêutico tem sua base na relação: emerge no encontro entre pessoas. A pessoa do médico, desse modo, deve ser olhada com tanta importância quanto a pessoa que recebe o cuidado. No sentido de capacitar-se para abordar temas que impactem sobre seus valores pessoais, como a abordagem da E/R, o médico precisa manter uma prática reflexiva sobre si mesmo. O encontro clínico ocorrido na consulta traz repercussões para a pessoa e para o profissional. Para melhor desempenhar essa tarefa, na visão de Balint,[21] o médico deve suspender eventuais inclinações apostólicas, ou seja, não usar de proselitismo. Essa postura é reforçada por Puchalski[22] na esfera da abordagem espiritual. Para atingir esse desempenho, é fundamental que o profissional se perceba e perceba os seus próprios valores e reflita sobre o papel que exerce na consulta.

> **Não esquecer**
>
> Habilidades e atitudes de gestão das próprias emoções, empatia, compaixão, não julgamento, percepção e emprego da comunicação não verbal e competência cultural podem e devem ser aprendidas para o melhor desempenho profissional. Contudo, esse aprendizado depende da abertura do médico para olhar para si mesmo. A dimensão do autoconhecimento do médico é um dos campos de desenvolvimento profissional esperado, segundo o consenso americano que norteia as competências para a abordagem da espiritualidade na prática clínica.[23] Do mesmo modo, o autoconhecimento é alicerce para o exercício da comunicação e da prática centrada na pessoa, como discutido no Capítulo 5, Abordagem centrada na pessoa, e no Capítulo 7, Reações emocionais dos profissionais de saúde nos encontros clínicos.

> **Dica**
>
> Para saber mais sobre a prática reflexiva e o autoconhecimento do profissional, sugere-se a leitura dos textos de Ian McWhinney, "The importance of being different" – Partes I[24] e II.[25]

SITUAÇÃO-PROBLEMA 3

Carla: "É, Sr. Júlio, deu uma doença grave mesmo. O exame está mostrando *pra* gente que o Sr. está com um câncer de intestino".

Júlio: "Meu Deus!".

Carla: "É um câncer ainda bem no começo". (*segue dialogando sobre diferentes graus de agressividade de tumores, estadiamento e possibilidades de tratamento, de modo compassivo e realista. Também aborda a experiência prévia do adoecimento da mãe*)

Carla: "Mas me diga, Sr. Júlio! O Sr. deve estar pensando ainda bastante coisa, *né*? Quer perguntar algo mais?".

Júlio: "Olha, eu quero, mas prefiro vir com minha esposa e minha filha também... Tem só mais uma coisa... Como isso me foi revelado na igreja, estou pensando se isso poderia ser algo espiritual...".

Carla: "Como assim, espiritual, Sr. Júlio?".

Júlio: "Ah... Às vezes pode ser algo que o pastor possa fazer uma oração... Ou às vezes eu posso ver umas ervas ou simpatias com a minha sogra; ela entende desses remédios do mato, sabe, Dra.".

Carla: "Entendi... Olha, Sr. Júlio... Pelo exame, o Sr. realmente tem um câncer no intestino. Ele está em estágio inicial e tem grande chance de cura, mas é um câncer. Então ele precisa de tratamento específico. Mas é claro que o que a gente sente e a nossa fé interferem no tratamento. O trabalho do médico caminha junto com o esforço da pessoa e os apoios que ela pode ter, como a sua igreja e as ervas, não é?".

Júlio: "É, tem que ser, *né*, Dra.? Porque é uma doença séria, então eu vou querer buscar todos os recursos!".

Carla: "Isso, exatamente! Então vamos combinar assim: eu vou lhe encaminhar para a equipe de tratamento médico do câncer de intestino, mas não vou deixar de lhe acompanhar. Daí, o Sr. conversa com a sua sogra e nós vemos se as ervas não vão interferir nos remédios para poder usar sem riscos, pode ser?".

Júlio: "Isso... Assim fica bom...".

Carla: "E acho importante o Sr. buscar o apoio do pessoal da igreja. Acho que as orações podem ajudar nessa fase difícil, e talvez seja importante o Sr. conversar mais com o pastor sobre aquela revelação e o que isso vai significar para o Sr. O que acha?".

Júlio: "Isso... É isso mesmo... Sabe, Dra., já foi uma prova grande enfrentar a doença da mãe, mas a gente deu conta... Agora é isso, vou procurar apoio nos médicos, nos remédios naturais e nas orações... Afinal, tudo isso é obra de Deus. Ele usa tudo isso *pra* ajudar a gente a ter fé nessas horas difíceis, *né*?".

Carla: "Verdade! É uma bonita lição de vida, Sr. Júlio, obrigado! E vamos acompanhando tudo, então!".

Como utilizar as informações sobre E/R no cuidado em saúde?

Enquanto a maior parte dos pacientes manifesta interesse na discussão de E/R em consultas médicas, há uma área de diferenças entre a percepção de pacientes e médicos sobre o que constitui essa discussão e em que momento ela deve acontecer.[26] Do mesmo modo, os estudos sobre o impacto de realizar essa discussão nas consultas ainda são incipientes e não há consenso sobre os desfechos esperados para essa intervenção. A elaboração está mais avançada nas áreas de cuidados paliativos oncológicos e saúde mental.

Com pacientes oncológicos, três estudos interessantes avaliaram o impacto do uso de protocolos específicos de abordagem da E/R pelos profissionais de saúde. Um deles, embora tenha provido o treinamento mais completo em termos de comunicação, utilizou uma ferramenta que aborda aspectos cognitivo-filosóficos da vida e não encontrou benefício sobre qualidade de vida imediatamente após a realização da consulta.[27] O segundo estudo, aplicando questionário específico sobre angústia espiritual, demonstrou melhora da dimensão de qualidade de vida espiritual dos pacientes após 2 semanas, porém sem impacto sobre a qualidade de vida global.[28] O terceiro estudo, também no contexto de cuidados paliativos, avaliou o impacto de um treinamento pontual sobre abordagem da E/R para seus profissionais de saúde utilizando o questionário FICA, e encontrou impacto de melhora da qualidade de vida global e do bem-estar espiritual para os pacientes assistidos.[29] Avaliando as evidências com maior consistência, uma metanálise de 10 ensaios clínicos com pacientes oncológicos constatou que a abordagem da E/R por profissionais de saúde demonstrou impacto significativo sobre o bem-estar espiritual de pacientes com câncer após tratamento, sua qualidade de vida e menores índices de depressão, ansiedade e desesperança. Os efeitos da intervenção, contudo, são diferentes conforme o tipo de câncer, havendo maior benefício da abordagem sobre o bem-estar espiritual e senso de desesperança de portadoras de neoplasia de mama e menor para portadores de leucemias, segundo metanálise realizada a partir de revisão sistemática.[30]

Na área da saúde mental, os resultados são mais robustos. Uma metanálise realizada aplicando os critérios PRISMA de 23 ensaios clínicos, avaliando o impacto da abordagem da E/R no cuidado em saúde mental, encontrou significativa redução sobre os sintomas de ansiedade. A melhora dos quadros depressivos também foi significativa e sustentada por 6 meses. Outros estudos demonstram impacto da intervenção sobre redução do estresse e etilismo.[31] Benefícios sobre a psicoterapia também têm sido relatados. Segundo metanálise de 97 estudos que integraram a abordagem da E/R à psicoterapia tradicional, houve melhora da funcionalidade psicológica e espiritual nos pacientes que receberam a intervenção.[32]

> **Não esquecer**
>
> Muitas evidências robustas já existem sobre a associação geral de E/R da pessoa com desfechos em saúde nos mais diferentes âmbitos (físico, mental, social e espiritual). Nesse caso, discute-se especificamente o impacto da abordagem desse tema por profissionais de saúde, área ainda incipiente. Até o momento não há evidência clara sobre a melhor forma de treinamento ou abordagem nas consultas.

Diante dos impasses sobre a melhor forma de inserir a abordagem da E/R no cuidado em saúde, é interessante conhecer a tendência de abordagem de médicos brasileiros.

Em levantamento nacional com MFCs, observou-se que os temas em E/R mais abordados em consultas dialogam com a proposta de cuidado integral, uma vez que as áreas mais frequentemente discutidas pelos MFCs com os pacientes tratam da rede de suporte social (assunto discutido por 42,8% dos médicos que participaram do estudo) e resiliência (40,2%). Contudo, é preciso estar atento às áreas que são discutidas com menor frequência por esses profissionais: implicações da E/R da pessoa sobre a relação médico-paciente (assunto não discutido por 74%) e sobre o plano terapêutico (64,7%). Arestas nesses campos de comunicação podem limitar o processo de decisão compartilhada e o vínculo médico-paciente. Os resultados gerais sobre esse tema no levantamento são apresentados na **Figura 14.3**.

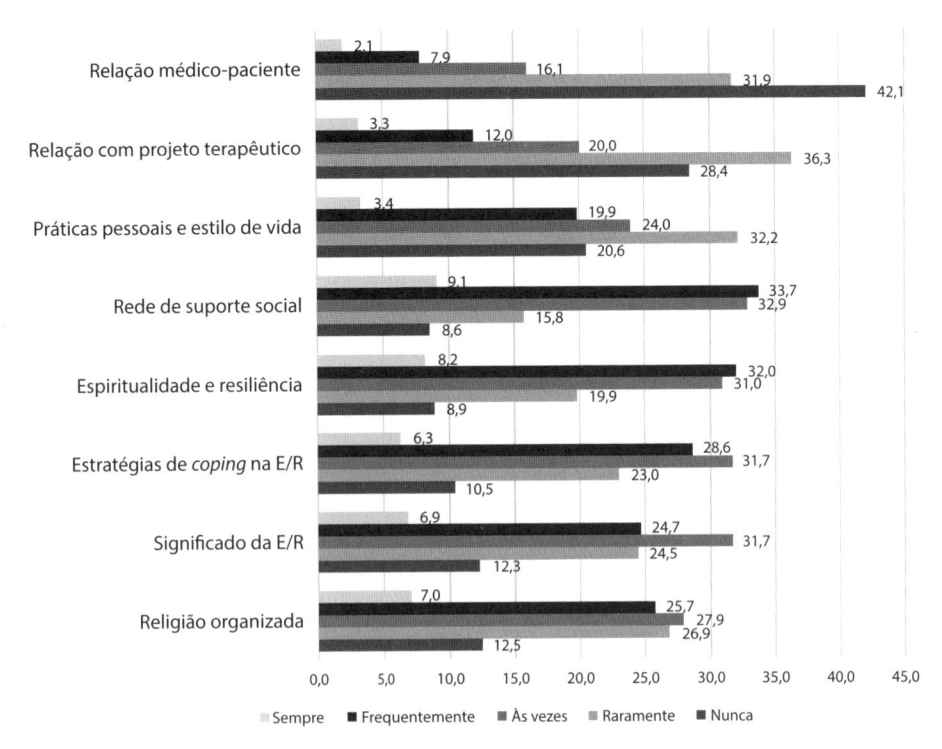

	Sempre	Frequentemente	Às vezes	Raramente	Nunca
Relação médico-paciente	2,1	7,9	16,1	31,9	42,1
Relação com projeto terapêutico	3,3	12,0	20,0	36,3	28,4
Práticas pessoais e estilo de vida	3,4	19,9	24,0	32,2	20,6
Rede de suporte social	9,1	33,7	32,9	15,8	8,6
Espiritualidade e resiliência	8,2	32,0	31,0	19,9	8,9
Estratégias de *coping* na E/R	6,3	28,6	31,7	23,0	10,5
Significado da E/R	6,9	24,7	31,7	24,5	12,3
Religião organizada	7,0	25,7	27,9	26,9	12,5

FIGURA 14.3 Frequência de perguntas sobre espiritualidade e religiosidade realizadas pelos médicos de família e comunidade, conforme eixo temático de abordagem.
Fonte: Oliveira.[4]

Ainda para esse grupo de MFCs brasileiros, vale destacar que, embora a maior parte da amostra se considerasse capacitada em habilidades de comunicação, com enfoque no MCCP, essa competência não se mostrou suficiente para, de modo isolado, promover a abordagem da E/R na prática clínica. Desse modo, fica clara a necessidade de treinamento específico na área, bem como de compreender as formas de abordagem mais efetivas a serem utilizadas no encontro clínico. Uma ferramenta bastante útil para empoderar os médicos para usarem as informações obtidas na anamnese espiritual em favor do cuidado integral é o manejo do *coping* religioso-espiritual.

Não esquecer

Coping é o modo como a pessoa lida com o estresse, constituindo ferramenta útil de suporte em situações de crise. Essas estratégias cognitivo-comportamentais podem ser embasadas pela E/R da pessoa (*coping* religioso-espiritual [CRE]), apresentando-se de diferentes modos:

▶ **CRE positivo**: quando a estratégia traz benefício à saúde e bem-estar da pessoa, devendo ser encorajado pelo profissional. Por exemplo: estímulo da fé, preces, perdão, meditação e leituras que auxiliem a pessoa a refletir e elaborar sobre as situações de crise.

▶ **CRE negativo**: quando a percepção da pessoa traz sofrimento ou "dor espiritual", devendo ser papel do profissional identificar o sofrimento e dar suporte multiprofissional no processo de elaboração. São exemplos de situações desse tipo: sentimento de ser abandonado por Deus; relacionar o adoecimento ao sentimento de punição divina; ou manter-se em uma relação promotora de sofrimento devido a valores religiosos (como ao sofrer violência doméstica).

As situações de *coping* religioso-espiritual negativo podem ser bastante graves e complexas, chegando a ser associadas com aumento da mortalidade em populações vulneráveis, como idosos institucionalizados e portadores de vírus da imunodeficiência humana.[33] Diante desses casos, a tarefa essencial do profissional é identificar o sofrimento do paciente, de modo que ele possa ser cuidado. Em alguns casos, ferramentas simples, como perguntas reflexivas, podem auxiliar a pessoa a enxergar a questão sob outros prismas, como na Situação-problema 3. Em outras situações, o sofrimento mais profundo pode requerer auxílio do profissional, conforme sua qualificação, para a ressignificação ou reenquadramento dos conflitos da pessoa. Outras possibilidades de intervenção são a ação interdisciplinar, o referenciamento para grupos ou líderes espirituais e a própria espera assistida do processo elaborativo da pessoa pelo profissional.

A temática da espiritualidade e do *coping* também podem advir nas consultas durante a abordagem de situações de crises do ciclo de vida (parentalidade, divórcio, luto, sexualidade e gênero), do cuidado de sistemas familiares (relações, rupturas e perdão), suporte a mudanças de estilo de vida (especialmente nas adicções) e fortalecimento da resiliência pessoal (sobrecarga de trabalho, enfrentamento de doenças graves e busca por significado diante do sofrimento humano).

Ainda são necessárias mais evidências para compreender o impacto da abordagem da E/R como intervenção breve nas consultas; contudo, evidências no campo da resiliência estão dando suporte a essa prática. Nesse sentido, são apresentadas reflexões e uma proposta prática de intervenção: a mineração espiritual.

Como realizar o cuidado espiritual, quando necessário, nas consultas? A proposta da mineração espiritual

Sempre é necessário ter em consideração o contexto dos recursos com os quais se pode contar para compreender o papel do profissional de saúde em cada situação concreta. É diferente poder contar com retaguardas para o cuidado espiritual ou ser a única referência da pessoa no episódio de cuidado. Contar com o respaldo de uma comunidade de fé e/ou um ministro religioso relacionado à pessoa acompanhada potencializa a atuação do profissional quanto a cuidados espirituais, ao mesmo tempo que quebra seu isolamento. Por outro lado, atender uma pessoa com conflitos ou sofrimentos espirituais sem retaguarda indica a necessidade de uma abordagem com competências avançadas e de humildade. Pode ser o caso de agir como "advogado da pessoa", com paciência para identificar o momento em que é possível acessar o suporte necessário.

Se o profissional desenvolveu competências avançadas na abordagem de E/R, poderá propor-se a tarefa de mineração espiritual. Nela se parte da compreensão de que podem existir simultaneamente elementos de *coping* religioso-espiritual (CRE) positivo e negativo em ação. Essa dualidade não advém apenas de fatores pessoais. Ela pode encontrar lastro nas próprias contradições e ambivalências (acidentais ou profundas) da tradição de E/R à qual a pessoa se liga. Realizar a mineração espiritual demanda compreender de que modo as crenças da pessoa contribuem para perpetuar sua autoimagem negativa ou para apoiar sua emancipação de avaliações e comportamentos limitados. Isso exige conhecer aspectos suficientes das diferentes tradições de E/R de quem se cuida, o que inclui estar a par das principais interpretações que as pessoas efetivamente fazem dos conteúdos e símbolos dessas tradições. A partir daí, é necessário reconhecer os caminhos concretos que a pessoa trilha, com base em suas crenças, rituais e uso de símbolos e práticas para superar, resistir ou manter o que a adoece. Perceber isso abre ao profissional a possibilidade de servir de peneira ou filtro do que a pessoa expressa. Como o garimpeiro na beira do riacho, o profissional pode mover-se na consulta para destacar os elementos de crenças e propósito da pessoa que têm o potencial precioso de facilitar e reforçar fatores de resiliência, de CRE positivo. São pepitas preciosas no enfrentamento do conflito, que podem ser valorizadas com cautela, minerando-as: deixando passar sem destaque as pedras e areia que promovem CRE negativo. Se o profissional facilita que a pessoa se ouça verbalizando esses elementos de crença positivos, e a conduz a uma desatenção estruturada dos elementos negativos, maior ainda será o efeito da mineração espiritual no suporte da superação dos problemas. Isso requer empatia, competência cultural, cultura religiosa e habilidades de comunicação.

> **Cuidado!**
>
> **A espiritualidade que cura e a espiritualidade que fere**
>
> É muito importante refletirmos sobre nossas motivações pessoais para abordar o tema da espiritualidade. Fazer da maneira mais isenta possível é uma atitude que promove a autonomia da pessoa sob nossos cuidados. Não fazer pode configurar a perda de uma oportunidade de cuidado da angústia espiritual, estado associado a pior qualidade de vida e maior mortalidade em pessoas idosas, pacientes portadores de HIV e pessoas em cuidados paliativos.

A espiritualidade pode promover resiliência? Como ressignificar o sofrimento a partir da abordagem da dimensão espiritual?

Existe vasta literatura correlacionando E/R com aumento da resiliência nos mais diferentes cenários. Resiliência é a capacidade de manter ou recuperar o equilíbrio diante das situações de estresse vivenciadas e está relacionada a diversos outros fatores, como apoio social, autoestima e autoeficácia.

Uma recente revisão sistemática aponta essa associação, demonstrando que pessoas com maior grau de E/R são mais resilientes, ou seja, lidam melhor com as adversidades.[34] Um interessante estudo nessa linha é o ensaio clínico randomizado de Sood e colaboradores,[35] que avaliou o impacto de intervenções de orientação espiritual no desenvolvimento de resiliência, encontrando resultados positivos e estatisticamente significativos no grupo exposto.

Assim, pessoas com maior grau de E/R podem ser mais resilientes, ou seja, lidam melhor com as adversidades. Estimular questões de E/R, como o reforço do *coping* positivo expresso pela pessoa, é um dos caminhos para fortalecimento da resiliência. No entanto, esse estímulo deve seguir preceitos básicos, alguns já discutidos neste mesmo capítulo, como respeitar as crenças pessoais, centrar-se nas necessidades da pessoa e manejar o CRE. O profissional de saúde também pode atuar como um catalisador das potencialidades do paciente, por meio da mineração espiritual, como descrito anteriormente. Durante o processo de mineração, o profissional pode enfocar os potenciais de resiliência da pessoa, muitas vezes adormecidos ou esquecidos durante o período de sofrimento, passando a direcionar o foco da própria pessoa para esses pontos e reforçando-os. Alegoricamente, apenas se sopram as brasas, buscando acender a chama que iluminará a escuridão pela qual, momentaneamente, atravessa. O processo de ressignificar o sofrimento ocorre desde o reforço dos pontos positivos encontrados nas vivências do paciente até o processo de caminhar ao seu lado, buscando compreender ou construir um significado positivo para a situação vivenciada, respeitando sempre os valores e ideias da pessoa. Dessa forma, utilizando habilidades de comunicação, estimulam-se potenciais relacionados à espiritualidade do paciente (não necessariamente religião), fortalecendo a resiliência diante das situações de sofrimento.

Costurando conceitos: o desenvolvimento da competência de abordagem

Este capítulo apresentou, até o momento, conceitos e ferramentas para a abordagem da espiritualidade no cuidado em saúde. Para transpor esse aprendizado para a prática clínica, é necessário um esforço sistemático de estudo e prática. Nesta seção, seguem algumas reflexões que podem contribuir para esse desenvolvimento na rotina clínica.

Quem somos nós e os outros? Abismos que nos separam e pontes que nos unem

Em diferentes países do mundo, pesquisas com médicos e profissionais de saúde demonstram que esse grupo costuma ter menor religiosidade quando comparado à população em geral. Em levantamento nacional brasileiro com MFCs,[4] observou-se que esses profissionais autorreferem prática pessoal em diferentes matrizes religiosas (sendo 21,6% católicos, 13,7% espíritas, 11,3% evangélicos e 21,6% que se identificam com mais de uma religião). Essa distribuição é particular quando comparada à população geral, merecendo destaque o pluralismo religioso. Além disso, os MFCs frequentam pouco os serviços religiosos (49,3% raramente ou nunca frequentam instituições), mas têm prática espiritual frequente (65,4% declaram práticas pessoais no mínimo semanais). As diferenças entre os MFCs e a população geral, segundo o Instituto Brasileiro de Geografia e Estatística (IBGE),[36] contudo, não se detêm ao campo da prática religiosa em si. Elas parecem, também, estar presentes na maneira como cada um dos grupos vivencia sua E/R.

A E/R tem mostrado aspectos importantes da vida da maioria das sociedades. Nesse sentido, compreendê-las como parte do cuidado em saúde passa a ser uma prática de competência cultural. A competência cultural é um atributo derivado da APS[37] que, com a abordagem familiar, busca agregar os valores das pessoas e dos grupos ao cuidado em saúde. Essa postura busca minimizar as barreiras de comunicação com as pessoas e potencializar a atuação da equipe de saúde no território de cuidado.

O exercício consciente da competência cultural pelo profissional de saúde pode auxiliar a explicitar as relações de poder que tensionam a relação médico-paciente no campo da religiosidade. Para Targa,[38] um termo de uso corriqueiro no ambiente da APS é o de considerar o pensamento leigo trazido pelas pessoas como "crendices". Nesse sentido, uma postura essencial é que o profissional se mantenha em situação de igualdade com a pessoa na construção da relação, de modo a garantir um ambiente seguro, livre de julgamento ou depreciação devido à fé ou ao conjunto de crenças da pessoa. Ter em mente valores humanos, como a compaixão, pode auxiliar o profissional a assumir uma postura de não julgar, mas sim reconhecer a competência e o potencial que existe no outro e compreender que a função do profissional é acompanhar a pessoa em seu processo de busca e autoconhecimento e, por fim, nas suas possibilidades de autotranscendência ou autocuidado.[39,40] Seria este um exercício de humildade no cotidiano da prática médica?

Olhar para o outro e olhar para mim: o médico no espelho

Em um estudo transversal com 2.000 médicos americanos, os que se declararam mais religiosos ou espiritualizados tinham tendência significativamente maior de abordar a E/R do paciente na prática clínica (63% vs. 18%; $p < 0,001$).[18] Médicos com baixo escore de E/R também relataram, com maior frequência, a percepção de desconforto em discutir questões religiosas com pacientes (44% vs. 3%; $p < 0,001$), além de declararem ter menor conhecimento ou treinamento na área (41% vs. 7%; $p < 0,001$).[22]

Embora as barreiras mais apontadas pelos médicos como limitadoras da abordagem clínica da E/R sejam falta de tempo, treinamento e conhecimentos específicos sobre o tema, a literatura já deixa claro o forte impacto dos valores religioso-espirituais do médico. Essa tendência sinaliza a necessidade de olhar para a dimensão de autoconhecimento e autopercepção (ou autoconsciência) do médico como um agente determinante em termos de prática clínica e formação, que deve ser ativamente desenvolvido para a consolidação do cuidado integral em saúde, incluindo o cuidado da dimensão espiritual da pessoa. Nesse sentido, a reflexão sobre a dimensão espiritual do médico nos ambientes de ensino pode ter um potente papel na humanização da prática e do próprio profissional.

A necessidade de o médico estar autoconsciente (*self-awareness*) de fatores pessoais tem papel fundamental para que o processo de comunicação e a empatia não sejam prejudicados na prática clínica. Domínios como manter comportamentos de bem-estar, demonstrar "abertura espiritual" (*spiritual disclosure*), religiosidade e grau de *burnout* são descritos como importantes preditores independentes de empatia em estudantes de medicina pelo trabalho de Damiano e colaboradores.[41] De acordo com essa pesquisa, a saúde mental dos médicos também poderia corroborar a abordagem da E/R na prática clínica, pois a empatia de estudantes com níveis mais altos de depressão se mostrou menor, mesmo para os estudantes que demonstravam maior "abertura espiritual".

Retoma-se, assim, a proposição de Ian McWhinney[25] no artigo "The importance of being different", um dos textos em que o autor, considerado "pai da medicina de família/clínica geral", detalha os princípios da prática médica centrada na pessoa:

> A essência da prática clínica centrada na pessoa é que o médico atende não só pessoas, como também seus sentimentos, emoções e estados de espírito, além de categorizar a doença do paciente. Compreender emoções é algo que se dá pessoa a pessoa, e não podemos atender às emoções da outra pessoa sem atender às nossas próprias. Para isso, a habilidade essencial é a escuta ativa. Ouvir uma pessoa com atenção total é um dos maiores presentes que podemos dar. Significa ouvir não só com nossos ouvidos, mas com todas as nossas faculdades, especialmente com um coração aberto. Não podemos fazer isso se nossos olhos estão voltados para nós; se estamos pensando o que dizer depois; ou se estamos consumidos com nossas próprias emoções negativas. Esse estado de abertura é descrito como um estado atencioso "não egoísta, dotado de amor impessoal", um amor chamado pelos gregos de ágape [*charity*; compaixão]. Não podemos atender os sentimentos e emoções de um paciente sem conhecermos os nossos próprios. Há muitos caminhos para esse conhecimento e a educação médica poderia ser um deles. Pode a medicina se tornar uma disciplina autorreflexiva?

Cuidar do outro e cuidar de mim: quantos dos nossos esforços são oferendas ao nada?

Sentido. Significado. Propósito. Essas três palavras têm sido utilizadas nas diferentes definições de espiritualidade. De que modo elas estariam relacionadas à prática do profissional de saúde?

As tensões emergidas da rotina do cuidado em saúde são inúmeras: impotência, morte, culpa, medo, mágoa, limitação de recursos, pressões do sistema de saúde ou institucionais... Estes são males que frequentemente permeiam as consultas, ainda que, muitas vezes, os profissionais não saibam como "tratá-los". Diante desses desafios, muitas vezes, a compaixão pelo outro dá lugar a sentimentos de piedade, impotência, repulsa e irritação, e resultam em distanciamento. Onde a medicina se encontra com os enigmas da vida? Quem somos nós diante do outro? Cuidar da humanidade em nós pode ser um caminho de aproximação desses temas e redução da sobrecarga do profissional.

Os temas que mais requerem a abordagem da E/R na prática clínica, como cuidados paliativos e em saúde mental, são também os que trazem grande desgaste ao profissional diante das incertezas da prática. Diante desse desafio, o grupo de Sanchez-Reilly e colaboradores[42] enumera ferramentas que podem ser úteis ao desenvolvimento do autocuidado e da autoconsciência do profissional. O **Quadro 14.2** apresenta um pouco mais sobre esses conceitos.

> **Dica**
>
> Comunicação e autoconhecimento são potencializados por momentos de reflexão e olhar para si. A arte é uma ponte para essa conexão! Aproveite seu tempo livre de autocuidado com obras que têm o potencial de instigar a reflexão, como:
> - Peça de teatro "A alma imoral", monólogo de Clarisse Niskier, em cartaz desde 2006, no eixo Rio-São Paulo.
> - Livro *A alma imoral*, de Nilton Bonder.

Quadro 14.2 - Autoconhecimento, autoconsciência e autocuidado: competências do profissional de saúde

Autoconhecimento: habilidade de autorreflexão que leva o profissional a ampliar a percepção crítica sobre sua prática e sobre as emoções advindas no processo de cuidado

Autoconsciência (*self-awareness*): habilidade clínica de combinar o autoconhecimento e a capacidade do profissional de perceber sua própria experiência subjetiva, mas também as necessidades da pessoa atendida

Autocuidado: competência que engloba conhecimentos, habilidades e atitudes relacionados à capacidade de autorreflexão e autoconsciência, levando à identificação e à prevenção de *burnout*, definição de limites profissionais adequados e capacidade de manejo de tristeza e luto

Fonte: McCord e colaboradores.[13]

Já se sabe que o exercício profissional baseado no autoconhecimento e na autoconsciência é capaz de promover, como benefícios, a habilidade para lidar com estressores pessoais e profissionais, maior engajamento no trabalho, melhor exercício da compaixão, aprimoramento do autocuidado, melhora do cuidado prestado, maior satisfação do profissional, maior satisfação dos pacientes e menores índices de depressão e *burnout* do profissional.

Porém, como desenvolver autocuidado e autoconsciência? Talvez essa não seja tão somente uma necessidade da formação profissional, mas um dos grandes desafios da busca humana. Várias práticas têm sido desenvolvidas e estudadas nesse sentido e podem ser úteis ferramentas de suporte, conforme mostra o **Quadro 14.3**.[12,43]

Quadro 14.3 - Autoconhecimento, autoconsciência e autocuidado: ferramentas de suporte à construção dessas competências

Ferramentas que auxiliam no processo de autoconhecimento e autoconsciência:

- Meditação[13]
- *Mindfulness*[13]
- Escrita reflexiva[13]
- Grupos Balint[14]
- Grupos de consciência pessoal propostos por Carl Rogers[14]
- Leitura de clássicos da literatura sobre trajetórias de adoecimento[14]
- Reflexão sobre a experiência pessoal despertada pelo contato com os pacientes[14]

Ferramentas que auxiliam no processo de autocuidado:[13]

- Avaliação regular dos aspectos da vida profissional
- Desenvolvimento de rede com pares e mentores
- Busca por oportunidades institucionais de engajamento
- Melhora das habilidades de comunicação e gestão
- Desenvolvimento da prática profissional reflexiva e autoconsciência profissional
- Escrita reflexiva
- Fortalecimento da relação de trabalho e autocuidado com equipe

Em relação às habilidades de comunicação em saúde, uma necessidade que vem se fortalecendo é de autoconsciência do médico, elemento que passa a ser essencial para o aprofundamento da relação com a pessoa sob seus cuidados. Por muito tempo, a orientação geral era de que o médico deveria exercer sua prática de modo distanciado e sem envolvimento pessoal. No entanto, os estudos de Balint e as percepções de Ian McWhinney têm fortalecido a percepção de que o não envolvimento não existe e apenas o autoconhecimento consegue ser fator protetivo para o profissional ao ter contato com suas emoções negativas e egocêntricas. Além disso, a verdadeira escuta e, portanto, a verdadeira abordagem da espiritualidade, só pode se dar a partir de um processo de escuta compassiva e com a presença plena ou consciente do profissional. Como estamos escutando?

Dica

Você já refletiu sobre sua capacidade de escuta? E como uma situação que se repete lhe levou a diferentes atitudes, a depender de suas emoções, pressões externas e do seu estado de atenção? Você consegue olhar para o outro com profundidade suficiente para reconhecer suas necessidades e colocar-se ao seu lado de modo compassivo? Como lidar com as dificuldades que nos impedem de encontrar as soluções diante da adversidade?

Neste momento, chegamos a um ponto de aprofundamento das raízes da relação médico-paciente. Como temos olhado para nossas fragilidades e limitações? Como temos lidado com a nossa própria dor no contato com o outro? O principal caminho para lidar com as emoções negativas, segundo McWhinney, é o autoconhecimento, que nos traria a inteligência emocional e a tranquilidade mental. Esse seria um dos caminhos para o desenvolvimento da compaixão na prática profissional.

Retomando as palavras-chave da espiritualidade – sentido, significado e propósito –: o que dá sentido ao trabalho médico? O que ele significa para a dimensão existencial do profissional? Qual é o propósito que movimenta as ações profissionais? A autora Gowri Anandarajah ousou olhar para o cultivo da compaixão e sua relação com os valores espirituais do médico. Em pesquisa qualitativa,[44] foram entrevistados individualmente 13 MFCs egressos de residência médica. Apesar da diversidade de crenças espirituais pessoais, todos os médicos do estudo descreveram que a compaixão seria "essencial para um médico". A maioria vinculava o conceito de compaixão a valores espirituais (religiosos ou seculares). Muitos médicos consideraram que a prática da medicina proporciona oportunidades para aprendizado de disciplina e vivência da compaixão. O grupo apontou, como barreiras significativas para o cuidado compassivo, as pressões de tempo e os valores da cultura da medicina moderna. Um fator facilitador dessa prática seria o autocuidado.

Pode a medicina levar à reflexão sobre as questões últimas da existência? Pode a medicina ser um exercício de crescimento pessoal ou até mesmo espiritual? Pode a medicina ser base para o desenvolvimento da resiliência pessoal do profissional? Em meio ao conhecido desgaste profissional e aos alarmantes índices de *burnout*, depressão, abuso de substâncias e suicídio, poderia a prática médica consciente ser protetiva para o médico?

Foi discutido o tema da compaixão. Um conceito bastante citado recentemente tem sido a "fadiga de compaixão", processo no qual o profissional de saúde passa por desgaste de sua saúde física, emocional, social e espiritual ao longo do processo de cuidado. Uma revisão de literatura afirma que a construção desse conceito em saúde tem significativas limitações. Embora os autores reforcem que a autocompaixão tenha impacto importante sobre a dimensão afetiva do profissional, reiteram que ainda não há estudos que avaliem seu impacto direto na percepção dos pacientes. Além disso, a revisão traz um alerta sobre o risco de o profissional adotar a percepção de fadiga de compaixão como uma falha pessoal, quando ela pode expressar, também, fa-

> **Não esquecer**
>
> No campo de estudo de espiritualidade em saúde, embora alguns termos não sejam consensuais, é importante ter clara a concepção que a comunidade científica vem atribuindo aos termos mais recorrentes, a saber:
> ▶ **Religião:** sistema organizado de crenças, práticas e simbolismos que catalisam e organizam a aproximação da pessoa com o sagrado.
> ▶ **Religiosidade:** maneira singular como um indivíduo ou uma população acredita, segue e pratica uma religião. Pode manifestar-se de modo organizacional (instituída pelos integrantes de comunidades de fé, como participação em cultos e grupos de orações) ou não organizacional (espontânea).
> ▶ **Espiritualidade:** a conceituação teórica mais aceita no Brasil admite tratar-se de um aspecto intrínseco de transcendência da humanidade, expresso na busca de significado e propósito para a vida; essa dimensão se expressa na conexão com o momento, consigo, com os outros, com a natureza e com o que é significativo ou sagrado.
> ▶ *Coping* **religioso-espiritual:** maneira como a espiritualidade e a religiosidade pessoais incidem nas estratégias cognitivo-comportamentais utilizadas pelas pessoas para manejar situações de estresse. Essa estratégia de enfrentamento pode ser positiva (trazendo bem-estar à pessoa) ou negativa (podendo ser geradora de sofrimento, conflito ou angústia espiritual).

tores de risco à saúde e ao trabalho, como carga horária extensa, pressão profissional, condições de trabalho inadequadas ou relações profissionais desgastantes.

QUESTÕES DE MÚLTIPLA ESCOLHA*

1. Sr. Antônio, 66 anos, chega ao consultório e, após alguns minutos de silêncio, diz que seu filho está "perdido nas drogas". Conta que sempre foi um homem religioso, tentando fazer toda a família seguir esse caminho. No entanto, após todas as tentativas de recuperação do seu filho, sem sucesso, sente sua fé abalada. Começa a questionar todos os anos que passou na igreja, frequentando o culto e seguindo as lições de Jesus. Afirma, com os olhos marejados: "Se nem para salvar meu filho todo meu empenho e fé são suficientes, então não vejo mais sentido nisso tudo". Considerando a influência da E/R na saúde das pessoas, pode-se afirmar que:
   a) O sofrimento do paciente é decorrente exclusivamente da situação em que seu filho se encontra.
   b) A descrição é um exemplo de *coping* negativo, e o profissional de saúde deve tentar orientar o paciente para outra fonte de fé, já que ele não crê mais na sua religião de origem.
   c) O *coping* positivo acontece quando o paciente busca, na sua religião, força para lidar com as situações adversas, não devendo ser explorado na situação descrita, pois ele já manifestou perda de esperança.
   d) Ressignificar as situações de sofrimento, respeitando as crenças e valores pessoais, pode auxiliar o paciente a lidar com o *coping* negativo, presente neste caso.

2. Assinale a alternativa falsa:
   a) Os profissionais mais religiosos e/ou espiritualizados são mais propensos a abordar a espiritualidade de seus pacientes.
   b) Manter uma prática focada no paciente, observando suas emoções, reações e valores, é fundamental para abordar questões relacionadas à E/R, e o profissional deve colocar-se em segundo plano nessa relação.
   c) Habilidades de comunicação, como não julgamento e empatia, são fundamentais para abordar o sofrimento espiritual dos pacientes, e instrumentos como o FICA e o HOPE podem auxiliar a direcionar questões relevantes na anamnese.
   d) A administração dos valores pessoais do médico, evitando o proselitismo, é um dos desafios para abordar a E/R dos pacientes.

3. Compreender a relação que a pessoa exerce com os conteúdos e símbolos da sua prática religiosa/espiritual é importante meta dos profissionais de saúde. Apenas uma alternativa não está de acordo com essa afirmação:
   a) O significado religioso/espiritual atribuído a determinados eventos define o tipo de *coping* vivenciado pelo paciente.
   b) Os profissionais podem identificar aspectos positivos atribuídos pelos pacientes incentivando tais pontos para o enfrentamento dos problemas, fortalecendo a resiliência.
   c) Considerar o significado atribuído às questões religiosas por si próprio permite que o profissional compreenda diretamente os pacientes que são da mesma religião.
   d) A identificação do *coping* negativo (ou seja, a sensação de culpa, punição ou descrença relacionadas às situações-problema) é importante, pois caracteriza o diagnóstico de sofrimento espiritual e está relacionada à piora dos desfechos de saúde.

*Acesse as respostas e comentários às questões de múltipla escolha em https://apoio.grupoa.com.br/comunicacaoclinica.

REFERÊNCIAS

1. Anderson MIP, Rodrigues RD. Integralidade na prática do MFC e na APS. In: Gusso G, Lopes JMC, organizadores. Tratado de medicina de família e comunidade: princípios, formação e prática. Porto Alegre: Artmed; 2012.
2. Castro Filho ED, Oliveira JAC, Schwalm FD. Espiritualidade e saúde. In: Gusso G, Lopes JMC, Dias LC, organizadores. Tratado de medicina de família e comunidade. 2. ed. Artmed: Porto Alegre; 2019.
3. Koenig HG, Jenckes MW, Tarpley MJ, Koenig HG, Yanek LR, Becker DM. Spiritual beliefs and barriers among managed care practitioners. J Relig Health. 2005;44(2):137-46.
4. Oliveira JAC. Desafios do cuidado integral em saúde: a dimensão espiritual do médico se relaciona com sua prática na abordagem espiritual do paciente [dissertação]. São Paulo: FMUSP; 2018.
5. Lucchetti G, Granero AL, Bassi RM, Latorraca R, Nacif SAP. Spirituality in clinical practice: what should the general practitioner know? Rev Bras Clin Med. 2010;8(2):154-8.
6. Vermandere M, De Lepeleire J, Smeets L, Hannes K, Van Mechelen W, Warmenhoven F, et al. Spirituality in general practice: a qualitative evidence synthesis. Br J Gen Pract. 2011;61(592):e749-60.
7. Puchalski C, Ferrell B, Virani R, Green SO, Baird P, Bull J, et al. Improving the quality of spiritual care as a dimension of palliative care: the report of the Consensus Conference. J Palliat Med. 2009;12(10):885-904.
8. Lucchetti G, Bassi RM, Lucchetti AL. Taking spiritual history in clinical practice: a systematic review of instruments. Explore (NY). 2013;9(3):159-70.
9. Anandarajah G, Hight E. Spirituality and medical practice: using the HOPE questions as a practical tool for spiritual assessment. Am Fam Physician. 2001;63(1):81-9.
10. Stewart M, Brown JB, Weston WW, McWhinney IR, McWilliam CL, Freeman TR. Medicina centrada na pessoa: transformando o método clínico. 2. ed. Porto Alegre: Artmed; 2010.
11. Oliveira JAC, Anderson MIP, Lucchetti G, Ávila Pires EV, Gonçalves LM. Approaching spirituality using the patient-centered clinical method: strategy to develop integrative care in health scenarios. J Relig Health. 2019;58(1):109-18.
12. Lucchetti G, Lucchetti AG, Badan-Neto AM, Peres PT, Peres MF, Moreira-Almeida A, et al. Religiousness affects mental health, pain and quality of life in older people in an outpatient rehabilitation setting. J Rehabil Med. 2011;43(4):316-22.
13. McCord G, Gilchrist VJ, Grossman SD, King BD, McCormick KE, Oprandi AM, et al. Discussing spirituality with patients: a rational and ethical approach. Ann Family Medicine. 2004;2(1):356-61.
14. MacLean CD, Susi B, Phifer N, Schultz L, Bynum D, Franco M, et al. Patient preference for physician discussion and practice of spirituality: results from a multicenter patient survey. J Gen Intern Med. 2003;18(1):38-43.
15. Menegatti-Chequini MC, Gonçalves JP, Leão FC, Peres MF, Vallada H. A preliminary survey on the religious profile of Brazilian psychiatrists and their approach to patients' religiosity in clinical practice. BJPsych Open. 2016;2(6):346-52.
16. Koenig HG, Perno K, Erkanli A, Hamilton T. Effects of a 12-month educational intervention on clinicians' attitudes/practices regarding the screening spiritual history. South Med J. 2017;110(6):412-8.
17. Koenig HG, Perno K, Hamilton T. Effects of a 12-month educational intervention on outpatient clinicians' attitudes and behaviors concerning spiritual practices with patients. Advance Adv Med Educ Pract. 2017;8:129-39.
18. Curlin FA, Chin MH, Sellergren SA, Roach CJ, Lantos JD. The association of physicians' religious characteristics with their attitudes and self-reported behaviors regarding religion and spirituality in the clinical encounter. Med Care. 2006;44(5):446-53.
19. Curlin FA, Sellergren SA, Lantos JD, Chin MH. Physicians' observations and interpretations of the influence of religion and spirituality on health. Arch Inter Med. 2007;167(7):649-54.
20. Hvidt NL, Korup AK, Curlin FA, Baumann K. The NERSH International Collaboration on values, spirituality and religion in medicine: development of questionnaire, description of data pool, and overview of pool publications. Religions. 2016;7(8):107.
21. Balint M. O médico, seu paciente e a doença. Rio de Janeiro: Atheneu; 1988.
22. Puchalski CM. The FICA spiritual history tool #274. J Palliat Med. 2014;17(1):105-6.
23. Puchalski CM, Blatt B, Kogan M, Butler A. Spirituality and health: the development of a field. Acad Med. 2014;89(1):10-6.
24. McWhinney IR. The importance of being different: part 1: the marginal status of family medicine. Can Fam Physician [Internet]. 1997 [capturado em 2 mar. 2020];43:193-205. Disponível em: https://www.ncbi.nlm.nih.gov/pmc/articles/PMC2255239/pdf/canfamphys00060-0019.pdf.
25. McWhinney IR. The importance of being different: part 2: transcending the mind-body fault line. Can Fam Physician [Internet]. 1997 [capturado em 2 mar. 2020];43:404-17. Disponível em: https://www.ncbi.nlm.nih.gov/pmc/articles/PMC2255313/pdf/canfamphys00061-0018.pdf.
26. Best M, Butow P, Olver I. Do patients want doctors to talk about spirituality? A systematic literature review. Patient Educ Couns. 2015;98(11):1320-8.
27. Vermandere M, Warmenhoven F, Van Severen E, De Lepeleire J, Aertgeerts B. Spiritual history taking in palliative home care: a cluster randomized controlled trial. Palliat Med. 2016;30(4):338-50.
28. Ichihara K, Ouchi S, Okayama S, Kinoshita S, Miyashita M. Effectiveness of spiritual care using spiritual pain assessment sheet for advanced cancer patients: a pilot non-randomized controlled trial. Palliat Support Care. 2019;17(1):46-53.
29. Yang GM, Tan YY, Cheung YB, Lye WK, Lim SHA, NG WR, et al. Effect of a spiritual care training program for staff on patient outcomes. Palliat Support Care. 2017;15(4):434-43.
30. Xing L, Guo X, Bai L, Qian J, Chen J. Are spiritual interventions beneficial to patients with cancer? A meta-analysis of randomized controlled trials following PRISMA. Medicine (Baltimore). 2018;97(35):e11948.
31. Gonçalves JP, Lucchetti G, Menezes P, Vallada H. Religious and spiritual interventions in mental health care: a systematic review and meta-analysis of randomized controlled clinical trials. Psychol Med. 2015;45(14):2937-49.
32. Captari LE, Hook JN, Hoyt W, Davis DE, McElroy-Heltzel SE, Worthing EL Jr. Integrating clients' religion and spirituality within psychotherapy: a comprehensive meta-analysis. J Clin Psychol. 2018;74(11):1938-51.

33. Pargament KI, Koenig HG, Tarakeshwar N, Hahn J. Religious struggle as a predictor of mortality among medically ill elderly patients: a 2-year longitudinal study. Arch Intern Med. 2001;161(15):1881-5.
34. Schwalm FD. Espiritualidade na promoção de resiliência [dissertação]. Porto Alegre: Grupo Hospitalar Conceição; 2019.
35. Sood A, Prasad K, Schroeder D, Varkey P. Stress management and resilience training among Department of Medicine faculty: a pilot randomized clinical trial. J Gen Intern Med. 2011;26(8):858-61.
36. Instituto Brasileiro de Geografia e Estatística. Censo demográfico 2010: características gerais da população, religião e pessoas com deficiência. Rio de Janeiro: IBGE; 2010.
37. Starfield B. Atenção primária, equilíbrio entre necessidades de saúde, serviços-tecnologia [Internet]. Brasília: UNESCO, MS; 2002 [capturado em 2 mar. 2020]. Disponível em: https://www.nescon.medicina.ufmg.br/biblioteca/imagem/0253.pdf.
38. Targa LV. Mobilizando coletivos e construindo competências culturais no cuidado à saude: estudo antropológico da política brasileira de atenção primária à saúde [dissertação]. Porto Alegre: UFRGS; 2010.
39. Goetz J, Keltner D, Simon-Thomas E. Compassion: an evolutionary analysis and empirical review. Psychol Bull. 2010;136(3):351-74.
40. Stewart M, Brown JB, Weston WW, McWhinney IR, Mcwilliam CL, Freeman TR. Patient-centered medicine transforming the clinical method. 3rd ed. Boca Raton: CRC; 2014.
41. Damiano RF, DiLalla LF, Lucchetti G, Dorsey JK. Empathy in medical students is moderated by openness to spirituality. Teach Learn Med. 2017;29(2):188-95.
42. Sanchez-Reilly S, Morrison LJ, Carey E, Bernacki R, O'Neill L, Kapo J, et al. Caring for oneself to care for others: physicians and their self-care. J Support Oncol. 2013;11(2):75-81.
43. Wenceslau LD, Portocarrero-Gross E, Demarzo MMP. Compaixão e medicina centrada na pessoa: convergências entre o Dalai Lama Tenzin Gyatso e Ian McWhinney. Rev Bras Med Fam Comunidade. 2016;11(38):1-10.
44. Anandarajah G, Roseman JL. A qualitative study of physicians' views on compassionate patient care and spirituality: medicine as a spiritual practice? R I Med J. 2014;97(3):17-22.

Comunicação por meios virtuais

Gustavo Gusso

15

QUESTÕES INICIAIS PARA REFLEXÃO

1. Você se sente capacitado para comunicar-se por meios virtuais com pacientes?
2. Quais dificuldades você sente ao se comunicar por meios virtuais com pacientes?
3. Você já vivenciou ou soube de alguma experiência ruim na comunicação por meios virtuais?
4. Quando registra uma consulta, você presta atenção no tempo que permanece sem contato visual com os pacientes?

CONCEITOS FUNDAMENTAIS

- ▶ A comunicação não verbal é o principal componente na comunicação presencial e também na comunicação a distância, quando está presente, como nos contatos por telefone ou vídeo.
- ▶ Os contatos não presenciais são ferramentas úteis para a continuidade do cuidado e, idealmente, deveriam estar integrados aos contatos presenciais, mesmo quando são realizados por outros serviços.
- ▶ Quando o contato é sobre algum sintoma em especial, novo ou não trivial, ele pode ser iniciado por mensagem. Porém, caso se prolongue, sugere-se que seja convertido em contato telefônico ou por vídeo.
- ▶ O registro do contato deve ser o mais completo e sucinto possível, de forma estruturada e com palavras-chave específicas, para que o próximo profissional encontre facilmente as informações relevantes e para não prejudicar o contato visual durante o atendimento presencial ou por vídeo.

FUNDAMENTAÇÃO TEÓRICA

SITUAÇÃO-PROBLEMA 1

Trata-se da comunicação por mensagem entre a técnica de enfermagem Karina e o paciente João. A consulta inicia por uma demanda administrativa e se converte na abordagem de sintomas. A técnica de enfermagem deveria ter oferecido uma consulta por telefone ou vídeo com o médico.

> **João**
> Olá, Karina! Quero agendar uma consulta com o Dr. Guilherme. Não estou bem. Passei aí na semana passada e ele me deu dipirona, mas não melhorei.

> **Karina**
> Tudo bem, João. Pode ser na semana que vem, quarta-feira, às 16 horas?

> **João**
> Será que consigo esperar? Não sei. Minha garganta está doendo e piorando. Não sei se tem pus.

> **Karina**
> Hummm... Você está com febre?

> **João**
> Acho que sim, mas não medi. E estou com calafrios...

> **Karina**
> Já tomou a dipirona hoje?

> **João**
> Ainda não...

> **Karina**
> Então toma a dipirona e observa. Se não melhorar, vá ao pronto-socorro.

Os meios virtuais são cada vez mais frequentes na comunicação entre profissionais de saúde e pacientes. Eles têm a vantagem de prescindir do deslocamento, que é um problema em grandes cidades ou mesmo devido ao mundo globalizado, em que muitas pessoas têm mais de um lar, ou estão em constante deslocamento. Porém, apresentam, como desvantagem, o fato de não ter o contato físico e uma parte considerável da comunicação não verbal.

A comunicação por meio virtual na saúde teve início há mais de 150 anos, com a descoberta do telefone. Embora a descoberta seja atribuída a Graham Bell, na verdade o telefone foi inventado por um italiano radicado nos Estados Unidos, chamado Antonio Meucci, com quem Bell havia trabalhado. A motivação de Meucci era poder comunicar-se de seu laboratório com sua casa, para poder falar com sua esposa que sofria de problemas de locomoção.[1] Meucci não conseguiu registrar a patente, o que foi feito por Alexander Graham Bell, que utilizou o telefone pela primeira vez para solicitar ajuda após um acidente com uma bateria em seu laboratório. As primeiras palavras de Bell ao telefone teriam sido estas: "Sr. Watson, venha aqui, eu preciso de você".[2] Portanto, o cuidado à saúde – e não guerras ou algum motivo fútil – foi o principal motivador da descoberta do principal mecanismo de comunicação a distância que imperou até recentemente. Assim, causa estranheza que essa forma de comunicação seja questionada como legítima por entidades de classe que também têm a prerrogativa de julgar eticamente os profissionais. Certamente a motivação não é apenas científica, envolvendo também os incentivos que tradicionalmente favorecem o contato presencial. Apesar de ser bastante antiga, a comunicação por meios virtuais não foi devidamente remunerada e incentivada; tampouco foi devidamente estudada.

Não obstante os questionamentos de entidades médicas, há pareceres favoráveis. O próprio Código de Ética Médica[3] vigente, no parágrafo único do artigo 37, não proíbe a comunicação a distância, mas estabelece que "[...] o atendimento médico a distância, nos moldes da telemedicina ou de outro método, dar-se-á sob regulamentação do Conselho Federal de Medicina (CFM)". Houve uma tentativa de regulamentação com a resolução do CFM nº 2.227/2018,[4] que foi posteriormente revogada. Porém, o parecer CFM nº 14/2017[5] conclui que:

> [...] a troca de informações entre pacientes e médicos, quando se tratar de pessoas já recebendo assistência, é permitida para elucidar dúvidas, tratar de aspectos evolutivos e passar orientações ou intervenções de caráter emergencial. [...]. Todos os regramentos dizem respeito a não substituir as consultas presenciais e aquelas para complementação diagnóstica ou evolutiva a critério do médico pela troca de informações a distância.[5]

Ou seja, a preocupação é com a não substituição das consultas presenciais, quando necessárias, e a regulamentação sugere que, para a consulta (ou atendimento) a distância ser legítimo, haja algum contato presencial antes. O conjunto de pareceres leva à interpretação de que a preocupação do CFM é evitar que a medicina se torne um mero *call center*. Porém, essa interpretação se torna obsoleta quando se trata de redes de atenção em que cada profissional tem uma função diferente, e a continuidade do cuidado ocorre com diferentes profissionais, sendo que, em alguns casos, quem iniciou o cuidado presencial não é o mesmo que dá continuidade a distância e vice-versa. Seria importante uma maior dedicação às questões científicas do cuidado por meios virtuais. É também relevante distinguir as questões de regulamentação administrativas e processuais, ou seja, as barreiras que a remuneração por serviço (*fee for service*) impõem. Uma das formas de remuneração mais usadas e simples de serem compreendidas por médicos e pacientes é por serviço prestado. Mas, no Brasil, no caso de atendimento por meios virtuais, não há a tradição de cobrar, e isso pode influenciar as barreiras de regulamentação, já que as entidades de classe geralmente confundem as questões científicas e de segurança do paciente com a proteção da remuneração ou corporativas. As formas de remuneração por salário e capitação favorecem o uso do meio virtual.

Recentemente, algumas pesquisas foram dedicadas ao tema, ratificando a hipótese do valor da comunicação por meios virtuais no processo de cuidado. Uma revisão Cochrane concluiu que as consultas por telefone têm o potencial de diminuir a quantidade de consultas presenciais ou fora do horário comercial, mas sugeriu mais pesquisas quanto à segurança, ao custo e à satisfação do paciente.[6] Outra revisão concluiu que são necessários mais estudos de qualidade, mas as consultas por telefone podem diminuir a carga de trabalho.[7] Um estudo a partir da introdução do "primeiro contato por telefone" observou que várias demandas podem ser resolvidas a distância, mas o serviço não pode ser mandatório, já que não é adequado para alguns pacientes; tampouco deve ser encarado como a "panaceia" para enfrentar a pressão assistencial.[8] Por outro lado, algumas pesquisas alertam para o risco de aumentar a carga de trabalho, já que isso facilitaria o acesso e potencialmente prejudicaria o autocuidado e o processo decisório dos pacientes quanto à necessidade de um cuidado formal.[9,10] Algumas patologias, como infecção urinária em mulheres, acumulam evidências quanto à segurança do manejo por telefone, em especial se não for o primeiro episódio. Isso ocorre pois uma das perguntas com maior acurácia para confirmar ou não a infecção, ou seja, se há correlação com urocultura, é se a pessoa acha que é de fato uma infecção urinária, além da presença de disúria e ausência de irritação vaginal.[11,12] Quanto ao telemonitoramento de pacientes crônicos por meio de aplicativos, as evidências são pouco conclusivas, sugerindo possível benefício em algumas condições como diabetes, asma, hipertensão e obesidade.[13]

Sobre as características dos contatos telefônicos, um estudo concluiu que 73% são curtos, durando menos de 4 minutos. O profissional fala diretamente com o paciente em 79% das vezes; um sintoma ou queixa foi o motivo do contato em 45% dos casos; resultado de exames, em 16%; e dúvidas sobre medicação, em 14%. Houve mudança de seguimento em apenas 12% dos contatos, sendo os mais comuns a conversão para consulta presencial, o direcionamento ao pronto-socorro e a internação.[14] Segundo uma revisão, as principais queixas nos contatos telefônicos eram respiratórias, seguidas por problemas gastrintestinais; o médico iniciou o contato em apenas 6% das consultas por telefone, mostrando a importância do contato receptivo e do acesso que os meios virtuais podem proporcionar.[15]

Especificidades da comunicação a distância

A comunicação não verbal é responsável por mais de 90% das informações na comunicação presencial, sendo a maior parte delas fornecidas por meio da linguagem corporal. Esse importante aspecto está restrito na comunicação a distância; por telefone, a maior parte dessa comunicação se dá pelo tom de voz. Já na comunicação por mensagem, há praticamente apenas a comunicação verbal, e as emoções são derivadas delas ou de artifícios como *emojis*, que tentam amenizar a deficiência inerente a essa forma de comunicação.[16]

A **Tabela 15.1** apresenta os componentes da comunicação, de acordo com a modalidade.

Tabela 15.1 Componentes da comunicação de acordo com a modalidade

Modalidade	Componente		
	Linguagem corporal	Tom de voz	Palavras
Presencial	55%	38%	7%
Telefone	-	84%	16%
Mensagem	-	-	100%

Fonte: Pygall.[16]

A ausência dos componentes não verbais traz desvantagens importantes para os contatos por mensagem. Por outro lado, aplicativos como WhatsApp têm sido uma forma muito comum e bastante acessível de comunicação. Segundo levantamento realizado pela prefeitura de Florianópolis, no Estado de Santa Catarina, 87% dos médicos no Brasil usam o aplicativo para comunicar-se de alguma forma com os pacientes.[17] O lançamento da versão WhatsApp Business trouxe ferramentas que facilitam a gestão da clínica, por meio de recursos como horário de funcionamento, localização, mensagem de saudação, mensagem de ausência, link curto, respostas rápidas e etiquetas.

Essencialmente, a demanda dos pacientes por meio de mensagens se divide em dois tipos: administrativo ou clínico. A demanda administrativa mais frequente é o agendamento de consulta, que chega a responder por mais de 80% da demanda de contato via mensagem. Quanto às demandas clínicas, uma das mais comuns do contato por mensagem é a devolução de resultado de exame. É importante sempre categorizar as demandas em administrativas e clínicas, porque, dependendo da maneira como se organiza a equipe, é mais efetivo que as demandas administrativas não precisem ser executadas por profissionais de saúde. Já as demandas clínicas podem ser executadas por equipe de saúde, respeitando um filtro de especificidade. Um mero envio de resultado de exame pode ser realizado por técnico de enfermagem, ou outro profissional que esteja filiado a algum conselho de ética, e que, na estrutura do serviço, tenha acesso ao prontuário. A informação de que o exame resultou normal, se for o caso, pode ser dada por técnico de enfermagem ou enfermeiro. Atividades relativas à prevenção primária (calendário de vacina, atividade física, alimentação etc.) e secundária (lembrar rastreamentos) podem ser atribuição da enfermagem habilitada. Já contatos relacionados às prevenções terciária ou quaternária, ou seja, quando a pessoa tem sintomas ou "medos", podem ser iniciados por enfermeiros e continuados por médicos, se necessário. É importante que cada membro da equipe tenha clara sua atribuição. O advento do contato com pacientes via mensagens instantâneas em diversos serviços trouxe a necessidade de usar a habilidade da escrita em português como critério de seleção dos membros das equipes, que antes eram avaliados apenas tecnicamente.

O acesso direto ao médico via aplicativo de mensagem como WhatsApp, embora tenha vantagens claras, pode acarretar aumento da carga assistencial de demandas que não precisariam chegar aos médicos. Com o excesso de informações de saúde em todas as mídias, nem sempre as pessoas sabem o limite entre o autocuidado e o cuidado formal. Por isso, um filtro com equipe de enfermagem é recomendado. Porém, quando há sintomas, em especial novos ou não usuais para o paciente ou epidemiologicamente, recomenda-se que a conversa por mensagem seja convertida em ligação ou consulta por vídeo para que seja incorporado o componente não verbal, que traz informações relevantes para a avaliação de sintomas. Além disso, a conversão em atendimento por telefone ou vídeo em geral torna o contato a distância mais efetivo, economizando tempo e protegendo de conversas muito extensas. Por serem necessariamente síncronos, o que nem sempre ocorre com mensagens, os contatos por telefone e vídeo podem ser agendados para o mesmo dia. Todos os contatos devem ser registrados no prontuário, de preferência categorizados como consulta a distância. Isso vale também para consultorias, ou seja, quando estão envolvidos um médico em um extremo e outro médico com ou sem o paciente no outro extremo. Ambos os profissionais devem registrar a consultoria no prontuário. No Brasil, não há certificação dos aplicativos quanto à segurança para uso na saúde. Em alguns países, apenas aplicativos homologados pelo governo podem ser usados para fins de saúde, sendo que nem sempre o WhatsApp preenche todos os requisitos.[18]

> **Dica**
>
> Caso o contato tenha iniciado via mensagem por uma demanda administrativa ou clínica corriqueira, como agendamento de consulta ou envio de resultado de exame, mas tenha passado para a abordagem de algum sintoma ou até mesmo medo de alguma doença, sugere-se converter para atendimento por telefone ou vídeo.

O **Quadro 15.1** mostra alguns dados sobre uso de redes sociais para fins de saúde no Brasil.

Quadro 15.1 - Dados sobre uso de redes sociais para fins de saúde no Brasil

- 87% dos médicos no Brasil usam o WhatsApp para falar com os seus pacientes
- Mais de 40% dos pacientes afirmam que as informações encontradas nas mídias sociais afetam a maneira como lidam com a saúde
- 90% das pessoas entre 18 e 24 anos disseram que confiariam em informações médicas compartilhadas por outros em suas redes sociais
- 31% das organizações de saúde têm diretrizes específicas de mídia social por escrito
- 19% dos proprietários de *smartphones* têm pelo menos um aplicativo de saúde em seu telefone, e aplicativos de exercícios, dieta e peso são os tipos mais populares
- 31% dos profissionais de saúde usam a mídia social para criar redes profissionais
- 41% das pessoas disseram que a mídia social afetaria a escolha de um médico, hospital ou estabelecimento médico específico
- 30% dos adultos provavelmente compartilharão informações sobre sua saúde em *sites* de mídia social com outros pacientes, 47% com médicos, 43% com hospitais, 38% com uma companhia de seguros de saúde e 32% com uma empresa farmacêutica
- 26% de todos os hospitais nos Estados Unidos participam de mídias sociais
- 60% dos médicos dizem que as mídias sociais melhoram a qualidade dos cuidados prestados aos pacientes
- 2/3 dos médicos estão usando as mídias sociais para fins profissionais, geralmente preferindo um fórum aberto em vez de uma comunidade *on-line* apenas para médicos
- 60% das atividades sociais mais populares dos médicos estão seguindo o que os colegas estão compartilhando e discutindo

(continua)

(Continuação)
▶ 49% dos entrevistados esperam ouvir seu médico ao solicitar uma consulta ou discussão de acompanhamento via mídia social dentro de algumas horas
▶ 40% das pessoas entrevistadas disseram que as informações encontradas nas mídias sociais afetam a maneira como alguém lida com uma condição crônica, sua visão de dieta e exercício e sua seleção de um médico

Fonte: Florianópolis.[17]

SITUAÇÃO-PROBLEMA 2

A seguir, é apresentado um atendimento por mensagem entre a enfermeira Juliana e a paciente Joana, com excesso de informalidade.

> **Joana**
> Olá, Juliana! Nossa, você não sabe o que aconteceu! Depois que comecei a tomar o antidepressivo, não tenho tido mais vontade de ter relações com meu marido.

> **Juliana**
> Eita. 😨

> **Joana**
> Acho que vou arrumar uma amante para ele. 😬😬😬

> **Juliana**
> KKKK. Boa! Assim ele não te incomoda. 🍀

> **Joana**
> O que você sugere?

> **Juliana**
> Sei lá... Também, depois de um tempo de casamento isso aí é normal. Vai ver que nem é da medicação. KKKKK.

Quanto às habilidades para desenvolver uma consulta por telefone, em geral não há muita distinção em relação ao contato presencial. Ou seja, deve-se iniciar com perguntas abertas e ir gradativamente fazendo perguntas fechadas. A técnica de resumir os principais pon-

Cuidado!

Ao se comunicar por meio de mensagens, esteja atento a estes itens:[17]

- ▶ Seja claro e objetivo
- ▶ Seja profissional; não misture vida pessoal e relação profissional
- ▶ Evite linguagem informal
- ▶ Assine as mensagens
- ▶ Não envie spam
- ▶ Preste atenção na ortografia; se necessário, peça ajuda
- ▶ Evite atendimento infinito (quando a conversa passa de um assunto a outro ou não tem um desfecho)
- ▶ Zele pela informação trocada, protegendo o telefone

tos abordados ou parafrasear é particularmente importante nas consultas por telefone ou vídeo.[19] É necessário estar sempre atento, em especial para o generalista que aborda condições ainda em estado indiferenciado: a investigação de sinais de alerta. Procura-se substituir os sinais que seriam investigados pelo exame físico por meio de perguntas específicas, mas, quando não é possível, converte-se em consulta presencial no mesmo ou em outro serviço. Também é importante avaliar a "demora permitida",[20] isto é, quanto tempo há para que seja realizada a intervenção – e reavaliação, se for o caso. Pygall[16] descreve as armadilhas mais comuns na consulta por telefone (**Quadro 15.2**).

> **Não esquecer**
>
> Na conversa sobre medicações, nos contatos a distância, devem-se privilegiar as já conhecidas pelo paciente com perguntas como: "Nas outras vezes que você teve um problema semelhante, qual medicação usou?".

Quadro 15.2 - Armadilhas mais comuns na consulta por telefone

- Fazer a consulta sem o paciente: mesmo quando se tratar de uma criança, é preciso questionar onde está o paciente naquele momento, o que ele está fazendo e como ele parece para a pessoa que está ao telefone
- Deixar que o controle da ligação seja tomado: para prevenir demandas aditivas ao fim da ligação, como na consulta presencial, é importante delimitar a agenda
- Separar informações relevantes das irrelevantes: com a comunicação não verbal prejudicada, torna-se um desafio saber o que de fato é relevante, e as perguntas precisam ser mais específicas (p. ex., na avaliação da dor abdominal, em vez de perguntar se há algum antecedente importante, deve-se questionar se o paciente já fez alguma cirurgia)
- Não verificar os medicamentos em uso
- Valorizar exageradamente ou banalizar demais as preocupações
- Tirar conclusões precipitadas
- Usar questões direcionadas

Fonte: Pygall.[16]

SITUAÇÃO-PROBLEMA 3

A seguir, está o diálogo no atendimento entre a técnica de enfermagem Regina e a pacievnte Rosa, que inicia por mensagem e se converte adequadamente para contato por vídeo.

> **Rosa**
> Oi, Regina! Tudo bem? Olha só... O medicamento que o Dr. Juliano passou para diminuir a cólica menstrual não está fazendo efeito. Já estou tomando desde ontem e não consigo nem ir trabalhar.

> **Regina**
> Oi, Rosa! Entendo. Deve estar sendo realmente difícil. Você tomou a medicação hoje também?

> **Rosa**
> Sim, já tomei hoje e agora tenho que esperar a hora da outra dose, mas não passa a dor. Um inferno.

> **Regina**
> Entendi, vou pedir para Dr. Juliano fazer uma chamada por vídeo, você já fez?

> **Rosa**
> Não, mas quando fui aí me explicaram que tinha essa possibilidade. Tenho que entrar no aplicativo e clicar em 'vídeo', não é?

> **Regina**
> Sim. Hoje às 16 horas clica lá que Dr. Juliano já irá aparecer para a Sra. Pode atrasar uns minutinhos, mas fica no vídeo que ele vai entrar. Qualquer dificuldade me liga.

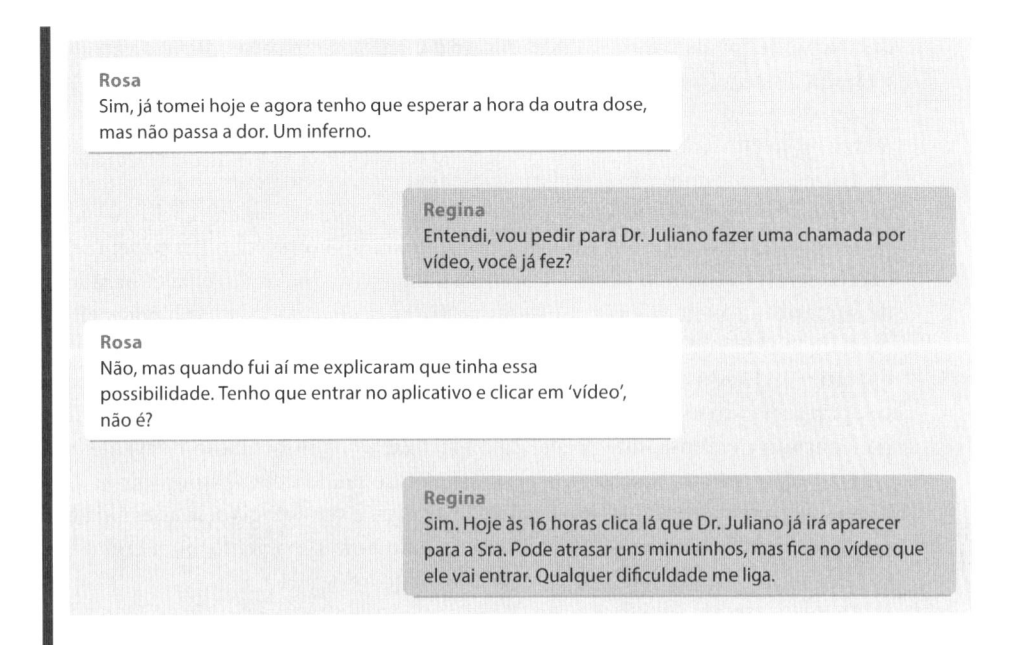

Há outros usos dos meios virtuais ou mídias sociais. Por exemplo, há médicos que usam o Twitter, o Instagram ou o Facebook para abordar temas relevantes da saúde, adiantando orientações que podem ser úteis, bem como comunicando sobre eventuais tópicos administrativos, como férias, saídas para congressos ou alteração do horário de atendimento.

Impacto do prontuário eletrônico na consulta

Os Estados Unidos sofreram um processo rápido de digitalização na saúde durante o governo Obama.[21] Isso provocou uma necessidade de adaptação rápida pelos profissionais de saúde a soluções digitais que, via de regra, foram ou têm sido implantadas em versões precárias ou que têm um viés mais administrativo-financeiro do que clínico. De acordo com um estudo, em 10 horas de plantão em uma emergência de um hospital comunitário, um médico gasta 44% do seu tempo colocando dados no computador e 28% dando atenção ao paciente (o restante é gasto com revisão de caso, discussões e estudo imediato). Ao fim do dia, ele terá clicado, em média, 4 mil vezes no computador.[22,23] Isso levou os serviços norte-americanos a contratarem "digitadores" para permitir que o médico se dedicasse mais aos pacientes. Outro estudo, com médicos de família, concluiu que foram gastas 5,9 horas com o prontuário eletrônico de 11,4 horas trabalhadas. Dessas 5,9 horas, 4,5 foram gastas em períodos clínicos e 1,4 em períodos não clínicos. Tarefas administrativas corresponderam a 44% do tempo gasto, e respostas a mensagens e *e-mails*, a 23,7%.[24]

Não há uma solução fácil, dado que cada vez mais haverá três elementos que absorvem e devolvem informações em uma consulta: o profissional de saúde, o paciente e o prontuário eletrônico. Há uma expectativa grande, talvez irreal, com o potencial da inteligência artificial, e, cada vez mais, o desafio será conciliar o *high tech* com o *high touch* (alta tecnologia com alto cuidado). Os dados precisam ser estruturados, e é fundamental que os profissionais consigam diferenciar narrativa de registro. Muitas vezes, no ensino da propedêutica (ou semiologia), foi passada a informação de que o registro exaustivo e detalhado é o ideal. Não raro, os profissionais da saúde aprendem a raciocinar clinicamente enquanto anotam e não com o contato visual, que é entendido como "causador de distração". Mesmo com o registro em papel há risco de perder o contato visual com o paciente se o registro for extenso. Além disso, nesse caso, pode ficar difícil para o próximo profissional localizar as informações relevantes. No registro em papel raramente há dados estruturados, mas pode ser usado o conceito de "palavras-chave" para um registro de sumário na metodologia do Registro Clínico Orientado a Problemas (RCOP) por meio do SOAP (subjetivo, objetivo, avaliação, plano).[25] Ou seja, tanto o registro em papel quanto o realizado em prontuário eletrônico deve ser o mais completo e conciso possível, privilegiando as palavras-chave ou os dados estruturados, sem seguir o formato de uma narrativa extensa, que prejudica a localização da informação relevante e o contato olho no olho com o paciente. Os profissionais de saúde devem apropriar-se do RCOP e colaborar com as empresas de tecnologia para que a semiologia seja adaptada à realidade digital e, assim, proteger o cuidado e o contato com o paciente, bem como receber de volta os dados de fato relevantes em um formato amigável.

O **Anexo 15.1**, ao final do capítulo, traz algumas orientações e dicas para os pacientes se prepararem para consultas por meios virtuais.

QUESTÕES DE MÚLTIPLA ESCOLHA*

1. Quais características o registro em saúde precisa ter para proteger o contato visual, mas também privilegiar as informações mais relevantes?
    a) Deve ser o mais extenso e detalhado possível.
    b) Deve ser completo, conciso e específico, privilegiando palavras-chave e dados estruturados.
    c) Idealmente deve ser na forma de narrativa, com um texto claro e português correto, detalhando o contexto e privilegiando o texto livre, para que quem for ler depois consiga entender toda a história de vida da pessoa.
    d) Deve ser o mais resumido possível.

2. É uma boa prática no contato por mensagem:
    a) Separar problema agudo de crônico.
    b) Tentar ser o mais informal e íntimo possível.
    c) Converter para ligação, vídeo ou consulta presencial em caso de sintomas não comuns ou que se prolongam; sempre registrar o contato no prontuário.
    d) Ser bastante detalhado ao escrever o texto, evitando frases curtas ou muito sucintas; sempre escrever frases que tenham sujeito e predicado.

3. Qual forma de comunicação tem menos componente não verbal?
    a) Por vídeo.
    b) Presencial.
    c) Por telefone.
    d) Por mensagem.

*Acesse as respostas e comentários às questões de múltipla escolha em https://apoio.grupoa.com.br/comunicacaoclinica.

REFERÊNCIAS

1. Antonio Meucci. In: Wikipédia, a enciclopédia livre [Internet]. Flórida: Wikimedia Foundation; 2019 [capturado em 12 mar. 2020]. Disponível em: https://pt.wikipedia.org/wiki/Antonio_Meucci.
2. Aronson SH. The Lancet on the telephone 1876-1975. Med Hist. 1977;21(1):69-87.
3. Conselho Federal de Medicina. Código de Ética Médica. Resolução CFM nº 2.217, de 27 de setembro de 2018, modificada pelas Resoluções nº 2.222/2018 e 2.226/2019 [Internet]. Brasília: CFM; 2019 [capturado em 12 mar. 2020]. Disponível em: https://portal.cfm.org.br/images/PDF/cem2019.pdf.
4. Conselho Federal de Medicina. Resolução CFM nº 2.227/2018. Define e disciplina a telemedicina como forma de prestação de serviços médicos mediados por tecnologias [Internet]. Brasília: CFM; 2019 [capturado em 12 mar. 2020]. Disponível em: https://portal.cfm.org.br/images/PDF/resolucao222718.pdf.
5. Conselho Federal de Medicina. Parecer CFM nº14/2017. Uso do WhatsApp em ambiente hospitalar [Internet]. Brasília: CFM; 2017 [capturado em 12 mar. 2020]. Disponível em: https://sistemas.cfm.org.br/normas/visualizar/pareceres/BR/2017/14.
6. Bunn F, Byrne G, Kendall S. Telephone consultation and triage: effects on health care use and patient satisfaction. Cochrane Database Syst Rev. 2004;(4):CD004180.
7. Downes MJ, Mervin MC, Byrnes JM, Scuffham PA. Telephone consultations for general practice: a systematic review. Syst Rev. 2017;6(1):128.
8. Newbould J, Abel G, Ball S, Corbett J, Elliott M, Exley J, et al. Evaluation of telephone first approach to demand management in English general practice: observational study. BMJ. 2017;358:j4197.
9. McKinstry B, Campbell J, Salisbury C. Telephone first consultations in primary care. BMJ. 2017;358:j4345.
10. Campbell JL, Fletcher E, Britten N, Green C, Holt TA, Lattimer V, et al. Telephone triage for management of same-day consultation requests in general practice (the ESTEEM trial): a cluster-randomised controlled trial and cost-consequence analysis. Lancet. 2014;384(9957):1859-68.
11. Barry HC, Hickner J, Ebell MH, Ettenhofer T. A randomized controlled trial of telephone management of suspected urinary tract infections in women. J Fam Pract. 2001;50(7):589-94.
12. Knottnerus BJ, Geerlings SE, Moll van Charante EP, Ter Riet G. Toward a simple diagnostic index for acute uncomplicated urinary tract infections. Ann Fam Med. 2013;11(5):442-51.
13. de Jongh T, Gurol-Urganci I, Vodopivec-Jamsek V, Car J, Atun R. Mobile phone messaging for facilitating self-management of long-term illnesses. Cochrane Database Syst Rev. 2012;(12):CD007459.
14. Johnson BE, Johnson CA. Telephone medicine: a general internal medicine experience. J Gen Intern Med. 1990;5(3):234-9.
15. Hallam L. You've got a lot to answer for, Mr Bell. A review of the use of the telephone in primary care. Fam Pract. 1989;6(1):47-57.
16. Pygall SA. Triagem e consulta ao telefone: estamos realmente ouvindo? Porto Alegre: Artmed; 2018.
17. Florianópolis. Secretaria Municipal de Saúde. Tutorial WhatsApp para centros de saúde: o guia definitivo [mimeo]. Florianópolis: PMFSC; 201?.
18. NHS Digital. Information governance and technology resources: resources to help health and care professionals use new technologies safely and securely to protect confidential patient information[Internet]. Leeds: NHS Digital; 2018 [capturado em 12 mar. 2020]. Disponível em: https://digital.nhs.uk/data-and-information/looking-after-information/data-security-and-information-governance/information-governance-alliance-iga/information-governance-resources/information-governance-and-technology-resources - acessado em 10/12/2019.
19. Grossman C. Tavares M. Consultas por telefone como recurso em atenção primária à saúde. In: Gusso G, Lopes JMC, organizadores. Tratado de medicina de família e comunidade: princípios, formação e prática. Porto Alegre: Artmed; 2012.
20. Kloetzel K. O diagnóstico clínico: estratégias e táticas. In: Duncan BB, Schmidt MI, Giugliani ERJ. Medicina ambulatorial: condutas de atenção primária baseadas em evidências. 3. ed. Porto Alegre: Artmed; 2004. p. 131-42.
21. Wachter RM. The digital doctor: hope, hype, and harm at the dawn of medicine's computer age. New York: McGraw-Hill; 2015.
22. Hill RG Jr, Sears LM, Melanson SW. 4000 clicks: a productivity analysis of electronic medical records in a community hospital ED. Am J Emerg Med. 2013;31(11):1591-4.
23. Fry E, Schulte F. Death by a thousand clicks: where electronic health records went wrong. Fortune [Internet]. 2019 Mar 18 [capturado em 12 mar. 2020]. Disponível em: https://fortune.com/longform/medical-records/.
24. Arndt BG, Beasley JW, Watkinson MD, Temte JL, Tuan WJ, Sinsky CA, et al. Tethered to the EHR: primary care physician workload assessment using HER event log data and time-motion observations. Ann Fam Med. 2017;15(5):419-26.
25. Weed LL. Medical records that guide and teach. N Engl J Med. 1968 Mar 14;278(11):593-600.

Anexo

ANEXO 15.1: Dicas para pacientes para consultas por meios virtuais como telefone ou vídeo

1. Priorize o vídeo

    Se o seu médico ou seu serviço de saúde oferecer contatos ou orientações por telefone ou vídeo, dê prioridade ao vídeo. O meio de comunicação virtual menos recomendado é a mensagem, pelo fato de ter menos comunicação não verbal. Já pelo vídeo, é possível que o profissional verifique expressões como dor e tristeza, ou mesmo conte a frequência respiratória. Caso a história seja contada por alguma outra pessoa que não o paciente, este deve se manter no campo visual do profissional. Mensagens são úteis para agendar consultas ou enviar resultados de exames, mas não para falar de sintomas.

2. Prepare-se para a consulta

    O contato por meio virtual, assim como o presencial, pressupõe um ritual e concentração tanto do profissional quanto do paciente. Muitas vezes, por estar em casa ou em um ambiente informal, não há uma preparação adequada, e animais de estimação ou outras pessoas da casa são fatores de distração. Além de local adequado, iluminado e silencioso, é necessário um celular ou computador que tenha os requisitos necessários tanto para vídeo quanto para som. Um dos maiores problemas é o celular não dar permissão para vídeo ou som. É fundamental testar o equipamento antes.

3. Não espere todos os recursos da consulta presencial

    Naturalmente, a consulta ou orientação a distância tem algumas limitações, como um exame físico mais limitado. O profissional pode observar lesões na pele, por exemplo, mas não consegue palpar a barriga se a queixa for de dor abdominal. Ou seja, a consulta por telefone ou vídeo nem sempre anula a possibilidade de consulta presencial, mas é uma importante forma de contato. Em caso de dúvida se é uma urgência, procure um serviço presencial com o qual esteja habituado.

4. Saiba que nem sempre há necessidade de médico ou especialista

    O ideal é que um enfermeiro ou mesmo um sistema de triagem faça o primeiro contato, em especial quando se trata de um paciente novo no serviço, pois muitas vezes as orientações, como cuidados gerais, são mais bem fornecidos por profissionais não médicos ou quando são padronizados. Os especialistas devem ser acionados quando estiver mais claro quais são os realmente necessários.

5. Esteja preparado para profissionais se acostumando com o modelo

   Os profissionais podem ficar inseguros de fornecer uma receita para um paciente que nunca viram pessoalmente, pois a telemedicina é relativamente recente no Brasil. Além disso, são poucas as plataformas que aceitam assinatura digital, que é a maneira correta de se prescrever medicamentos ou solicitar exames por meio virtual. Assim como é importante na consulta presencial, no contato a distância a informação passada de maneira clara se torna ainda mais relevante.

6. Tente entender as regras do serviço

   Ao contrário da consulta presencial, que tem regras mais padronizadas, nas consultas por meios virtuais cada plataforma tem um processo distinto que vai desde receber um *link* por mensagem alguns minutos antes da consulta até se cadastrar em um formulário para ter acessoa à fila de atendimento. É importante estar preparado com a maior antecedência possível. Muitas vezes, quando é agendada, a pontualidade passa a ser um elemento importante, embora nem sempre o médico ou o paciente consigam cumprir este requisito. Deve-se usar o canal digital para envio de resultado de exames, se este for disponibilizado, caso seja necessária esta informação durante a consulta.

7. Não desista da telemedicina

   Por ser uma modalidade nova tanto para profissionais quanto para pacientes, é necessário treino e uso para se sentir confortável. Uma única experiência ruim pode não significar que não funciona para um determinado tipo de pessoa. Conhecer o momento correto, os potenciais benefícios e riscos da ferramenta, assim como das consultas presenciais em ambulatório ou em pronto-socorro, é uma tarefa dos serviços de saúde, das entidades reguladoras e dos pacientes.

Comunicação de risco em saúde

Gustavo Gusso e Alexandre Calandrini

16

QUESTÕES INICIAIS PARA REFLEXÃO

1. Quais conhecimentos e habilidades são necessários para a comunicação de risco?
2. Existe sistematização para comunicar risco?
3. Quais são as dificuldades mais frequentes no processo de comunicação de risco?
4. Como o conhecimento prévio e a mídia interferem na comunicação de risco?
5. Qual é a influência do sistema de saúde na comunicação de risco?

CONCEITOS FUNDAMENTAIS

- ▶ Toda intervenção médica tem risco, e mesmo as intervenções que pretendem amenizá-lo não reduzem o risco a zero.
- ▶ Comunicar risco é um desafio que exige técnica de comunicação, conhecimento de epidemiologia e noções de estatística e probabilidade.
- ▶ A "conscientização de risco" pode exigir, dos pacientes, conhecimentos de diferentes campos que às vezes nem mesmo os próprios profissionais de saúde possuem, tornando a decisão compartilhada um desafio.
- ▶ A comunicação de eventos adversos exige habilidades que precisam ser aprendidas; a boa comunicação de eventos adversos deve ser direta, rápida, cuidadosa, empática e realizada por causa da necessidade de proteger a pessoa, e não pelo mero risco de processo judicial.

FUNDAMENTAÇÃO TEÓRICA

> ### SITUAÇÃO-PROBLEMA 1
> Roberto tem 52 anos, é saudável e atua como professor universitário de arquitetura. É cisgênero e homossexual e frequentemente faz exames para detectar infecções sexualmente transmissíveis. No entanto, devido à campanha Novembro Azul, ele vai à consulta especificamente para fazer o "exame da próstata". Roberto tem o seguinte diálogo com o médico que conhece há 6 meses e nunca solicitou esse exame:
>
> Roberto: "Olá, Fernando! Tudo bem? Acho que estou bem, aquela espinha que apareceu no testículo e que te mandei uma foto por mensagem melhorou. Hoje quero só fazer o exame da próstata, por causa da campanha".
>
> Fernando: "Entendi, Roberto, mas esse exame é uma falácia. Não faz o menor sentido. Isso aí é médico querendo ganhar dinheiro".
>
> Roberto *(expressando surpresa)*: "Quê???".
>
> Fernando: "Eu sei que assusta. É muita desinformação. Mas não faz sentido. Os riscos são maiores que os benefícios. Produz falso-positivo e sobrediagnóstico. A gente tem que fazer prevenção quaternária".
>
> Roberto: "Não sei se entendi bem, mas então você segue uma linha mais naturalista?".
>
> Fernando: "Não é isso, não. Eu peço exames. Sou alopata com orgulho *(bate no peito)*. Mas peço apenas os que são necessários. Não te pedi vários na sua primeira consulta? Até triglicerídeos eu pedi...".
>
> Roberto: "Tudo bem. Eu tenho um pouco de medo de câncer de próstata porque meu avô morreu disso e eu era pequeno, e vi o sofrimento dele".

Contextualização da comunicação de risco

A comunicação de risco na saúde foi tradicionalmente abordada pela Saúde Pública, sobretudo no contexto de surtos e epidemias. Somente nos últimos anos, porém, é que ela tem sido explorada cientificamente no contexto clínico individual, em especial na prevenção de câncer e doenças cardiovasculares. Essa literatura recente reconhece que comunicar risco não é tarefa simples, uma vez que exige conhecimentos e habilidades bastante distintas, envolvendo comunicação e epidemiologia, e incluindo noções elementares de estatística e probabilidade. Não é comum essas habilidades serem de especial interesse dos profissionais de saúde, seja por falta de treinamento adequado, seja pelo discurso midiático corrente que favorece a intervenção em saúde e pouco aborda seus danos, seja pela natureza muitas vezes contraintuitiva de suas implicações práticas.

No entanto, a comunicação de risco é fundamental para a tomada de decisão clínica e para a relação médico-pessoa. Um dos mais prolíficos autores do tema, Gerd Gigerenzer, pesquisador do Max-Planck Institute for Human Development e diretor do Harding Center for Risk Literacy,[1] defende o conceito de "conscientização de risco" (*risk literacy*) para todos. Os autores do livro *Overdiagnosed: making people sick in the pursuit of health*,[2] Gilbert Welch, Lisa Schwartz e Steve Woloshin, também têm publicado sobre o tema, inclusive para o público leigo.[3]

Mercantilização da doença e o papel da mídia

Um tópico relacionado que tem sido cada vez mais estudado é a mercantilização da doença (*disease mongering*). Segundo a autora que cunhou o termo, a mercantilização da doença ocorre quando o produto a ser vendido passa a ser não mais a medicação ou outro tratamento apenas, mas a própria doença.[4] Os chamados "meses coloridos", se por um lado têm a intenção de alertar para doenças específicas, muitas vezes acabam passando uma falsa sensação de risco ou desfocando a comunicação para a campanha

> **Cuidado!**
> Os profissionais de saúde, quando vão em alguma mídia para falar de uma doença específica, muitas vezes não atingem as pessoas de fato com maior risco, produzindo um excesso de medo injustificado e uma corrida aos consultórios e em busca de exames de rastreamento.

em si (o que ocorreu na Situação-problema 1). A comunicação em saúde por meio da mídia não é o foco deste capítulo, mas é importante ter em mente como ela interfere no comportamento das pessoas quando estas procuram ajuda, trazendo desafios ainda maiores para a comunicação de risco no âmbito individual. Há, em geral, um passo a passo do processo de mercantilização da doença:[5]

- **passo 1:** automatizar a conexão de sintomas em doenças (timidez em transtorno de ansiedade social ou mau desempenho escolar em hiperatividade);
- **passo 2:** pesquisar a prevalência do problema (p. ex., 10% da população sofre de timidez importante que passa a receber o nome de transtorno de ansiedade social ou fobia social);
- **passo 3:** pesquisar medicação, nova ou antiga, que amenize o problema (p. ex., paroxetina para transtorno de ansiedade social);
- **passo 4:** aprovar uso da medicação, muitas vezes antiga, para "novo" ou agravado problema;
- **passo 5:** divulgar sobre "epidemia do problema" e "nova solução" (p. ex., ir para a mídia e divulgar que "uma parte da população tem fobia social, não sabe e está sofrendo desnecessariamente").

O exemplo do câncer de mama

O câncer de mama é uma condição que tem recebido atenção maior em relação a outras doenças. Em parte, isso ocorre por causa da prevalência do problema e, em parte, porque há um exame de rastreamento de base populacional recomendado por muitas instituições e governos: a mamografia. Apesar de pouco difundido, esse exame, que é conhecido pelas mulheres, apresenta benefícios, mas também riscos. O motivo principal é que as campanhas do Outubro Rosa são feitas por cartazes que falam apenas para "não esquecer de fazer a mamografia". É uma comunicação simplista e enviesada por passar a impressão de que só traz benefícios. Resumidamente, os problemas que podem ocorrer em decorrência da mamografia são:

- **falso-positivo:** quando o exame detectou uma lesão e não havia nada de fato, o que só pode ser confirmado com exames mais invasivos, como biópsia;
- **falso-negativo:** quando o exame não detecta o problema que existe e que traria consequências, tranquilizando falsamente a pessoa;
- **sobrediagnóstico:** há de fato a lesão, mas ela não avançaria. Só é possível ter conhecimento da existência do sobrediagnóstico estatisticamente, ou seja, comparando pes-

soas que passaram ou não por rastreamento e a incidência de mortalidade. Quando se detectam mais lesões sem mudança na mortalidade, esse "excesso" de detecção é considerado sobrediagnóstico (**Figura 16.1**);[6]

▶ **estresse emocional:** é um desdobramento do falso-positivo, pois, por um período, até confirmar que não se trata de uma lesão importante, ou mesmo que não há nenhuma alteração, a pessoa passa por um período de desequilíbrio por vivenciar um suposto diagnóstico de uma doença grave. Também pode ocorrer com o sobrediagnóstico ao não ter certeza sobre se aquele problema causaria de fato consequências para a saúde, tornando o processo de decisão do tratamento desgastante.

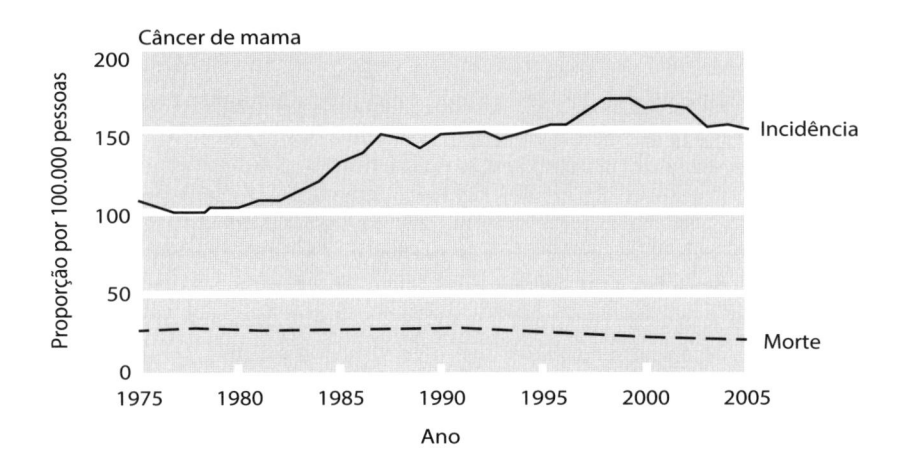

FIGURA 16.1 Sobrediagnóstico em câncer de mama representado entre a incidência de mortalidade e a incidência de câncer de mama.
Fonte: Moynihan e colaboradores.[6]

Uma pesquisa comparou a percepção das mulheres em diversos países e concluiu que as mulheres da França, da Alemanha e da Holanda superestimam o potencial de prevenção de câncer de mama por meio da mamografia. Já as mulheres russas eram as mais céticas, provavelmente por não haver uma campanha Outubro Rosa tão potente quanto nos demais países.[7] As propagandas falam que "a mamografia pode ajudar a salvar vidas" ou "o rastreamento com mamografia pode reduzir o número de mortes de câncer de mama em mulheres entre os 40 e os 70 anos, em especial para aquelas com mais de 50 anos".

O rastreamento é, por definição, uma ação realizada em pessoas que não têm nenhum sinal ou sintoma da doença pesquisada. Pode ser realizado em população selecionada de maior risco. Em geral, a seleção é feita por idade e sexo, mas também pode agregar outras características, como risco familiar ou alguma outra condição que atua como fator de risco da doença a ser investigada. O problema da comunicação por cartazes é que ela é pouco informativa e não consegue atingir a complexidade ou informar, de fato, os grupos de maior risco, e isso cria um medo generalizado da doença. Ao longo de pelo menos 2 meses no ano (outubro e novembro), o termo "câncer" é bastante repetido em diversos veículos, mas a mensagem subliminar não é de promoção à saúde, ou seja, promover estilos de vida saudáveis que são úteis para qualquer pessoa que receba a mensagem, mas sim para realização de exames laboratoriais e de imagem que carregam riscos pouco difundidos. Segundo um estudo de Gerd Gigerenzer, as principais estratégias dos panfletos são:[7]

- dizer às mulheres o que devem fazer, sem detalhar quais serão de fato os benefícios;
- focar no risco relativo: redução de 5/1.000 para 4/1.000 passa a ser redução de 20%;
- reportar sobrevida em 5 anos: nem sempre o aumento da sobrevida significa redução da mortalidade, porque pode estar inflada por sobrediagnóstico e por viés de antecipação do diagnóstico (*lead time bias*) – ou seja, o diagnóstico por rastreamento dá a impressão de que a pessoa vive mais tempo porque na verdade o diagnóstico é antecipado e a pessoa vive mais tempo sabendo que tem câncer do que se fizesse o diagnóstico após o sintoma, mas morreria com a mesma idade;
- utilizar números irreais para inflar a redução do risco absoluto (p. ex., "o rastreamento para câncer de mama salva uma vida para cada 200 mulheres rastreadas").

Uma pesquisa sobre a atitude das mulheres diante de resultados falso-positivos demonstrou que há uma tolerância ainda maior do que a realidade por vida salva. Ou seja, para as pessoas, em geral, o excesso de exames é aceito diante da perspectiva de evitar a morte.[8] Esse estudo concluiu que:

- para cada vida salva, 63% das mulheres toleram 500 ou mais falso-positivos e 37% toleram 10 mil ou mais (o real é entre 30 e 200);
- entre as que tiveram falso-positivo com biópsia, 93% disseram que valeu a pena;
- a maioria das mulheres acha que o autoexame é mais benéfico que a mamografia;
- apenas 7% tinham a informação de que alguns tipos de câncer podem não progredir.

Esse estudo concluiu, ainda, que mesmo para pequenos riscos de progressão, a decisão em geral é por um tratamento mais invasivo. A **Figura 16.2** mostra que, quando as mulheres são comunicadas da hipótese de "um câncer de mama ductal *in situ* ter 1% de chance se tornar invasivo, 42% das mulheres escolheram o tratamento; com 33% de chance de invasão (que é um dado realista), 78% optaram pelo tratamento".[8] Ou seja, uma vez iniciado o rastreamento, mesmo com as informações relevantes quanto ao risco e ao sobrediagnóstico, há dificuldade em interromper a cascata de diagnóstico e tratamento.

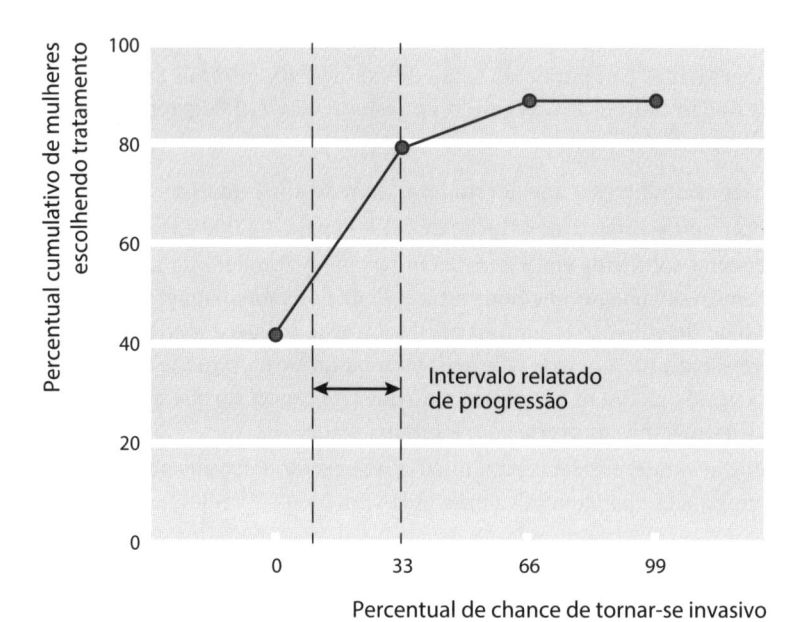

FIGURA 16.2 Limite das mulheres para o tratamento do câncer ductal *in situ* de acordo com a chance de tornar-se invasivo.
Fonte: Schwartz e colaboradores.[8]

Conscientização de risco (*risk literacy* ou *numeracy*)

Muitas pesquisas têm sido realizadas para entender qual é o nível de conscientização de risco da população e dos profissionais de saúde. Um dos dados que mais chamaram a atenção é que apenas 21% de uma amostra de adultos norte-americanos altamente qualificados (todos com nível médio, sendo a maior parte com nível superior) podem identificar corretamente 1 em 1.000 como sendo equivalente a 0,1%.[9] Outro dado relevante é que as pessoas conseguem entender melhor a taxa (como 10 vezes) do que a frequência (1 em 10), e esta, melhor do que porcentagem (10%), sendo que a última é citada como má prática em comunicação de risco.[9]

O fornecimento de dados de linha de base, ou seja, quando se informa que o risco passa de x a y, aumenta consideravelmente a acurácia da compreensão, em especial quanto à redução do risco absoluto (7% acertam a redução do risco absoluto sem linha de base, passando a 33% com o fornecimento da linha de base).

> **Não esquecer**
>
> A conscientização de risco está diretamente relacionada ao acerto na estimativa da redução de risco. Ou seja, a melhor forma de usar dados é por meio da redução de risco absoluto com o fornecimento de uma linha de base (p. ex., "o risco de morrer por câncer de mama passa de 5 em 1.000 para 4 em 1.000").[10]

▶ **SITUAÇÃO-PROBLEMA 2**

Laura é uma médica que se dedica a estudar comunicação. Organiza sessões de *videofeedback* na associação médica local mesmo depois de formada, apenas para manter-se ativa na área da comunicação. Ela recebe Joana, uma enfermeira de 59 anos com medo de câncer de tireoide:

Joana: "Olá, Dra. Laura! Olha só, fui ao ginecologista do plano fazer ultrassom de tireoide e deu alguns nódulos. Olha, eu já tirei a vesícula, o apêndice e o útero e quero morrer com o que sobrou em mim. Não quero tirar mais nada".

Laura: "Entendo".

Joana: "O que você sugere?".

Laura: "Bem, deixa eu entender melhor: o que você sabe de nódulo de tireoide?".

Joana: "Eu sei que pode ser câncer; foi o que o ultrassonografista disse".

Laura: "Você conhece alguém na vida pessoal ou profissional que teve câncer de tireoide ou que morreu disso?".

Joana: "Não, conheço apenas quem tirou a tireoide".

Laura: "Você já ouviu falar em falso-positivo ou sobrediagnóstico?".

Joana: "Não".

Laura: "Tem interesse em saber?".

Joana: "Tenho".

Laura: "Vou te examinar e ver o ultrassom e no final falamos um pouco sobre isso. Também seria importante falarmos dos exames de rotina e como você tem feito isso, pode ser?".

Joana: "Pode".

Comunicação de risco

Risco é a probabilidade de um perigo causar danos; já a comunicação de risco é definida como "a troca de forma aberta das informações e opiniões sobre malefícios e benefícios, com o objetivo de melhorar a compreensão do risco e da promoção de uma melhor decisão sobre o manejo clínico".[11] Comunicação de risco deve, portanto, cobrir a probabilidade de ocorrência do risco, a importância do evento adverso descrito e o efeito do evento no paciente.[11] Assim, o compartilhamento da incerteza é um dos aspectos mais difíceis da comunicação de risco. Muitas condições não possuem um tratamento "único" ou "ideal" e, frequentemente, condições potencialmente graves, como câncer de mama, têm tratamentos mais protocolados que condições frequentes como enxaqueca. O profissional de saúde deve procurar passar as informações da forma mais neutra possível, ou menos tendenciosa, sendo que a decisão final depende dos valores da pessoa.

Essencialmente, há três formas de comunicar risco, além das possíveis combinações:[12]

- **verbal:** explica-se o risco muitas vezes de forma genérica, como no risco cardiovascular (alto, médio, baixo);
- **numérica:** fornece-se algum dado numérico;
- **visual:** alguma tabela ou gráfico é mostrado pelo profissional de saúde.

A forma verbal é a mais comum, seguida de visual e numérica. Os médicos homens usam mais a forma numérica e visual, enquanto as médicas mulheres se concentram na verbal. Outros autores descrevem diferentes métodos de comunicação de risco sem classificar nessas três formas básicas descritas.

Métodos de comunicação de risco[11]

▶ **Enquadramento (*framing*):** apresentação de uma informação lógica em diferentes formas.
- Enquadramento do tipo atributo: mensagem passada de forma precisa, positiva ou negativa.
  - Atributo positivo: "A senhora tem 82% de chance de sobreviver a um câncer de mama por 5 anos após um diagnóstico".
  - Atributo negativo: "A senhora tem 18% de chance de morrer por câncer de mama em 5 anos após o diagnóstico".

  O enquadramento do tipo atributo positivo se mostrou mais benéfico.
- Enquadramento do tipo meta: a comunicação é feita em termos de ganhos e perdas.[13]
  - Ganhos: "O rastreamento vai melhorar as chances de sobreviver ao câncer".
  - Perdas: "Não fazer rastreamento vai diminuir as chances de sobreviver a um câncer de mama".

  Pacientes dizem que o rastreamento é mais efetivo se apresentado em forma de perdas.

▶ **Redução de risco:**
- Se a intervenção reduziu risco em 20% e o grupo-controle, 10%:
  - Redução do risco relativo (RRR) = 50%.
  - Redução do risco absoluto (RRA) = 10%.
  - Número necessário para tratar (NNT) = 10.
- Exemplo: câncer de mama
  - RRR = a detecção precoce diminuiu o risco de morrer por câncer de mama em 15%.
  - RRA = a detecção precoce diminuiu o risco de morrer por câncer de mama em 0,05%.
  - NNT = 2.000 mulheres precisam fazer mamografias regulares por mais de 10 anos para prolongar a vida.

A RRR e a RRA são mais bem compreendidas por pacientes e médicos que o NNT.

A RRR passa a impressão de redução maior do risco do que é real.

<u>**Impressão de redução de risco: RRR > RRA > NNT**</u>

▶ **Frequência natural:** é a junção da frequência de dois eventos, como mulheres com câncer de mama que fizeram rastreamento.

> **Dica**
> Recomenda-se usar RRA (ou NNT com pictograma*).

- É melhor, em comparação com o uso de porcentagens ou probabilidades.
- Pode ser representada por pictograma.

A **Figura 16.3**, a seguir, mostra um exemplo do uso de pictograma para representar frequências naturais.

---

*Pictogramas são diagramas que representam dados estatísticos por meio de formas pictóricas.

Detecção precoce de câncer de mama por rastreamento com mamografia

Número de mulheres com 50 anos ou mais* que fizeram ou não rastreamento com mamografia por aproximadamente 11 anos

HARDING CENTER FOR **RISK LITERACY**

1.000 mulheres sem rastreamento

1.000 mulheres com rastreamento

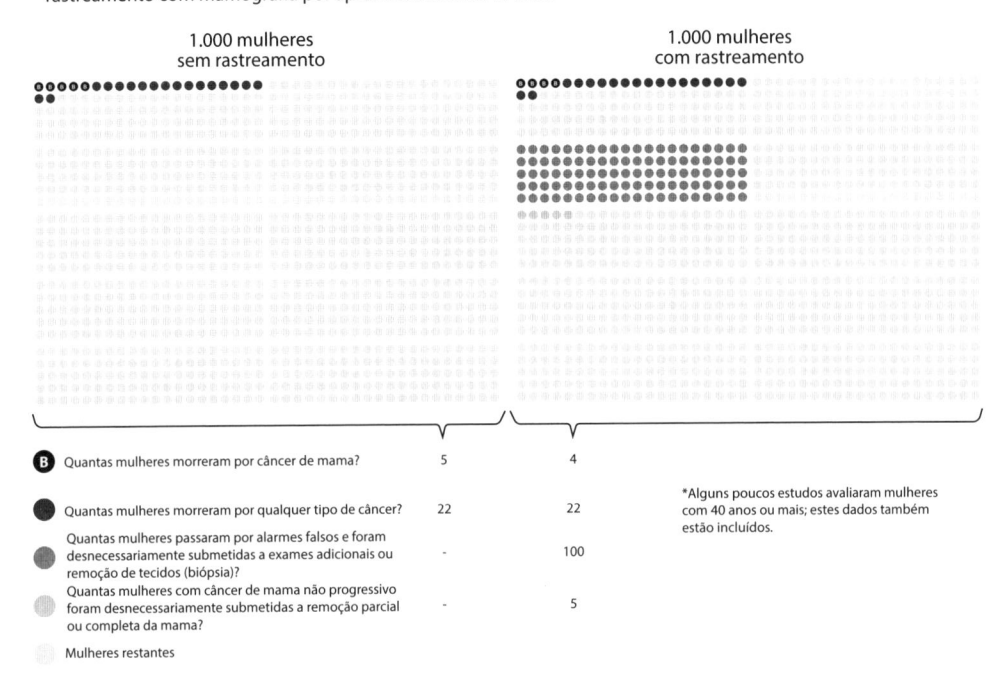

B	Quantas mulheres morreram por câncer de mama?	5	4
	Quantas mulheres morreram por qualquer tipo de câncer?	22	22
	Quantas mulheres passaram por alarmes falsos e foram desnecessariamente submetidas a exames adicionais ou remoção de tecidos (biópsia)?	-	100
	Quantas mulheres com câncer de mama não progressivo foram desnecessariamente submetidas a remoção parcial ou completa da mama?	-	5
	Mulheres restantes		

*Alguns poucos estudos avaliaram mulheres com 40 anos ou mais; estes dados também estão incluídos.

FIGURA 16.3 Exemplo de pictograma para representar frequências naturais.
Fonte: Harding Center for Risk Literacy.[1]

- **Informação personalizada do risco** fornecida por meio de calculadoras, como:
  - https://bcrisktool.cancer.gov/[14]
  - http://qrisk.org[15]

Frequentemente, as calculadoras fornecem dados em tabelas ou em forma de pictogramas.

A **Figura 16.4** mostra um exemplo da tabela produzida pelo Breast Cancer Risk Assessment Tool (www.cancer.gov/bcrisktool)[14] de um perfil de baixo risco.

Risco em 5 anos de desenvolver câncer de mama	
Risco da paciente	Risco médio
1,1%	1,3%
Risco de desenvolver câncer de mama ao longo da vida	
Risco da paciente	Risco médio
9,9%	11,2%

FIGURA 16.4 Exemplo de tabela produzida pelo Breast Cancer Risk Assessment Tool[14] (de um perfil de baixo risco).

A **Figura 16.5** apresenta um exemplo de pictograma extraído do Q Risk cardiovascular[15] de um perfil de baixo risco.

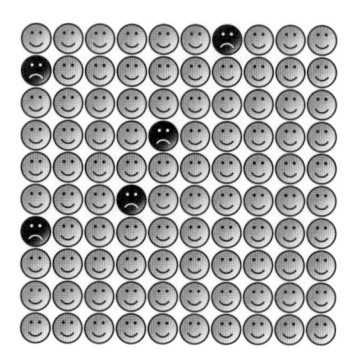

FIGURA 16.5 Exemplo de pictograma extraído do Q Risk cardiovascular de um perfil de baixo risco: o seu risco de sofrer um ataque cardíaco ou acidente vascular encefálico ("derrame") nos próximos 10 anos é de 4,5%; em outras palavras, em um conjunto de 100 pessoas com os mesmos fatores de risco que os seus, 5 provavelmente terão um ataque cardíaco ou acidente vascular encefálico ("derrame") nos próximos 10 anos.

▶ **Apoio à decisão:** informações baseadas em evidência sobre as opções disponíveis, o que envolve riscos e benefícios.
- Exemplo de provedor de ferramentas para apoio à decisão: https://health.ebsco.com/products/option-grid[16]

O exemplo do câncer de próstata

Embora a força-tarefa do governo norte-americano classifique como "evidências conflituosas" o rastreamento populacional para população adulta entre 55 e 69 anos,[17] – ou seja, há claramente riscos implicados que podem superar os benefícios –, muitos profissionais ou instituições simplesmente produzem panfletos ou propagandas passando a informação de que o rastreamento é sempre benéfico.

Um dos estudos que demonstrou benefício e que foi divulgado pelos urologistas concluiu que o rastreamento por antígeno prostático específico (PSA) reduziu a taxa de morte por câncer de próstata em 20%, mas foi associado a um alto risco de sobrediagnóstico. Nesse estudo, a RRA foi de 0,71 em 1.000, ou seja, 1.410 homens precisavam ser rastreados e 48 casos de câncer de próstata tinham de ser tratados para prevenir 1 morte por câncer de próstata.[18] Mesmo sendo um estudo cuja conclusão é favorável ao rastreamento, o efeito do rastreamento por PSA pode ser verbalizado de diferentes formas:[19]

Dicas

▶ Explore a subjetividade por trás do medo de doenças e pedidos de exame, a fim de compreender o que preocupa a pessoa e o que ela espera dessas intervenções.

▶ Comunique números em forma de taxas ou frequências, e evite o uso de porcentagens.

▶ Comunique riscos absolutos e não riscos relativos.

▶ Reforce que não existe intervenção médica sem risco, assim como não existe intervenção médica que reduza um risco a zero.

▶ Números não bastam. Histórias de pessoas vítimas do excesso de intervenções médicas contribuem para comunicar emoções.

▶ Sempre que possível, utilize ferramentas visuais de suporte.

▶ Não assuma uma postura defensiva caso a pessoa opte por um caminho distinto do seu. Privilegie a relação médico-pessoa e negocie a agenda em caso de demandas muito inapropriadas. A tomada de decisão compartilhada é essencial nesse processo.

- reduz em 20% o risco de morrer por câncer de próstata nos próximos 9 anos;
- diminui em 0,03 por 1.000 o risco anual de morrer por câncer de próstata;
- pode ser o homem, entre os 33 mil, que se salvará de morrer este ano por câncer de próstata;
- pode ser o homem, entre 1.410, que, ao fim de 9 anos, atrasará um pouco mais de 1 ano sua morte por câncer de próstata;
- pode ser um dos 1.410 que serão desnecessariamente diagnosticados como tendo câncer de próstata e submetidos a tratamento para evitar a morte de um indivíduo;
- há a probabilidade 48 vezes maior de ser mais prejudicado que beneficiado;
- se for beneficiado, atrasará a morte em 1 ano; se for prejudicado, será rotulado como portador de câncer de próstata, tratado com possíveis sequelas (impotência e incontinência urinária).

Comunicação de eventos adversos

O documento "To Err is Human" foi um marco na área de segurança do paciente.[20] Estimulou, entre outras ações, a criação de um ambiente favorável para que se comunicassem, avaliassem e assumissem os erros, que passaram a ser tratados como eventos adversos, em especial em ambiente hospitalar. Esses eventos são decorrentes de falhas humanas, mas, sobretudo, institucionais e de processo, ou seja, uma sucessão de eventos. Muitas pesquisas foram produzidas a partir desse documento, e a questão foi encarada de uma maneira diferente da anterior. Mas como comunicar esses eventos às pessoas?

Uma pesquisa qualitativa entrevistou pacientes que experimentaram eventos adversos e concluiu que a forma como se comunica é definitiva para que esses eventos sejam lembrados como "equívoco compreensível" ou "erro". Também define se a relação profissional de saúde-paciente poderá ser continuada. As pessoas esperam uma atitude rápida, assertiva, cuidadosa, empática, preocupada e respeitosa dos profissionais, mas, quando percebem que estão agindo apenas por medo de processos judiciais, em geral a comunicação não vai bem.

Os **Quadros 16.1** e **16.2** mostram, respectivamente, os fatores negativos e positivos na comunicação de eventos adversos.

Cuidado!
- Não confunda investigação diagnóstica (feita a partir de sinais ou sintomas) com rastreamento/check-up (feita em pessoas assintomáticas).
- Cuidado com acusações levianas: divergência de condutas clínicas é a regra na saúde, então evite a postura "eu sempre estou certo versus eles sempre estão errados" ou o argumento de que "sempre" há interesse financeiro por trás. Privilegie argumentos técnicos).
- Existe sorte. Há pessoas que identificaram doenças graves de forma precoce a partir de exames sem indicação clínica e beneficiaram-se. Por isso, não é raro que na prática clínica ocorra solicitação de exames sem evidência a partir de "medos" ou de experiências pessoais com o objetivo de tranquilizar a pessoa, mas os riscos e os benefícios devem ser pesados e, se possível, discutidos.
- Caso um paciente conte uma história de sucesso que seja muito provavelmente atribuída ao acaso, celebre a conquista.

Não esquecer

Evitar porcentagens e privilegiar o formato de taxas ou frequências. Usar ferramentas de apoio à decisão e, se possível, as ferramentas visuais, como pictogramas.

Quadro 16.1 - Fatores negativos na comunicação de eventos adversos

- Não comunicar
- Não assumir
- Não dar atenção (não escutar, evitar contato)
- Não agir rápido ou postergar
- Mostrar receio de processo judicial
- Mostrar-se muito ocupado

Fonte: Duclos e colaboradores.[21]

Quadro 16.2 - Fatores positivos na comunicação de eventos adversos

- Mostrar cuidado
- Demonstrar honestidade
- Assumir a responsabilidade
- Oferecer resposta profissional rápida
- Mostrar-se confiável
- Dar alguma garantia de que pode reverter a situação
- Reconhecer eventuais limitações
- Manter o paciente informado
- Dedicar tempo
- Ouvir
- Tocar
- Mostrar que dará suporte, mesmo que seja de longo prazo

Fonte: Duclos e colaboradores.[21]

O Institute for Healthcare Improvement (IHI)[22] aborda as razões pelas quais os profissionais muitas vezes não conseguem dar o suporte adequado no caso de evento adverso. Eles se sentem chateados, culpados, autocríticos, deprimidos e assustados. Portanto, também podem precisar de suporte após um evento adverso em vez de simplesmente serem culpados. Assumir erros e desculpar-se, assim como outras áreas da comunicação em saúde, é uma habilidade que pode ser aprendida. Caso um profissional esteja na função de tutor de alguém que esteja envolvido em um evento adverso, deve fazer a supervisão de forma direta, simples e empática, demonstrando compaixão e evitando meramente culpá-lo.[19]

O **Quadro 16.3** lista os principais motivos para não haver comunicação de eventos adversos.

> **Quadro 16.3 - Principais motivos para não haver comunicação de eventos adversos**
>
> ▸ Necessidade psicologicamente reativa de preservar a autoestima
> ▸ Medo de admitir a responsabilidade de ter cometido um erro que pode ter prejudicado alguém
> ▸ Medo da raiva do paciente e/ou de alguém com autoridade
> ▸ Medo da perda de emprego ou cargo
> ▸ Ameaça de censura
> ▸ Ameaça de acusação de negligência médica
> ▸ Medo da desaprovação dos colegas
> ▸ Medo da publicidade negativa
>
> **Fonte:** Institute for Healthcare Improvement.[22]

Os **Anexos 16.1** e **16.2**, ao final deste capítulo, trazem alguns exercícios sobre conscientização de risco reduzido e expandido, respectivamente, que podem ser úteis para melhorar as habilidades em comunicação de risco.[9]

QUESTÕES DE MÚLTIPLA ESCOLHA*

1. Rodrigo, 30 anos, assintomático, sem história familiar de câncer de próstata, veio à consulta porque viu na TV uma propaganda sobre o Novembro Azul e decidiu finalmente "se cuidar". A campanha orientava a fazer um exame de PSA. Qual das condutas a seguir é a mais apropriada?

    a) "Não há indicação para esse exame, pelo risco elevado de sobrediagnóstico; apenas evite tabagismo e álcool em excesso, exercite-se e seja feliz."
    b) "Isso é campanha de urologistas capitalistas com interesse no seu dinheiro. Não caia nessa!"
    c) "Não há indicação para esse exame, pelo risco elevado de falso-positivo e sobrediagnóstico."
    d) "Entendi. Então você veio por conta da campanha, certo? O que dizia na campanha e o que você entende sobre o exame PSA?"

2. Marina, 22 anos, veio à consulta porque decidiu parar com anticoncepcional oral (que tomava adequadamente há anos) depois de ler uma notícia a respeito do aumento de 100% do risco de trombose. Você faz escuta ativa, avalia o risco cardiovascular dela com anamnese direcionada, afere a pressão arterial e verifica que está tudo normal.

    a) Diante dessa notícia, você também se assusta, suspende o anticoncepcional, agradece a paciente pela informação e faz busca ativa de todas as pacientes para as quais você prescreveu anticoncepcional oral.
    b) Explica que a mídia geralmente usa riscos relativos, com grandes números, e não riscos absolutos, e que o risco de trombose é de baixa magnitude. Se ainda assim ela quiser discutir outros métodos contraceptivos, você se mostra à disposição.
    c) Você se nega a suspender, pois sabe o que é melhor para a paciente e recomenda que ela deve ter mais cuidado com *fake news*.
    d) Você suspende o anticoncepcional para tranquilizar a paciente e reforça o uso de preservativo para evitar gravidez indesejada.

3. Um colega ginecologista lhe disse que pede ultrassonografia de ovários para todas as suas pacientes. Ele sabe que existe o risco de falso-positivo, mas conseguiu diagnosticar precocemente um câncer de ovário, o que salvou a vida da paciente. Qual frase a seguir explica esse achado?

---

*Acesse as respostas e comentários às questões de múltipla escolha em https://apoio.grupoa.com.br/comunicacaoclinica.

a) É melhor prevenir do que remediar.
b) Diagnóstico precoce é sempre benéfico.
c) Até um relógio quebrado acerta a hora duas vezes por dia.
d) Diagnóstico oportuno, no qual o benefício supera o risco, é melhor que diagnóstico precoce.

4. O mesmo colega da questão anterior comentou com você quão feliz a paciente ficou e como era impagável o sentimento de gratidão que ela sentiu por ele ter salvado a vida dela. Qual é a melhor resposta ao comentário do colega?

a) Você afirma que foi pura sorte e que ele nada tinha de herói.
b) Você para de falar com ele, pois soube que ele recebia representantes da indústria farmacêutica.
c) Você relembra que muitas mulheres como ela não tiveram a mesma sorte, afinal se submeteram desnecessariamente a um exame desconfortável, com risco de achados incidentais que potencialmente desencadeariam cascatas diagnósticas e terapêuticas. Termina com uma história de um paciente seu que sofreu por excesso de intervenção médica.
d) Você começa a pedir ultrassonografias para todas as suas pacientes também.

REFERÊNCIAS

1. Harding Center for Risk Literacy [Internet]. Berlin: Harding Center for Risk Literacy; 2020 [capturado em 8 mar. 2020]. Disponível em: https://www.harding-center.mpg.de/en.

2. Welch HG, Schwartz L, Woloshin S. Overdiagnosed: making people sick in the pursuit of health. Boston: Beacon; 2011.

3. Woloshin S, Schwartz LM, Welch HG. Know your chances: understanding health statistics. Berkeley: University of California; 2008.

4. Payer L. Disease-mongers: how doctors, drug companies, and insurers are making you feel sick. New York: Wiley & Sons; 1992.

5. Gérvas J, Pérez Fernández M, Gusso G, Silva DHS. Mercantilização da doença. In: Gusso G, Lopes JMC, Dias LC, organizadores. Tratado de medicina de família e comunidade. 2. ed. Artmed: Porto Alegre; 2019. p. 268-73.

6. Moynihan R, Doust J, Henry D. Preventing overdiagnosis: how to stop harming the healthy. BMJ. 2012;344:e3502.

7. Gigerenzer G. Breast cancer screening pamphlets mislead women. BMJ. 2014;348:g2636.

8. Schwartz LM, Woloshin S, Sox HC, Fischhoff B, Welch HG. US women's atitudes to false positive mammography results and detection of ductal carcinoma in situ: cross sectional survey. BMJ. 2000;320(7250):1635-40.

9. Lipkus IM, Samsa G, Rimmer BK. General performance on a numeracy scale among highly educated samples. Med Decis Making. 2001;21(1):37-44.

10. Schwartz LM, Woloshin S, Black WC, Welch HG. The role of numeracy in understanding the benefit of screening mammography. Ann Intern Med. 1997;127(11):966-72.

11. Ahmed H, Naik G, Willoughby H, Edwards AGK. Communicating risk. BMJ. 2012;344:e3996.

12. Neuner-Jehle S, Senn O, Wegwarth O, Rosemann T, Steurer J. How do family physicians communicate about cardiovascular risk? Frequencies and determinants of different communication formats. BMC Fam Pract. 2011;12:15.

13. Akl EA, Oxman AD, Herrin J, Vist GE, Terrenato I, Sperati F, et al. Framing of health information messages. Cochrane Database Syst Rev 2011;(12):CD006777.National Cancer Institute. The breast cancer risk assessment tool [Internet]. Bethesda: NIH; c2020 [capturado em 08 mar. 2020]. Disponível em: https://bcrisktool.cancer.gov/.

14. National Cancer Institute. The breast cancer risk assessment tool [Internet]. Bethesda: NIH; c2020 [capturado em 08 mar. 2020]. Disponível em: https://bcrisktool.cancer.gov/

15. QRISK®3 [Internet]. c2020 [capturado em 8 mar. 2020]. Disponível em: https://www.qrisk.org/

16. EBSCO Health. Option Grid™ decision aids [Internet]. Ipswich: EBSCO; c2020 [capturado em 08 mar. 2020]. Disponível em: https://health.ebsco.com/products/option-grid

17. U.S. Preventive Services Task Force. Final recommendation statement prostate cancer: screening [Internet]. Rockville: USPSTF; 2018 [capturado em 8 mar. 2020]. Disponível em: https://www.uspreventiveservicestaskforce.org/Page/Document/RecommendationStatementFinal/prostate-cancer-screening1

18. Schröder FH, Hugosson J, Roobol MJ, Tammela TLJ, Ciatto S, Nelen V, et al. Screening and prostate-cancer mortality in a randomized european study. N Engl J Med. 2009;360(13):1320-8.

19. Casajuana J, Gérvas J. La renovación de la atención primaria desde la consulta. Madrid: Springer-Healthcare Ibérica; 2012.

20. Institute of Medicine (US) Committee on Quality of Health Care in America; Kohn LT, Corrigan JM, Donaldson MS, editors. To err is human: building a safer health system. Washington: National Academies; 2000.

21. Duclos CW, Eichler M, Taylor L, Quintela J, Main DS, Pace W, Staton EW. Patient perspectives of patient-provider communication after adverse events. Int J Qual Health Care. 2005;17(6):479-86.

22. Institute for Healthcare Improvement. Patient safety 105: communicating with patients after adverse events. Summary sheet [Internet]. Boston: IHI; 2010 [capturado em 8 mar. 2020]. Disponível em: http://app.ihi.org/LMS/Content/f953865e-3d02-4360-a5cf-07354abb9160/Upload/PS%20105%20SummaryFINAL.pdf

Anexos

ANEXO 16.1: Teste de conscientização de risco reduzido*,9

1. Imagine que jogamos um dado de seis lados 1.000 vezes. Em 1.000 vezes que jogamos, quantas vezes você acha que o dado apareceria 2, 4 ou 6?

    a) 333,33
    b) 500
    c) 166,66
    d) 1/2

2. Na loteria Zebra, as chances de ganhar um prêmio de R$ 10,00 são de 1%. Qual é o seu melhor palpite sobre quantas pessoas ganhariam um prêmio de R$ 10,00 se cada 1.000 pessoas comprassem um único bilhete?

    a) 1
    b) 10
    c) 100
    d) 0,01

3. Nos sorteios do Paiol da Felicidade, a chance de ganhar um carro é 1 em 1.000. Qual porcentagem de carnês do Paiol da Felicidade ganha um carro?

    a) 100%
    b) 10%
    c) 1%
    d) 0,1%

---

*Acesse as respostas em https://apoio.grupoa.com.br/comunicacaoclinica.

ANEXO 16.2: Teste de conscientização de risco expandido*, 9

1. Qual dos seguintes números representa o maior risco de contrair uma doença?
   a) 1 em 100
   b) 1 em 1.000
   c) 1 em 10
   d) 1 em 500

2. Qual dos seguintes números representa o maior risco de contrair uma doença?
   a) 1%
   b) 10%
   c) 5%
   d) 0,5%

3. Se o risco da pessoa A de contrair uma doença for de 1% em 10 anos, e o risco da pessoa B for o dobro de A, qual é o risco de B?
   a) 10%
   b) 20%
   c) 0,5%
   d) 2%

4. Se a chance da pessoa A de contrair uma doença é de 1 em 100 em 10 anos, e a chance da pessoa B é o dobro da de A, qual é o risco de B?
   a) 2 em 100
   b) 0,5 em 100
   c) 10 em 100
   d) 50 em 100

5. Se a chance de contrair uma doença é de 10%, quantas pegariam a doença entre 100 pessoas?
   a) 1
   b) 10
   c) 50
   d) 100

6. Se a chance de contrair uma doença é de 10%, quantas pegariam a doença entre 1.000 pessoas?
   a) 1
   b) 10
   c) 100
   d) 1.000

_____
*Acesse as respostas em https://apoio.grupoa.com.br/comunicacaoclinica.

7. Se a chance de contrair uma doença for de 20 em 100, isso seria o mesmo que _____ de chance de contrair a doença.

   a) 10%
   b) 20%
   c) 50%
   d) 100%

8. A chance de contrair uma infecção viral é 0,0005. Entre 10.000 pessoas, quantas delas devem ficar infectadas?

   a) 1
   b) 5
   c) 10
   d) 50

Comunicação em equipes de saúde

Stephan Sperling e Ana Emilia R. B. Leal

17

QUESTÕES INICIAIS PARA REFLEXÃO

1. Quando se trata do desafio de comunicação em equipes de saúde, há clareza de que a comunicação é parte do processo de formação de equipes de saúde?
2. Quais tecnologias leves para a formação de equipes de saúde têm sido empregadas no cotidiano?
3. Quais modelos mentais para avaliação e acolhimento de conflitos e expectativas são reconhecidos como apoio instrumental para as práticas em saúde?
4. A comunicação é reconhecida como uma prática discursiva para além da emissão e recepção de conteúdos?

CONCEITOS FUNDAMENTAIS

- ▶ As equipes de saúde precisam definir estratégias claras para sua conformação e avaliação de suas atividades. A comunicação é instrumento da prática diária que deve ser pactuado na conformação das equipes.
- ▶ Práticas de comunicação confundem-se com a estruturação de equipes. Metodologias ágeis e modelos mentais de processos em equipe podem dar corpo a formas eficazes de comunicação.
- ▶ Comunicação é uma prática discursiva que extrapola a emissão e transmissão de conteúdos, envolvendo experiências e lugares preexistentes nos sujeitos, o denominado *hipertexto*.
- ▶ É importante reconhecer núcleos duros nas práticas diárias, mediadores da comunicação em equipes.
- ▶ A psicodinâmica do trabalho interfere na forma de se organizarem as práticas discursivas e na forma como a comunicação é legitimada entre os membros.

SITUAÇÃO-PROBLEMA 1

Marta é profissional de saúde recém-especializada em Enfermagem de Família e Comunidade. Após sua graduação, durante a qual permaneceu indecisa entre cursar residência em intensivismo ou em cuidados primários à saúde, optou por especializar-se nesta última. Destacou-se em sua formação como profissional muito sensível às demandas de usuários e de seus próprios colegas de trabalho, tendo, inclusive, apresentado, como conclusão de seu curso, análise qualitativa da satisfação de pacientes com o atendimento oferecido pela equipe em que se formou.

Foi convidada para compartilhar com Heleno, médico de família, a assistência de uma carteira de pacientes em uma equipe de atenção primária à saúde.

Inicialmente entusiasmada com a possibilidade de atuar em um serviço de grande volume e bem estruturado, Marta começou a deparar-se com importantes conflitos em sua rotina. Habituada a prestar orientações para pacientes que convivem com doenças crônicas não transmissíveis, racionalizar solicitações de exames subsidiários, prestar apoio ao acesso avançado acolhendo condições de menor gravidade, viu suas consultas sendo consumidas apenas para leitura de exames já solicitados pelo colega médico, início de seguimento de pré-natais, puericulturas isoladas, frequentemente apenas para renovação de algum receituário ou antropometria breve.

Equipes que se destinam ao cuidado em saúde frequentemente deparam-se com desafios comunicacionais provocados pelas demandas e conflitos cotidianos, poucas vezes tratando a comunicação como ferramenta a ser estudada e aplicada para a rotina entre os membros que as compõem, e não somente como habilidade para a prática clínica na atenção a pessoas. Em **2004**, Grumbach e Bodenheimer provocaram, por meio de publicação no *Journal of the American Medical Association*, as equipes de atenção primária a repensarem seu papel na sustentabilidade dos sistema de saúdes ao redor do mundo, destacando a qualificação e estruturação do trabalho em equipe como nó crítico central para a melhora no desempenho dos sistemas.[1] Propondo duas questões principais para transformação nos desfechos dos cuidados em saúde ofertados, quais sejam, quem compõe a equipe de atenção à saúde e como os membros dessas equipes podem agir coordenadamente, os autores revelam a centralidade das rotinas comunicacionais como forma de potencializar as entregas de valor das equipes.[1]

Uma compreensão satisfatória para equipes ou times de saúde é a de que se trata de grupos de indivíduos cujas entregas dependem não apenas de ações individuais, mas igualmente da coordenação das tarefas de seus membros. Assim, entregas de valor de uma equipe de saúde serão aquelas que centralizam as experiências de seus usuários e que, de forma eficiente, reconheçam e integrem as ações de todos os seus membros.[1-3] A qualidade da entrega, portanto, está diretamente relacionada à experiência de pacientes em relação ao cuidado ofertado e à experiência dos membros da equipe em relação a seu desempenho (**Figura 17.1**).[1,2,4]

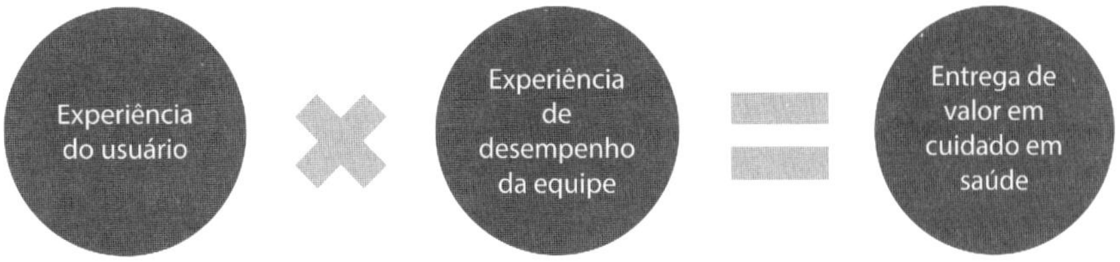

FIGURA 17.1 A produção de entregas de valor em cuidado em saúde depende das experiências dos usuários em relação à atenção oferecida, bem como das experiências da equipe em relação ao trabalho executado.

No entanto, compreender o papel das experiências de equipes de saúde e de usuários em relação ao cuidado em saúde ofertado não foi suficiente para orientar a organização de equipes ao longo da história dos sistemas de saúde. Grumbach e Bodenheimer, em sua mesma publicação, mas igualmente Brown e colaboradores, em publicação na *Canadian Family Physician*, publicação que contou com a colaboração da Professora Moira Stewart, indicam que um bom processo comunicacional contempla não apenas critérios para a formação das equipes, como também a previsão de recursos para comunicação a serem empregados na prática.[1,3]

Tanto o Departamento de Medicina de Família e Comunidade da Universidade da Califórnia quanto a Sociedade Espanhola de Medicina de Família e Comunidade possuem indicativos interessantes para a construção de equipes de saúde (**Tabela 17.1**).[2-4] Deve-se destacar que o modelo norte-americano deriva dos desfechos obtidos pelo Grupo Kaiser-Permanente, que possui importante experiência em observar o comportamento de serviços de atenção primária à saúde (APS). Ambos os modelos reconhecem, ao menos, três esferas implicadas à atividade em equipes de saúde: o marco institucional ou sistêmico das atividades da equipe, o marco interno ou a divisão de tarefas e responsabilidades no seio de cada equipe e a dinâmica interna ao grupo, que dirá respeito não apenas à forma como as tarefas serão executadas, mas também às estratégias de comunicação para a rotina.[1]

O *marco institucional ou sistêmico* das equipes traduz-se não apenas pela definição da missão em geral da equipe, mas também de seus objetivos específicos (p. ex., missão: incrementar acesso aos cuidados de primeiro contato; objetivo específico: pacientes com condições sem urgência clínica deverão ser consultados em até 1 semana),[1] além dos valores institucionais a que está vinculado e de quais recursos políticos e humanos dispõe para exercer sua tarefa. O *marco interno ou divisão de tarefas e responsabilidades* pressupõe não apenas a atribuição das tarefas e a nomeação clara dos membros da equipe para sua execução, como também a compreensão de que a definição de papéis implica diálogo com expectativas por compartilhamento de poder, prestígio e afetividade. A *dinâmica interna ao grupo* deve contemplar não apenas as agendas e rotinas da equipe, mas também os instrumentos comunicacionais que serão empregados.[1-3]

Dica

A síntese destes modelos pode ser observada em figuras extraídas de suas publicações. Um bom racional para empregá-los nas práticas das equipes de saúde seria utilizar o modelo do Grupo Kaiser-Permanente como ferramenta para início das atividades de uma equipe de saúde, ou para sua reorganização, enquanto o modelo espanhol como estruturante para a avaliação do desempenho da equipe.

Tabela 17.1 - Registro dos modelos para estruturação de equipes de saúde propostos pelo Grupo Kaiser-Permanente e pela Sociedade Espanhola de Medicina de Família e Comunidade

4. Definição de objetivos:
   d. Definir a missão geral da equipe.
   e. Definir objetivos específicos e mensuráveis.
5. Sistemas ou recursos:
   a. Reconhecer os sistemas ou recursos para assistência clínica disponíveis.
   b. Reconhecer os sistemas ou recursos administrativos disponíveis.
6. Divisão de trabalho:
   a. Dividir as tarefas a serem desempenhadas.
   b. Nomear claramente papéis e responsabilidades.
7. Treinamento continuado.
8. Comunicação:
   a. Definir recursos e estruturas de comunicação a serem empregados.
   b. Definir os processos de comunicação a serem empregados.

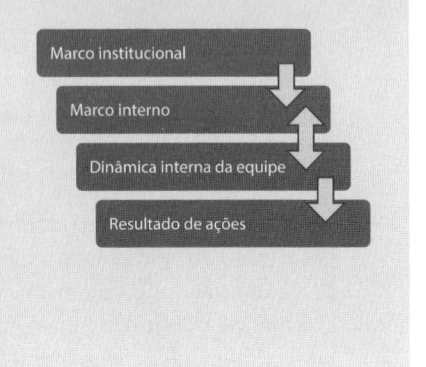

Marco institucional → Marco interno → Dinâmica interna da equipe → Resultado de ações

Fonte: Grumbach e Bodenheimer[1] e Carrió.[2]

A instrumentalização da equipe para manter processos sólidos e coesos de comunicação permitirá a manutenção de suas atividades e a superação de conflitos inerentes à prática. A estratégia mais empregada por equipes de saúde para a manutenção de boa comunicação e ajuste em suas rotinas são os encontros periódicos, destacando-se a necessidade de uma agenda pactuada ou uma pauta mínima para ordenamento da reunião.[3] Por tratar-se de um espaço compartilhado para tomada de decisão de um projeto em curso, métodos de desenvolvimento e monitoramento de projetos têm sido bastante estudados, sobretudo com a finalidade de facilitar as rotinas comunicacionais de equipes e suas entregas. Uma das tecnologias que, gradativamente, vem sendo reconhecida como ferramenta importante para o desenvolvimento de projetos em saúde é a *metodologia ágil por método SCRUM*. O método SCRUM é empregado frequentemente para gerenciamento de projetos em cenários complexos, em que há pouca previsibilidade a respeito de passos futuros. Valorizando fundamentalmente o tempo de vida em que uma tarefa ou projeto vem sendo executada, em *feedbacks* estruturados a respeito de sua execução e na tomada de decisão colegiada por equipes, a metodologia ágil por SCRUM pode ajudar a disciplinar reuniões e valorizar a participação coletiva.[5]

É central à tecnologia SCRUM compreender que os projetos orientados por equipes possuem um ciclo natural de tarefas, compreendendo iniciação, planejamento, execução, monitoramento e controle, e encerramento (**Figura 17.2**). Cada tarefa possui um esforço natural para ser realizada, devendo ser reconhecido e pontuado o esforço para cada uma. Para reuniões de equipes de APS, a pontuação a respeito do esforço de tarefas pode ser uma tarefa pouco reprodutível na prática. Para tanto, interessa, sobretudo, que a equipe reconheça o esforço a ser realizado, saiba distribuí-lo entre os membros e, quando necessário, priorize ou desmembre tarefas para que não haja prejuízo da entrega.[1,5]

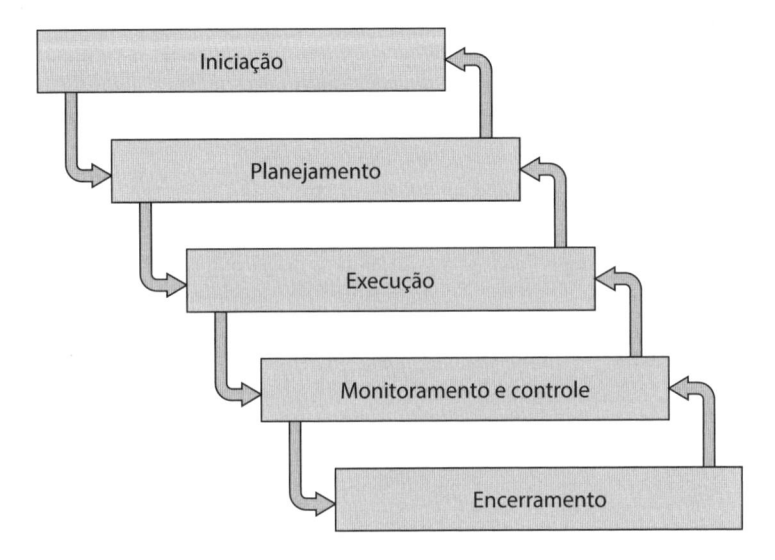

Figura 17.2 Modelo de ciclo de tarefas em um projeto orientado por equipes, que deve ser observado por todos os que aplicam metodologias ágeis.
Fonte: Almeida e Souza.[5]

Um importante ajuste nas agendas de reuniões presenciais propostas pelo método SCRUM seria reservar 15 minutos diários para a retomada do que já foi produzido, se há algum empecilho para a execução da tarefa e o que deverá ser produzido até a próxima reunião de planejamento; além disso, é essencial a previsão de espaços quinzenais de maior fôlego para definir as tarefas a serem executadas na quinzena, denominada *sprint* pelo método, e o esforço a ser empregado para executá-las (**Tabela 17.2**). Dessa forma, a sistematização de *feedbacks* pode ocorrer com mais facilidade, permitindo ajustes diários nas ações, e, mesmo com a imprevisibilidade dos fenômenos de cuidado, as reuniões de planejamento permitem acordos de ações que podem ser adaptadas para o cumprimento da tarefa ao longo da *sprint*.[5]

Tabela 17.2 - Sistematização das reuniões quinzenais previstas para produção em equipes ágeis

Modelo de organização de encontro de equipes		
Cerimônia	Significado	Duração
Planejamento	Reunião dedicada ao planejamento das ações na sprint que se seguirá.	Evitar ultrapassar 2 horas
Revisão	Reunião para avaliação das entregas de atividades da última sprint.	Evitar ultrapassar 2 horas
Retrospectiva	Reunião para ajuste de perspectivas e diálogo entre a equipe.	Evitar ultrapassar 1 hora
Diariamente	Reunião diária para avaliação situacional das entregas que devem ser feitas durante a sprint.	Evitar ultrapassar 15 minutos

Fonte: Almeida e Souza.[5]

Pode-se observar que utilizar a organização de encontros, denominados pelo método SCRUM como *cerimônias*, pode tornar as reuniões das equipes de saúde mais objetivas, focadas em entregas, com divisão clara de tarefas e responsabilidades, como a estruturação de equipes proposta por Grumbach e Bodenheimer ao observar as atividades do Grupo Kaiser-Permanente.[4]

SITUAÇÃO-PROBLEMA 2

Marta e Heleno, apesar da pactuação de novo plano de trabalho, com alguma melhora nas mudanças das atividades desempenhadas por parte de cada um, perceberam que o pactuado, efetivamente, encontrava outros contornos na prática.

Heleno percebeu que as consultas demandando orientações por rastreamento ou por condições clínicas de menor gravidade de fato não avolumavam mais sua agenda, porém observou que o número de pacientes demandando escuta pela equipe aumentara. Marta, por sua vez, notou que os pacientes já a reconheciam como profissional habilitada a orientá-los a respeito de suas condições de saúde e, inclusive, de racionalizar a supervisão de seus problemas, quer seja por meio de consultas ou exames, disponibilizando-se, assim, para acolhê-los sempre que possível, apesar de reconhecer que este comportamento produzia hiperfrequentação do serviço.

Ambos os profissionais percebem, na prática, que cada um possui expectativa diferente para o desempenho da equipe, agindo por vezes de acordo com suas expectativas, e não de acordo com o diagramado em reuniões de planejamento. Questionam-se se novo momento para diálogo talvez seja necessário, porém não conseguem enxergar uma alternativa para superar os tensionamentos da interface de seu trabalho que não o próprio plano de trabalho já traçado. Aos poucos começam a interrogar a qualidade da equipe que formam.

Frequentemente, compreendendo comunicação apenas como a relação linear de conteúdos e informações compartilhadas entre um emissor e um receptor, as equipes não têm se permitido refletir e explorar o campo comunicacional como esfera mental de associação entre as mensagens compartilhadas, isto é, uma teia de conteúdos comuns à rotina da equipe, o contexto, também permeada por todos, por conexões, como o afeto, o lugar de fala, o trabalho vivo, a formação pessoal e, sem dúvida, o coletivo dos serviços de saúde, o hipertexto.[2,4]

Um programa de saúde pode vir a ser pactuado por meio de um diagrama ou de um plano mínimo comum, porém, a partir do momento em que os atores iniciam a produção do trabalho vivo em saúde e necessitam comunicarem-se para a produção de seu trabalho, o contexto pactuado inicialmente é reconstituído e renegociado pelas associações feitas diariamente entre o preestabelecido e o que vem ocorrendo na prática. Neste momento, o contexto do programa de saúde dá lugar a um hipertexto, isto é, conexões entre conexões, em que o emissor é ao mesmo tempo sujeito do seu discurso, mas objeto das associações que são feitas.[2,4]

A participação, portanto, dos elementos de uma equipe de saúde não pode ser vista apenas como a possibilidade de pactuação de um diagrama ou plano de trabalho em comum. A participação efetiva e que valorize a psicodinâmica de cada trabalhador na execução de sua função é a que ocorre a partir do pactuado, quando as associações e o hipertexto começam a desenhar-se.[4] Frequentemente, os serviços e suas lideranças não estão sensíveis a este fenômeno, compreendendo que as adaptações ou as modificações no pactuado inicial sejam desvios ou incorreções a serem desfeitas ou punidas, para que o diagrama seja obedecido. Assim, as estruturas de poder coercitivo, encontradas no meio social, reproduzem-se microssociologicamente para o interior dos serviços de saúde, comprometendo a comunicação entre os trabalhadores e a possibilidade de ampliar a semiotécnica do trabalho. Esta estrutura de poder discursivo, por vezes caricatural e deformada, exercida em diversos serviços de saúde, impondo importante controle biológico e político sobre colaboradores e usuários, fora pensada por Foucault como uma estrutura ubuesca de poder, em alusão à obra *Ubu Roi*, de Alfred Jarry, dramaturgo simbolista francês.[4,6]

O conflito observado entre a enfermeira e o médico na Situação-problema 2, portanto, deriva fundamentalmente da compreensão de que a repactuação do marco interno e da dinâmica de grupo por meio do espaço protegido para o encontro comunicacional seria suficiente para reorganizar a prática e simetrizar o poder decisório em relação às atividades de sua equipe. Ignoraram, porém, que a disputa pela razão em relação ao contexto não lhes permite abordar o real nó crítico: o hipertexto de sua relação de trabalho. Este modelo mental da psicodinâmica da comunicação de equipes é registrado pela Sociedade Espanhola de Medicina de Família e Comunidade como modelo de tarefas, emoções e projetos orientados por núcleos duros.[2,4,6]

Neste modelo, o núcleo duro de uma equipe trata-se de pessoas que se organizam para dar respostas aos desafios da coletividade, para além de suas tarefas individuais, frequentemente de alto prestígio e de afabilidade reconhecida. Em reuniões de planejamento, o núcleo duro de uma equipe caracteriza-se não pelo número de abordagens, mas pela capacidade de produzir intervenções bem aceitas. Esta aprovação costuma ocorrer porque o hipertexto da equipe foi valorizado, dialogando com a dinâmica psíquica de cada membro, suas expectativas em relação ao trabalho e, obviamente, pela qualidade técnica da colocação feita.[4,6]

Assim, deve-se reconhecer que ao ser entregue um diagrama ou plano de trabalho a uma equipe, "(...) ele está entregue à deformação e ao esgarçamento, às metamorfoses e aos movimentos vitais com todos os seus riscos, mas que não é aleatoriedade, não é sem conhecer as necessidades, é ampliação das chances de voo e de plasticidade para o modelo. E se for por um compromisso ético-político superior, tanto melhor".[4] Esse modelo diagramático em comunicação, como pensado por Teixeira a partir das críticas de Hubert e Dreyfus da obra de Foucault e da microssociologia de Lévy, revela que "(...) o objeto de uma teoria da comunicação social" não é nem o emissor, nem o receptor, nem a mensagem, mas o hipertexto, "[...] que é como a reserva ecológica, o sistema sempre móvel das relações de sentido que os precedentes mantêm".[4]

> **Cuidado!**
> O membro de um núcleo duro de equipe de saúde não necessariamente será membro direto da equipe, mas será alguém relacionado às suas práticas e com validação por parte de todos os membros; sua atuação, seguramente, será a de mediador, fortalecendo todo o núcleo.

SITUAÇÃO-PROBLEMA 3

Enfermeira e médico começaram a valorizar os afetos que o trabalho vivo produz, tentando tratar com mais franqueza as impressões surgidas ao longo de suas atividades. De qualquer forma, sentem dificuldade em expor frustrações em relação às suas práticas, acreditando que esta excessiva carga emocional pode comprometer o trabalho.

Sentem, talvez, que, por mais que haja planejamento estruturado e valorização de impressões, parece não haver uma identidade para a equipe. Pensam em solicitar auxílio para algum mediador no serviço de saúde, talvez expandindo o núcleo duro de atuação da equipe.

A realidade da comunicação em equipes de saúde é a expressão de sua estruturação e montagem em produto, isto é, o cuidado que ofertam, mediatizada pelo hipertexto da equipe. Noutras palavras: comunicação é a possibilidade de se traduzir em discurso e em prática de discurso a experiência do cotidiano das equipes, possibilidade validada pelos membros da equipe quando percebem que, para além de um amparo técnico para suas atividades, têm reconhecida a dimensão psicodinâmica do trabalho executado.[4,6,7] A experiência no cotidiano das equipes nos faz debruçar sobre estudos da forma psíquica pela qual os trabalhadores lidam com seu trabalho e constroem efetivamente a troca durante suas práticas. Compreender o papel mediador do cotidiano e as implicações psíquicas que a comunicação tem nos processos é o que propôs Christophe Dejours ao teorizar a respeito da psicodinâmica do trabalho.[7]

> **Não esquecer!**
> Cabe ao gestor fomentar momentos de troca saudável e fornecer tempo nas agendas para propiciar reuniões favorecendo o alinhamento da comunicação local e externa.

Segundo Dejours, psicodinâmica do trabalho é definida pelas relações psíquicas formadas nas várias conexões entre os membros da equipe e a sua interface com os processos de trabalho e os usuários dos serviços, construindo dessa forma o ambiente de trabalho.[7]

Os estudos sobre o ambiente e as condições de trabalho demonstram aspectos derivados das relações dos homens com os objetos técnicos e o funcionamento psíquico. O trabalhador nunca se limita a realizar a tarefa prescrita por meio de fluxos, protocolos ou mesmo combinados. Muitas vezes, é necessário reajustar os fluxos, transformando ordens e cometendo infrações na construção do trabalho vivo.[4,7] O objetivo geralmente é fazer bem o seu trabalho e isso torna o trabalho efetivo. Na verdade, segundo Dejours, a execução estrita às ordens pode levar a produção a colapso. É no ato criativo que o trabalho ganha sentido e se torna vivo e é por meio da troca de experiências e saberes que isso se constitui. É este fenômeno que, contemporaneamente, chama-se de inovação.[7]

Com isso, temos um dilema moderno que são as práticas-padrão ou trabalho prescrito, e o trabalho efetivo, fora do padrão, mas que faz sentido prático. Esse distanciamento traz uma série de conflitos entre os trabalhadores e é permeado pelas relações entre a equipe. Durante as reuniões utilizando técnicas que promovam uma troca de informações pertinentes e sentimentos, a equipe potencializa seu alcance como equipe e se espera uma construção de boas práticas assistenciais.[2,4,7]

Outra abordagem importante é o sofrimento do profissional. O trabalhador em geral busca soluções para melhorar seu trabalho, e o sofrimento inicia quando ele sente que não dá conta do escopo das suas atividades. Nessa hora, os espaços de reuniões são fundamentais para rever processos e discutir os fracassos a fim de superá-los.[7]

A equipe é fundamental para lidar com os limites e possibilidades das ações assistenciais fornecendo elementos para potencializar o trabalho individual e ampliar a força do coletivo. No entanto, essa dinâmica precisa ser analisada à luz das relações de poder que se revelam nas formas dos encontros entre os vários membros das equipes. Relações de dominação permeadas por condições hierárquicas podem inibir ou liberar a contribuição individual de cada membro da equipe. Quando as pessoas se sentem escutadas e empoderadas em suas ideias e concepções sobre os vários manejos clínicos, o processo criativo coletivo é melhor, criando condições para um ambiente mais acolhedor e saudável para todos.[7]

SITUAÇÃO-PROBLEMA 4

Após uma análise mais sólida de sua psicodinâmica de trabalho, Marta e Heleno perceberam que a comunicação não dizia respeito apenas ao conflito em si, ou aos sujeitos dos conflitos, mas sobretudo às associações com suas identidades e repertórios pessoais que foram sendo estabelecidas a partir de um processo de trabalho mínimo pactuado em comum.

Reconhecendo que o plano de trabalho não seria a solução final, mas o primeiro passo para a sistematização da comunicação, introduziram na programação da equipe espaços protegidos para a identificação das principais entregas que deveriam ser feitas, o conteúdo psíquico e afetivo que envolviam e, sobretudo, quais associações com outros elementos de repertório individual elas provocavam. Quando necessário, solicitavam apoio de um mediador.

O reconhecimento é fundamental para fortalecer os membros da equipe. É mediante momentos de troca que os membros reforçam suas boas contribuições e podem corrigir falhas melhorando seu desempenho, considerando que esse coletivo valida essas práticas de comunicação interpessoal. Isso possibilita a formação da identidade segundo Dejours; apesar de a identidade de um indivíduo devir constantemente ao longo de sua trajetória, ela encontrará no palco das relações de trabalho, sobretudo nas sociedades contemporâneas, o espaço preferencial para a produção de novos contextos e de complementação da constituição dessa identidade. Isso significa, necessariamente, que o trabalho se torna menos material e mais afetivo, cedendo ao subjetivo e afetivo.[2,4,7]

Os espaços fornecidos pela gestão são fundamentais para contribuir com a potência da equipe e evitar problemas de comunicação e conflitos:

- ▶ O gestor deve se aproximar das equipes assistenciais para participar das discussões e mediar quando necessário os equívocos e alinhar a comunicação, constituindo-se membro importante do núcleo duro da equipe de saúde.
- ▶ Cabe ao gestor a percepção e avaliação do processo de comunicação e o diagnóstico dos principais pontos a serem alinhados.
- ▶ Quando o gestor está deslocado do processo de trabalho assistencial, a potência estratégica da gestão é perdida, ficando à mercê da equipe os alinhamentos comunicacionais, sendo um risco que os profissionais não percebam que há ruídos que devem ser analisados e enfrentados e fundamentalmente impactando nos resultados e finalidade do trabalho.[2,4,7]

A construção conjunta de um clima organizacional saudável para os trabalhadores e para o desenvolvimento das boas práticas assistenciais possibilita o engajamento e comprometimento dos profissionais e pode transformar as relações amistosas e solidárias favorecendo muito a organização social das práticas de trabalho.[2,4,7]

QUESTÕES DE MÚLTIPLA ESCOLHA*

1. Assinale a alternativa correta sobre comunicação em equipe:
   a) As metodologias de organização de equipes impossibilitam o reconhecimento de componentes afetivos importantes na prática comunicacional.
   b) As equipes de saúde devem valorizar e reconhecer métodos de comunicação e organização de seu processo de trabalho como uma ferramenta relevante não apenas para a prática clínica.
   c) Recorrer a núcleos duros frequentemente pode significar fragilidade da equipe para persistir em suas pactuações, a despeito do que pensam alguns de seus membros.
   d) Deve-se evitar que outros métodos não pactuados sejam trazidos para a rotina, para não perverter a lógica de trabalho pensada.

2. A psicodinâmica do trabalho valoriza o hipertexto comunicacional dos membros de uma equipe de saúde:
   a) Quando transfere para um núcleo duro a responsabilidade por facilitar a comunicação da equipe.
   b) Quando faz com que os sujeitos de uma prática discursiva se tornem mais efetivos em suas intervenções.
   c) Quando disciplina o trabalho vivo das equipes, homogeneizando-o para além da diversidade de compreensões a respeito da prática.
   d) Quando cria uma identidade para a equipe, para além das diferenças inerentes ao conjunto de seus membros.

*Acesse as respostas e comentários às questões de múltipla escolha em https://apoio.grupoa.com.br/comunicacaoclinica.

REFERÊNCIAS

1. Grumbach K, Bodenheimer T. Can health care teams improve primary care practice? JAMA. 2004;291(10):1246-51.
2. Carrió FB. Habilidades directivas. In: Brunet JC. Gestión del día a día em el equipo de atención primaria. Barcelona: Semfyc; 2007. p. 413-436.
3. Brown JB, Lewis L, Ellis K, Stewart M, Freeman TR, Kasperski MJ. Mechanisms for communicating within primary health care teams. Can Fam Physician. 2009;55(12):1216–22.
4. Teixeira RR. Modelos comunicacionais e práticas de saúde. Interface.1997;1(1):7-40.
5. Almeida IM, Souza, FB. Estudo conceitual da aplicação combinada dos métodos SCRUM e CCPM para gerenciamento flexível de múltiplos projetos. GEPROS. 2016;11(4):117-39.
6. Foucault M. Aula de 15 de janeiro de 1975. In: Foucault M. Os anormais: curso no College de France (1974 – 1975). São Paulo: Martins Fontes; 2001. p. 39-69.
7. Dejours C, Mello Neto GAR. A psicodinâmica do trabalho e teoria da sedução. Psicol. estud. 2012;17(3):363-71.

A consulta sagrada (de alto conteúdo emocional)

Juan Gérvas e Mercedes Pérez-Fernández

18

QUESTÕES INICIAIS PARA REFLEXÃO

1. Quais tipos de consultas podem ser considerados sagrados?
2. Será que você identifica as consultas sagradas e responde a elas de forma apropriada?
3. Como lidar com consultas sagradas em que pacientes choram?

CONCEITOS FUNDAMENTAIS

- ▶ "Sagrado" se refere a algo digno de respeito excepcional, e que tem alto conteúdo emocional, e ao qual não se deve causar dano.
- ▶ O contexto é a chave nas consultas sagradas.
- ▶ O bem mais precioso do médico é o seu tempo. Se o médico não souber gerenciar seu tempo, ninguém o fará por ele. A falta de controle sobre o tempo de consulta provoca insatisfação no médico e no paciente.
- ▶ O reconhecimento da atenção à dimensão emocional é um componente da qualidade.

FUNDAMENTAÇÃO TEÓRICA

Consulta sagrada: conceito

Costuma-se associar o termo "sagrado" a questões religiosas, mas sagrado não se refere apenas a essas questões; também se refere a aspectos laicos. Assim, é sagrada a pessoa, coisa ou situação merecedora de um respeito excepcional, motivo pelo qual torna-se inaceitável causar-lhe dano. Nesse sentido, "sagrado" reporta-se a algo digno de respeito e ao qual não se deve causar dano.

O que se considera laico e sagrado depende muito da sociedade, pois é um construto social, algo sobre o qual os indivíduos concordam por questões culturais e de grupo social, de modo que as consultas sagradas não serão as mesmas nos diferentes lugares, nem os pacientes se expressarão da mesma forma e nem os profissionais responderão da mesma maneira. O contexto é fundamental nas consultas sagradas.

Em geral, todos os encontros clínicos entre profissionais de saúde e paciente são sagrados devido ao fato de haver algo em jogo – a exposição de pele e alma, o desnudamento do físico e do psíquico. Porém, há consultas mais sagradas que outras, dignas do máximo respeito: são as "consultas sagradas". São os pacientes, situações ou problemas que exigem respeito especial e que têm alto conteúdo emocional. Trata-se, por exemplo, das consultas em que o paciente chora.

Nessas consultas, deve parecer que o tempo parou, e corpo e mente devem estar relaxados e atentos. Deve-se criar uma atmosfera de serenidade espiritual e científica. É uma consulta que não deve ser interrompida de forma alguma, nem pelo telefone (desconectado), nem pelo computador (parado) e nem pela presença de outras pessoas (pode-se trancar a porta se for conveniente), e que algumas vezes exige que o médico se sente ao lado do paciente para romper a barreira física.

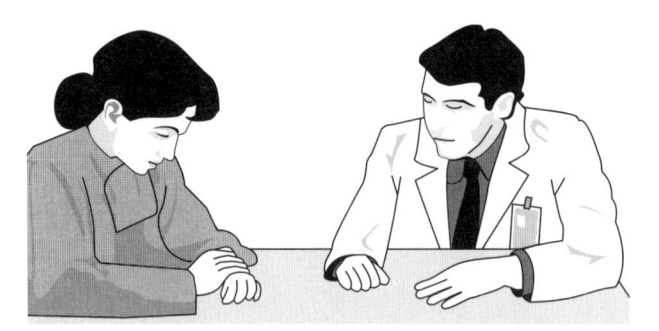

A consulta sagrada é um parêntese na pressa, a calma na tempestade, a serenidade na correria diária. Em geral, a consulta sagrada não dura mais que o habitual, mas durante esse encontro o tempo não conta, tudo parece estar calmo e só o que importa é a comunicação entre o paciente e o médico.

> **Não esquecer**
>
> O respeito é transmitido pela linguagem, por silêncios, pela atitude geral, pela concentração serena e pela empatia generosa. Deve-se fazer a consulta transcorrer em uma cápsula imune ao tempo e ao espaço, habitada apenas pela escuta daquele que pode ajudar a quem fala e sofre.[1,2]

Consulta sagrada: quatro exemplos

Consulta sagrada para pedir eutanásia

> **SITUAÇÃO-PROBLEMA 1**
>
> A situação de Carlos estava piorando, pois ele comia cada vez menos. Carlos fumou de maneira intensa durante toda a vida – 2 ou 3 maços ao dia, sem nunca contar quanto fumava, pois acendia um cigarro atrás do outro. Aos 65 anos, apenas alguns meses depois de se aposentar, Carlos começou a apresentar tosse e astenia intensa. A radiografia de tórax não deixou dúvidas: câncer de pulmão. O prognóstico era ruim, e Carlos negou-se a realizar mais exames e tratamentos: "Se as perspectivas são ruins, é melhor que eu aproveite o tempo que me resta". E assim foi feito: ele foi viajar pelo litoral e só voltou quando já quase não podia sair de casa.
>
> Em uma consulta domiciliar, Carlos foi claro e direto: "Olha, Dra., não aguento mais e minha vida já não vale nada; já não desfruto nem do prazer de fumar; creio que chegou a hora de nos despedirmos, e de você me fornecer algumas receitas que me permitam morrer sem sofrimento". A consulta de rotina se transformou em uma consulta sagrada, e relaxei para fazê-la da maneira adequada. Não se tratava de evitar a solicitação simplesmente dizendo que "neste País, isso não é permitido". Valeu a pena escutar o que Carlos dizia, olhar nos seus olhos, pegar na sua mão e ajudá-lo a tomar uma última decisão.

Consulta sagrada por ter um familiar com doença mental grave

> **SITUAÇÃO-PROBLEMA 2**
>
> Fazia pouco tempo que eu tinha assumido o emprego de médico de família quando conheci Maria. Ela era uma mulher de cerca de 50 anos, fumante, com antecedente de um episódio de broncospasmo grave no contexto de uma infecção de vias aéreas superiores 1 ano antes. Era cozinheira, estava separada e vivia com seu filho de 20 anos. A colega médica que até então estava encarregada do caso comentou sua preocupação com a possibilidade de um segundo episódio de broncospasmo devido à lenta melhora da paciente e pelo fato de que a causa não estava esclarecida. Ela havia solicitado uma tomografia computadorizada de tórax com urgência e me advertiu para que ficasse atenta. Quando conheci Maria, ela tinha parado de fumar há pouco tempo (a raiz do problema) e estava de licença do trabalho. Estava preocupada pelo seu estado ruim e com o resultado da tomografia, a qual demonstrou áreas de enfisema nos pulmões. Comuniquei à Maria o resultado e solicitei alguns exames funcionais para quando estivesse recuperada do episódio agudo. Na consulta seguinte, véspera de Natal, estava melhor do quadro respiratório, mas parecia muito angustiada. Ao perguntar o motivo de sua preocupação, começou a chorar. A consulta que eu previa como uma consulta curta de acompanhamento (3 ou 4 perguntas mais a ausculta pulmonar) se transformou em uma consulta sagrada. Ofereci a ela um lenço de papel, afastei o teclado do computador, fixei o olhar em seus olhos e me dispus a escutá-la.

> Ela me explicou que, durante a madrugada, havia recebido uma ligação da polícia para contar que haviam encontrado seu filho em outra cidade andando pela rua, desorientado e contando uma história cinematográfica sobre espiões que o seguiam. Ele estava hospitalizado e ela não entendia nada: nem porque ele estava nessa cidade, nem o que contava. Maria estava muito ansiosa para falar e, ao desabafar e poder tirar suas dúvidas, parecia que era aliviada de uma parte de seu nervosismo. Tentei esclarecer suas dúvidas – talvez sem muito êxito – e perguntei a ela se achava que alguma medicação para os "nervos" lhe faria bem. Ela disse que sim, então fiz uma receita de diazepam, o qual combinamos que ela tomaria em caso de muita necessidade.
>
> Depois de 1 semana voltei a vê-la. Haviam transferido seu filho para a capital e ele continuava internado. Maria estava muito descontente e desconfiava da atenção que estava recebendo: ele tinha sido visto por um médico por apenas 10 minutos desde a sua transferência e ela só podia ver o filho durante um breve intervalo a cada dia. Ele estava muito sedado e não tinha consciência de sua doença. Maria não compreendia o que diziam para ela e não sabia o que estava acontecendo com seu filho, nem o que aconteceria depois disso. Tentei facilitar as coisas para que ela expressasse suas dúvidas e complementar a informação que havia recebido no hospital, permitindo que ela ligasse ou procurasse auxílio em caso de dúvida ou de alguma outra necessidade. Ela não precisou tomar o diazepam, mas achava bom tê-lo à mão para o caso de alguma necessidade. Não voltei a vê-la até alguns meses depois, quando trouxe o resultado dos exames funcionais respiratórios (apresentava uma doença pulmonar obstrutiva crônica grave). Seu filho já estava em casa e não tinha apresentado mais nenhuma sintomatologia psicótica, mas saía muito pouco, apenas para ir ao centro da cidade durante o dia. Ela estava mais tranquila.

Consulta sagrada pela morte do animal de estimação

> ## SITUAÇÃO-PROBLEMA 3
> "Morreu o meu gato, Dr. Morreu Milu, o meu gato. Era o gato que meu marido tinha me dado apenas por capricho, apenas porque vimos um gatinho em um programa de televisão que eu gostava, e logo vimos na *petshop* uma ninhada em que os filhotes eram iguaizinhos aos da televisão. Você não faz ideia de como era meu companheiro. Perdoe-me se estou chorando, mas é que não consigo aguentar. Quem me fará companhia agora? Já não tenho vontade de viver. É horrível ser viúva e estar tão velha. Completei 95 anos. Isso aparece aí no computador? Ninguém me ligou nem me deu os parabéns. Já não existe nenhum dos antigos vizinhos, e os outros apartamentos foram alugados para pessoas que estão só de passagem, que vão e vêm, de modo que não tenho vontade de cumprimentar ninguém, nem sair de casa. Não tenho mais familiares, apenas alguns de parentesco muito distante, mas não nos falamos nem por telefone. Na praça tenho vários conhecidos que me consolaram pela perda de Milu. Atiramos pão para as pombas e comentamos as coisas que aparecem na televisão. Os dias agora me parecem uma eternidade sem Milu. Gostaria de morrer logo, e não sei o que faço ainda aqui com essa pensão que não é suficiente nem para comprar frutas (e como eu gosto delas!), sem marido e sem Milu. Tenho medo de terminar em um asilo e morrer de pena de mim. Vim aqui para contar isso, mas não quero que me dê nada. Não quero remédios que me deixem tonta. Creio que meu marido caiu por causa daqueles comprimidos que usava

> para a pressão alta e, ao cair, quebrou a bacia e acabou no hospital, onde surgiram as feridas que logo ficaram infectadas e, a partir daí, tudo começou a piorar até que o pobrezinho morreu. Não quero medicamentos. Quero apenas que me escute." Ela chorou de maneira desconsolada, e a única coisa que fiz foi sentar-me ao seu lado e abraçá-la.

Consulta sagrada ao iniciar a anamnese

> ## SITUAÇÃO-PROBLEMA 4
> Era meu primeiro contato com aquele paciente e a primeira vez em que participava como estudante na unidade de saúde. Já tinha visto algumas pessoas iniciarem anamneses no hospital, de modo que a tarefa me parecia fácil.
>
> Paula: "Vou começar a coletar os seus dados, os quais ainda não tenho, se isso lhe parecer bem".
>
> Carmen: "Claro, minha filha, sou do Equador e lá tenho história. Mas neste País ainda não tenho".
>
> Paula: "Seu nome e sobrenomes?".
>
> Carmen: "Carmen Gonzáles Pereyra".
>
> Paula: "Já teve alguma doença importante ou toma algum medicamento?".
>
> Carmen: "Não, minha filha. Tenho 40 anos e estou sadia como uma maçã".
>
> Paula: "Sua mãe está viva e com boa saúde?".
>
> Carmen: "Não. Minha mãe morreu de câncer de mama já bem mais velha. Com 65 anos".
>
> Paula: "E seu pai? Ainda está vivo?".
>
> Carmen: "Meu pai morreu de fome".
>
> E nesse momento a mulher ficou paralisada, como se estivesse vendo seu pai morrer. Meu sentimento foi de impotência, mas soube manejar a situação de maneira adequada, permitindo que aquela mulher falasse sem parar, contando o horror da fome que levou à morte uma parte de sua família, incluindo seu pai. Eu logo soube que tinha sido uma consulta sagrada.

Consulta sagrada: tipos

Consultas sobre o início e o desenvolvimento da vida

- ▶ Consulta em que um casal apresenta problemas de infertilidade.
- ▶ A primeira visita domiciliar ou no momento da alta após o parto.
- ▶ Consulta em que se fornecem os resultados e o embrião tem síndrome de Down.
- ▶ A primeira consulta de apresentação do recém-nascido.
- ▶ Consulta por amenorreia e possível gravidez (distinta em sua apresentação, pois há diferenças entre um caso em que se deseja e espera a gravidez em uma relação estável e um caso em que a provável gravidez ocorre em uma adolescente que praticou sexo sem proteção ou em uma imigrante que fala mal o idioma local e está acostumada ao aborto terapêutico como método de controle da natalidade).
- ▶ Outras.

Consultas sobre sexo

- ▶ Consulta por impotência sexual.
- ▶ Consulta na qual se apresentam problemas de identidade sexual em qualquer idade.
- ▶ Consulta na qual o paciente pela primeira vez fala abertamente de sua homossexualidade.
- ▶ Consulta por insatisfação sexual.
- ▶ Consulta com o adolescente que prevê uma relação sexual com coito e pede orientação anticoncepcional.
- ▶ Consulta em que há sinais/sintomas de infecção sexualmente transmissível ou em que ela se confirma.
- ▶ Consulta de uma mulher que foi estuprada.
- ▶ Consulta em que se suspeita de incesto.
- ▶ Outras.

Consultas sobre a morte

- ▶ A primeira consulta após a perda ou morte de um familiar ou amigo íntimo.
- ▶ Consulta em que o paciente fala que tem medo de morrer.
- ▶ Consulta de uma mulher que sofreu aborto espontâneo e perdeu uma gestação muito desejada.
- ▶ Consulta em que se apresenta a intenção de suicídio ou após uma tentativa de suicídio.
- ▶ Consulta em que se confirma pela primeira vez um diagnóstico muito grave (câncer, esclerose lateral amiotrófica, Alzheimer, Huntington etc.) com o próprio paciente ou com um familiar.
- ▶ A primeira visita domiciliar de um paciente que passa a uma condição terminal, ou a última, com a família, quando se assina a declaração de óbito após a morte do paciente.
- ▶ Consulta em que se pede ou se discute a eutanásia.
- ▶ Outras.

Consultas sobre mudanças nas condições de vida

- ▶ Consulta em que o paciente apresenta os problemas causados pela aposentadoria.
- ▶ Consulta do paciente que perdeu o emprego.
- ▶ Consulta em que a mãe, acompanhada pela filha, fala de passagem algo do tipo "veja só, doutor, um dia desses essa menina virou mulher".
- ▶ A primeira consulta por sintomas muito incômodos causados pela menopausa.
- ▶ Consulta por problemas causados por viuvez, solidão ou dificuldades econômicas.
- ▶ Consulta em que se apresenta pela primeira vez uma separação prevista como traumática (para os adultos e para os filhos, quando houver).
- ▶ As consultas de despedida, por transferências, mudanças de domicílio, especialmente se houver choque cultural e/ou social, do tipo de imigrantes recém-chegados ou de um idoso que vai para um asilo.
- ▶ Consulta ao sair de uma seita ou grupo fechado.
- ▶ Outras.

Outras consultas, problemas e situações

- Consulta em que ficam evidentes os casos de maus-tratos (violência física e/ou psíquica em qualquer idade e sexo).
- Entrevista clínica em que é preciso deixar claro que os sinais ou sintomas apresentados não têm solução (com base na ciência atual) e apenas se pode ajudar a amenizá-los.
- Consulta do paciente que deseja declarar sua vontade em relação a questões importantes para si (testamento vital, objetivos terapêuticos do tipo "prefiro que me cortem o pescoço a amputarem minha perna") e outras.
- Visita domiciliar (ou consulta ambulatorial) depois da alta hospitalar, especialmente se a hospitalização tiver sido prolongada ou problemática.
- Consulta com criança que sofre *bullying* na escola.
- Consulta após um erro médico (próprio ou alheio, o qual se deve reconhecer, explicar, reparar e demonstrar que serve de alerta para evitar que se repita).
- Consulta em que o paciente chora.
- Consulta de início ou fim da licença de trabalho, principalmente quando se prevê ou se reconhece que a duração é maior que o esperado.
- Consulta com o paciente que acaba de sair da prisão.
- Consulta em que, pela primeira vez, se apresenta uma drogadição ou adicção em geral.
- Entrevista clínica em que se evidencia que a mãe rechaça as vacinações e o calendário oficial de vacinas.
- Consulta em que pela primeira vez o cuidador principal de um paciente crônico recluso ao domicílio vira paciente.
- Consulta sobre aconselhamento genético.
- Outras.

Consultas sagradas frequentes: pacientes que choram

Na consulta de medicina geral/de família, cerca de 1% dos pacientes choram. As mulheres choram mais do que os homens. Choram basicamente por problemas sociais e de saúde mental.[1] Há quem chore por medo de morrer (paciente em fase terminal). E há quem chore porque é o aniversário da morte da filha. Outra pessoa chora porque perdeu o emprego. Há quem chore por apresentar diarreia e por estar sozinho. E há quem chore porque o marido é etilista. Outro chora porque seu irmão está internado em um hospital psiquiátrico. Há quem chore porque apanhou do marido; ou porque está deprimido. Há quem chore porque suas duas filhas voltaram a viver em casa devido a problemas econômicos. Outro chora porque sua cozinha pegou fogo. Há quem chore por medo de ter câncer. Há quem chore por estar grávida (e não queria estar). Outra chora por não estar grávida (e queria estar). Há quem chore por viver só e porque seu vizinho morreu. Há quem chore por ter voltado a sentir dor de cabeça. Outro chora por não aceitar sua deformidade congênita. Há quem chore por causa de sua pobreza. E há quem chore sem querer explicar o porquê.[2]

Consultas sagradas com pacientes que choram – o que fazer?

- Deixar a pessoa chorar (legitimar seu sofrimento).
- Romper as barreiras físicas, sentar-se ao lado da pessoa e tocá-la (talvez o cotovelo seja um bom "ponto de contato").
- Pedir que a pessoa explique, se for possível, aquilo que a está afetando e que a faz chorar (colocar o sofrimento em contexto).
- Realizar uma escuta terapêutica e relaxada da consulta sagrada.
- Expressar uma compreensão solidária (compaixão, piedade e ternura).
- Não se envergonhar no caso de ser contagiado pela emoção e inclusive chorar, mas sem esquecer de quem sofre e precisa de ajuda profissional.[3]
- Pedir para a pessoa sugerir soluções, se houver (para que se possa oferecer alternativas adaptadas às suas crenças, culturas e expectativas para esta exata situação e momento).
- "Encerrar" o episódio de choro conseguindo que a pessoa aceite uma interpretação e alternativa que a acalme.
- Se for oportuno, marcar outra consulta para uma nova análise e avaliação do problema que provocou o choro.

A Situação-problema 5 mostra um exemplo de demanda de visita domiciliar a uma paciente que chora.[4]

SITUAÇÃO-PROBLEMA 5

Suzana *(perguntando às funcionárias na recepção do centro de saúde)*: "Tem alguma coisa urgente para mim?".

Ana *(a mais antiga e tranquila entre elas)*: "Não sei. Avisaram que há uma moça chorando, com diarreia e sem um médico definido para atendê-la. É estudante do Erasmus* e fala muito mal o idioma local. Pedro está responsável pelas chamadas hoje, mas já respondeu a quatro. É possível você ficar responsável por esta chamada?".

Suzana *(em voz muito baixa, para si: "Tinha que ser para mim! Quem mandou eu perguntar! E ter tempo para perguntar, o que é o lado ruim de gerenciar bem as consultas...")*: "Pode, sim. Pode deixar para mim e vamos vê-la agora. Me passe essa chamada, por favor". E dirigindo-se à Clara, estudante do terceiro ano de medicina: "Você vem comigo?".

Clara: "Com muito prazer!".

Clara está fazendo estágio no centro de saúde durante um mês. Hoje está com Suzana porque seu orientador não veio devido a uma reunião na direção. Suzana vai até o consultório, retira o avental, arruma um pouco os cabelos e, olhando-se no espelho, pensa: "Será possível ver na minha cara o quanto sou boba e estou sempre fazendo o que os outros não querem fazer e, ainda por cima, contente?".

Nesse momento, Clara, que também tinha tirado o avental e estava recolhendo suas coisas, diz a ela:

Clara: "Será minha primeira visita domiciliar".

Suzana: "Sério? Há quanto tempo você está neste estágio?".

---

*N. de T. Programa de intercâmbio acadêmico em que o acrônimo Erasmus significa, em português, Plano de Ação da Comunidade Europeia para a Mobilidade de Estudantes Universitários.

Clara: "Duas semanas, mas o meu orientador tem apenas um dia por mês de visitas domiciliares. Ele diz que em geral isso é um abuso, e que são os típicos "abusuários" do sistema que sempre querem ser atendidos em casa".

Suzana: "Pois eu faço isso todos os dias – os casos crônicos, de acordo com cada situação, e os agudos, na mesma hora. Creio que não há nada mais bonito que converter-se em convidada e hóspede de uma família que necessita de você. Eu adoro as visitas domiciliares" – acrescenta Suzana enquanto termina de pegar o prontuário e confirma que está levando tudo na pasta.

Clara: "Que maleta bonita!".

Suzana: "Você gosta desta pasta? Se algum dia você for médica de família, eu lhe darei uma de presente, pois gostei muito da forma como se interessa pelos pacientes. Ganhei essa de meu orientador de medicina rural, uma pessoa que você deveria conhecer, sobretudo se gosta de lentilhas".

Clara: "Gosto, sim. Mas o que uma coisa tem a ver com a outra?".

Enquanto conversavam, saíram do centro de saúde e caminharam pela calçada em uma avenida urbana com tráfego intenso.

Suzana: "É um médico de uma comunidade bem pequena, desses médicos que ainda acreditam em sua profissão e nos pacientes, e que ainda são humildes".

Clara: "Gostaria muito de fazer estágio lá!".

Suzana: "Pois você pode solicitar isso. Faz pouco tempo que uma estudante passou por ali. Sua fama já cruzou fronteiras".

Clara: "Obrigada! Farei isso. Você poderia me dar o telefone depois?".

Suzana: "Se você está falando sério, vou comentar esta tarde mesmo e amanhã já lhe dou um retorno. Está bem?".

Clara: "Falo sério, me parece ótimo que fale com eles! Estou de acordo".

Estão já na entrada. É um prédio que Suzana reconhece.

Suzana: "Neste prédio vive uma paciente idosa, D. Fernanda, que vive sozinha e não sai mais de casa. Vou tocar o interfone e avisar que passaremos para vê-la quando terminarmos a consulta".

Suzana liga e fala com D. Fernanda, que, entusiasmada, promete recebê-la com uma queijada feita por ela ontem, para a sobrinha que veio visitá-la. E comenta:

D. Fernanda: "Se há uma estudante com você, é ainda melhor. Gosto muito de pessoas jovens!".

Em seguida, Suzana toca o interfone do apartamento onde mora a moça que irão visitar e explica que é a médica do centro de saúde. Não se ouve resposta alguma, mas a porta é aberta em seguida. Elas entram no elevador e Suzana aproveita para perguntar a Clara:

Suzana: "Você fala inglês?".

Clara: "Sim, falo inglês, francês e alemão. Gosto de aprender idiomas e de viajar".

Suzana: "Que bom! Eu me viro apenas com o inglês. Também gosto muito de viajar".

Chegam ao andar e a porta está aberta. Suzana toca a campainha e ninguém responde. Abrem bem a porta perguntando bem alto:

Suzana: "Tem alguém aí? Tem alguém em casa?".

Como resposta, escutam cada vez mais alto o som de um choro, o qual agora conseguem distinguir sem dúvidas. Fecham a porta e seguem até o fim do corredor. O apartamento é típico de estudantes, com restos evidentes de uma festa. No quarto dos fundos, uma menina chora desconsoladamente deitada na cama.

Suzana se encarrega da situação sem maiores problemas – apresenta-se e apresenta Clara com tranquilidade e falando bem devagar:

Suzana: "Sou médica do centro de saúde para o qual você ligou um pouco antes. Me chamo Suzana e esta é Clara, estudante de medicina, que ficará aqui comigo, se isso não a incomodar. Você entende o que digo?".

Joana: *"Yes, yes*. Sim, sim, perdão. Entendo. Obrigada por falar bem devagar, assim eu *entender* melhor" – responde falando mal o idioma local e parando de chorar durante um instante.

Suzana: "Você se importa se sentarmos? E se levantarmos a persiana e abrirmos um pouco a janela? Não estamos enxergando bem, e o ambiente está carregado" – abrindo a persiana e a janela, colocando uma cadeira para Clara e ela se sentando na beirada da cama. O quarto agora está mais iluminado, cheio de luz, é muito alegre e há flores naturais na mesa de cabeceira.

Suzana: "Que flores bonitas!".

Joana: "Uma amiga me deu de presente. Ontem foi meu aniversário".

Suzana: "Você ganhou uma festa?".

Joana: "Sim. Sinto muito. A casa está desarrumada. É por causa da diarreia. Essa porcaria. E ela não para!" – e volta a chorar, muito sentida.

Suzana: "Não tem problema! Como é isso?".

Joana: "A diarreia vem a todo momento, e não posso fazer nada. Desde criança não tinha uma diarreia tão grande".

Suzana: "Você também teve diarreia na festa?".

Joana: "Não, não! A festa foi bem. Devo ter *comido algo mal, muito mal*. Vou toda hora *banheiro*. Sem parar".

Suzana: "Você acha que foi algo que comeu na festa? Há alguém mais com diarreia?".

Joana: "Não sei. Mas não posso fazer nada, não posso arrumar a casa, minhas colegas foram à aula e estou sozinha..." – e volta a chorar.

Suzana estende a mão para a paciente, e ela a aperta e diz:

Joana: "Estou muito triste. Fraca e sem vontade de fazer nada. Gostaria de estar em casa e que minha mãe pudesse cuidar de mim. Nunca tinha ficado assim".

Suzana: "Além da diarreia, existe algo que a preocupe?".

Joana: "Sim... o Brexit".

Suzana: "O quê?"

Joana: "O Brexit, a saída do Reino Unido da União Europeia. O que irá acontecer com meu Erasmus?" – e volta a chorar desconsoladamente.

Suzana: "Parece que isso ainda vai demorar. E, de qualquer maneira, terão que fazer algo, pois são muitíssimos os estudantes nas mesmas condições. Posso lhe examinar?".

Suzana examina a paciente em busca de pontos de dor, massas abdominais ou rigidez da parede abdominal. Tudo está normal. Ela pergunta, e não há sangue nas fezes, nem febre e nem vômitos. Vai lavar as mãos, as quais seca com papel higiênico enquanto pensa que o banheiro não é ruim, pois é grande e limpo, considerando que é um apartamento compartilhado por estudantes.

Suzana *(voltando ao quarto)*: "Parece uma diarreia inespecífica" (*e, dirigindo-se a Clara*): "Não há sinais nem sintomas de alerta. Quer perguntar algo mais?".

Clara *(surpresa)*: "Como vão os ciclos menstruais?". *(neste momento, é possível notar que Suzana gosta das perguntas de Clara)*

Joana: "Bem, bem. A última menstruação foi na semana passada. E... *(baixando a voz)* tomo pílula...

Clara: "Você tomou algum outro medicamento, como antibióticos?".

Joana: "Não, não, nenhum".

Suzana: "Se ficar bem para você, vou preparar um soro de reidratação oral. Tenho alguma coisa aqui na bolsa e na cozinha posso encontrar algo para preparar alguns litros".

Joana: "Sim, tudo bem. Mas está tudo desarrumado...".

Suzana: "Não tem problema, Joana. Clara, por favor, anote o nome completo dela e se tem algum dado do Serviço Nacional de seu País, algum documento. E pergunte se há algo importante sobre antecedentes de saúde dela e da família. Vou até a cozinha um instante".

Suzana vai até a cozinha e demora um pouco até encontrar o que precisa. Enquanto isso, arruma o que está pior e deixa a cozinha apresentável. Volta ao quarto onde Clara e a paciente estão conversando de maneira animada, sem qualquer sinal de choro. Ela se senta de novo na beirada da cama e diz:

Suzana: "Olha, fiz 2 litros de soro oral. Um deles deixei na geladeira, e este aqui é para que você comece a tomar agora. Pouco a pouco, a pequenos goles, cerca de 1 hora para tomar este litro, para não ficar desidratada. O outro litro você pode tomar ao longo da tarde. Você entendeu?".

Joana: "Sim, sim, fala muito bem e muito claro. Obrigada".

Suzana: "A diarreia vai passar aos poucos e, quando você tiver vontade de comer, prepare alguma coisa. Como é sexta-feira, deixo meu telefone para o caso de acontecer algo. Aí você liga e decidimos o que fazer. Fica bem para você?".

Joana: "Sim, sim".

Suzana: "Você acha que deveríamos fazer algo mais, Clara?".

Clara: "Não, não, tudo parece perfeito!". *(Clara fica emocionada ao se sentir tratada quase como uma colega médica)*

Suzana *(voltando-se para Joana)*: "Você já sabe, 1 litro na primeira hora, mais ou menos, e o outro ao longo da tarde. Quando tiver apetite, prepare algo para comer. Lave bem as mãos depois de ir ao banheiro. Se tiver algum problema, ligue para mim. Você tem alguma dúvida ou quer me perguntar algo mais?".

Joana: "Sim, por favor, escreva seu nome e sobrenome nesta agenda, assim poderei pedir uma consulta com você se algum dia precisar".

Suzana: "Tudo bem", soletrando em voz alta enquanto escreve "Su-za-na Ló-pez. Doutora Suzana López".

Suzana dá a mão à paciente e Clara se despede com um beijo.

Elas saem satisfeitas e dispostas a parar no apartamento de D. Fernanda para provar a queijada.

Não atendo bem as consultas sagradas porque "não tenho tempo", "não há tempo" ou "eu o faria bem se tivesse tempo"

A "cultura da queixa" é o tipo de lamento e pensamento profissional único que atribui todos os males do sistema de saúde aos outros, sejam os pacientes "abusuários",[5] os gestores inúteis, os políticos populistas ou os jornalistas exigentes.

O mantra da cultura da queixa é a crença em que com mais tempo se trabalha melhor, o que é certo apenas em circunstâncias extremas. O médico decide com rapidez diante de uma mistura de processos intuitivos e inconscientes (heurísticas e padrões), além de processos analíticos e reflexivos que permitem a ele acertar em condições de grande incerteza e com restrição de recursos, inclusive de tempo.[6] De fato, as primeiras hipóteses diagnósticas são geradas na mente do médico em poucos segundos[7,8] em consequência de sua formação teórica e prática, além de seu conhecimento do meio local.

Por outro lado, apesar de o profissional de saúde não gostar de reconhecer, é ele mesmo que cria a demanda (e não os pacientes). Essa demanda é infinita, pois a uma maior expectativa de saúde corresponde uma maior insatisfação com ela e uma maior sensação de enfermidade e de precisar de assistência médica (o "paradoxo da saúde" de Amartya Sen[9]).

A ideia da falta de tempo produz consultas sincopadas nas quais o médico redireciona muito precocemente o discurso inicial do paciente (em 16 a 20 segundos), e isso está significativamente associado a novas demandas do paciente no momento do encerramento da consulta e a despedidas mais prolongadas.[10] Quando se permite que as pessoas falem livremente e sem interrupções, a maioria delas termina de falar em 2 minutos.[11]

> ### SITUAÇÃO-PROBLEMA 6
> O estilo sincopado imposto pelos médicos é bem-ilustrado neste diálogo entre o pesquisador Pedro e o paciente André, que acabou de consultar com o psiquiatra:
> Pedro: "Sobre o que você conversou com o médico?".
> André: "Eu não conversei com o médico".
> Pedro: "Não?".
> André: "Não. O médico fez perguntas e eu respondi. Não houve nenhuma conversa".[12]

Os estudos que avaliam o impacto do aumento no tempo das consultas não demonstram benefícios nem para os pacientes, nem para os médicos e nem para o sistema de saúde.[13]

O bem mais precioso do médico e de todo profissional de saúde é o seu tempo. Ele deve saber administrá-lo com a mesma habilidade com que sabe colocar um dispositivo intrauterino, extirpar um carcinoma de pele, diagnosticar uma depressão, prescrever antibióticos de maneira adequada ou escutar um adolescente com problemas de alimentação. Se o médico não souber gerenciar seu tempo, ninguém fará isso por ele. A falta de controle sobre o tempo de consulta provoca insatisfação no médico e no paciente.[14,15]

Investigação sobre as consultas sagradas

Para analisar o significado das consultas sagradas na atenção primária à saúde para os médicos, foi realizada uma pesquisa qualitativa no ano de 2016 com 23 médicos de família do País Basco (Espanha) em 12 centros de saúde urbanos, 8 rurais e 3 mistos por meio de amostragem intencional que buscava obter a diversidade discursiva. A informação foi obtida por meio de 3 grupos de discussão e 3 entrevistas individuais gravadas e transcritas após a obtenção de consentimento informado durante o ano de 2016.[16] Foram destacadas cinco questões:

1. Além do termo: do sagrado à complexidade do ser humano

    O significado e a pertinência do termo "consultas sagradas" para a definição dos encontros clínicos de alto conteúdo emocional não são aceitos de maneira homogênea, mas o conceito é reconhecido como componente de grande importância na prática assistencial.

2. O "arriscar-se" e o profissionalismo na relação médico-paciente

    Sabe-se que a expressão do emocional deixa de ser um sinal ou sintoma e passa a manifestar-se como algo construído de maneira bidirecional e, por isso, é imprescindível que os médicos de família "afinem seu radar" ou "usem uma lupa", não se limitando à aplicação de protocolos.

3. O contexto assistencial: realidades e dificuldades do terreno

    "O grande problema do tempo", as condições de trabalho, as deficiências de formação, a falta de reconhecimento e as dinâmicas das equipes de atenção primária à saúde surgem como os aspectos do contexto mais importantes a serem considerados na atenção a esse tipo de consulta.

4. Efeitos percebidos na relação médico-paciente

    Os médicos percebem que os pacientes valorizam, em especial, a escuta respeitosa diante do confidencial e do íntimo – "ele se importa com o que acontece comigo" –, o conhecimento recíproco ao longo do tempo e a disponibilidade e acessibilidade – "estar ali" – para as circunstâncias vividas com especial angústia.

5. Sugestões para melhorar o problema

    Algumas sugestões são a necessidade de visibilidade e reconhecimento da atenção à dimensão emocional como um componente da qualidade, a melhora da formação em comunicação e em valores, o impulsionamento da medicina de família e comunidade como "especialidade das pessoas" e o fortalecimento da atenção primária à saúde.

CONCLUSÕES

As consultas sagradas são onipresentes, por mais que o componente emocional delas seja ignorado na maior parte das vezes no ensino e na prática clínica. Convém que estudantes, residentes e profissionais clínicos aprendam a identificar as consultas sagradas para que possam responder a elas de forma apropriada.

QUESTÕES DE MÚLTIPLA ESCOLHA*

1. A alternativa que apresenta a melhor definição de "consultas sagradas" é:
   a) Consultas em que há discussão de temas religiosos importantes.
   b) Consultas com alto conteúdo emocional e merecedoras de respeito excepcional.
   c) Consultas especiais em que se deve dispensar no mínimo o dobro do tempo que as demais.
   d) Consultas que ocorrem raramente na vida de um profissional de saúde e, por isso, a elas deve ser dada a máxima atenção.

2. Em relação às recomendações para consultas sagradas com pacientes que choram:
   a) Deixar a pessoa chorar um pouco e depois sugerir que pare para responder às perguntas.
   b) Não se deixar contagiar pela emoção e evitar chorar junto com a pessoa.
   c) Não tocar a pessoa sem a permissão dela.
   d) Pedir para a pessoa explicar o sofrimento e sugerir soluções.

3. Assinale a alternativa que apresenta uma situação que pode ser considerada um tipo de "consulta sagrada":
   a) Casal com problemas de infertilidade.
   b) Familiar com doença mental grave.
   c) Primeira apresentação de uma drogadição ou adicção.
   d) Todas estão corretas.

REFERÊNCIAS

1. Gérvas J, Pastor-Sánchez R, Pérez-Fernández M. Crying patients in general/family practice: incidence, reasons for encounter and health problems. Rev Bras Med Fam Comunitária (Florianópolis). 2012;7(24)629.

2. Gérvas J. Los materiales augéticos y el paciente que llora en la consulta. Acta Sanitaria [Internet]. 17 dic. 2012 [capturado em 12 dez. 2019]. Disponível em: https://www.actasanitaria.com/los-materiales-augeticos-y-el-paciente-que-llora-en-la-consulta/.

3. Robinson F. Should doctors cry at work? BMJ 2019;364:l690.

4. Gérvas J. Visita a domicilio a una paciente que llora. Acta Sanitaria [Internet]. 30 marzo 2019 [capturado em 12 dez. 2019]. Disponível em: https://www.actasanitaria.com/visita-a-domicilio-a-una-paciente-que-llora/.

5. Palomo V. "Abusuarios", los pacientes de los que algunos médicos se quejan en Twitter. El País [Internet]. 15 feb. 2019 [capturado em 12 dez. 2019]. Disponível em: https://elpais.com/elpais/2019/02/11/buenavida/1549899451_189034.html.

6. Rodríguez de Castro F, Carrillo-Díaz T, Freixinet-Gilart J, Julià-Serdà G. Razonamiento clínico. FEM. 2017;20(4):149-60.

7. Melo M, Scarpin DJ, Amaro E, Passos RBD, Sato JR, Friston KJ, et al. How doctors generate diagnostic hypotheses: a study of radiological diagnosis with functional magnetic resonance imaging. PLoS One. 2011;6(12):e28752.

8. Melo M, Gusso GDF, Levites M, Amaro E Jr, Massad E, Lotufo PA, et al. How doctors diagnose diseases and prescribe treatments: an fMRI study of diagnostic salience. Sci Rep. 2017;7(1):1304.

9. Sen A. Health: perception versus observation self reported morbidity has severe limitations and can be extremely misleading. BMJ. 2002;324(7342):860-1.

10. Ruiz-Moral R, Parras-Rejano JM, Alcalá-Partera JA, Castro-Martín E, Pérula de Torres LA. Bienvenido y hasta luego u hola y adiós? Conductas comunicativas de los médicos residentes en los momentos iniciales y finales de las consultas. Aten Primaria. 2005;36(10):537-43.

11. Langewitz W, Denz M, Keller A, Kiss A, Rütimann S, Wössmer B. Spontaneous talking time at start of consultation in outpatient clinic: cohort study. BMJ. 2002;325:682.

12. Galasiński D. Language and psychiatry. Lancet Psychiatry. 2018;5(3):200-1.

13. Wilson AD, Childs S, Gonçalves-Bradley D, Irving GJ. Effects of interventions aimed at changing the length of time of consultations between family doctors and patients. Cochrane Database Syst Rev. 2006;(1):CD003540.

14. Gérvas J. Duración del encuentro clínico: desde la prehistoria al futuro. No Gracias [Internet]. 25 feb. 2016 [capturado em 12 dez. 2019]. Disponível em: http://www.nogracias.eu/2016/02/25/duracion-del-encuentro-clinico-desde-la-prehistoria-al-futuro-por-juan-gervas/.

15. Gérvas J, Fabi LF. Gestión de la consulta. In: Práctica clínica en medicina familiar y comunitaria [Internet]. Montevideo: Bibliométrica; 2017 [capturado em 12 dez. 2019]. Disponível em: http://equipocesca.org/gestion-de-la-consulta/.

16. Baza BM, Ferrández ES, Revenga AD, Diouri N, Santos MFS, Gómez CC. Consultas sagradas en atención primaria: ¿qué suponen para el personal médico? Aten Primaria [Internet]. 2019 [capturado em 16 dez. 2019]. Disponível em: https://reader.elsevier.com/reader/sd/pii/S0212656718305626?token=18BBA5B-F85902B0918300F75D31A2FFF9B03BB9464BA5A54ABCFFB-4826743098C3A5B5DD44534D3FEED5AB91939FB8B3.

*Acesse as respostas e comentários às questões de múltipla escolha em https://apoio.grupoa.com.br/comunicacaoclinica.

PARTE VI
TÓPICOS DE MAIOR COMPLEXIDADE E ENCONTROS DESAFIADORES

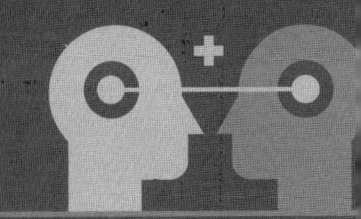

Comunicação com pessoas com sintomas de difícil caracterização

Marcela Dohms; Sandra Fortes e Hélio Antonio Rocha

19

QUESTÕES INICIAIS PARA REFLEXÃO

1. Como usar melhor as habilidades de comunicação na abordagem de pessoas com sintomas de difícil caracterização?
2. Como as habilidades de comunicação podem ajudar a pessoa a perceber a associação do sintoma físico com fatores estressantes e contexto psicossocial?
3. Como a comunicação clínica efetiva pode ajudar as pessoas a lidarem melhor com seus sintomas e os problemas a eles associados?

CONCEITOS FUNDAMENTAIS

- ▶ Os sintomas de difícil caracterização costumam ser uma forma de expressão de sofrimento emocional e se relacionam a situações de estresse, estados ansiosos/depressivos ou problemas/vulnerabilidades psicossociais.
- ▶ O vínculo e a comunicação profissional de saúde-paciente são elementos centrais no manejo dos sintomas e dos fatores associados, incluindo o sofrimento emocional, sendo, por si sós, fortes agentes terapêuticos.
- ▶ Os sintomas de difícil caracterização são percebidos de maneira muito diferente entre as culturas, motivo pelo qual se recomenda que os profissionais desenvolvam humildade cultural ao lidar com migrantes ou com populações culturalmente heterogêneas.
- ▶ O paciente não tem controle consciente sobre seus sintomas e pode ter dificuldade de entender como eles surgem, como podem melhorar e a relação da melhora com os atendimentos.
- ▶ É importante que os profissionais de saúde reflitam sobre as reações emocionais de frustração, raiva ou culpa que podem surgir nos atendimentos.

FUNDAMENTAÇÃO TEÓRICA

SITUAÇÃO-PROBLEMA 1

Maria, 50 anos, vem consultar com sua equipe de saúde pela sétima vez em dois meses:

"Dra., continuo sentindo meu coração bater mais forte e aquela fisgada no peito. Ontem à noite achei que ia ter que chamar o SAMU de tão forte que ele bateu; parecia que ia sair pela boca. Fiquei muito nervosa. Não entendo! Já fiz um monte de exames do coração e não aparece nada! Já fui a vários médicos e ninguém me diz o que tenho! Nada do que eu faço melhora! Preciso de ajuda!".

Maria divorciou-se há cerca de três meses, um divórcio difícil envolvendo traição do marido. O casal tem três filhos, e recentemente os filhos começaram a conviver com a namorada do ex-marido. Ela é costureira, tem trabalhado cerca de 10 horas por dia desde o divórcio para aumentar a renda e não tem tempo para atividades físicas ou de lazer. Tem poucas amigas e sua família mora em outra cidade.

SITUAÇÃO-PROBLEMA 2

Narrativa de uma médica:

Atendi uma mulher que chegou sem consulta agendada pedindo atendimento como demanda espontânea porque estava com dificuldade para engolir. Chamei. Ela veio dizendo que estava ruim para engolir, com a garganta travada desde o dia anterior, como se tivesse terra. Aí eu perguntei se tinha acontecido alguma coisa. "Acabei de voltar do enterro do meu irmão. Era um rapaz de 28 anos. Foi atropelado por uma moto quando voltava *pra* casa depois do trabalho." Contou-me também que há três meses perdeu o pai. Chorou, chorou, chorou. Perguntei se ela não achava que esse desconforto na garganta podia ser por conta disso, por estar difícil engolir o que aconteceu... Ela disse que achava que não. Achava que era porque o dia anterior tinha sido muito quente. Eu fiquei impressionada. Fiquei me questionando em que momento da história e da vida as pessoas perderam a conexão da mente com o corpo. Fiquei pensando sobre o quanto o nosso papel deve ser esse de "cavoucar" essa terra mesmo. Foi só deixar ela falar e voltou do enTERRO com sensação de TERRA na garganta... Acho que as pessoas também precisam de tempo para elaborar os sofrimentos. Tempo para sentir. Não adiantava eu forçá-la a fazer uma conexão do sintoma com as perdas recentes. Nesse momento, ela estava com seus mecanismos de defesa muito ativados, com muita resistência para conectar-se com essas emoções. Tentei ouvir bastante e estimular que ela falasse do seu contexto de vida; pedi para retornar na semana seguinte.

Contexto

A presença de sintomas físicos quando não se verificam doenças clínicas que os justifiquem é um problema antigo para os profissionais de saúde. Embora ter sensações corporais incomuns seja frequente na vida das pessoas, ocorrendo pelo menos 1 vez por semana, na maioria das vezes as pessoas não procuram atendimento.[1] Essas queixas tendem a surgir em momentos de tensão emocional e se associam a transtornos mentais, como ansiedade, depressão e outros quadros psiquiátricos descritos como transtornos somatoformes e dissociativos, segundo a CID-10,[2] e transtornos de sintomas somáticos, de acordo com o DSM-5.[3] Também estão presentes nas diversas síndromes funcionais como cólon irritável, fibromialgia, cefaleia de tensão e outras que, por sua vez, associam-se fortemente a situações de estresse e estão sendo estudadas a partir de uma nova síndrome denominada síndrome ou transtorno (dependendo de sua gravidade) de sofrimento corporal do estresse (em inglês, *bodily stress syndrome* ou *bodily stress disorder*).[4,5]

Um problema se destaca para o sistema de saúde: esses pacientes costumam ser hiperutilizadores ou poliqueixosos. Muitas vezes, esses são os nomes dados aos pacientes que consultam frequentemente e que são vistos como pacientes difíceis ou problemáticos pelas equipes de saúde, devido à complexidade de habilidades exigidas dos profissionais de saúde. Consultam com alta frequência, tendendo a ter taxas elevadas de sofrimento emocional, transtornos mentais e problemas psicossociais. Também é observada uma maior proporção de mulheres, idosos, desempregados e pessoas com doenças crônicas nesse público.[6] Esses pacientes têm maior probabilidade de receber prescrições e referenciamentos inadequados, com maior risco de medicalização e falha da prevenção quaternária.[7,8] Pode haver também maior risco de omissão ou diagnósticos equivocados em pacientes considerados "difíceis" comparativamente aos "neutros", que não suscitam no médico emoções negativas e, por isso, não lhes desviam das funções de atenção e raciocínio clínico.[9]

Na Situação-problema 1, a paciente em questão descreve possíveis sintomas de ansiedade, passando por diversos profissionais. Foram realizados exames para afastar uma doença física que lhe trouxesse algum risco, mas não houve alívio de sofrimento nem construção do entendimento do seu problema de saúde. Salmon e colaboradores[10] investigaram a premissa de que os pacientes excluem suas questões psicológicas dos atendimentos. Nesse estudo qualitativo, constataram que as pessoas naturalmente dão pistas dos estressores psicossociais, tentam falar sobre suas preocupações nas consultas, mas os profissionais respondem ignorando essas questões, normalizando-as, aconselhando os pacientes ou prescrevendo sintomáticos e encaminhamentos. A maioria dos pacientes não chega aos atendimentos pedindo por tratamento físico.[10]

A consulta médica pode contribuir para a cronificação do processo de somatização,[11] na medida em que separa corpo e mente, também deixando de trabalhar com o contexto de adoecimento da pessoa. Ao longo do tempo, os pacientes podem aprender que o espaço do atendimento é para falar apenas de sintomas físicos, sem conversar sobre outros aspectos da vida, da saúde e do processo de adoecimento. O desenvolvimento de habilidades de comunicação que auxiliem o profissional e o paciente a construírem um modelo de entendimento comum que integre corpo, mente e contexto social no processo de adoecimento pode ajudar não somente na construção da história e do raciocínio clínicos, mas também orientar a construção do plano terapêutico.

Os médicos geralmente sentem dificuldade de entrar em acordo com os pacientes sobre a definição dos seus problemas e se sentem inseguros e com medo de não perceber algum desencadeador físico, levando a intervenções médicas contínuas.[12] Por outro lado, grande parte desses pacientes não se sente compreendida, sentindo falta de empatia e insatisfação com as abordagens.

Segundo alguns autores,[13] o termo em inglês MUS (*medically unexplained symptoms*), ou seja, sintomas medicamente inexplicáveis, é considerado uma hipótese de trabalho, e não uma categoria diagnóstica propriamente dita. Nesse caso, o que se propõe é que cada problema ou diagnóstico detectado deva ser corretamente abordado e tratado, incluindo os transtornos mentais. Se a condição clínica apresentada pelo paciente não é resolvida, deve-se lembrar que as mudanças nos sintomas podem ser um motivo para revisar a hipótese de trabalho de MUS, evitando-se, assim, desprezar novas queixas ou sintomas e realizando uma avaliação cuidadosa das situações de vida que podem estar atuando como desencadeantes.[13]

Estudos mostram que fatores psicológicos podem ser indicadores de risco. Percepções negativas da doença, afeto negativo, enfrentamento desadaptativo, eventos negativos da vida e abuso relatado durante a infância e idade avançada são preditores de mau prognóstico. Baixo nível educacional e o fato de estar solteiro (separado, viúvo ou divorciado) indicam risco de persistência dos sintomas em pacientes com altos escores de sintomas.[14]

Os profissionais de saúde devem concentrar-se na comunicação médico-paciente, pois esses elementos são essenciais no manejo de sintomas de difícil caracterização e, por si sós, são fortes agentes terapêuticos no atendimento centrado no paciente.[13]

A discussão sobre a abordagem na comunicação com pessoas com sintomas de difícil caracterização é dividida aqui em três partes da entrevista, baseando-se nas recomendações internacionais de competências comunicacionais e na terapia de reatribuição.[15,16]

Construção da relação

A construção da relação entre o profissional de saúde e o paciente ocorre durante toda a entrevista e é longitudinal a todos os encontros clínicos. É especialmente importante na abordagem de pessoas com sintomas de difícil caracterização garantir um ambiente sem interrupções e uma atmosfera de confiança a fim de que o paciente se sinta à vontade para falar sobre o contexto de seu adoecimento. Na construção da relação nesse contexto, é fundamental que o paciente perceba que o médico reconhece a realidade dos seus sintomas. Essa percepção de sentir-se compreendido se relaciona com a comunicação de respostas empáticas verbais e não verbais pelo profissional.

Assim, a atenção à comunicação não verbal, tanto do médico quanto do paciente, auxilia na construção dessa relação, em que geralmente há dificuldade de expressão verbal de angústias. Deve-se ter em mente que uma das principais formas de comunicação de uma pessoa é por meio do corpo. Assim, ao facilitar a verbalização das angústias, as emoções são externalizadas. É preciso levar em conta que em algumas culturas pode ser considerado inadequado verbalizar sentimentos associados a conflitos ou emoções negativas e, por isso, algumas pessoas podem ter "calado suas emoções" no corpo.

Esse processo de construção da relação com pacientes com sintomas de difícil caracterização pode tornar-se desafiador por vários motivos (p. ex., quando o paciente já traz experiências prévias negativas com outros profissionais ou quando o paciente procura o profissional de saúde repetidas vezes, comunicando que os sintomas não melhoram). Nesses momentos, recomenda-se focar mais no vínculo do que na queixa, considerando também que muitas vezes as pessoas podem não ser capazes de perceber a relação das mudanças com os atendimentos.[17]

Outro desafio para o profissional diz respeito às suas próprias reações emocionais que podem surgir nessa relação. Reações contratransferenciais negativas podem surgir quando o profissional percebe o paciente como demandante de muita atenção e a sua impotência perante seus sintomas e problemas. O profissional pode cair em um círculo vicioso e desgastante de sucessivas e repetidas consultas sem resultados positivos, gerando insatisfação e mal-estar para ambas as partes.[18] Nesses processos, o profissional pode sentir várias emoções negativas, como frustração, irritabilidade, impotência, desvalorização, aversão, medo e culpa. O fato de não conseguir adotar uma atitude atenta como gostaria e a sensação de incompetência podem produzir um desejo de distanciamento do paciente.

Para conseguir realizar efetivamente uma escuta empática nesses casos, os profissionais de saúde precisam refletir sobre essas reações emocionais e fazer uma revisão das próprias emoções durante todos os atendimentos. O profissional precisa estar atento às suas tendências autoritárias de apontar as soluções para o problema da vida do paciente. Nesse processo reflexivo, algumas perguntas podem ajudar: "Como vejo esta pessoa?", "Vejo-a como alguém em sofrimento genuíno?" ou "Vejo-a como um fardo?", "Tenho (pré)conceitos sobre ela?", "O que esta pessoa vê em mim, como médico?", "O que esta pessoa espera de mim?", "Quais emoções e sentimentos são suscitados em mim?"[18] (ver Capítulo 7, Reações emocionais dos profissionais de saúde nos encontros clínicos).

Fase de obtenção de informações

Exploração da agenda

O termo "agenda" se refere aos motivos de consulta trazidos pelo paciente, que podem incluir motivos que não são facilmente explicitados inicialmente: a chamada "agenda oculta".[19] Assim, nessa fase é importante uma exploração estruturada dos sintomas, com foco no contexto e na sua cronologia exata, incluindo onde e quando os sintomas começaram. Deve-se abordar quais são as ideias ("O que você acha que está acontecendo com você?", "O que você acha que está correlacionado a este sintoma?") e incentivar a expressão de emoções relacionadas aos sintomas, às preocupações e às expectativas do paciente, bem como a influência dos sintomas na sua vida e no ambiente social, prestando atenção às sugestões (i.e., antecedentes psicossociais dos sintomas) na história do paciente.[13]

O paciente pode começar a consulta trazendo queixas físicas misturadas com relatos de angústias e sensação de "nervoso", por exemplo. Se o profissional de saúde, nesse momento inicial, focalizar a entrevista com perguntas fechadas sobre os sintomas físicos, pode perder importantes oportunidades de ter uma visão mais global da pessoa que está atendendo. Se, por exemplo, no início da entrevista, optar por apenas repetir a palavra "nervoso", pode conseguir facilitar mais a expressão sobre as emoções do paciente.[20] Os pacientes podem começar a consulta com uma narrativa parcialmente elaborada, não delimitando bem aspectos importantes de seus sintomas, como a cronologia ou os fatores coadjuvantes ou associados aos sintomas, mas certamente fornecerão informações que podem funcionar como "pistas", apontando para os fatores associados. É útil, também nessa fase, resumir as informações usando a perspectiva do paciente.[21]

Em geral, as pessoas não estabelecem automaticamente as ligações com eventos da sua vida. Por isso, é preciso abordar os possíveis fatores que desempenham um papel no entendimento das causas dos sintomas. Esses fatores podem ser categorizados em predisponentes, precipitantes e perpetuantes (**Tabela 19.1**). É necessário compreendê-los dentro de uma perspectiva biopsicossocial que construa com o paciente uma narrativa que não só correlacione os sintomas com seu sofrimento emocional (ou até mesmo transtorno mental), mas que também o ajude a lidar melhor com essas dificuldades. Tal situação está presente nas duas situações descritas no início deste capítulo e ajuda a estabelecer esses vínculos, sendo também parte fundamental do processo terapêutico com esses pacientes.

Tabela 19.1 - Fatores predisponentes, precipitantes e perpetuantes e o modelo biopsicossocial

	FATORES PREDISPONENTES	
Biológicos	**Psicológicos**	**Sociais**
▶ Genética ▶ Problemas crônicos de saúde ▶ Doenças graves na infância	▶ Estresses de vida atual ▶ Trauma psicológico ▶ Experiências adversas na infância ▶ Abuso físico, sexual ou psicológico na infância ▶ Vínculos parentais inseguros ▶ Transtornos mentais como depressão, ansiedade e estresse pós-traumático ▶ Características da personalidade (alexitimia, neuroticismo)	▶ Experiências de adoecimento na família ▶ Padrão de adoecimento familiar ▶ Crenças e expectativas culturais ▶ Características do sistema de saúde
	FATORES PRECIPITANTES	
Biológicos	**Psicológicos**	**Sociais**
▶ Doenças infecciosas ▶ Acidente/trauma ▶ Cirurgia	▶ Sobrecarga de estresse ▶ Depressão/ansiedade ▶ Outros transtornos mentais ▶ Evento de vida recente associado a trauma pregresso ▶ Contato constante com figuras abusivas	▶ Eventos de vida negativos (perda de pessoas amadas, demissão iminente) ▶ Condições de vida difíceis ▶ Alta sobrecarga de trabalho ▶ Rede social de apoio reduzida ▶ Reportagem na mídia sobre temas e preocupações em saúde
	FATORES PERPETUANTES	
Biológicos	**Psicológicos**	**Sociais**
▶ Declínio na capacidade de se exercitar ▶ Capacidade reduzida e maior sensibilidade e percepção (sensibilização e hipervigilância)	▶ Incapacidade de modificar preocupações ▶ Ansiedade/depressão ▶ Estresse crônico ▶ Desempoderamento ▶ Crenças disfuncionais sobre o processo de saúde e doença ▶ Autoestima baixa ▶ Falsas atribuições ▶ Pensamentos catastróficos ▶ Resiliência	▶ Postura e comportamento do clínico ▶ Organização do sistema de saúde ▶ Comportamento familiar

Fonte: Adaptada de WONCA *Working Party on Mental Health*.[22]

A abordagem desses fatores pode gerar resistências. Por isso, é preciso cuidado ao abordar os fatores psicossociais, à medida que se entra na intimidade da pessoa, ampliando a agenda para além de questões biológicas.[23]

Ao mesmo tempo que se estimula o relato de narrativa, devido a restrições de tempo, pode ser necessário fazer interrupções em determinadas situações.

Antes de passar para a fase de explicação e plano, o ideal seria que o profissional de saúde fosse capaz de descrever como a pessoa se sente e quais são suas preocupações. No atendimento a pessoas com sintomas de difícil caracterização, é especialmente importante abordar a sensação subjetiva de doença, seus medos (até o medo da morte) e a percepção que cada pessoa tem de si como saudável. Muitas vezes, o paciente ainda não consegue elaborar qual é o medo e pode não conseguir responder a perguntas diretas como "qual é o seu medo?". É importante permitir que a pessoa tenha tempo para absorver as informações conversadas no atendimento.

Fase de explicação e plano terapêutico

Construção de um modelo explicativo dos sintomas

Arthur Kleinman[25] aponta um modo pelo qual um episódio de adoecimento é compreendido por todos os participantes no processo clínico, denominado modelo explicativo ou explanatório. O modelo explicativo propicia esclarecimento para, pelo menos, cinco aspectos da doença: causa do adoecimento; tempo e início dos sintomas; fisiopatologia envolvida; história natural e magnitude da doença; e tratamentos para a enfermidade. Profissional e paciente têm, cada um, seu modelo explicativo;[26] são linguagens e compreensões diferentes acerca do adoecimento. Compreender o ponto de vista um do outro a fim de buscar construir uma linguagem comum e um plano de ação conjunto pode ser trabalhoso. Por isso, entender os sintomas físicos e emocionais, assim como o contexto de vida nas palavras que a pessoa atendida explicou, tendo usado parte do tempo do atendimento para isso, é um investimento precioso. A linguagem deve ser adequada ao modelo cultural do paciente, usando preferencialmente o idioma materno do paciente. Se o profissional não falar o mesmo idioma, recomenda-se buscar algum intérprete ou profissional da mesma língua.[13]

A ponte entre os sintomas físicos com o contexto pode ser difícil nos casos crônicos, em que o paciente entende que seu problema de saúde é uma doença física e tem difi-

Dica

Para ajudar na ampliação da agenda:[23]
- Fazer o "salto psicossocial" integrado na anamnese e não como um item separado.
- Iniciar a abordagem perguntando como está o sono, o que não costuma gerar resistências. Devem-se abordar os sonhos. Se detectar pesadelos, pode-se relacioná-los com ansiedades ocultas.
- Abordar o estado de ânimo e preocupações (p. ex., "Que tipo de estresse faz com que você se sinta pior? Dificuldades financeiras ou problemas familiares?").

Cuidado!

- Evite entrar em aspectos psicossociais rápido demais. Não tenha pressa, respeite as defesas psicológicas de cada paciente.[23]
- Fique atento aos sinais e às pistas não verbais de que a pessoa não quer falar sobre determinado assunto.[10] Se o paciente se recusar a abordar o aspecto psicológico, respeite sua decisão, mas procure criar outro tipo de comunicação simbólica.[23]

Dica

Quando precisar interromper os pacientes, siga os três "Es":
excuse = pedir permissão; *empathize* = empatizar com o tema; e *explain* = explicar a razão para a interrupção.[24]

culdade para construir associações entre questões psicossociais e seu processo de adoecimento. Ao buscar entender com o paciente a associação dos sintomas com eventos de vida produtores de estresse, duas formas de relação devem ser consideradas.

- **Associação cronológica.** É a mais fácil de ser avaliada. Envolve não apenas detectar mudanças e eventos de vida que se relacionam ao início ou agravamento dos sintomas, mas também eventos rotineiros que estejam conectados com os sintomas. Avaliar cuidadosamente hora e local de surgimento dos sintomas, incluindo padrões repetitivos, pode abrir caminhos para o entendimento do processo de geração dos sintomas. No caso de Maria (Situação-problema 1), isso envolve elucidar como ela se sente com a separação e a sobrecarga resultante dessa mudança em sua vida que a deixam ansiosa, e como os seus sintomas estão relacionados a essa ansiedade.
- **Uso de metáforas como alternativa de abordagem de problemas.** Deve-se ter em mente que as queixas físicas estão presentes na rotina de vida das pessoas, em especial em situações de estresse, principalmente se o quadro for crônico. Essas alterações físicas são tão frequentes que na linguagem rotineira, em várias línguas e culturas, encontram-se expressões que apontam tais associações. Em português, pode-se citar expressões como "meu filho só me dá dor de cabeça", "essa pessoa me embrulha o estômago", "não consigo engolir essa situação" e que são acompanhadas de mal-estar no estômago, "bolo na garganta" ou cefaleia. Na Situação-problema 2, a associação de "terra" com "enterrar" representa uma metáfora que permite à médica entender melhor o sintoma. Por tratar-se de uma conversão, cujo processo etiológico envolve associações simbólicas, é mais fácil a utilização da metáfora. Porém, estas também podem estar apenas associadas a figuras de linguagem de base cultural, como as descritas anteriormente.

Muitas vezes, recorrer a essas figuras na conversa com os pacientes pode ser uma forma de detectar quais são os problemas associados às queixas, relações que não são entendidas claramente pelo próprio paciente. Para estimular a narrativa de metáforas, podem ser úteis perguntas como: "O que você não consegue engolir?", "Que peso você carrega nas costas?", "O que tem sido difícil digerir?".

Sugere-se que as metáforas utilizadas pelas pessoas sejam registradas exatamente como são ditas, podendo ser a ponte para uma abordagem narrativa (p. ex., "Essa traição é uma faca enterrada no meu peito", "Chego a ter ânsia de

Dica

Para o processo de construção de uma visão mais integrada da mente com o corpo:[15]

- evite atribuir os sintomas a causas psicológicas ou dizer que eles estão na "cabeça" do paciente;
- as queixas ou as narrativas de "nervos" são um padrão cultural que pode ajudar na construção de um modelo explicativo em comum, assim como "estresse" e "tensão muscular";
- é mais provável que explicações que são cocriadas pelo paciente e pelo profissional sejam mais aceitas pelos pacientes.[26]

Cuidado!

Nessa fase de explicação, há certas formas de comunicação que podem piorar a relação com pacientes com sintomas de difícil caracterização; por isso, recomenda-se evitar:[17]

- desafiar o paciente;
- focar demais na remissão dos sintomas – os pacientes não querem necessariamente alívio do sintoma;
- fazer associações precoces da origem dos sintomas com sofrimento emocional.

Nessa fase, também é importante, se possível, a explicação de círculos viciosos de fatores perpetuadores.[12]

vômito quando penso sobre isso"). As metáforas podem, então, ser usadas para melhor compreender o processo saúde-adoecimento.

Processo de decisão compartilhada

É importante inicialmente abordar sobre suas expectativas de ajuda (p. ex., "Que tipo de ajuda você acha que poderia ser útil no momento para seu problema?", "Algum tipo de ajuda já lhe fez sentir-se melhor anteriormente?", "O que foi útil e o que não foi?").

Recomenda-se que as propostas de abordagem sejam feitas em etapas e em forma de decisão compartilhada entre o profissional de saúde e a pessoa. Os pacientes tendem a aceitar melhor as orientações se sentirem que o plano foi personalizado, e tendem a uma melhor adesão se sentirem que participaram da elaboração do plano terapêutico.[19] Nessa fase, também é importante buscar tranquilizar os pacientes de maneira eficaz e realizar o gerenciamento de expectativas diante de exames adicionais,[12] bem como fazer um acordo sobre eventuais aspectos a serem trabalhados, em conjunto, no futuro.

A estratégia de resumir para o paciente sua narrativa incluindo fatores físicos, psicológicos e sociais relevantes e possíveis vínculos entre eles é uma maneira de mostrar que o profissional está atento e interessado nos sintomas e problemas do paciente. Recomenda-se que o resumo inclua tópicos discutidos na consulta e que haja comunicação explícita sobre os resultados esperados, vantagens e desvantagens de outras investigações biomédicas. Realizar resumos permite reavaliar e reinterpretar, junto com a pessoa, a sua trajetória de recurso às consultas no seu contexto de saúde e de vida, sem culpá-la nem fazer juízos de valor. Além disso, possibilita descobrir as opiniões e expectativas do paciente e se ele concorda ou não com o plano de tratamento.[27]

Estimular uma visão otimista tem efeito positivo na forma de lidar com a saúde, bem como nos seus desfechos. Profissionais que fazem reforços positivos e encorajamento frequentes podem obter resultados mais favoráveis no curso do tratamento médico.[28] Nessa perspectiva, também pode ser útil propor e refletir com o paciente quais mudanças seriam necessárias para aumentar sua satisfação em viver, evitar culpar a pessoa pelo problema e buscar encorajá-la a desenvolver estratégias alternativas para o seu manejo.[29] Nos mais idosos, pode haver o sentimento de desespero, de que o tempo é muito curto para começar outra trajetória de vida. Esse sentimento pode estar associado a um medo inconsciente da morte que, às vezes, é transformado no desejo de morrer.[18]

Nessa fase de elaboração do plano conjunto, devem-se incluir, na proposta de decisão compartilhada, estratégias para gerenciamento do estresse, como exercícios de respiração, atividade física, higiene do sono, dieta saudável e exercícios de relaxamento.[30] Para isso, é útil empregar recursos da entrevista motivacional (ver Capítulo 4, Entrevista motivacional) a fim de promover mudanças de estilo de vida e no processo de elaboração de estratégias de autocuidado. Além disso, deve-se ajudar o paciente nesse processo de encontrar recursos de enfrentamento não apenas externos (medicamentos, exames, terapias corporais, rede social), mas também internos.

Abordar a resiliência nas pessoas com sintomas de difícil caracterização é fundamental, avaliando a capacidade de superar situações adversas anteriores, seus sentimentos de frustração e o grau de tolerância ao sofrimento (p. ex., "Como você lidou com problemas difíceis anteriormente?", "Como tem lidado com os problemas atualmente?").

A meditação pode aumentar a capacidade de o indivíduo conhecer a si próprio e a seu entorno, incrementando sua capacidade de autocontrole e de lidar com os problemas.[28] Expressões artísticas em geral, como música, dança, teatro, artesanato, podem facilitar a expressão das emoções. Deve-se estimular o paciente a continuar (ou retornar a) suas atividades diárias normais, tanto quanto possível, apesar dos sintomas. O envolvimento em atividades prazerosas, como exercícios regulares, busca de um *hobby* ou atividades sociais, pode neutralizar o desconforto ou o sofrimento e reduzir o estresse.

No acompanhamento, recomenda-se fornecer cuidados proativos e marcar consultas regularmente durante o curso do tratamento, com base nas necessidades do paciente. Verbalizar apoio ao paciente e sugerir grupos de apoio e fortalecimento da rede social na decisão compartilhada também são estratégias importantes de cuidado.[13] Deve-se fazer o mínimo de referenciamentos, para evitar o risco de iatrogenia. Outra sugestão relacionada aos aspectos comunicacionais no acompanhamento é: propor ao paciente que traga, para as consultas, registros narrativos escritos de aspectos e eventos estressantes significativos da sua vida.[31]

Como o objetivo deste capítulo não é aprofundar as técnicas terapêuticas de suporte, são citadas outras intervenções psicossociais avançadas que podem auxiliar no cuidado a esses pacientes. Elas representam uma fase mais avançada do processo terapêutico e, por isso, são apenas sumariamente descritas aqui:

> **Não esquecer**
>
> As habilidades de comunicação importantes para essa fase são:[21]
> - fornecer informações e construir modelos explicativos dos sintomas em comum com o paciente;
> - enquadrar a informação em linguagem positiva;
> - explicar fatores perpetuantes;
> - reconhecer as perspectivas do paciente sobre sintomas e opções de tratamento;
> - explicar as perspectivas do profissional sobre sintomas e opções de tratamento;
> - permitir tempo para que as informações sejam absorvidas;
> - explicar a justificativa e os possíveis resultados de exames;
> - confirmar a compreensão das explicações e a aceitabilidade da proposta terapêutica e de acompanhamento;
> - incentivar o envolvimento na tomada de decisões;
> - explorar barreiras à implementação do plano de tratamento.

- **Terapia de reatribuição.** Essa modalidade de intervenção cognitiva centra-se em etapas bem semelhantes às já descritas neste capítulo e é indicada para todos os subtipos de pacientes com queixas físicas pouco esclarecidas.
- **TRP+Plus.** A Organização Mundial da Saúde lançou um manual que associa a terapia de resolução de problemas (TRP) a diversas estratégias comportamentais, o qual apresenta evidências de efetividade. Ele também auxilia no apoio aos profissionais para que os pacientes possam superar melhor suas dificuldades de vida que se correlacionam fortemente com o sofrimento e o adoecimento mental.[32] Pode-se encontrar mais informações sobre essa intervenção em https://apps.who.int/iris/bitstream/handle/10665/206417/WHO_MSD_MER_16.2_eng.pdf;jsessionid=44222E92D0CB0C1B-D45F640D5578DC3E?sequence=1.

CONCLUSÃO

Embora, de modo geral, sejam considerados difíceis, os pacientes portadores de queixas de difícil caracterização respondem positivamente a intervenções leves, com base em uma relação com o profissional de saúde que se caracterize pelo acolhimento, pelo reconhecimento da queixa e pela reestruturação da agenda com esclarecimento da associação dessas queixas com desencadeantes psicossociais e até mesmo com transtornos mentais. Em um número significativo de casos, a dificuldade nasce das limitações dos profissionais em lidar com esse tipo de quadro clínico que demanda modelos biopsicossociais de compreensão e manejo. Ampliar as habilidades de comunicação é essencial para uma melhor compreensão, diagnóstico e manejo desses casos.

QUESTÕES DE MÚLTIPLA ESCOLHA*

1. O sistema de saúde e a maneira como os profissionais abordam clinicamente os pacientes com sintomas de difícil caracterização podem contribuir para a piora do quadro, na medida em que:

    a) Constroem intervenções de saúde desnecessárias, como prescrição de medicamentos prescindíveis e investigações diagnósticas dispensáveis.

    b) Focam mais a exclusão de uma doença física do que a construção de um entendimento do processo de adoecimento biopsicossocial.

    c) Cumprem com a prevenção quaternária.

    d) Ao alimentar a expectativa de que há uma doença física, sem abordar o contexto psicossocial, podem alimentar a ansiedade e a frustração em pacientes, famílias e nos próprios profissionais.

2. Ao identificar uma pessoa com sintomas de difícil caracterização, é indicado:

    a) Saber se o indivíduo tem algum transtorno depressivo ou ansioso.

    b) Excluir a existência de alguma doença física que justifique os sintomas relatados.

    c) Realizar exame físico.

    d) Minimizar iatrogenias que investigações clínicas excessivas podem causar aos pacientes.

3. Assinale a alternativa que contém fatores predisponentes e perpetuantes relacionados a pacientes com sintomas de difícil caracterização:

    a) As características do sistema de saúde.

    b) A postura e o comportamento do profissional de saúde.

    c) Reportagens na mídia sobre temas e preocupações em saúde.

    d) Todas as alternativas estão corretas.

REFERÊNCIAS

1. Uribe M, Vicente B. Somatization en estudios de campo. Rev Psiquiatr (Santiago de Chile). 1995;12(3/4):227-35.
2. Organização Mundial da Saúde. Classificação de transtornos mentais e de comportamento da CID-10. Porto Alegre: Artmed; 1993.
3. American Psychiatric Association. Manual diagnóstico e estatístico de transtornos mentais: DSM-5. 5. ed. Porto Alegre: Artmed; 2014.
4. Fortes S, Tofoli LF, Gask L. New categories of bodily stress syndrome and bodily distress disorder in ICD-11. J Bras Psiquiatr. 2018;67(4):211-2.
5. Budtz-Lilly A, Schröder A, Rask MT, Fink P, Vestergaard M, Rosendal M. Bodily distress syndrome: a new diagnosis for functional disorders in primary care? BMC Fam Pract. 2015;16:180.
6. Schmidt HG, van Gog T, Schuit SCE, Van der Berge K, Van Daele PLA, Bueving H, et al. Do patients' disruptive behavior influence the accuracy of a doctor's diagnosis? A randomized experiment. BMJ Qual Saf. 2017;26(1):13-8.
7. Smits FT, Mohrs JJ, Beem EE, Bindels PJ, van Weert HC. Defining frequent attendance in general practice. BMC Fam Pract. 2008;9:21.
8. Jamoulle M. Prevenção quaternária, uma tarefa do clínico geral. Primary Care. 2010;10(18):350-4.
9. Ring A, Dowrick C, Humphris G, Salmon P. Do patients with unexplained physical symptoms pressurise general practitioners for somatic treatment? A qualitative study. BMJ. 2004;328(7447):1057.
10. Salmon P, Dowrick CF, Ring A, Humphris GM. Voiced but unheard agendas: qualitative analysis of the psychosocial cues that patients with unexplained symptoms present to general practitioners. Br J Gen Pract. 2004;54(500):171-6.

*Acesse as respostas e comentários às questões de múltipla escolha em https://apoio.grupoa.com.br/comunicacaoclinica.

11. Salmon P. The potentially somatizing effect of clinical consultation. CNS Spectr. 2006;11(3):190-200.
12. Weiland A, Blankenstein AH, Van Saase JL, Van der Molen HT, Jacobs ME, Abels D,Cet al. Training medical specialists to communicate better with patients with Medically Unexplained Physical Symptoms (MUPS). A randomized, controlled trial. PLoS One. 2015;10(9):e0138342.
13. Olde Hartman T, Lam CL, Usta J, Clarke D, Fortes S, Dowrick C. Addressing the needs of patients with medically unexplained symptoms: 10 key messages. Br J Gen Pract. 2018;68(674):442-3.
14. Rosendal M, Olde Hartman TC, Aamland A, van der Horst H, Lucassen P, Budtz-Lilly A, et al. "Medically unexplained" symptoms and symptom disorders in primary care: prognosis-based recognition and classification. BMC Fam Pract. 2017;18(1):18.
15. Von Fragstein M, Silverman J, Cushing A, Quilligan S, Salisbury H, Wiskin C. UK consensus statement on the content of communication curricula in undergraduate medical education. Med Educ. 2008;42(11):1100-7.
16. Goldberg D, Gask L, Sartorius N. A general introduction to training physicians in mental health skills. In: Goldberg D, Gask L, Sartorius N. WPA teaching material. Geneve: WPA; 2001.
17. Fortes S, Tófoli LF, Chazan LF, Ballester D. Queixas somáticas sem explicação médica. In: Duncan BB, Schimidt MI, Giugliani ERJ, Duncan MS, Guigliani C, organizadores. Medicina ambulatorial: condutas de atenção primária baseadas em evidência. 4. ed. Porto Alegre: Artmed; 2013. p. 1138-47.
18. Ramos V, Carrapiço E. Pessoas que consultam frequentemente. In: Gusso G, Lopes JMC, Dias LC, organizadores. Tratado de medicina de família e comunidade. 2. ed. Artmed: Porto Alegre; 2018.
19. Kurtz S, Silverman J, Draper J. Teaching and learning communication skills in medicine. 2nd ed. Oxford: Radcliffe; 2005.
20. Dohms M, Borrel-Carrió F. Relação clínica na prática do médico de família. In: Gusso G, Lopes JMC, Dias CD, organizadores. Tratado de medicina de família e comunidade: princípios, formação e prática. 2. ed. Porto Alegre: Artmed; 2018.
21. Krupat E, Frankel R,SteinT, Irish J. The four habits coding scheme: validation of an instrument to assess clinicians'communication behavior. Patient Educ Couns. 2006;62(1):38-45.
22. WONCA Working Party on Mental Health. Addressing the needs of patients with Medically Unexplained Symptoms (MUS) [Internet]. Bangkok: WONCA; 2018 [capturado em 07 fev. 2020]. Disponível em: https://www.wonca.net/site/DefaultSite/filesystem/documents/Groups/Mental%20Health/MUS%2018.pdf.
23. Borrell-Carrió F. Entrevista clínica: habilidades de comunicação para os profissionais de saúde. Porto Alegre: Artmed; 2012.
24. Mauksch LB. Questioning a taboo physicians' interruptions during interactions with patients. JAMA. 2017;317(10):1021-2.
25. Kleinmann A. Patients and healers in the context of culture. Berkeley: University of California; 1981.
26. den Boeft M, Huisman D, Morton L, Lucassen P, van der Wouden JC, Westerman MJ, et al. Negotiating explanations: doctor patient communication with patients with medically unexplained symptoms –a qualitative analysis. Fam Pract. 2017;34(1):107-13.
27. Heijmans M, Olde Hartman TC, van Weel-Baumgarten E, Dowrick C, Lucassen PL, van Weel C. Experts' opinions on the management of medically unexplained symptoms in primary care. A qualitative analysis of narrative reviews and scientific editorials. Fam Pract. 2011;28(4):444-55.
28. Ahmed SM, Lemkau JP. Psychosocial influences on health. In: Rakel RE, Rakel DP, editors. Textbook of family medicine. 6th ed. Philadelphia: Saunders; 2002.
29. Jiwa M. Frequent attenders in general practice: an attempt to reduce attendance. Fam Pract. 2000;17(3):248-51.
30. Henningsen P, Zipfel S, Herzog W. The management of functional somatic syndromes. Lancet. 2007 Mar 17;369(9565):946-55.
31. Rakel RE, Rakel DP, editors. Textbook of family medicine. 6th ed. Philadelphia: Saunders; 2002.
32. World Health Organization. Problem Management Plus (PM+): individual psychological help for adults impaired by distress in communities exposed to adversity [Internet]. Geneve: WHO; 2018 [capturado em 07 fev. 2020]. Disponível em: https://apps.who.int/iris/bitstream/handle/10665/206417/WHO_MSD_MER_16.2_eng.pdf;jsessionid=44222E92D0CB0C1BD45F640D5578DC3E?sequence=1.

LEITURA RECOMENDADA

Helman CG. Interações médico-paciente. In: Helman CG. Cultura, saúde e doença. 5. ed. Porto Alegre: Artmed; 2009.

Comunicação de notícias difíceis

Aécio Flávio T. de Góis; André Castanho de Almeida Pernambuco e Marcela Dohms

20

QUESTÕES INICIAIS PARA REFLEXÃO

1. Você se sente preparado para comunicar notícias difíceis?
2. Você usa algum guia para auxiliar nessa comunicação?
3. Como você lida com as reações emocionais dos pacientes e familiares após a comunicação de uma notícia difícil?

CONCEITOS FUNDAMENTAIS

- Um dos grandes desafios dos profissionais de saúde é o ato de comunicar notícias difíceis, que é qualquer informação que altere de forma drástica e negativa a visão do paciente sobre o seu futuro.
- A maioria dos profissionais não se sente preparada. O treinamento em comunicação de notícias difíceis minimiza o desconforto e melhora a satisfação dos pacientes e familiares.
- A comunicação deve ser orientada por tópicos dirigidos a objetivos alcançáveis, e não se basear em expectativas irreais.
- Os pacientes valorizam a honestidade, a clareza na mensagem, a privacidade e a capacidade de responder questões por parte de quem dá a notícia.
- O protocolo SPIKES é um guia que pode ajudar na comunicação de notícias difíceis.[1]

FUNDAMENTAÇÃO TEÓRICA

> ### SITUAÇÃO-PROBLEMA 1
>
> Alberto vai com a esposa ao médico para receber o resultado de seu exame de endoscopia:
>
> Carlos: "Olá, Alberto, como têm sido os dias?".
>
> Alberto: "Bem difíceis, com a dor na barriga".
>
> Carlos: "Você já viu o resultado do exame ou mostrou para alguém?".
>
> Alberto: "Eu abri e vi rápido, mas não entendi. Está ruim, né?".
>
> Carlos: "De fato, não foi um resultado bom".
>
> Ana: "Ai, Dr., ele não tem estrutura para receber uma notícia ruim...".
>
> Carlos (*virando-se para Alberto*): "O que ela quer dizer com isso?".
>
> Alberto: "Ela acha que vou desabar, mas não é verdade. Pode contar tudo".
>
> Carlos: "O resultado é tumor maligno, ou seja, câncer, que é uma palavra bastante usada para diversas situações. Este especificamente tem um tratamento cirúrgico".
>
> Alberto: "Puxa vida, não queria isso agora. Estou bem feliz no trabalho, minha vida estava organizada...".
>
> Carlos: "Entendo. O que você faz?".
>
> Alberto: "Sou corretor de imóveis, mas faz três meses que apenas supervisiono outros corretores".
>
> Carlos: "Deve ter sido uma conquista mesmo".
>
> Alberto: "Sim, não aguentava mais. Já estava na rua fazia 20 anos".
>
> Carlos: "Imagino o desgaste. Você gostaria de saber mais sobre o tratamento neste momento?".
>
> Alberto: "Sim, claro, fale tudo".

Definição de "notícias difíceis"

Segundo Buckman, notícias difíceis são "qualquer informação que altere de forma drástica e negativa a visão do paciente sobre o seu futuro".[2] Outra definição é a utilizada por Ptacek: "Qualquer informação que resulte em um déficit cognitivo, comportamental ou emocional na pessoa que recebe a notícia e que persiste por algum tempo após ter sido dada".[3] Ainda é controverso se a melhor opção seria o termo "comunicação de más notícias" ou "comunicação de notícias difíceis". No entanto, cada vez mais se acredita que "notícias difíceis" seria a melhor terminologia a utilizar.

A gravidade percebida depende do índice de suspeição da pessoa em relação à notícia comunicada, de como ela se sente fisicamente, das suas experiências de vida individuais, da sua personalidade, da questão científica e do apoio social disponível. A comunicação de notícias difíceis é uma competência necessária para o exercício da prática clínica. A competência para dar notícias difíceis é cada vez mais almejada durante a formação, seja na graduação ou na residência. Durante muitos anos, as habilidades de comunicação foram negligenciadas na formação em saúde, mas hoje têm sido repensadas.

Este processo de comunicação pode influenciar o ajustamento emocional, a relação e a adesão terapêutica, o prognóstico, a ocorrência de processos litigiosos e o desgaste emocional do médico.

Aspectos da comunicação de notícias difíceis

Fatores dos profissionais de saúde

Dizer a verdade

Este é um tema controverso, e ainda existe bastante incerteza a respeito da comunicação de notícias difíceis ao paciente. Historicamente, era muito frequente no século passado (e ainda hoje) que os médicos omitissem a verdade do paciente, já que o prognóstico reservado era considerado desumano e lesivo.

A partir do final do século passado, essa prática mudou: estudos com médicos demonstram que 90% deles afirmam revelar o diagnóstico, enquanto estudos com pacientes mostram que 85 a 90% deles querem saber o seu diagnóstico.

Evolução dos modelos de comunicação

Os modelos de comunicação se modificaram nos últimos anos, passando de um modelo paternalista tradicional para uma abordagem centrada na pessoa, na qual o paciente tem maior autonomia e empoderamento, bem como uma participação ativa no seu processo terapêutico.

Desafios do profissional de saúde[4]

▶ **Medo do desconhecido e do não aprendido.** A maioria dos profissionais de saúde não recebe formação específica em comunicação de notícias difíceis. Há estudos demonstrando que 86% dos médicos se sentem despreparados para esta tarefa. O treinamento em notícias difíceis minimiza o desconforto e melhora a satisfação dos pacientes e familiares. Tem sido demonstrado que a dificuldade em abordar o tema pode causar ansiedade e evitamento da situação.

▶ **Medo da reação emocional dos pacientes e familiares.** Um dos maiores medos dos profissionais está ligado à reação do paciente e seus familiares, que pode variar desde uma resposta prática até reações de choro, raiva e agressividade, muitas vezes dificultando a contenção emocional.

▶ **Medo de deixar o paciente sem esperança.** Os profissionais acreditam que isso é muito ruim para a relação terapêutica com os pacientes.

▶ **Medo de não saber todas as respostas.** É muito frequente, em especial nos médicos, a dificuldade de dizer "não sei"; porém, o que os pacientes mais esperam dos profissionais é que eles escutem os seus problemas.

▶ **Medo pessoal da morte e doença.** Há uma relutância generalizada em falar sobre a morte, que é considerada um tabu social. Muitas vezes existe uma negação da doença e da morte pelo próprio profissional de saúde. É necessário que haja mais espaço durante a formação em saúde para discutir morte e comunicação de notícias difíceis.

- **Medo de expressar as emoções.** É muito comum, em especial na formação dos médicos, a noção de que eles devem se comportar sempre de uma forma calma e não emotiva. Os profissionais ainda apresentam uma grande dificuldade de expressar empatia e simpatia sem assumir a responsabilidade pelo sofrimento do paciente.
- **Medo de ser culpado.** Esse é um fenômeno comum conhecido desde a antiguidade, em que existiria uma transferência de emoção negativa pela notícia para o médico que a comunicou. É importante ter consciência de que a responsabilidade pelo aparecimento da doença não é do profissional de saúde, e o ato de lhe imputar culpa é uma reação comum que não deve ser encarada como algo pessoal.

Ao tomar a responsabilidade pela comunicação da notícia, o profissional de saúde pode assumir diversos papéis, os quais podem atrapalhar a vivência do paciente com sua doença:

- **Funcionar como escudo:** esta não deve ser a atitude habitual. O profissional tende sempre a assegurar nesta situação um desfecho positivo, o que impede o paciente de se adaptar às circunstâncias reais da sua condição. Algum grau de omissão de pormenores de notícias pode ter benefícios para o paciente – se esta for sua preferência expressa.
- **Ficar com o mérito da remissão:** tal reação aumenta temporariamente o bem-estar do paciente, mas qualquer recorrência será identificada como fracasso pessoal do profissional, o que pode promover o afastamento do médico, sentido pelo paciente como abandono.
- **Controlar a informação:** esta tentativa de exercer algum controle é inapropriada porque muitas vezes o controle sobre a doença não é possível.

Há também fatores relacionados ao descontentamento dos pacientes com o processo de comunicação. As maiores reclamações em relação aos profissionais é que eles fazem uma comunicação apressada, apresentando muita dificuldade em utilizar palavras apropriadas, empregando linguagem técnica de forma excessiva, sem dar tempo para o paciente falar ou expor as suas questões, e que têm muito pouca disponibilidade para ouvir.

Fatores dos pacientes

Entre os receios comuns dos pacientes acerca de doenças terminais e da morte, destacam-se os seguintes:

- Medo de sintomas físicos e incapacidade (dor, náusea, perda de mobilidade).
- Medo dos efeitos psicológicos (perda de consciência ou controle).
- Medos relacionados com o tratamento (efeitos secundários, cirurgia, alteração da linguagem corporal).
- Medos relacionados com a família e amigos (causar sofrimento, tornar-se um fardo, perder o papel dentro da família).
- Medo relacionado com o emprego, *status* social e questões financeiras (perda de emprego, *status* social ou poder, despesas com o tratamento).
- Medo da morte (questões existenciais e religiosas).

> **Dica**
> A transmissão de esperança é um fator essencial na comunicação de notícias difíceis, que deverá ser feita de um modo realista, orientada por tópicos dirigidos a objetivos alcançáveis e sem se basear em expectativas irreais.

Se for desejo do paciente, outros membros da equipe interprofissional (enfermeiro, psicólogo, fisioterapeuta) podem participar desta conversa. Quando vários membros participam da comunicação, é essencial que a informação seja coordenada e transmitida em um ritmo que o paciente e os familiares possam acompanhar. A maioria dos pacientes deseja que os médicos sejam honestos, diretos, sensíveis e valorizem a esperança.

Alguns pacientes preferem informações detalhadas, enquanto outros querem apenas informações básicas, não desejando saber toda a informação. Após mortes traumáticas, os familiares sobreviventes consideram como elementos mais importantes da comunicação de notícias difíceis a atitude da pessoa que deu a notícia, a clareza da mensagem, a privacidade e a capacidade de quem informa de responder as questões.

Cerca de 85 a 90% dos pacientes deseja receber informações a respeito do seu diagnóstico ou sintomas e opções de tratamento, bem como sobre os efeitos secundários e prognóstico. Os pacientes também desejam que os profissionais de saúde cuidem deles até o final, não os abandonem e que os protejam do seu sofrimento. É de grande importância que a comunicação seja um diálogo com perguntas abertas, para que o paciente consiga expressar melhor os seus sentimentos.

Quem deve dar a notícia difícil?

Habitualmente, quem dá a notícia difícil é o médico responsável pelo paciente, com quem este tenha estabelecido uma relação de confiança e que esteja disponível para responder as questões colocadas após a tomada de conhecimentos.

> **Não esquecer**
>
> A presença de familiares deve ser discutida com o paciente, respeitando o direito da autonomia.

Para fazer a comunicação da notícia difícil, é necessário um local privativo e confortável, com todos os presentes sentados; caso a conversa ocorra com o paciente acamado, é preciso fechar as cortinas da enfermaria. É muito importante saber administrar o tempo disponível para a comunicação e evitar interrupções, sendo aconselhável deixar o telefone celular desligado.

Protocolos para notícias difíceis

Alguns grupos profissionais publicaram diretrizes de consenso sobre como dar notícias difíceis, porém poucas delas são baseadas em evidências científicas. As recomendações pretendem servir como um guia geral, e não como um protocolo rígido.

Neste capítulo, é abordado o clássico protocolo SPIKES, criado inicialmente para comunicação de câncer.

O protocolo SPIKES consiste em seis passos:[1]

1. **O primeiro passo é o S (*setting up the interview*), ou seja, a preparação.** É fundamental nesta fase estar familiarizado com a informação clínica relevante e antecipar as possíveis reações do paciente. Isso inclui preparar-se emocionalmente antes de chamar o paciente e/ou familiares e organizar o tempo disponível para a comunicação. Deve-se preparar um ambiente acolhedor e privativo, evitando-se interrupções. O local deve ser adequado, evitando que a comunicação seja feita no corredor ou via telefone, preferindo-se sempre que possível a comunicação pessoal. É possível envolver pessoas importantes, se este for o desejo do paciente. Se houver mais alguém na consulta, é

preciso verificar se o paciente não se importa que essa terceira pessoa esteja presente no momento da notícia. Nesta etapa, faz-se necessário alertar o paciente para o fato de que serão dadas notícias difíceis, a fim de diminuir o choque que se segue à revelação dos dados e facilitar o processamento da informação.

2. **O segundo passo é o P (*assessing the patient's perception*), ou seja, perceber o que o paciente sabe.** É fortemente recomendado que o profissional use questões abertas e que se crie uma imagem aproximada do que o paciente entende sobre a sua situação médica. Nesta fase, é necessário corrigir as informações equivocadas e adequar as notícias difíceis aos conhecimentos dos pacientes.

3. **O terceiro passo é o I (*obtaining the patient's invitation*), ou seja, determinar quanto o paciente quer saber.** Por exemplo: "Quer que eu lhe explique com profundidade o que o Sr. tem?". Embora a maioria dos pacientes expresse a vontade de saber toda a informação acerca do seu diagnóstico, prognóstico e detalhes da doença, alguns preferem não sabê-lo. É importante reconhecer que a recusa de informação é um mecanismo psicológico de *coping* válido e manifesta-se mais frequentemente nas fases iniciais e avançadas da doença. Caso o paciente não pretenda saber detalhes sobre a sua doença, é preciso oferecer-se para responder às questões que possam surgir no futuro ou prestar esclarecimentos à família.

4. **O quarto passo é o K (*giving the knowledge and information to the patient*), ou seja, a partilha de informação.** É essencial adequar o nível de compreensão e vocabulário. Deve-se falar com franqueza, evitando uma comunicação sem afeto e com excesso de termos técnicos. Não se deve ter receio de utilizar as palavras "câncer" ou "morte". Deve-se fornecer a informação de maneira gradativa, em pequenas porções, e confirmar periodicamente que o paciente compreendeu a informação, com pausas para avaliar a reação dele, respeitando seu ritmo e possibilitando que ele faça perguntas. Por exemplo: "Os exames vieram com uma alteração importante" *(pausa)*. É preciso dar tempo para que o paciente possa digerir a notícia e respeitar o ritmo dele perguntando: "Quer me fazer alguma pergunta?". Deve-se evitar a urgência de falar de forma a abreviar o próprio desconforto, permitindo o silêncio e as lágrimas, sempre oferecendo uma esperança realista. Quando o prognóstico for desfavorável, é melhor evitar frases como "Não há nada que se possa fazer por você". Também é importante evitar culpabilizações, como "Se tivesse vindo antes...", bem como seguranças precoces, como "Fique tranquilo, que tudo vai dar certo...". Deve-se preferir frases do tipo "Eu gostaria..." a frases com "Eu lamento...". Embora "Eu lamento" seja uma expressão empática, é também uma expressão que pode ser confundida com pena e que pode até mesmo desviar o foco do paciente e da família para o médico. Frases como "Eu gostaria que as coisas fossem diferentes" ou "Eu gostaria que pudéssemos oferecer um tratamento mais fácil e com resultados melhores para a sua doença" podem ter melhor aceitação.[5]

5. **O quinto passo é o E (*adressing the patient's emotions*), ou seja, responder às emoções dos pacientes.** Nesta fase da comunicação, o médico pode oferecer apoio e solidariedade ao paciente por meio de uma resposta empática. É fundamental tentar identificar a razão para aquela emoção e entender as crenças do paciente sobre a notícia: por exemplo, "O que significa para você ser portador de HIV?". Também é essencial facilitar a expressão dos pacientes e familiares sobre o impacto da notícia difícil: "Como

se sente?". Nesta fase, é importante transmitir ao paciente que o médico estabeleceu conexão entre a emoção e o fato, demonstrar que entende o paciente e se colocar à sua disposição: "Conte comigo para enfrentar essa situação". Oferecer respostas de reconhecimento e sintonia afetiva é de grande importância.

6. **O sexto e último passo é o S (*strategy and summary*), ou seja, plano e seguimento.** Antes de discutir um plano terapêutico, é preciso perceber se o paciente está preparado para a discussão. É essencial neste momento uma comunicação assertiva, em que se planejam ajuda de seguimento, planos para o futuro e se discutem expectativas irrealistas. Nesta fase, pode ajudar o reforço de estratégias de enfrentamento do paciente, abordando a superação de crises anteriores e a rede de apoio. O profissional de saúde deve deixar claro que estará ativamente envolvido no plano contínuo de ajuda. É importante explicar como o paciente e a família podem entrar em contato com o profissional para dúvidas e colocar-se à disposição para suporte. Antes de liberar o paciente, deve-se avaliar o estado emocional do paciente, se há risco de suicídio e se ele está em condições de voltar para casa sozinho ou se é preciso contatar alguém da família para apoio.

Comunicação sobre cuidados paliativos

Se os tratamentos falharem, pode ser necessário oferecer consultas para a discussão de cuidados paliativos. O profissional de saúde deve inicialmente perguntar ao paciente o que ele já sabe sobre o assunto. Nesse ponto, deve informar que os cuidados paliativos são o melhor caminho no momento para alcançar maior conforto, explicando então o que o paciente ainda não sabe e esclarecendo suas dúvidas. Na sequência, pergunta-se sobre quais cuidados paliativos ele gostaria de receber.[6,7] (Ver Capítulo 21, Comunicação no final da vida.)

Comunicação de morte

Em caso de comunicação de morte, além de seguir os passos antes detalhados, há um guia mnemônico específico de notificação de morte: o GRIEV_ING.[8]

As emoções dos profissionais de saúde influenciam esta difícil tarefa, e a morte ainda é considerada um tabu. Quando se trata de um paciente que o profissional de saúde já acompanhava, cuidava e com quem havia construído uma relação, bem como com sua família, é importante buscar também reconhecer os seus próprios sentimentos de perda e tristeza à medida que seu paciente se aproxima da morte. Assim como o paciente que está morrendo é encorajado a se despedir dos amigos e familiares, o profissional de saúde também pode procurar se despedir do paciente, quando possível, fazendo uso de frases afetivas em que expressa o quão significativa foi a relação entre eles.

No acompanhamento dos familiares em luto imediato, o profissional deve assegurar à família que o paciente foi acompanhado o tempo todo e que todos os recursos disponíveis no momento foram ativados para tentar salvar o paciente, usando frases como "A equipe se dedicou ao máximo e fizemos tudo que estava ao nosso alcance para tentar salvá-lo". Conforme a relação prévia com os familiares, telefonar posteriormente para perguntar como estão e oferecer assistência no acompanhamento do luto podem ser boas formas de apoio.[9]

Conclusão

Para concluir, as evidências crescentes demonstram que as habilidades comunicativas dos profissionais de saúde têm uma importância decisiva no modo como o paciente lida com as notícias difíceis. Um melhor treinamento na arte de dar notícias difíceis beneficiará tanto os médicos quanto os pacientes. É necessário ter clareza quanto aos limites da medicina, pois nem sempre é possível obter a cura para os pacientes. É precisamente neste momento que o profissionalismo é mais essencial. Finaliza-se este capítulo com uma frase de Ana Cláudia Arantes para reflexão:

> "É mágico como a dor passa quando aceitamos a sua presença. Olhemos para a dor de frente, ela tem nome e sobrenome. Quando reconhecemos esse sofrimento, ele quase sempre se encolhe. Quando negamos, ele se apodera da nossa vida inteira".[10]

QUESTÕES DE MÚLTIPLA ESCOLHA*

1. Na comunicação com o paciente a respeito de um prognóstico reservado, é recomendável que o profissional de saúde procure:
   a) Omitir a verdade para evitar ser desumano e lesivo.
   b) Assegurar um desfecho positivo para tranquilizar o paciente.
   c) Comunicar a notícia de maneira calma e não expressar emoções.
   d) Comunicar a notícia de forma realista e transmitir esperança.

2. Dr. Raul comunica ao seu paciente Pedro que ele precisará iniciar insulinoterapia:

   Raul: "Pedro, estou vendo aqui nos seus exames que você vai ter que começar a usar a insulina, não tem jeito, tá certo? Pode passar com a enfermeira que ela vai lhe explicar com calma como usar e volte aqui semana que vem para vermos se a glicemia melhorou".

   Pedro: "O quê? Tenho muito medo de insulina, Dr.!".

   Raul: "Eu sei que dá medo mesmo, Pedro, mas pode contar com toda nossa equipe para lhe ajudar no que precisar!".

   Com base nesse diálogo, pode-se observar que o médico:
   a) Comunicou o entendimento dos medos do paciente e abordou suas preocupações e sentimentos.
   b) Verbalizou uma resposta empática em relação aos medos e se colocou à disposição para apoio.
   c) Forneceu a quantidade de informações conforme avaliação do quanto o paciente poderia entender no momento.
   d) Utilizou linguagem de fácil entendimento e confirmou a compreensão do entendimento do paciente.

3. Se um profissional de saúde deseja comunicar aos pais a necessidade de encaminhar uma criança de 4 anos para um serviço de oncologia pediátrica devido ao resultado de câncer em um dos exames, a melhor maneira de iniciar a comunicação é:
   a) Perguntar o quanto os pais já sabem sobre o resultado e o quanto querem saber acerca do diagnóstico e prognóstico.
   b) Comunicar que chamará um psicólogo para dar uma notícia difícil aos pais.
   c) Explicar aos pais sobre a doença e as opções de tratamento com o máximo de detalhes e termos técnicos, colocando-se à disposição para dúvidas.
   d) Se os pais tiverem um bom grau de instrução, é recomendável explicar as porcentagens relacionadas ao prognóstico.

*Acesse as respostas e comentários às questões de múltipla escolha em https://apoio.grupoa.com.br/comunicacaoclinica.

REFERÊNCIAS

1. Baile WF, Buckman R, Lenzi R, Glober G, Beale EA, Kudelka AP. SPIKES-A six-step protocol for delivering bad news: application to the patient with cancer. Oncologist. 2000;5(4):302-11.
2. Buckman R. How to break bad news: a guide for health care professionals. Baltimore: Johns Hopkins University Press, 1992. p.15.
3. Ptacek JT, Eberhardt TL. Breaking bad news. A review of the literature. JAMA. 1996; 276(6):496-502.
4. Gois AFTP, Almeida AC, editores. Guia de comunicação de más notícias. São Paulo: Atheneu; 2019.
5. Quill T, Arnold R, Platt F. "I wish things were different": expressing wishes in response to loss, futility, and unrealistic hopes. Ann Intern Med. 2001;135(7):551-5.
6. Morrison R, Meier D. Clinical practice. Palliative care. N Eng J Med. 2004; 350(25):2582-90.
7. von Gunten C, Ferris F, Emanuel L. Ensuring competency in end-of-life care: communication and relational skills. JAMA. 2000; 284(23):3051-7.
8. Hobgood C, Harward D, Newton K, Davis W. The Educational Intervention "GRIEV_ING" Improves the Death Notification Skills of Residents. Acad Emerg Med. 2005;12(4):296-301.
9. Lynn J. Serving patients who may die soon and their families: the role of hospice and other services. JAMA. 2001;285(7):925-32.
10. Arantes ACQ. A morte é um dia que vale viver. Rio de Janeiro: Casa da Palavra; 2016.

Comunicação no final da vida

21

Poliana Cristina Carmona Molinari e Daniel Neves Forte

QUESTÕES INICIAIS PARA REFLEXÃO

1. Quais são as principais características da comunicação no final da vida?
2. Qual é o papel do profissional de saúde nessa comunicação?
3. Quais são as habilidades de comunicação necessárias?
4. De que forma ela pode ser realizada com qualidade?
5. Quais são os benefícios para os pacientes em final de vida?

CONCEITOS FUNDAMENTAIS

- A comunicação é parte do cuidado em saúde, especialmente em situações delicadas, como no final da vida. Para os pacientes que vivenciam o processo de morrer, a conexão humana representa a essência do cuidado e a sustentação nos períodos mais difíceis. Por outro lado, habilidades específicas de comunicação são necessárias para facilitar o entendimento e o apoio do paciente e de seus familiares.
- As habilidades mais importantes para essa comunicação são: ter empatia, realizar escuta ativa, validar emoções, dar *feedback*, fornecer informações em pequenas porções e acessar o entendimento do paciente de forma ativa e respeitosa.
- Os pacientes desejam saber sobre seu prognóstico. Não há prejuízo em conversar sobre questões de final de vida. Aprender sobre valores e objetivos do paciente permite que seja realizado um melhor cuidado.
- O segredo de uma comunicação eficaz nesse contexto é estar presente, com empatia e compaixão, de modo pleno e completo, sem julgamentos, tentando compreender o paciente e seu processo de morte.

FUNDAMENTAÇÃO TEÓRICA

> ### SITUAÇÃO-PROBLEMA 1
> Rodrigo: "Como está se sentindo hoje, Sr. Mário?".
>
> Mário: "Não tão bem... algumas dores me incomodam um pouco. E estou preocupado porque sinto que minha doença não melhora... Tenho feito tudo direitinho, mas não me sinto melhor. Acho que o tratamento não está mais dando certo...".
>
> Rodrigo: "Entendo sua preocupação sim, Sr. Mário. Podemos conversar sobre isso?".
>
> Mário: "Sim, acho que sim".
>
> Rodrigo: "Concordo com o Sr. sobre o tratamento; o que temos proposto não está mais controlando a doença como imaginávamos. Foi uma jornada difícil até aqui".
>
> Mário: "E como estou cansado, para falar a verdade...".
>
> Rodrigo: "Imagino o quanto deva ser difícil essa situação. Acredito que podemos pensar juntos em algumas possibilidades para proporcionar seu bem-estar. O que é mais importante para o Sr. neste momento?".

Os avanços tecnológicos ocorridos nos últimos tempos propiciaram o desenvolvimento de terapias, medicamentos e tecnologia aplicada aos cuidados da saúde, modificando o perfil dos pacientes e das doenças para um cenário de condições crônicas complexas. Além disso, houve aumento da expectativa de vida, a qual no Brasil gira em torno de 76,3 anos.[1] Esse fato também é observado e esperado mundialmente, e a previsão é que 1 a cada 5 pessoas tenham 60 anos ou mais até 2050. Isso é importante porque tal população enfrenta muitos desafios relacionados à saúde: multimorbidades, fragilidade, isolamento social, trajetórias imprevisíveis de doenças e declínio cognitivo, com consequente surgimento de sofrimentos em várias esferas, tanto relacionados ao paciente quanto aos seus familiares.[2] Nesse cenário, os profissionais de saúde são peças fundamentais na garantia do melhor cuidado a esses pacientes, tendo como objetivo a sua qualidade de vida e de suas famílias.

O cuidado paliativo vem para sustentar e nortear essa atenção, preocupando-se e tratando dos sintomas físicos (como dor, dispneia, náuseas), psíquicos (ansiedade, depressão) e espirituais (questões existenciais sobre vida, morte e doenças). A fim de oferecer esses cuidados, além do olhar para o sofrimento, é imprescindível que se estabeleça uma relação humana com respeito, empatia e compaixão. Para isso, a comunicação é o elemento fundamental nessa relação. Mais do que um simples talento nato, a comunicação é entendida como uma habilidade que pode ser desenvolvida, auxiliando a abordagem do sofrimento desses pacientes.[3]

No enfrentamento de doenças graves e ameaçadoras à vida, a possibilidade de morte e a vivência da finitude levantam questões e necessidades complexas, que podem ser abordadas pela equipe de saúde. A comunicação sobre o final da vida com os pacientes e seus familiares é aspecto essencial do cuidado. Quando realizada com qualidade, propicia maior segurança na tomada de decisões, menor número de intervenções agressivas no final da vida e maior satisfação de pacientes e familiares em relação ao cuidado.[4,5] Além disso, as conversas no final da vida podem ajudar os pacientes a tomar consciência de seus sentimentos, pensamentos e valores relacionados a essa fase da vida, os quais muitas vezes não são expressos[6] (**Figura 21.1**).

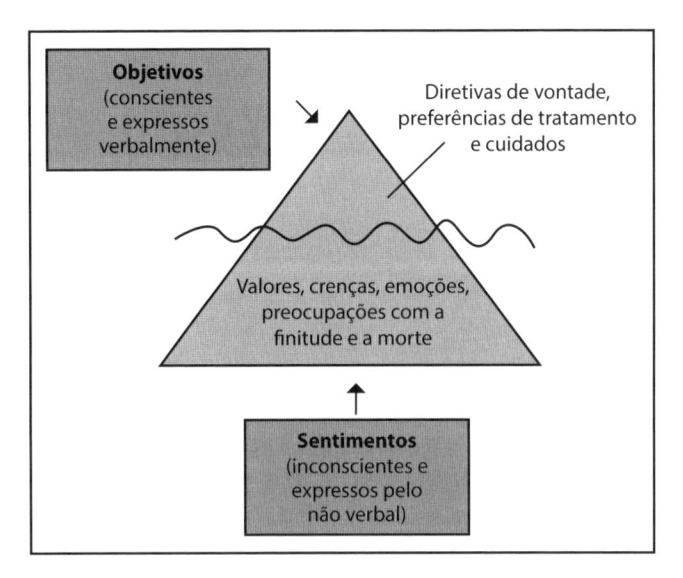

FIGURA 21.1 Modelo do *iceberg* emocional em conversas sobre final de vida.
Fonte: Elaborada a partir de Groebe e colaboradores.[6]

Apesar de muitos estudos confirmarem a importância das discussões no final da vida, essas conversas não são realizadas com a frequência necessária.[7,8] Isso está relacionado a alguns fatores importantes, referentes aos profissionais de saúde e aos pacientes e familiares.[9]

Os fatores relacionados aos profissionais de saúde são:

▶ **falta de treinamento para essas comunicações:** vários estudos mostraram que os familiares com entes queridos em unidade de terapia intensiva (UTI) classificam a comunicação com os prestadores de cuidados de saúde como uma das habilidades mais importantes.[10] Por outro lado, há deficiência no treinamento – de acordo com um estudo realizado entre residentes de nefrologia, 73% não receberam treinamento para comunicação em final de vida;[11]
▶ **falta de tempo hábil para realizar as comunicações**, pelo excesso de carga de trabalho;[8]
▶ **angústia para conversar sobre a morte e o processo de morrer**, principalmente por despertar emoções difíceis: em um estudo no qual foram entrevistados profissionais de saúde que cuidam de pacientes em final de vida, os temas que mais traziam sofrimento nas comunicações foram emoções relacionadas às habilidades de comunicação (frustração, ansiedade, culpa – devido ao julgamento próprio da qualidade das conversas), emoções reativas ao sofrimento do paciente ou familiar (tristeza, angústia, raiva) e necessidade de suporte para essas conversas;[12]
▶ **incerteza do momento mais apropriado para iniciar essa discussão:** muitas discussões são realizadas na transição para o final da vida, momento em que o paciente se encontra em uma situação que envolve desapontamento, perda e tristeza, provocando receio na equipe cuidadora de destruir a esperança do paciente. Por outro lado, iniciar

conversas sobre a fase final de vida em estágios precoces da doença pode provocar sentimentos de angústia e ansiedade.[8,9] Em um grande estudo de coorte prospectivo de base populacional de pacientes com câncer de pulmão metastático e câncer colorretal, a primeira conversa sobre cuidados no final da vida ocorreu em média 33 dias antes da morte.[9] Em outro estudo prospectivo que avaliou o enfrentamento de pacientes com câncer, os pesquisadores descobriram que apenas 37% de uma população de 332 pacientes relataram ter discutido questões de final de vida com seus médicos, em média 4 meses antes da morte. À medida que os pacientes se aproximam do final da vida, a comunicação sobre objetivos de cuidado e planejamento é um elemento essencial para ajudar a garantir que os pacientes recebam os cuidados que desejam, aliviando a ansiedade e apoiando as famílias;[9]

- **incerteza sobre o prognóstico:** embora a maioria dos pacientes queira discutir o prognóstico e as discussões estejam intimamente ligadas à tomada de decisão mais segura, muitos profissionais de saúde hesitam em fornecer informações devido à incerteza sobre a precisão do prognóstico, principalmente em doenças não oncológicas, e ao medo de prejudicar o paciente. Essas práticas influenciam a tomada de decisões dos pacientes – pacientes com câncer que acreditavam que provavelmente viveriam pelo menos 6 meses tomavam decisões a favor de mais intervenções em comparação com pacientes que pensavam que havia pelo menos 10% de chance de morte dentro de 6 meses.[9]

Os fatores relacionados aos pacientes e familiares são:

- **emoções:** podem ser um obstáculo à compreensão do processo de final de vida e inibir a discussão. São conversas sobre opções que ninguém gostaria de ter, fazendo o paciente ter contato com o insucesso do tratamento ("Por que esse tratamento não funcionou para mim?"), suas próprias falhas ("O que eu deveria ter feito diferente?") e crises existenciais ("Por que isso está acontecendo comigo?").[13] Quando a emoção aparece, a função cognitiva cede espaço, alterando a compreensão e o comportamento;[8]
- **expectativas:** os pacientes, em geral, esperam que seus médicos iniciem discussões sobre planejamento antecipado de cuidados e preferências de final de vida.[9] Nesse contexto, deixar de ter essas discussões pode fazer as decisões que são tomadas pela equipe de saúde não estarem alinhadas com os valores e desejos do paciente e de sua família;
- **diferentes valores, crenças e culturas.**

No momento em que todas as terapêuticas disponíveis direcionadas ao tratamento de determinada doença não apresentarem mais resposta, com consequente piora da qualidade de vida, é necessária a mudança dos objetivos de cuidado. Por meio da comunicação de qualidade em final de vida, os pacientes podem planejar e tomar decisões sobre as preferências desses cuidados, com base em seus valores, crenças e desejos próprios e da família. Nas doenças oncológicas, esse momento é mais facilmente identificável, mas em outras patologias essa transição é mais sutil.

SITUAÇÃO-PROBLEMA 2

Mário: "Sabe, Dr. Rodrigo, o que é mais importante para mim é ver meu neto crescer, é ver minha esposa sorrir e cuidar de mim. Minha família é tudo para mim... e agora? Como minha família vai encarar tudo isso?".

Outro ponto muito importante a ser discutido é o papel da família nesse cenário, porque traz à tona a importância de seus membros e de suas interações com os entes queridos que, na maioria das vezes, são os seus principais cuidadores e passam mais tempo com o paciente na sua trajetória final de doença. As rotinas e interações diárias dos indivíduos são as mais impactadas ao longo do final da jornada de vida. Os familiares são os que lidam com os resultados após a morte do ente querido; portanto, eles também são importantes na comunicação nesse contexto. Além disso, são essenciais no final da vida, devido ao papel que desempenham como tomadores de decisão e em razão de sua responsabilidade em cumprir os desejos finais dos doentes.[14]

A complexidade de decisões em situações de final de vida cria vários dilemas e desafios para os membros da família, desde a obtenção das informações necessárias para tomar uma boa decisão até quando esse ponto está próximo.[15] Atuar como tomador de decisão em substituição ao ente querido enfermo está associado a uma série de consequências negativas, incluindo sofrimento e sobrecarga emocional e má qualidade de vida relacionada à saúde. Alguns fatores que foram identificados para justificar essa situação são: incerteza em relação ao prognóstico do paciente, existência de conflito com a equipe de profissionais cuidadores e sentimento de culpa em torno das decisões médicas, resultando em aumento na frequência de ansiedade, depressão e transtorno de estresse pós-traumático. Um estudo de coorte longitudinal constatou que 35% dos familiares apresentaram sintomas de estresse pós-traumático 6 meses após a admissão de um ente querido na UTI, sendo que 15% experimentaram ansiedade e 6% apresentaram depressão.[16]

Portanto, é importante a comunicação de alta qualidade, honesta e oportuna para que os familiares tenham informações claras, fornecendo tempo para a tomada dessas decisões, permitindo despedidas, realização de desejos e acerto de assuntos inacabados.[17] Entretanto, os membros da família ainda podem estar incertos sobre a decisão correta a tomar, mesmo quando houver uma diretiva antecipada de vontade em vigor.

Em interação durante as conferências médico-família em uma UTI, por exemplo, os membros da família podem entender a retirada do suporte à vida como deixá-lo morrer ou mesmo com a sensação de o estar matando. Eles também experimentaram sentimentos contraditórios entre perceber a morte como um fardo e como um alívio.[15]

Por outro lado, podem ocorrer discordâncias sobre quem deve ser incluído na tomada de decisão ou mesmo qual decisão tomar. Algumas características levam a uma chance maior de uma comunicação conflituosa: famílias que possuem desavenças entre seus membros, que não conseguem lidar com a falta de controle das situações, e as que possuem dificuldade em conversar entre si. O conflito

Cuidado!

Muitas vezes, há uma contradição entre os desejos dos familiares e os do ente querido, o que é experimentado como uma tensão entre segurar e deixar ir. Também pode haver dificuldade para entender a decisão e o fato da provável proximidade da morte do paciente.

Não esquecer

A empatia e o envolvimento emocional dos profissionais de saúde estão no cerne da confiança. Sem ela, a equipe não tem fundamentos para a comunicação em final de vida e para a tomada de decisões com as famílias. Por que uma família deveria acreditar que a melhor decisão é interromper os tratamentos que prolongam a vida se eles não confiam nos profissionais ou na instituição que os apoia? Nesse contexto, a satisfação dos familiares está associada a ter oportunidade de fazer perguntas e de serem ouvidos, ter os valores pessoais reconhecidos e prestigiados, expressar emoções dolorosas e discutir preocupações, sentimentos ou culpa.[18]

familiar na tomada de decisão em final de vida pode levar a um tratamento mais agressivo, diminuir a chance de as decisões corresponderem às preferências do paciente e piorar a qualidade de seus relacionamentos após a decisão.[15]

Um estudo prospectivo randomizado realizado em serviços de UTI avaliou o impacto de uma estratégia de comunicação em situações de final de vida sobre condutas e saúde de familiares. A intervenção foi baseada na realização de conferências familiares utilizando o roteiro VALUE:

- **V:** *valorize* (valorizar o que os familiares dizem);
- **A:** *acknowledge* (reconhecer emoções como raiva, culpa etc.);
- **L:** *listen* (ouvir a família);
- **U:** *understand* (entender o paciente como pessoa, seus valores, preferências etc.);
- **E:** *elicit question* (perguntar ativamente tentando esclarecer dúvidas).

Observou-se, ao final do estudo, que os familiares do grupo de intervenção apresentavam menor incidência de transtorno de estresse pós-traumático, menos sintomas de depressão e ansiedade e menor uso de medicações psiquiátricas 90 dias após o óbito do paciente.[3]

> **SITUAÇÃO-PROBLEMA 3**
> Rodrigo: "Sr. Mário, nós o ajudaremos a passar por esse momento difícil. Marcaremos uma reunião familiar para conversarmos com todos sobre essa situação, tudo bem?".

Os principais elementos que devem ser abordados com o paciente são:[9]

- **compreensão e consciência do prognóstico:** os profissionais devem explorar a compreensão prognóstica para verificar o grau de consciência do paciente e a aceitação do curso de diagnóstico e doença. Isso permite a titulação da discussão para abordar o nível de entendimento do paciente, respeitando suas vulnerabilidades. Discussões sobre prognóstico não devem apenas abordar a expectativa de vida, mas também incluir informações sobre a provável trajetória da doença. Isso ajuda os pacientes a planejar e esperar o que é possível. É essencial que a equipe compreenda que a incapacidade do paciente de integrar informações prognósticas após uma ou mesmo várias conversas é comum e deve ser esperada. Eles integram informações prognósticas em um ritmo que podem tolerar e que preserva sua capacidade de funcionar no mundo. Na prática, frequentemente oscilam entre um entendimento mais e menos realista, e é importante que os profissionais tolerem essa variabilidade, pois o mecanismo de enfrentamento muda com o tempo. À medida que a doença progride, o paciente tem a oportunidade de explorar lentamente os resultados prováveis da doença. Os familiares com boa consciência prognóstica também podem auxiliar a promover a consciência prognóstica do seu ente querido. Com o tempo, o objetivo de comunicação do profissional é permitir que o paciente e a família participem de discussões que explorem mais abertamente o curso provável da doença e ajudem o paciente na integração e na estabilização psicológica do prognóstico. Os pacientes que integraram essas informações difíceis podem participar mais efetivamente de decisões médicas compartilhadas;[9,19]

- **tomada de decisão e preferências de informação:** o desejo do paciente por informações sobre o futuro pode ser uma necessidade não atendida. A compreensão das preferências do paciente e do envolvimento na tomada de decisões permite que o profissional forneça as informações desejadas, ajuda o paciente no controle da situação e dá à equipe a confiança para prosseguir em uma discussão difícil. Para acessar esse contexto, é possível começar com algumas perguntas, como: "Quanto você gostaria de saber sobre o prognóstico de sua doença?" ou "Algumas pessoas gostam de saber detalhes sobre o prognóstico, algumas preferem informações gerais e outras não querem discutir o que poderia acontecer no futuro. O que seria melhor para você?";[9,13]
- **objetivos do paciente:** é fundamental abordar e conhecer as principais prioridades da vida do paciente, assim como a sua biografia e o que faz sentido para ele, dentro dos seus valores e crenças. Conhecer os aspectos psicossociais, espirituais e existenciais, juntamente com preferências por cuidados físicos, facilita o planejamento de cuidados holísticos e individualizados no final da vida.[6] Além disso, o foco nesses objetivos permite ao paciente manter um senso de propósito e controle, que são antídotos para a desesperança e o desespero que podem surgir em doenças graves. Para alguns, a manutenção da função cognitiva é condição *sine qua non* para a sua existência valer a pena; outros podem acreditar que não poder comer ou poder ter o autocuidado são situações intoleráveis que os preparariam para interromper ou reduzir os tratamentos médicos;[9]
- **validação das emoções:** o entendimento e o manejo das emoções permitem que o paciente se sinta apoiado e compreendido no processo de final de vida. Lidar com emoções requer duas ações básicas: reconhecê-las e responder a elas. Para isso, é fundamental que o profissional tenha empatia e aprimore suas habilidades de comunicação. Uma regra mnemônica para auxiliar nesse processo é a NURSE – N: *name* (nomear a emoção – "Parece que conversar sobre isso o aborrece"); U: *understand* (entender a emoção – "Deve ser muito difícil sentir essa dor"); R: *respect* (respeite e elogie a emoção – "Estou muito impressionado com o fato de você ter conseguido passar pelo tratamento com todas as dificuldades"); S: *support* (apoiar a emoção do paciente – "Estaremos aqui para auxiliá-lo durante essa fase difícil da dispneia"); e E: *explore* (explorar a emoção – "Conte-me como essa tristeza tem afetado a sua rotina");[9,13]
- **envolvimento da família:** os pacientes variam sobre quão envolvidos eles querem que os membros da família estejam e quanto querem que seus próprios valores, em oposição aos dos membros da família, determinem os cuidados no final da vida. O entendimento da família sobre os objetivos do paciente e as suas preferências estão associados a melhores resultados para os familiares após o óbito.[9]

O **Quadro 21.1** mostra um roteiro para construir uma visão geral da comunicação em final de vida com os pacientes.[13]

Quadro 21.1 - Roteiro para construir uma visão geral da comunicação em final de vida com os pacientes

Preparação

- Revisar dados sobre trajetória da doença, prognóstico e opções de tratamento
- Refletir sobre os próprios sentimentos, expectativas e atitudes da equipe em relação ao paciente e à família antes da comunicação
- Planejar os detalhes do local da conversa – ambiente privativo e silencioso
- Considerar uma "pré-conferência" com a equipe que estará presente durante a conversa com o objetivo de alinhar pensamentos, discursos e informações
- Verificar e acertar com o paciente e os familiares quem estará presente

Conversa

- Avaliar se o paciente está pronto para a conversa: algumas vezes encontra-se sobrecarregado emocionalmente, sendo necessário fornecer tempo e espaço para assimilar a situação; pode-se iniciar com algumas perguntas como: "Alguma vez você pensou em como seria quando este momento chegasse?"
- Explorar o entendimento do paciente sobre este momento
- Fornecer informações simples e de forma clara sobre o prognóstico e a trajetória da doença dentro do contexto de final de vida, sem muitos detalhes ou dados científicos sobre a doença
- Usar perguntas gerais para obter valores e objetivos dos pacientes com o propósito de se concentrar no que é valioso, no que é positivo e no que torna a vida preciosa para esse indivíduo; tentar não comentar sobre a viabilidade de objetivos ou esperanças – usar esta parte da conversa para alinhar-se ao paciente; exemplos: "O que é mais importante para você neste momento?", "O que você pensa sobre este momento, quais são suas expectativas?", "Fale-me sobre o que tem acontecido com você fora das consultas ou do hospital"
- Explorar preocupações que podem representar barreiras para a tomada de decisões: "Quais são suas preocupações neste momento?", "Qual é a parte mais difícil para você?"
- Pedir permissão para fornecer uma recomendação ou expressar uma opinião – com o objetivo de alinhar os valores e objetivos do paciente com as opções de tratamento mais apropriadas que irão ajudá-lo a atingir seus propósitos. Isso requer que a equipe escute atentamente e forneça recomendações com base no que foi ouvido; se houver dificuldades nesse ponto, é possível utilizar a seguinte estratégia: "Conversando com outros pacientes que estiveram nesta mesma situação, existem alguns pontos com os quais as pessoas geralmente se preocupam: bom controle de dor e outros sintomas, para garantir o conforto e a qualidade de vida; ter a oportunidade de fortalecer o relacionamento com entes queridos e também de tentar aliviar a carga emocional da família; tentar ter algum controle da situação, sentindo que os seus desejos podem ser realizados; evitar prolongamento da vida com sofrimento"
- Propor planos de tratamento e cuidado que estejam de acordo com o paciente e seus valores e objetivos

A conversa no final da vida é feita com qualidade quando há a união da técnica e do desenvolvimento de habilidades de comunicação com a conexão humana, na sua forma mais profunda e respeitosa. Essas situações sempre provocam sentimentos poderosos e desconforto emocional; porém, uma vez que o profissional permite que elas estejam presentes e as reconheça, é sinal de que é possível conversar com o paciente sobre o que realmente importa e estar presente com a emoção.

QUESTÕES DE MÚLTIPLA ESCOLHA*

1. Quais são os benefícios de uma comunicação de qualidade para o paciente em fase de final de vida?
   a) Permite ao paciente expressar dúvidas, sentimentos e desejos em um ambiente seguro e acolhedor.
   b) Permite à equipe de saúde conhecer a biografia do paciente, respeitando seus valores e alinhando seus desejos e objetivos com as propostas terapêuticas.
   c) Permite à família se estruturar emocionalmente para os momentos difíceis que acontecerão.
   d) Todas as alternativas anteriores.

2. Qual das alternativas a seguir é a melhor estratégia para iniciar uma conversa com familiares sobre o final de vida de seu ente querido?
   a) Esta comunicação não traz benefícios para a família, pois pode culminar em maior chance de ansiedade e depressão entre os membros mais próximos do paciente.
   b) O melhor é conversar somente com o cônjuge ou o filho mais próximo, uma vez que essas pessoas geralmente são os tomadores de decisões em nome do ente querido.
   c) Verificar com o paciente qual membro da família deve participar da conversa, explorar o entendimento de cada um dos familiares e fornecer informações em pequenas quantidades.
   d) Reunir a família à beira do leito, com o paciente, e informar sobre todas as situações médicas que envolvem o paciente.

3. Assinale a alternativa que contém as habilidades de comunicação necessárias para uma conversa de um paciente em final de vida.
   a) Empatia, compaixão, altruísmo.
   b) Escuta ativa, empatia e validação das emoções.
   c) Dar *feedback*, falar de forma clara e com termos técnicos, ter empatia.
   d) Saber ouvir, ser técnico ao falar e fazer a comunicação.

REFERÊNCIAS

1. Brasil. Ministério da Saúde. Saúde Brasil 2017: uma análise da situação de saúde e os desafios para o alcance dos objetivos de desenvolvimento sustentável [Internet]. Brasília: MS; 2017 [capturado em 07 fev. 2020]. Disponível em: http://bvsms.saude.gov.br/bvs/publicacoes/saude_brasil_2017.pdf.
2. Waller A, Sanson-Fisher R, Balakrishnan RN, Evans T. Preferences for end-of-life care and decision making among older and seriously ill inpatients: a cross-sectional study. J Pain Symptom Manage. 2020;59(2):187-96.
3. Forte DN. Estratégias de comunicação em cuidados paliativos. In: Santos FS, organizador. Cuidados paliativos, discutindo a vida, a morte e o morrer. São Paulo: Atheneu; 2009. p. 223-33.
4. Ten Koppel M, Onwuteaka-Philipsen BD, van der Steen JT, Kylanen M, Van den Block L, Smets T, et al. Care staff's self-efficacy regarding end-of-life communication in the long-term care setting: results of the PACE cross-sectional study in six European countries. Int J Nurs Stud. 2019;92:135-43.
5. Evenblij K, Ten Koppel M, Smets T, Widdershoven GAM, Onwuteaka-Philipsen BD, Pasman HRW. Are care staff equipped for end-of-life communication? A cross-sectional study in long-term care facilities to identify determinants of self-efficacy. BMC Palliat Care. 2019;18(1):1.
6. Groebe B, Rietz C, Voltz R, Strupp J. How to talk about attitudes toward the end of life: a qualitative study. Am J Hosp Palliat Care. 2019;36(8):697-704.
7. Song MK. Effects of end-of-life discussions on patients' affective outcomes. Nurs Outlook. 2004;52(3):118-25.
8. Soodalter JA, Siegle GJ, Klein-Fedyshin M, Arnold R, Schenker Y. Affective science and avoidant end-of-life communication: can the science of emotion help physicians talk with their patients about the end of life? Patient Educ Couns. 2018;101(5):960-7.
9. Bernacki RE, Block SD, American College of Physicians High Value Care Task F. Communication about serious illness care goals: a review and synthesis of best practices. JAMA Intern Med. 2014;174(12):1994-2003.
10. Curtis JR. Communicating about end-of-life care with patients and families in the intensive care unit. Crit Care Clin. 2004;20(3):363-80.
11. Holley JL, Carmody SS, Moss AH, Sullivan AM, Cohen LM, Block SD, et al. The need for end-of-life acre training in nephrology: national survey results of nephrology fellows. Am J Kidney Dis. 2003;42(4):813-20.
12. Brighton LJ, Selman LE, Bristowe K, Edwards B, Koffman J, Evans CJ. Emotional labour in palliative and end-of-life care communication:

---

*Acesse as respostas e comentários às questões de múltipla escolha em https://apoio.grupoa.com.br/comunicacaoclinica.

a qualitative study with generalist palliative care providers. Patient Educ Couns. 2019;102(3):494-502.

13. Back A, Arnold R, Tulsky J. Transitions to end-of-life care. In: Back A, Arnold R, Tulsky J. Mastering communication with seriously ill patients: balancing honesty with empathy and hope. New York: Cambridge University; 2009.

14. Keeley MP. Family communication at the end of life. Behav Sci (Basel). 2017;7(3).

15. Trees AR, Ohs JE, Murray MC. Family communication about end-of-life decisions and the enactment of the decision-maker role. Behav Sci (Basel). 2017;7(2).

16. Wendlandt B, Ceppe A, Choudhury S, Nelson JE, Cox CE, Hanson LC, et al. Risk factors for post-traumatic stress disorder symptoms in surrogate decision-makers of patients with chronic critical illness. Ann Am Thorac Soc. 2018;15(12):1451-8.

17. Anderson RJ, Bloch S, Armstrong M, Stone PC, Low JT. Communication between healthcare professionals and relatives of patients approaching the end-of-life: a systematic review of qualitative evidence. Palliat Med. 2019;33(8):926-41.

18. Levin TT, Moreno B, Silvester W, Kissane DW. End-of-life communication in the intensive care unit. Gen Hosp Psychiatry. 2010;32(4):433-42.

19. Jackson VA, Jacobsen J, Greer JA, Pirl WF, Temel JS, Back AL. The cultivation of prognostic awareness through the provision of early palliative care in the ambulatory setting: a communication guide. J Palliat Med. 2013;16(8):894-900.

Comunicação clínica transcultural

Mayara Floss; Andreia Beatriz Silva dos Santos e Marcela Dohms

22

QUESTÕES INICIAIS PARA REFLEXÃO

1. Quais dificuldades você sentiu ao fazer uma consulta com uma pessoa de uma cultura diferente da sua?
2. Existem diferenças na maneira como você acolhe, examina, ouve e encaminha as demandas das pessoas a depender da raça/cor da pele delas? Como você percebe o impacto das questões raciais na vida dos pacientes?
3. Você conhece as competências de comunicação clínica e os instrumentos para uma comunicação clínica transcultural efetiva, que podem ajudar na compreensão do paciente e do seu universo cultural?

CONCEITOS FUNDAMENTAIS

- ▶ A experiência da doença e a experiência da saúde são vivências culturais.
- ▶ Transcultural refere-se às relações ou às trocas entre culturas ou que se estabelecem entre culturas diferentes.
- ▶ Na comunicação transcultural, é necessário maior atenção à comunicação não verbal do paciente.
- ▶ Competência cultural é a capacidade de sistemas e pessoas que atuam neles de proverem cuidados aos pacientes com diversos valores, crenças e comportamentos, incluindo adaptação para atender aspectos sociais, culturais e linguísticos dos pacientes.
- ▶ Humildade cultural se refere ao aspecto reflexivo de autopercepção do profissional no processo de conscientização de como a cultura pode afetar os comportamentos relacionados à saúde.
- ▶ Não se deve tentar "converter" os pacientes à cultura médica dominante.

FUNDAMENTAÇÃO TEÓRICA

A morte, a vida e a experiência da doença e da saúde são vivências culturais. A maneira de compreender a saúde pode ser completamente diferente entre o profissional e o paciente. Os profissionais podem passar na sua formação por um processo de "aculturação" universitária e "esterilização do vocabulário".[1] Parte das iniquidades em saúde são reflexos de sistemas de assistência à saúde culturalmente incompetentes. A incapacidade de fornecer cuidados culturalmente apropriados pode levar à insatisfação de todos os envolvidos, à baixa adesão ao tratamento e a efeitos adversos para a saúde.[2] O termo "afasia cultural" se refere à dificuldade de interação do profissional de saúde com o paciente e à falha em comunicar-se com pessoas diferentes da sua própria realidade.[1]

Para uma comunicação clínica transcultural efetiva é preciso sensibilidade às diferenças culturais e sociais nas crenças de saúde.[3] O termo "transcultural" refere-se às relações ou trocas entre culturas ou que se estabelecem entre culturas diferentes. Assim, a comunicação clínica transcultural propõe-se a construir essas pontes culturais de cuidado. A competência cultural nos cuidados de saúde pode ser conceituada como a capacidade de sistemas e pessoas que atuam neles de proverem cuidados aos pacientes com diversos valores, crenças e comportamentos, incluindo adaptação para atender aspectos sociais, culturais e linguísticos dos pacientes (**Figura 22.1**, adiante).[2,4]

O conceito de "humildade cultural" é um pré-requisito para a competência cultural e se refere ao aspecto reflexivo de autopercepção do profissional no processo de conscientização de como a cultura pode afetar os comportamentos relacionados à saúde.[5,6] Um sistema de saúde culturalmente competente pode ajudar a melhorar os resultados de saúde e a qualidade dos cuidados, e pode contribuir para a eliminação das disparidades de saúde racial e étnica. Exemplos de estratégias para mover o sistema de saúde na direção desses objetivos incluem o fornecimento de treinamento relevante sobre competência cultural e questões transculturais aos profissionais de saúde e a criação de políticas que reduzam as barreiras administrativas e linguísticas ao atendimento à pessoa.

> **Cuidado!**
> Fique atento para não iniciar a consulta colocando um rótulo cultural no paciente. É preciso um acompanhamento longitudinal para a compreensão das crenças pessoais de cada um.[5,6]

Na medicina chinesa, "ouvir" é um eneagrama com vários componentes que incluem a descrição da "orelha", "imperador", "olhos" e "atenção indivisível" (**Figura 22.1**). Essa descrição do ato de ouvir com todos os sentidos, com atenção plena e centrada na pessoa, simboliza a importância do papel da escuta no processo terapêutico na comunicação transcultural.

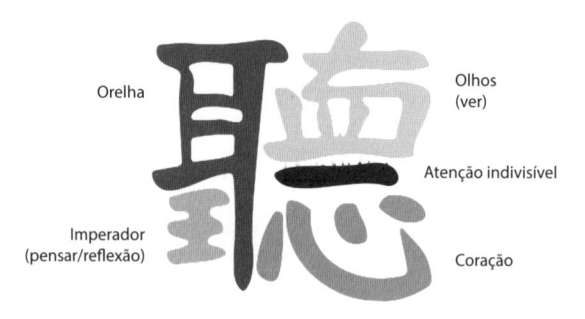

聽

- Orelha
- Olhos (ver)
- Atenção indivisível
- Imperador (pensar/reflexão)
- Coração

FIGURA 22.1 Caractere de "ouvir" na medicina chinesa.
Fonte: Simonendr© 2017 CoDevelop.

O aperfeiçoamento da competência cultural no sistema de saúde perpassa barreiras organizacionais, sistemáticas e clínicas (**Figura 22.2**).[4]

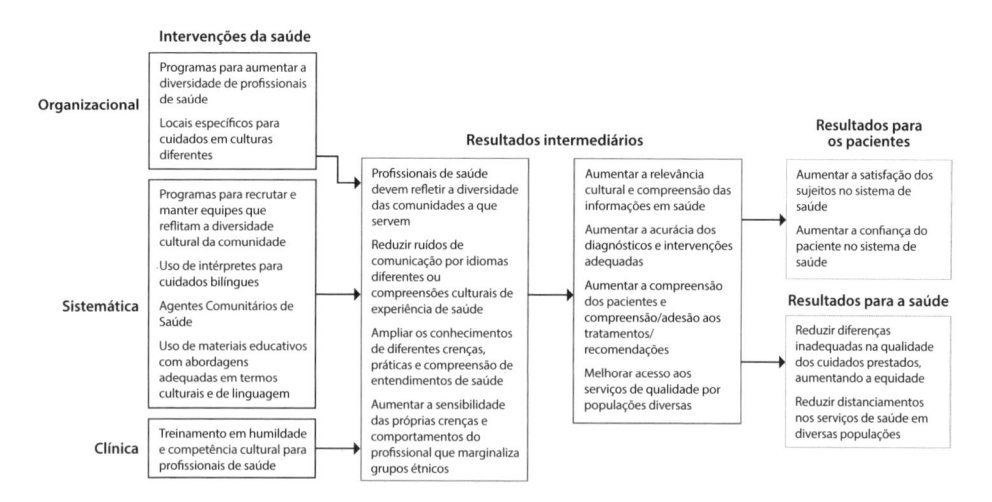

FIGURA 22.2 Estrutura analítica para avaliar as ações das intervenções de saúde a fim de aumentar a competência cultural.
Fonte: Elaborada com base em Taylor.[4]

Instrumentos que podem auxiliar na comunicação transcultural

> **Dica**
> A Entrevista de Formulação Cultural pode ser acessada (em inglês) por meio do link: https://www.psychiatry.org/File%20Library/Psychiatrists/Practice/DSM/APA_DSM5_Cultural-Formulation-Interview.pdf.

Há vários instrumentos criados para auxiliar na comunicação transcultural. Neste capítulo, são abordados o ETHNIC(S) e o CRASH.[7] Recomenda-se complementar a leitura com a Entrevista de Formulação Cultural (Cultural Formulation Interview),[8] que propõe questões para auxiliar na entrevista clínica.

O ETHNIC(S) é uma ferramenta mnemônica útil que avalia a lógica da entrevista clínica e a saúde do paciente.[7] Foi desenvolvido para ajudar o profissional de saúde a integrar a sensibilidade cultural e compreender como a cultura dos pacientes influencia no cuidado. Cada letra de ETHNIC(S) corresponde, em inglês, a um aspecto cultural a ser observado no encontro clínico, como descrito na **Tabela 22.1**. A espiritualidade foi incluída depois, por isso o "S" é apresentado entre parênteses.

Tabela 22.1 - Detalhamento do mnemônico ETHNIC(S)

	Orientações	Cuidados
E: Explicação	▶ Como você explica esse sintoma? OU Por que você acha que tem esse sintoma? ▶ O que os outros pensam sobre sua condição? O que os amigos, a família e os outros dizem sobre esses sintomas? ▶ Você conhece alguém que teve ou tem esse tipo de problema? ▶ Você já ouviu falar disso (leu/viu na televisão/rádio/jornal/internet)? ▶ Se o paciente não puder fornecer uma explicação, considere perguntar: "O que lhe preocupa sobre o problema?"	Alguns indivíduos podem ficar relutantes em dar sua impressão sobre a própria saúde porque sentem que o diagnóstico é um trabalho médico; no entanto, reforços como "Eu frequentemente aprendo coisas importantes ao ouvir as ideias das pessoas sobre por que estão doentes" ou a abertura e interesse pelo indivíduo, sua crença e história podem facilitar essa abertura
T: Tratamento	▶ O que você tentou para resolver essa situação? OU Qual tratamento você já tentou? ▶ Qual tipo de opções, medicamentos, remédios naturais, plantas (ou outros) você já tentou para lidar com essa situação? ▶ Há algo que você come, bebe, faz ou evita para manter-se saudável? ▶ Qual tipo de tratamento você está fazendo?	É importante levar em conta as diferentes formas de cuidado e tratamento no meio rural, principalmente plantas medicinais e outros tratamentos comunitários locais
H: Cuidadores comunitários, pajés, benzedeiras etc. (*healers*)	▶ Quem mais você procurou para ajudá-lo por causa dessa situação? ▶ Você procurou ajuda com outras pessoas que não estão no serviço de saúde convencional?	Ter em mente as diversas formas de cuidado, que envolvem desde as matrizes locais (curandeiros locais, pajés, kujás, benzedeiras, mães de santo, pais de santo etc.), mas que também podem envolver alternativas orientais, como medicina quiroprática, massagistas etc.
N: Negociação	▶ Qual é a melhor maneira para ajudá-lo? ▶ Quais opções seriam melhores para o seu cuidado na sua perspectiva?	Lembrar-se de que suas negociações podem estender-se para além do paciente, para cuidadores, familiares e comunidade – contexto cultural do encontro; a "negociação" ou construção conjunta do tratamento deve procurar encontrar uma solução aceitável para todos a fim de definir o cuidado e a tomada de decisão

(continua)

(Continuação)		
I: Intervenção	▸ Você concorda com esse passo?	Concordar com uma intervenção que faça sentido com base no contexto cultural do encontro, incorporando explicitamente as informações aprendidas das etapas anteriores; isso pode incluir a incorporação de tratamentos alternativos, espiritualidade e curandeiros, bem como outras práticas culturais
C: Colaboração/ construção conjunta	▸ Como podemos trabalhar juntos, e com quem mais?	Colaborar com pacientes, familiares e/ou agentes locais para executar a intervenção
S: Espiritualidade (*Spirituality*)	▸ Como é sua vida espiritual? ▸ Como suas crenças espirituais podem ajudá-lo com isso? ▸ O que você acredita que dá significado à sua vida? ▸ Qual papel suas crenças desempenham em recuperar sua saúde? ▸ Como você gostaria que eu, seu profissional de saúde, trabalhasse com esses cuidados de saúde?	Levar em consideração as matrizes culturais locais e as ruralidades dos pacientes; é possível adaptar conforme o contexto local

Fonte: Elaborada com base em Kobylarz e colaboradores.[7]

Outras questões podem contribuir para que sejam rompidas as barreiras para a comunicação. Alguns valores culturais considerados essenciais estão resumidos na sigla CRASH[9] como componentes do cuidado em saúde a serem levados em conta na busca por competência cultural, como descrito na **Tabela 22.2**.

Tabela 22.2 - Sigla CRASH	
	Descrição
C: Cultura (*Culture*)	A importância dos valores, das percepções e das conexões compartilhadas na experiência da saúde, na assistência à saúde e na interação entre paciente e profissional
R: Respeito (*Respect*)	Compreender que demonstrações de respeito são mais relevantes que gestos de afeto ou intimidade superficial e buscar maneiras de aprender a demonstrar respeito nos diversos contextos culturais

(continua)

(Continuação)	
A: Avaliar (*Assess*)	A partir da compreensão de que podem existir divergências gritantes nas diversas formas de ver e viver das pessoas, buscar informações acerca da identidade cultural, preferências de saúde, crenças e compreensão das condições de saúde; avaliar a competência linguística, o nível de aculturação e a alfabetização em saúde para atender às necessidades do indivíduo
A: Afirmar (*Affirm*)	Reconhecer cada indivíduo como o especialista do mundo em sua própria experiência, e estar pronto para ouvir e afirmar essa experiência; distinguir e reestruturar as diferenças culturais, identificando os valores positivos que existem nos comportamentos que estranhamos ou julgamos diferentes
S: Sensilidade (*Sensibility*)	Desenvolver uma conscientização sobre questões específicas em cada cultura que possam causar ofensa ou levar a uma quebra na confiança e na comunicação entre paciente e profissional
S: Autoconsciência (*Self-awareness*)	Conscientização de nossas próprias normas culturais, valores e questões que nos levam a julgar erroneamente ou à comunicação malsucedida com outras pessoas
H: Humildade (*Humility*)	Admitir que nenhum de nós jamais alcança plenamente a "competência cultural", mas sim assumir um compromisso com uma vida inteira de aprendizado, "descascando camadas de cebola" de nossas próprias percepções e preconceitos, sendo rápidos em pedir desculpas e aceitar a responsabilidade por desvios culturais e abraçar a aventura de aprender com os relatos em primeira mão de outras pessoas sobre sua própria experiência

Fonte: Elaborada com base em Rust e colaboradores.[9]

Há muitos cenários em que o profissional de saúde precisa de maior conhecimento sobre as habilidades de comunicação clínica transcultural e seus instrumentos. São abordados a seguir, como exemplo, três contextos no cuidado em saúde: comunicação clínica com população migrante, comunicação com população do campo, água e floresta, e comunicação inter-racial com população negra.

Comunicação clínica com migrantes e refugiados

Em 2017, a Organização das Nações Unidas (ONU) estimou que 1 em cada 29 pessoas vivia como estrangeiro, correspondendo a cerca de 3,4% da população mundial.[10] Atualmente, a maioria dos refugiados, que geralmente precisaram sair de seu país de origem por medo da morte por guerras, perseguições ou desastres naturais, dirige-se a países em vias de desenvolvimento, que têm acolhido quase a metade do contingente de migrantes internacionais, como os imigrantes haitianos no Brasil.[10] O País abriga a maior população de refugiados da América do Sul, vinda de 80 países diferentes. A maioria concentra-se em grandes centros urbanos.

É importante que os profissionais de saúde compreendam os principais fatores estressores para os pacientes imigrantes que podem estar relacionados ao processo de adoecimento. A mudança para uma cultura e sistema econômico diferentes pode causar transtornos de adaptação.[11] Há dificuldades geralmente em relação à legalização de documentos e problemas financeiros. Muitos trabalhadores migram com a responsabilidade de enviar remessas financeiras para suas famílias em seu país de origem.[11]

Além das dificuldades enfrentadas pela barreira linguística e adaptação a novos padrões sociais, é preciso considerar que há também muitas perdas de difícil elaboração nesse processo de migração. Há perdas relacionadas às referências de apoio emocional, à perda de função laboral e rupturas no ciclo de vida. Por exemplo, não ser capaz de retornar ao seu país quando há falecimento de familiares frequentemente resulta em sofrimento não elaborado.[11] Nessas situações, são essenciais as habilidades de comunicação do profissional de saúde para facilitar que os pacientes consigam falar sobre suas emoções em relação às vivências de perdas. Incentivá-los a envolver-se em rituais de luto pode oferecer uma oportunidade de trabalhar com algumas dessas questões. Se essas perdas e rupturas no ciclo de vida não forem elaboradas, poderão ressurgir mais tarde relacionadas a um processo de adoecimento.[11]

Algumas sugestões para facilitar a comunicação podem ser utilizar um infográfico multilíngue para uso na comunicação de atendimentos com barreira linguística (**Figura 22.3**). É importante notar que se deve evitar utilizar familiares como intérpretes, pois eles podem resumir ou distorcer a tradução; preferencialmente uma pessoa que não seja um familiar deve sempre realizar essa facilitação da comunicação. Uma das alternativas para democratizar esse acesso é a identificação dos profissionais bilíngues na atenção primária, bem como a capacitação dos profissionais.[10]

Cuidado!

Comportamentos que podem causar ofensas culturais:
- Chamar um paciente de maneira informal.
- Tocar em um paciente sem pedir permissão.
- Fazer (ou esperar que o paciente faça) contato visual direto.
- Ir direto ao ponto (p. ex., fazer um histórico médico) antes de estabelecer uma conexão pessoal.
- Dar tapinhas na cabeça de uma criança.
- Examinar um paciente do sexo oposto.
- Fazer gestos (sinal de "bom" ou gesto com o polegar para cima).
- Solicitar ao acompanhante que espere na sala de espera.
- Limitar o horário de visitas no hospital.
- Coletar uma amostra de sangue ou urina.

O uso da agulha para coleta de sangue e vacinação pode ter significado especial para imigrantes haitianos que praticam a religião vodu. Por isso, o profissional deve ser sensível a essa questão. No Haiti, populações distantes da capital geralmente só têm acesso ao cuidado no âmbito religioso, e algumas doenças estão associadas à feitiçaria.[10]

Fonte: Elaborado com base em Rust e colaboradores[9]

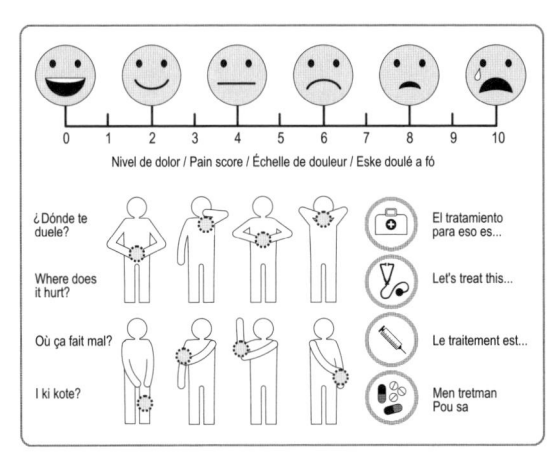

FIGURA 22.3 Proposta de infográfico multilíngue para uso na comunicação de atendimentos com barreira linguística.
Fonte: Adaptada de Ventura e Yujra.[10]

Dica

▶ Se você estiver com dificuldade de se comunicar, pode encorajar a comunicação escrita, que o paciente pode, inclusive, elaborar antes da consulta, e podem-se utilizar dispositivos tecnológicos para tradução simultânea para as orientações.
▶ Desenvolver cartilhas multilíngues de comunicações fundamentais da sua comunidade também pode ser uma alternativa.
▶ Ter na equipe trabalhadores imigrantes, aproximando os universos culturais.

Comunicação clínica com população do campo, água e floresta

SITUAÇÃO-PROBLEMA 1*

Em uma sala de espera lotada, o médico André vai até a porta e fala para os pacientes sentados no corredor:

André: "Carmelita Maria de Jesus".

(André percebe que é uma senhora da zona rural, e pede para ela sentar-se. A paciente senta-se desconfortável na cadeira, encostada para trás com uma sacolinha plástica de arroz cheia de documentos no colo)

André: "Ah, D. Carmelita, a Sra. está bem? O que eu posso fazer pela Sra.?".

Carmelita: "Ah, Dr., não *tá* muito bom, não".

André: "Então me diga o que a Sra. tem sentido".

Carmelita: "Eu tenho sentido uma gastura no pescoço. Eu não posso fazer nada; nem um cafezinho eu posso tomar porque não desce, prende no pescoço. *Tá* crescendo esse 'mondrongo' aqui no meu pescoço".

André: "Ah, deixa eu dar uma olhada nisso aí".

(No exame físico do pescoço o médico percebe um bócio)

André: "Isso aí não é nada; é fácil de resolver".

Carmelita: "Desde que comecei a perceber que *tava* crescendo eu comecei a tomar um chá de cabacinha e babosa com cachaça...".

(André interrompe rindo, e já começa a escrever no receituário. Carmelita parece que emudece)

André: "Ah, mas isso aí não vai servir para o problema que a Sra. tem. Acho até bom a Sra. parar de tomar isso aí".

---

*Esta Situação-problema foi escrita por André Santana Araújo, Pankará de Carnaubeira da Penha (PE) e acadêmico de medicina da Universidade Federal do Rio Grande do Sul.

(Carmelita sorri desconcertada, mas com certa empolgação continua)

Carmelita: "Mas, Dr., babosa é bom *pra* tudo, sempre usei nos meninos lá de casa em tudo que era doença".

André: "A Sra. toma esse comprimidinho de manhã e faz esses exames e vamos acompanhar a Sra. Deixe essa babosa *pra* lá *(risos)*. A Sra. tem que se cuidar, certo?".

(Carmelita balança a cabeça, consentindo)

André: "D. Carmelita, a Sra. tem que cuidar com esses remédios do mato; não toma esses remédios do mato porque eles podem fazer mal, podem alterar o efeito da medicação que eu passo para a Sra.".

(Carmelita balança a cabeça, consentindo)

André: "Então me explica: o que a Sra. tem que fazer?".

Carmelita: "Tomar o remédio e fazer os exames".

André: "E parar de tomar o que não funciona. Não vai fazer efeito nenhum, então é melhor parar de tomar. Nos vemos em dois meses, D. Carmelita".

(André levanta e conduz Carmelita até a porta)

A população do campo, água e floresta, também chamada de rural no contexto brasileiro, está caracterizada por sua diversidade, representada pelas populações tradicionais quilombolas, povos indígenas, povos das florestas, povos do cerrado, do semiárido, da caatinga, dos campos, das montanhas, dos pampas e do pantanal. Estão incluídas também as comunidades ribeirinhas, vilas litorâneas de pescadores artesanais e dos manguezais e as mulheres quebradeiras de coco-babaçu das florestas de palmares.[12,13]

Muitas vezes, as comunidades rurais são estereotipadas pelos profissionais de saúde. A falta de percepção das heterogeneidades dentro de grupos muitas vezes induz a preconceitos e discriminação, que influenciam diretamente a decisão clínica e a interpretação do paciente em relação ao cuidado prestado.[13]

Na Situação-problema 1, Carmelita é uma idosa que viajou 700 km – veio do interior de Pernambuco – para chegar à consulta médica na atenção secundária. Na fase de coleta de informações, pode-se perceber que a paciente vem de uma matriz cultural diferente da do profissional de saúde, pelo uso das expressões "mondrongo" e "gastura". Isso pode gerar um estranhamento no profissional, e, se ele não conhece os termos e não sabe como abordar, pode acabar ignorando informações importantes trazidas na consulta. Nessa fase, o profissional deve procurar legitimar qualquer motivo de consulta, incluindo os problemas psicossociais.[14]

Observa-se, na fase de elaboração de um plano e explicação da conduta, que não há um processo de decisão compartilhada com a paciente em um plano comum. O médico também não explorou a compreensão da paciente e o seu entendimento sobre as recomendações. É comum o profissional julgar que pacientes de origem rural não são capazes de entender as informações e, também, que não se esforçam para tornar as informações acessíveis. A recomendação sobre o que a Carmelita deve fazer demonstra uma tentativa de "ensinar à paciente" a cultura biomédica. A humildade cultural com pessoas do campo, das águas e das florestas não pode ser simplificada na transposição da prática médica urbana para o cenário rural. Também não é adequada a ideia de "converter" a cultura da população rural à urbana dominante.

Observa-se também o paradigma assistencialista centrado na dor, na doença e na cura por medicamentos, além de uma falta de humildade cultural, que silenciam Carmelita. Essa abordagem pode ser interpretada por alguns pacientes como uma forma de imposição do conhecimento biomédico, de violência sobre suas matrizes culturais e de desqualificação do seu conhecimento.[15]

Propõe-se outra abordagem para esse encontro, buscando aplicar habilidades de comunicação clínica no cuidado de Carmelita, conforme a Situação-problema 2.

SITUAÇÃO-PROBLEMA 2*

Em uma sala de espera lotada, o médico André vai até a porta e fala para os pacientes sentados no corredor:

André: "Carmelita Maria de Jesus".

(André percebe que é uma senhora da zona rural, e pede para ela sentar-se. A paciente senta-se desconfortável na cadeira, encostada para trás com uma sacolinha plástica de arroz cheia de documentos no colo)

André: "Ah, D. Carmelita, a Sra. está bem? O que eu posso fazer pela Sra.?".

Carmelita: "Ah, Dr., não *tá* muito bom, não".

André: "Então me diga o que a Sra. tem sentido".

Carmelita: "Eu tenho sentido uma gastura no pescoço. Eu não posso fazer nada; nem um cafezinho eu posso tomar porque não desce, prende no pescoço. *Tá* crescendo esse 'mondrongo' aqui no meu pescoço".

André: "D. Carmelita, tem mais algo em que eu possa lhe ajudar?".

Carmelita: "Não, apenas essa gastura".

André: "Como a Sra. explica essa gastura?".

Carmelita: "Parece que tem um coco no meu pescoço; eu não consigo tomar nem um cafezinho que é difícil de descer. Antes engolia direito, mas agora é ruim para descer".

André: "O que lhe preocupa sobre esse problema?".

Carmelita: "Lá perto de casa tem uma mulher sabida que reza para os caboclos da terra. Eles disseram para eu ter cuidado porque pode virar uma coisa pior. Por isso eu marquei a consulta com o Sr.".

André: "O que a Sra. já fez para cuidar dessa situação?".

Carmelita: "Desde que comecei a perceber que *tava* crescendo, eu comecei a tomar um chá de cabacinha e babosa com cachaça. Na minha comunidade, a gente usa muito. Eu também já fiz nascer muita criança que nem vocês, só que não era no hospital. Todos eles me chamam de Mãe Carmelita hoje, uns meninos maiores que os meus lá de casa". *(Carmelita sorri com orgulho)*

André: "Que legal, D. Carmelita! De onde a Sra. vem?".

Carmelita: "Eu sou lá da Aldeia Casa de Taipa. Vivi a vida inteira lá; meus pais e os mais velhos sempre viveram lá".

André: "E como é a sua vida lá?".

---

*Esta Situação-problema foi escrita por André Santana Araújo, Pankará de Carnaubeira da Penha, (PE) e acadêmico de medicina da Universidade Federal do Rio Grande do Sul.

Carmelita: "Já trabalhei muito queimando brocas, plantando milho, feijão, abóbora. Hoje eu cuido dos netos e ajudo com a merenda da escola, ajudo as cozinheiras. A cacique me convidou para ser do conselho na aldeia, e eu gosto de ajudar meu povo, a gente tem que batalhar para garantir os direitos da nossa gente, Dr.".

André: "Isso mesmo, D. Carmelita. E qual é a melhor maneira de eu ajudá-la?".

Carmelita: "Dr., eu confio nos estudos do Sr. e eu sei que Deus deu a inteligência para o Sr. ajudar a gente. Eu queria que o Sr. me desse um remédio que melhore essa minha gastura no pescoço, mas eu quero tomar meu remédio do mato, porque a natureza ajuda a gente todo dia, na saúde e na doença também".

André: "*Tá* certo, D. Carmelita. Posso examinar a Sra.?".

(o médico realiza o exame físico do pescoço e percebe um bócio. Após o exame, os dois voltam para os seus lugares. Durante o exame físico, Carmelita conta sobre o último parto que fez)

André: "D. Carmelita, eu gostaria de compartilhar as minhas impressões sobre essa 'gastura' e o 'mondrongo' que a Sra. percebeu no pescoço. Posso?".

Carmelita: "Pode sim, e eu agradeço ao Sr.".

André: "Eu acredito que a Sra. tenha um bócio, que é quando a tireoide, uma glândula que fica no pescoço, cresce bastante".

Carmelita: "O que é isso, Dr.?".

(O médico explica com desenhos e imagens o que é a tireoide e o crescimento do bócio, além de relacionar com os sintomas da gastura, e a consulta segue)

André: "Pensei em solicitar um exame de sangue; a Sra. concorda com esse passo?".

(Carmelita balança a cabeça, concordando)

André: "A Sra. pode continuar fazendo os tratamentos com os remédios da terra, pode seguir fazendo as orações, D. Carmelita. Mas a Sra. segue acompanhando comigo, pode ser?".

Carmelita: "Pode ser sim, Dr. Que maravilha, graças a Deus".

André: "Como a Sra. acha que podemos trabalhar juntos no seu cuidado?".

Carmelita: "Acho que assim *tá* bom; o Sr. vai passar algum remédio?".

André: "Seria importante que tomasse um comprimido pela manhã; o que a Sra. acha?".

Carmelita: "Eu tomo direitinho. Eu faço todo o tratamento bem certinho".

André: "Certo, então nos encontramos em dois meses aqui para conversarmos, pode ser?".

Carmelita: "*Tá* bom, em dois meses eu volto. Muito obrigada, que os Encantados iluminem o Sr. e a sua inteligência. Deus lhe pague!".

(o médico educadamente sorri, levanta e conduz a paciente até a porta)

Comunicação clínica inter-racial

A comunicação inter-racial se refere à comunicação entre pessoas de diferentes grupos raciais dentro de um mesmo Estado-nação.[16] Todas as pessoas têm uma locação racial,[17] uma posição definida racialmente relacionada à maneira como cada pessoa experimenta viver, levando cada uma a entender o mundo a partir dessa posição. A raça identifica e localiza cada pessoa nas relações interpessoais e sociais, e é um componente do processo de comunicação interpessoal ou intercultural.

Estudos apontam que a raça influencia muitos aspectos das interações entre profissionais de saúde e pacientes, incluindo a qualidade da comunicação durante o atendimento médico, além da natureza e do significado das palavras e do comportamento não verbal, ainda que seja de forma não consciente.[18] É fundamental que o profissional de saúde perceba as especificidades da comunicação entre pessoas de diferentes grupos raciais, como entre pessoas brancas e não brancas.[19]

Comunicação clínica com a população negra

O censo demográfico brasileiro aponta que 44,2% da população brasileira se autodeclara branca e 54,9%, negra (pretos e pardos).[20] Assim, a população brasileira se constitui majoritariamente negra; por isso, é importante os profissionais de saúde conhecerem as especificidades raciais e culturais dessa população e aperfeiçoarem suas habilidades de comunicação.

No Brasil, cada pessoa tem uma ideia de raça em seu imaginário, e qualquer pessoa reconhece uma pessoa negra ou branca com base em aspectos históricos e culturais.[21] O Ministério da Saúde adota o critério da autodeclaração, em que cada pessoa define sua raça/cor da pele, com exceção dos casos de recém-nascidos e óbitos.[22] Essa definição do atributo raça/cor da pele é complexa por exigir a objetividade de um conceito que sofre influências subjetivas e socioculturais.

A identidade racial nos serviços de saúde é essencial para conhecer o perfil epidemiológico populacional e identificar a omissão e a naturalização da discriminação e do racismo por parte das instituições de saúde.[23] A análise dos indicadores de morbimortalidade por raça/cor evidencia a vulnerabilidade da população negra no processo saúde-adoecimento, quando comparada com a população branca.[22] Quando se avaliam as doenças infecciosas/transmissíveis por raça/cor, há uma predominância por parte da população negra – por exemplo, a Aids. A população negra totaliza 54,7% dos casos, enquanto a população branca aparece com 44,5%, segundo dados de 2013. Nos óbitos por causas externas, a população negra representa 59,82% dos casos, contra 35,97% para a população branca.[24]

Estudos nacionais e internacionais[25] apontam que a discriminação racial tem sido reconhecida como um significativo determinante das desigualdades raciais em saúde, com uma extraordinária associação entre discriminação racial e seus efeitos na saúde de adultos, jovens e crianças.

O racismo antinegro[26] está naturalizado de diversas formas e, ao longo do tempo, ganha diferentes nuances. Assim, a abordagem de pessoas negras demanda estratégias para que a relação profissional de saúde-pessoa se estabeleça de forma satisfatória, tanto para os profissionais, como, principalmente, para quem busca o serviço de saúde e necessita de cuidados. É necessário considerar que historicamente no Brasil, mesmo a população branca representando a minoria, a relação entre pessoas negras e brancas está envolvida por crenças e práticas consolidadas e naturalizadas, e reconhecidas como prejudiciais para a população negra.[20] Nesse sentido, "A 'branquitude' é um lugar de privilégios simbólicos, subjetivos, objetivos, isto é, materiais palpáveis que colaboram para a construção social e reprodução do preconceito racial, discriminação racial 'injusta' e racismo".[27]

SITUAÇÃO-PROBLEMA 3

Ana Wernish Kohel, 27 anos, branca, médica. Acabou a residência de Medicina de Família e Comunidade e atua na Unidade de Saúde há aproximadamente seis meses.

Lúcio de Jesus Silva, 27 anos, negro, atendente de *telemarketing*. Ensino Médio completo. Busca atendimento em uma Unidade de Saúde. A consulta foi agendada há três semanas por sua mãe.

A médica Ana olha rapidamente as fichas de atendimento com o cabeçalho incompleto: observa o nome, o sexo e a idade do paciente, escolaridade, profissão, data do nascimento, religião. Raça/cor da pele, nome da mãe e RG não foram preenchidos.

Ana: "Bom dia, Lúcio. O que você está sentindo?".

Lúcio: "Bom dia, Dra. Ana. Tenho uma dor no peito há uns três meses, e meu coração dispara".

Ana: "E como é esta dor? Como começou, o que melhora, piora, quanto tempo dura? Irradia para algum lugar? Se você tivesse que atribuir uma nota a essa dor, qual seria de zero a dez? Você usa drogas?".

(enquanto faz os questionamentos, Ana se dirige a Lúcio para examiná-lo)

Lúcio *(pensativo, demora a responder...)*: "São tantas perguntas, que não sei se posso responder a todas. Na verdade, essa dor começou quando eu estava indo para o trabalho, depois de uma abordagem...".

Lúcio é interrompido por Ana, que fala: "Preciso dessas informações para fechar um diagnóstico, principalmente porque você é jovem. Examinando você, não percebo alterações".

Ana realiza ausculta cardíaca pedindo silêncio enquanto Lúcio fala. Logo, pensa que Lúcio, um jovem negro, em uma consulta na segunda-feira pela manhã, deve estar à procura de um atestado médico.

Lúcio: "Mas eu sinto essa dor. Não é mentira. Ela começou após... *(novamente é interrompido pela médica)*

Ana: "Sua pressão está alterada. Usa alguma droga? Álcool?"

(Os sinais vitais de Lúcio foram medidos antes da consulta: pressão arterial, 140/100 mmHg frequência cardíaca, 69 bpm; frequência respiratória, 24 mrpm; temperatura, 36,5°C; glicemia de jejum, 103; peso, 86 kg; altura, 1,78 m; índice de massa corporal; 27,21)

Lúcio: "Tenho pressão alta? Tem a ver com a minha dor no peito? Posso ter um ataque do coração?".

Ana: "A pressão está alta, mas ainda precisamos de mais medidas para a confirmação de hipertensão arterial sistêmica. Além disso, você está acima do peso, o que pode contribuir para o aumento da pressão. Algumas drogas também podem aumentar a pressão. Vou solicitar mais medidas da PA; você precisa fazer exercícios e emagrecer. Vou pedir alguns exames de sangue e eletrocardiograma. Quero vê-lo em 30 dias com os resultados dos exames e das medidas. Você está com dor neste momento?".

Lúcio: "Não. Tive o último episódio há dois dias, durante o trabalho".

Ana: "Vou prescrever este analgésico e você toma se sentir dor".

Ana encaminha Lúcio até a recepção para remarcar a consulta e se despede (pensa que o paciente não disse tudo).

(Após trinta dias, Lúcio retorna para a consulta. Apresenta mais uma medida da PA alterada e retorna com os mesmos sintomas. Ele refere que não conseguiu introduzir atividades físicas na sua rotina ou mudar a dieta, nem realizar os exames solicitados. Aguarda abertura de agendamento ainda para o próximo mês)

Ana: "Então, Lúcio, como você está? Está fazendo a dieta e os exercícios? Trouxe as medidas da pressão e os exames solicitados?".

(Lúcio começa a chorar e não consegue conversar por aproximadamente quinze minutos. Ana sai da sala para pedir ajuda a alguém da equipe, sem entender o motivo do choro. Ao abrir a porta, depara-se com a mãe de Lúcio, que se aproxima da porta e pede para ajudar. Ela informa que há mais ou menos cinco meses Lúcio mudou seu comportamento. Enquanto ia para o trabalho, à noite, foi abordado por policiais militares que vasculharam sua mochila, revistaram-no de forma violenta e, com a arma apontada para sua cabeça, acusaram-no de carregar drogas. Já havia acontecido antes, mas desta vez foi pior. Pegaram seu celular e olharam seus contatos. Tiraram fotos de seu rosto. Após a revista, como nada foi encontrado, pediram-lhe desculpas e o liberaram. Chegou atrasado ao trabalho. Não falou nada a ninguém. Uma semana depois desse episódio, o líder de seu turno de trabalho insinuou que Lúcio era o responsável pelo desaparecimento de objetos pessoais. É o único trabalhador negro naquele horário e, no início, houve insinuações em forma de brincadeiras por parte de toda a equipe, indicando um único suspeito no local. Mais tarde, as insinuações se tornaram corriqueiras e, mesmo que Lúcio tenha manifestado seu desconforto, as pessoas persistiam 'brincando'. A mãe de Lúcio comenta que acreditava que a médica seria incapaz de compreender o que significava ser tratado assim, e talvez ela nem soubesse o que fazer diante daquela situação)

Dica

Para melhor uso de competências de comunicação inter-racial na prática do cuidado às pessoas negras no encontro clínico, é fundamental que profissionais de saúde compreendam que:

- existe uma hierarquia racial na qual as pessoas brancas ocupam uma posição de privilégios e poder perpetuado histórica e culturalmente e que devem ser combatidos;
- raça/cor da pele negra e racismo antinegro são reconhecidos como determinantes no processo de saúde/adoecimento de pessoas negras;
- existe o histórico e a prática continuados de exclusão e vulnerabilização das pessoas negras;
- há limites estabelecidos pela diversidade racial (população negra e população branca) que devem ser respeitados, não havendo hierarquia, mas pontos de vista diversos e locações raciais múltiplas;
- no encontro entre pessoas negras e profissionais de saúde, cada um está olhando para si e para o outro a partir de sua locação racial e, se isso não for compreendido, pode criar barreiras, impedindo que esse encontro tenha resultados e desfechos positivos para ambos.

Alguns médicos acreditam que pacientes negros são menos inteligentes, mais frequentemente abusam de drogas e aderem menos a tratamentos quando comparados a pessoas brancas, colocando pessoas negras em um ciclo contínuo de estereótipos negativos,[28] que aumentam a vulnerabilidade e o risco de adoecimento e morte da população negra.

Na Situação-problema citada, Ana e Lúcio têm a mesma idade. Aos 27 anos de idade e no mesmo País, porém, os dois carregam marcas, identidades, históricos e experiências que os colocam em posições hierarquizadas diferentes. Cada um tem uma locação racial diferente. Isso porque existe uma hierarquia estabelecida entre os dois: aos 27 anos de idade, a médica atua como profissional a quem se confere um *status* e cuja preparação exigiu dela pelo menos seis anos de estudos e dedicação exclusiva, além de uma série de recursos. Lúcio, com a mesma idade, realiza uma atividade profissional adoecedora e caracterizada por vínculo precarizado.[29]

Além disso, a identidade racial de Lúcio o aloca em uma situação de vulnerabilização e exclusão contínua, uma vez que jovens negros morrem mais por causas externas e têm mais chances de serem presos quando comparados a jovens brancos da mesma idade.[30] Há um indicador de desigualdade racial no índice de vulnerabilidade juvenil à violência.[31]

Outrossim, algumas questões relacionadas aos aspectos raciais que envolvem a população negra não foram abordadas pela médica, ainda que tivesse como foco o cuidado do paciente.

Por fim, há algumas questões para reflexão a partir dos seus sentimentos e percepções dos pacientes, permitindo ampliar o olhar sobre a complexidade das relações raciais. A análise crítica dessas respostas, deslocando-se do poder, pode auxiliar no entendimento dos limites e possibilidades na comunicação clínica de cada profissional de saúde:

- Você pensa na raça/cor da pele do profissional que lhe atende em algum momento antes de chegar à consulta? Por que razão?
- Levando em conta a raça/cor da pele dos profissionais de saúde, quais diferenças existem no tratamento que você recebe no acolhimento, no reconhecimento de seus problemas, no cuidado e no encaminhamento de suas demandas?
- Já se sentiu tratado ou abordado de forma negativa ou desigual quando comparado a pessoas brancas e que você atribui à sua raça/cor da pele?
- Como é possível incorporar questões referentes à sua identidade racial (e necessidades) no seu plano de cuidado, de forma respeitosa e qualificada?
- Quais são as expressões utilizadas durante as consultas que você considera racistas e que expõem as pessoas negras?
- Como a equipe de saúde pode contribuir para combater e erradicar o racismo antinegro que incide em sua saúde, em sua vida e de sua comunidade?

QUESTÕES DE MÚLTIPLA ESCOLHA*

1. Sobre a humildade cultural, é correto afirmar:
    a) É um conjunto quantificável de atitudes dos profissionais de saúde.
    b) É uma forma do profissional de saúde de usar a ciência para modernizar a cultura dos pacientes.
    c) É a habilidade de estabelecer um processo comunicativo capaz de superar as diferenças culturais existentes.
    d) É uma habilidade que rotula as crenças pessoais de um paciente para facilitar a sua abordagem.

2. Se o médico deseja entender melhor o paciente advindo de uma zona rural e que utiliza palavras que o médico desconhece, qual seria a melhor abordagem inicial?
    a) Pedir para algum funcionário da unidade que seja morador da região explicar o significado das palavras.
    b) Pedir para algum familiar participar na próxima consulta para explicar o significado das palavras.
    c) Pedir para o paciente explicar o significado das palavras que o médico não conhece.
    d) Explicar ao paciente que ele não pode fazer o atendimento se continuarem falando termos que ele não conhece.

---

*Acesse as respostas e comentários às questões de múltipla escolha em https://apoio.grupoa.com.br/comunicacaoclinica.

3. Sobre a comunicação entre profissionais de saúde e pessoas negras, é importante que se considere, exceto:

   a) Todas as pessoas têm uma locação racial, ou seja, uma posição a partir da qual vivem, experimentam, percebem e compreendem o mundo.
   b) Racismo antinegro e raça/cor da pele são determinantes nas condições de saúde e adoecimento das pessoas negras e, por essa razão, devem ser levados em consideração durante os encontros.
   c) Os profissionais de saúde devem abordar questões raciais, uma vez que há diferenciais nos indicadores de saúde das pessoas negras e brancas.
   d) A branquitude não é um local de privilégios.

REFERÊNCIAS

1. Landsberg GP, Claber IS, Pereira RPA. Primária: o essencial da atenção primária à saúde. Caratinga: FUNEC; 2012.
2. World Organization of Family Doctors. Rural medical education guidebook [Internet]. Bangkok: WONCA; 2014 [capturado em 10 mar. 2020]. Disponível em: www.globalfamilydoctor.com/groups/WorkingParties/RuralPractice/ruralguidebook.aspx.
3. Epner D, Baile W. Patient-centered care: the key to cultural competence. Ann Oncol. 2012;23(suppl 3):33-42.
4. Taylor V. Cultural context of medicine. In: Goldman L, Schaffer AL. Goldman's Cecil Medicine. 24th ed. Philadelphia: Elsevier; 2012. p. 15-7.
5. Santana C. Humildade cultural: conceito estratégico para abordar a saúde dos refugiados no Brasil. Cad Saúde Pública [Internet]. 2018 [capturado em 10 mar. 2020];34(11):e00098818. Disponível em: http://www.scielo.br/pdf/csp/v34n11/1678-4464-csp-34-11-e00098818.pdf.
6. Prasad SJ, Nair P, Gadhvi K, Barai I, Danish HS, Philip AB. Cultural humility: treating the patient, not the illness. Med Educ Online [Internet]. 2016 [capturado em 10 mar. 2020];21:30908. Disponível em: http://www.scielo.br/pdf/csp/v34n11/1678-4464-csp-34-11-e00098818.pdf.
7. Kobylarz F, Heath J, Agsf, Like R. The ETHNIC(S) Mnemonic: a clinical tool for ethnogeriatric education. J Am Geriatr Soc. 2002;50(9):1582-9.
8. Cultural Formulation Interview (CFI) [Internet]. Arlington: APA; c2013 [capturado m 10 mar. 2020]. Disponível em: https://www.psychiatry.org/File%20Library/Psychiatrists/Practice/DSM/APA_DSM5_Cultural-Formulation-Interview.pdf.
9. Rust G, Kondwani K, Martinez R, Dansie R, Winston Wong, Fry-Johnson Y, et al. A CRASH-course in cultural competence. Ethn Dis [Internet]. 2006 [capturado em 10 mar. 2020];16(2 Suppl 3):S3-29-36. Disponível em: https://pdfs.semanticscholar.org/be56/46e9fe4d-79a43663e2e034b76dcea6cd0597.pdf.
10. Ventura DFL, Yujra VQ. Saúde de imigrantes e refugiados. Rio de Janeiro: Fiocruz; 2019.
11. McGoldrick M, Garcia Preto NA, Carter BA. The expanded family life cycle: individual, family, social perspectives. 4th ed. Boston: Pearson; 2015.
12. Brasil. Ministério da Saúde. Política Nacional de Saúde Integral das Populações do Campo e da Floresta. Brasília: MS; 2013.
13. Savassi LCM, Almeida MM, Floss M, Lima MC, organizadores. Saúde no caminho da roça. Rio de Janeiro: Fiocruz; 2018.
14. Borrel-Carrió F. Entrevista clínica: habilidades de comunicação para os profissionais de saúde. Porto Alegre: Artmed; 2012.
15. Pessoa VM. Ecologia de saberes na tessitura de um pensamento em saúde no Sertão: do conhecimento regulação às práticas emancipatórias na estratégia saúde da família [tese na Internet]. Fortaleza: UFC; 2015 [capturado em 10 mar. 2020]. Disponível em: http://www.tramas.ufc.br/wp-content/uploads/2013/11/2015_tese_vmpessoa.pdf.
16. Blubaugh JA, Pennington DL. Crossing difference: Interracial communication. Columbus: Charles E. Merril; 1976.
17. Allen BJ. Black womanhood and feminist standpoints. Manag Commun Quart. 1998;11(4):5 75-86.
18. Levine CS, Ambady N. The role of non-verbal behavior in racial disparities in health care: implications and solutions. Med Educ. 2013;47(9):867-76.
19. Rich AL. Interracial Communication. New York; Harper & Row; 1974.
20. Instituto Brasileiro de Geografia e Estatística. Censo demográfico 2010 [Internet]. Rio de Janeiro: IBGE; c2020 [capturado em 10 mar. 2020]. Disponível em: https://www.ibge.gov.br/estatisticas/sociais/populacao/9662-censo-demografico-2010.html?edicao=9749&t=sobre.
21. Azevedo EE. Raça: conceito e preconceito. 2. ed. São Paulo: Ática; 1990.
22. Brasil. Ministério da Saúde. Portaria nº 344, de 1 de fevereiro de 2017. Dispõe sobre o preenchimento do quesito raça/cor nos formulários dos sistemas de informação em saúde [Internet]. Brasília: MS; 2017 [capturado em 10 mar. 2020]. Disponível em: http://bvsms.saude.gov.br/bvs/saudelegis/gm/2017/prt0344_01_02_2017.html.
23. Oliveira F. Saúde da população negra: Brasil ano 2001. Brasília: OPAS; 2003.
24. Brasil. Ministério da Saúde. Sistema de Informações sobre Mortalidade – SIM. Óbito por causas externas Brasil 2016 [Internet]. Brasília: MS; c2020 [capturado em 10 mar. 2020]. Disponível em: http://tabnet.datasus.gov.br/cgi/tabcgi.exe?sim/cnv/ext10uf.def.
25. Priest N, Bastos F. A systematic review of studies examining the relationship between reported racism and health and wellbeing for children and young people. Soc Sci Med. 2013;95:115-27.
26. Vargas JC. Por uma mudança de paradigma: antinegritude e antagonismo estrutural. Rev Ciênc Soc. 2017;48(2):83-105.
27. Cardoso L. Branquitude acrítica e crítica: a supremacia racial e o branco anti-racista. Rev Latinoameric Cienc Soc Niñez Juv [Internet]. 2010 [capturado em 10 mar. 2020];8(1):607-30. Disponível em: http://biblioteca.clacso.edu.ar/Colombia/alianza-cinde-umz/20131216065611/art.LourencoCardoso.pdf.
28. Sabin JA, Rivara FP, Greenwald AG. Physician implicit attitudes and stereotypes about race and quality of medical care. Med Care. 2008;46(7):678-85.

29. Cordeiro BK. O trabalho em call center: a saúde do trabalhador e sua relação com a atividade [dissertação]. Niterói: Universidade Federal Fluminense; 2011.

30. Waiselfisz JJ. Mapa da violência 2012: os novos padrões da violência homicida no Brasil [Internet]. São Paulo: Instituto Sangari; 2012 [capturado em 10 mar. 2020]. Disponível em: http://www.mapadaviolencia.org.br/pdf2012/mapa2012_web.pdf.

31. Cerqueira D, Lima RS, Bueno S, Valencia LI, Hanashiro O, Machado PHG, et al. Atlas da Violência 2017: IPEA e FBSP [Internet]. Rio de janeiro: IPEA; 2017 [capturado em 10 mar. 2020]. Disponível em: https://www.ipea.gov.br/portal/images/170602_atlas_da_violencia_2017.pdf.

Comunicação em situações de violência

Andreia Beatriz Silva dos Santos; Carla Cristina Marques e Mariana Villiger

23

QUESTÕES INICIAIS PARA REFLEXÃO

1. Como melhorar a comunicação clínica quando você identifica situações de violência implícita ou explícita?
2. Considerando as peculiaridades da população prisional, você é capaz de construir as bases para uma comunicação clínica efetiva?
3. Você já pensou que provavelmente já deixou passar despercebidas situações de violência ocorridas dentro do ambiente doméstico durante as consultas?

CONCEITOS FUNDAMENTAIS

▶ A violência é um fenômeno complexo e multifatorial, cujas causas podem ser compreendidas por meio da análise de contextos históricos, econômicos e sociais. Ela é definida, pela Organização Mundial da Saúde (OMS),[1] como "[...]uso intencional da força física ou do poder, real ou em ameaça, contra si próprio, contra outra pessoa, ou contra um grupo ou uma comunidade, que resulte ou tenha grande possibilidade de resultar em lesão, morte, dano psicológico, deficiência de desenvolvimento ou privação".
▶ Uma situação de crise, classicamente entendida como uma agudização ou exacerbação de sintomas mentais, pode ser encarada no trabalho em contextos violentos como uma quebra de linearidade que em geral rompe normatividades sociais, e seu desfecho é imprevisível.[2]
▶ A interinstitucionalização é um fenômeno da história de vida marcada pela prisão.

FUNDAMENTAÇÃO TEÓRICA

Neste capítulo, não são abordados todos os tipos de violência existentes, mas especificamente violência contra as mulheres, abuso infantil e de idosos (agrupados em tipos de violência doméstica) e violências coletivas nos contextos de vida em situação de rua e de privação de liberdade. Também é dada especial atenção, em cada contexto, à comunicação, e não a todos os aspectos da abordagem da violência.

Violência doméstica

A violência doméstica afeta a vida de grande parte da população sem restrição de classe social ou faixa etária. Ela é entendida como "ato ou negligência cometidos por pessoa em condição de parentesco ou de afeto e intimidade que ocorra em oposição à vontade da vítima ou sob consentimento obtido por sedução enganosa". É um agravo à saúde de notificação compulsória, porém subidentificado na prática clínica e, portanto, subnotificado.[3]

A conversa com pessoas que sofrem violência, ou quando há apenas a suspeita dela, deve ser realizada em ambiente privado, com linguagem compreensível, sem julgamento de valor, com empatia e respeito, demonstrando interesse também por meio da linguagem não verbal.

O **Quadro 23.1** apresenta alguns exemplos de violência de ocorrência comum no ambiente doméstico e em relacionamentos afetivos.

Cuidado!
- Mesmo em situações de violência grave, acionar a polícia pode ter um efeito de aumento de risco para a pessoa e para a equipe; por isso, qualquer envolvimento policial deve ser cuidadosamente discutido em conjunto pela equipe multiprofissional e pela pessoa atendida.
- Profissionais que vivem próximo à residência onde a violência ocorre devem ser poupados de contato com o caso, e estarão mais bem protegidos se tiverem pouca ou nenhuma informação sigilosa a respeito do caso.

Quadro 23.1 - Alguns exemplos de violência de ocorrência comum no ambiente doméstico e em relacionamentos afetivos

- **Física:** uso de força física ou objetos para ferir, coagir ou provocar dor
- **Psicológica:** críticas repetitivas, humilhações, ameaças de agressão, ameaças de danos a objetos pessoais, impedimento de contato com familiares e amigos
- **Sexual:** quaisquer práticas não consentidas – toques ou expressões verbais indesejadas, relação forçada sem proteção contra infecções sexualmente transmissíveis, estupro conjugal ou por parceiro, exibicionismo ou voyeurismo, exploração sexual
- **Patrimonial:** roubar, danificar, ocultar dinheiro, objetos pessoais, documentos e pertences da pessoa; criar dívida em nome da pessoa
- **Moral:** calúnia, difamação ou injúria; agir com o objetivo de prejudicar a imagem da pessoa em seu trabalho, no bairro onde vive, com sua família e amigos

Fonte: Adaptado de D'Oliveira e colaboradores.[4]

Não esquecer
- A violência é um agravo de notificação compulsória ao Sistema de Informação de Agravos de Notificação (Sinan). Seus dados são utilizados pelo Ministério da Saúde no planejamento de políticas públicas.
- Crianças acima de 2 anos podem lembrar-se de diálogos e expor seu conteúdo a outras pessoas, motivo pelo qual não devem estar presentes quando a equipe estiver ouvindo um relato sigiloso. Elas também podem ser fonte de informações subjetivas sobre a dinâmica familiar.

O julgamento das pessoas envolvidas em relacionamentos abusivos não cabe à equipe de saúde, e sim ao sistema judiciário. Portanto, os profissionais devem abster-se de agir com base em moralismos pessoais. Também é preciso lembrar que em grande parte das situações de violência doméstica a pessoa agressora e a pessoa agredida têm como referência o mesmo serviço de saúde, devendo ter suas necessidades atendidas por ele.

> ### SITUAÇÃO-PROBLEMA 1
> Joana é agente comunitária de saúde em equipe de Estratégia Saúde da Família na periferia de São Paulo e está fazendo uma convocação em sua microárea, pois identificou, por meio da enfermeira de sua equipe, que algumas crianças se encontram com calendário vacinal desatualizado. Três delas são irmãs – de 5, 3 e 2 anos –, a mais nova sem informações sobre peso e estatura e sem procura pela Unidade Básica de Saúde (UBS) há 1 ano. Elas passam o dia com a avó Adélia, enquanto Clara, mãe das crianças, trabalha como diarista em vários locais da cidade, todos distantes de seu domicílio.
>
> Ao aproximar-se do portão da casa de D. Adélia, Joana bate palma e chama por ela, mas quem atende é César, marido de Adélia há três anos.
>
> Joana: "Boa tarde, Sr. César! Tudo bem? Eu queria dar uma palavrinha com a D. Adélia".
>
> César: "Oi, Joana! Tudo certo com você? A mulher não pode agora; *tá* ocupada".
>
> Joana: "Passei aqui no final do mês e ela só me deu um 'oi' pela janela. Ela *tá* bem? Melhorou da dor no quadril?".
>
> César: "*Pra* mim não reclamou mais, não".
>
> Joana: "Entrega esse bilhete aqui *pra* ela, por favor. É a data de consulta *pras* meninas".
>
> César: "Olha, dia de quarta-feira Adélia pegou um bico no centro; já pode avisar que não vai ter quem leve nessa consulta".
>
> Joana: "Mas D. Adélia *tá* aposentada faz um tempão! *Tá* fazendo bico agora?".
>
> César: "Você sabe, alimentando um monte de boca, ela fez dívida, e agora tem que trabalhar de novo. Mulher burra não sabe mexer com dinheiro".
>
> Joana: "E quem cuida de D. Olga quando ela sai?".
>
> César: "Minha tia nem conversa mais, Joana. Se a mulher sair, não faz diferença. Agora cê me dá licença que eu vou almoçar; outro dia ela leva as crianças".
>
> (*durante a conversa, Joana escutava um choro infantil persistente dentro da casa*)

Violência contra as mulheres

A violência contra as mulheres é definida no Brasil a partir da Lei Maria da Penha:[5] "[...] qualquer ação ou omissão baseada no gênero que cause morte, lesão, sofrimento físico, sexual ou psicológico e dano moral ou patrimonial" em qualquer ambiente e independente de orientação sexual. Isso significa que ela pode ocorrer como violência doméstica, mas pode ocorrer fora do domicílio. Além dessas violências explicitadas pela lei, pode-se identificar, nos relacionamentos marcados pela violência, a restrição ao direito da mulher de trabalhar, estudar ou até de ir e vir. O feminicídio, definido como homicídio intencional contra mulheres, é o desfecho comum de uma série de violências vividas no âmbito afetivo, sendo uma causa de morte evitável por meio da adequada identificação de risco e da proteção às vítimas. Sabe-se que, entre as vítimas fatais de violência doméstica, apenas 4% têm registrado um boletim de ocorrência contra o agressor, e que 3% têm medida protetiva.[6] Uma pesquisa nacional demonstrou prevalência de 52,9% para violência psicológica, 40,3% para violência física e 20,3% para violência sexual entre mulheres de 15 a 49 anos.

Uma mulher que vive um relacionamento violento pode não identificá-lo por entender que brigas conjugais são normais, ou inclusive porque a violência é mútua. Nesses casos, é importante perceber que, ainda que a mulher seja ao mesmo tempo vítima e agressora, ela é, na maioria das vezes, mais vulnerável física, econômica e socialmente em relação a um parceiro do sexo masculino, o que lhe confere maior risco de sofrer dano dentro dessa dinâmica.

Outro fator importante para a baixa identificação do relacionamento violento é o padrão cíclico em que ele costuma se apresentar: agressões geralmente não são constantes, e também não ocorrem ao acaso. O modelo de "ciclo de violência" divide a dinâmica relacional em três fases: acumulação de tensão, na qual são comuns provocações, discussões e agressões verbais; explosão, quando ocorrem agressões graves; e lua de mel, quando uma agressão grave é seguida de arrependimento por parte do agressor, que passa a se comportar gentilmente de forma a tentar compensar sua atitude com amorosidade. Esse comportamento aos poucos é substituído por uma nova fase de acúmulo de tensão.[7]

Esse ciclo contribui para que a mulher vivendo sob violência doméstica acredite que o parceiro é apenas "ignorante" ou que fica violento "só às vezes", o que a motiva a continuar investindo no relacionamento por acreditar que há chance de melhora, ou por valorizar qualidades do parceiro que são mais perceptíveis nas fases de menor tensão. Outros motivos que desestimulam ações contra o agressor são o temor pela sua integridade física e a de seus filhos, a dependência econômica, a vergonha ou a culpabilização social da mulher pela violência sofrida.[8]

Outros motivos identificados[9] para a evitação do tema pelas mulheres nos serviços de saúde são o medo de punições ao agressor, más experiências prévias ao contar suas experiências a profissionais e o receio de que os profissionais não se interessem ou não possam fazer nada a respeito para ajudá-las. Entre os profissionais, também há resistência para a abordagem qualificada: por acreditar que a violência doméstica é um problema social ou legal, e não de saúde pública; por entender a violência entre parceiros íntimos como um problema pessoal e privado; por receio de que as mulheres se sintam ofendidas se questionadas a respeito; pelo tempo restrito de consulta; por conhecer o agressor e sentir constrangimento em abordar a relação; pelo impacto emocional que o tema pode gerar no profissional; e por desconhecer os fluxos intersetoriais.[4]

No entanto, a postura interessada, a garantia de sigilo e a escuta sem julgamento podem estimular a mulher a relatar ao profissional uma vivência de violência. Para muitas mulheres, há um grande alívio em poder compartilhar aquilo que sofrem silenciosamente; para o serviço, essa é a abertura necessária para o início de um projeto terapêutico de grande impacto preventivo, sendo o feminicídio o evento mais dramático a ser evitado.

Algumas perguntas podem ser úteis no momento da identificação de risco (**Quadro 23.2**). Elas podem ser realizadas por qualquer profissional da equipe, desde que a mulher esteja desacompanhada e em local onde a conversa não possa ser escutada ou frequentemente interrompida. Caso a mulher não deseje falar sobre situações de violência, não deve ser pressionada.

Quadro 23.2 - Perguntas que podem ser úteis no momento da identificação de risco de violência contra mulheres

Perguntas indiretas

- Como estão as coisas em casa?
- Como está seu relacionamento?
- Você e seu parceiro discutem muito?

Perguntas diretas

- Alguém insulta ou desrespeita você?
- Você sente que sua vida é controlada (p. ex., precisa de permissão para sair de casa, dar telefonemas ou gastar dinheiro com algo necessário)?
- Você já foi forçada a ter relações sexuais contra a sua vontade?
- Já vi problemas como o seu em pessoas agredidas fisicamente. Isso está acontecendo com você?
- Sabemos que é comum que pessoas sofram agressões dentro de casa. Isso já aconteceu com você alguma vez?

Fonte: Adaptado de D'Oliveira e colaboradores.[4]

É importante considerar que a abertura para esse diálogo pode requisitar, do profissional, tempo de consulta mais longo que o habitual, pois um relato livre de intervenções e com respeito às pausas confere à escuta um caráter acolhedor e não julgador. Durante a conversa, é fundamental reconhecer ativamente a violência ("Essa atitude é considerada violência psicológica" ou "Isso que você está me contando parece se tratar de um estupro dentro do casamento") contida no relato, pois isso reforça o reconhecimento de que o que a mulher está vivendo é um relacionamento abusivo, e não se trata de um acontecimento banal ou sem importância. Vale lembrar que apenas a pessoa que faz o relato é responsável por responder a ele em juízo. Portanto, à equipe de saúde não cabe assumir posturas de desconfiança ou dúvida quanto à veracidade do que é relatado.

Uma vez confirmada a suspeita de violência, a equipe deve notificá-la e pactuar um plano assistencial compartilhado baseado nos desejos da mulher e em seu tempo. É importante perguntar à mulher como e quando ela pode ser contactada pelos profissionais, abster-se de dar palpites ou conselhos, assegurar que uma denúncia à justiça só ocorrerá no caso de ela optar pela abertura de boletim de ocorrência de violência física ou sexual (outras violências não geram processo automaticamente na legislação vigente) e explicar quais são os serviços especializados em proteção à mulher no território. Caso o profissional não conheça os fluxos de encaminhamento intersetorial, é necessário que o serviço disponha de um fluxo interno pelo qual a pessoa possa obter essas informações de maneira sigilosa e confiável.

O **Quadro 23.3** mostra sinais de alerta para risco de violência grave ou fatal.

> **Quadro 23.3 - Sinais de alerta para risco de violência grave ou fatal**
>
> ▶ O autor da violência possui arma ou já fez ameaças com arma
> ▶ O agressor já foi preso por agressão ou não se intimida com a possibilidade de envolvimento policial
> ▶ A mulher se encontra em cárcere privado ou seu contato com o mundo exterior ao lar é controlado
> ▶ Tentativas de término do relacionamento resultaram em violência grave previamente
> ▶ O companheiro abusa de álcool ou outras drogas, sendo este um gatilho para agressão
> ▶ O autor da violência parece fora de si
> ▶ A mulher está com receio de voltar a encontrá-lo

Fonte: Adaptado de D'Oliveira e colaboradores.[4]

Deve-se evitar o papel de conciliador no caso, principalmente se o agressor for atendido no mesmo serviço, pois isso pode gerar a impressão de parcialidade e causar aumento da violência. Caso o autor da violência necessite de cuidados, é recomendável que isso seja feito por um profissional que não esteja envolvido no atendimento direto da mulher. Se necessário, é possível pedir medida protetiva para profissionais atuantes no caso ou para o serviço como um todo.

Abuso infantil

Maus-tratos ou abuso infantil são entendidos como sinônimos. Eles são considerados violência doméstica e abrangem todos os tipos de violência citados na introdução deste capítulo, mas incluem também negligência.

O ápice da violência sexual se dá aos 13 anos para meninas e aos 7 anos para meninos, caracterizando, em ambos, o estupro de vulnerável.[10] Nas situações em que a violência resulte em gestação da vítima, a legislação brasileira garante acesso ao serviço de aborto legal, se desejado.[11]

Ao identificar sinais de alerta, não é incomum que o profissional hesite em realizar abordagens visando ao esclarecimento da suspeita, por temer estar enganado. Por isso, é recomendável que notificações de casos suspeitos sejam feitas a partir da percepção da equipe ou outros informantes de confiança, como os agentes comunitários de saúde, pois eles têm maior conhecimento acumulado das famílias e da identidade cultural da comunidade.[11]

Cuidadores que se mostram muito preocupados com lesões e que procuram entender as possíveis causas para machucados ocorridos fora de sua vigilância podem ter suspeitas próprias; portanto, é importante que a consulta permita acessar as ideias deles a respeito do ocorrido. Pode-se, assim, percorrer um caminho mais ágil entre o abuso e sua detecção, o que pode proteger o menor da reincidência. Sugere-se o uso de perguntas abertas e, se estas forem respondidas positivamente, a progressão para questões específicas (**Quadro 23.4**).

> **Quadro 23.4 Perguntas abertas e específicas para abordar abuso infantil**
> - Quando vemos sinais assim em uma criança, imaginamos que algo grave possa estar acontecendo. Você imaginou alguma causa para isso?
> - É a primeira vez que esses sintomas ocorrem? Em outras ocasiões, foi levantada alguma hipótese quanto ao que poderia estar provocando isso?
> - Você está preocupado(a) que alguém possa estar machucando seu filho?
> - Acredita que alguém poderia maltratar seu filho na sua ausência?

Crianças acima de 2 anos têm condições de relatar aquilo que vivem ou testemunham; sua escuta sem a presença de cuidadores ou responsáveis pode ser reveladora. Brincar de interpretar papéis familiares ou brincar de inventar histórias com personagens fictícios são boas alternativas, além da clássica estratégia de oferecer materiais para desenho. Caso a criança deseje desenhar, conversar sobre seu desenho, sobre quem são os personagens (se houver), o que eles fazem e como eles são pode ajudar a entender suas referências de hierarquia e de uso de poder, assim como seus sentimentos com relação à dinâmica que surge na brincadeira. A relação da equipe com a criança pode requerer tempo antes de haver confiança para essa aproximação, especialmente se ela estiver vivenciando situações violentas.

SITUAÇÃO-PROBLEMA 2

Joana se lembra dos sinais de alerta para violência doméstica discutidos durante a reunião de equipe. Ela volta à UBS e relata tudo o que percebeu à enfermeira. Esta entra em contato com D. Adélia por telefone para convidá-la para ir à UBS em um horário conveniente, certificando-se de que ela ou a família não estejam passando por uma situação de risco para violência grave no momento.

Quando os cuidadores são suspeitos de praticar maus-tratos, sua confirmação pode ser mais desafiadora, pois eles são a primeira fonte de informações sobre a criança. Não se deve esquecer que frequentemente a pessoa que perpetua a violência ou é conivente com ela pode, ao mesmo tempo, ser também vítima de um relacionamento abusivo – por exemplo, mãe negligente vivendo situação de violência por parceiro íntimo, cuidador que pratica abuso físico e sofre violência interpessoal no ambiente de trabalho, avó que identifica e não denuncia um abuso sexual, podendo ser vítima do mesmo agressor etc.

Maus-tratos contra idosos

Muitas vezes se normaliza a condição de idosos solitários e entristecidos devido à fragilidade física e dependência financeira, por meio de uma comunicação com linguagem infantilizada e paternalista, como se conversa com uma criança: voz lenta e alta; comandos simplificados, com diminutivos; exagero na entonação; e ajuda desnecessária e não solicitada.[12]

Ao comunicar-se com idosos, é importante avaliar se há diminuição da acuidade visual ou auditiva; caso haja, devem-se fazer adaptações para melhorar o entendimento, pois esta é uma das causas de isolamento e vulnerabilidade. Durante uma conversa, é importante checar a compreensão, se necessário repetir ou usar novos exemplos, nunca interrompendo ou apressando a pessoa idosa. Uma boa estratégia para iniciar um diálogo é por meio da observação e da interação com o ambiente nas visitas domiciliares, pois ali se encontram as expressões de afetos e valores de cada indivíduo.[13] Uma sugestão na comunicação com idosos é que quando o paciente não entende o que foi dito, em vez de o profissional ficar apenas repetindo da mesma maneira com voz mais forte, deve tentar usar outras palavras, falar mais devagar e mais articuladamente, sem gritar.

O exame físico deve ser feito preferencialmente sem a presença do cuidador. Alguns idosos podem não conseguir se comunicar, sendo importante avaliar sinais de situações de maus-tratos, como observação de lesões, equimoses e fraturas (punhos e tornozelos para contenção), úlceras de decúbito, desidratação, desnutrição, higiene precária, não aceitação em responder a perguntas relacionadas à violência, medo ou ansiedade na presença do cuidador ou de familiar, uso inadequado de medicamentos.

Outra forma de violência é o abuso financeiro: o familiar fica responsável pelo uso da renda ou dos bens do idoso e os utiliza para si ou outros sem autorização.[11]

É preciso lembrar que os cuidadores de idosos sofrem frequentemente de estresse do cuidador, e acessar seus sentimentos é importante para determinar se as violências praticadas estão inseridas em um contexto de adoecimento mental. Nesse caso, o projeto terapêutico precisa ser ampliado para que a reincidência seja mais bem prevenida.

Na busca por pistas sobre a existência de maus-tratos ao idoso, algumas perguntas podem ser feitas, conforme mostra o **Quadro 23.5**.

Quadro 23.5 - Perguntas sugeridas ao idoso para investigar possíveis maus-tratos

- Conte-me como é seu dia?
- Você se sente seguro e cuidado aqui?
- Você se sente só?
- Você tem medo de alguém? Já sofreu violência?
- Como o seu dinheiro é usado?
- A pessoa que cuida do seu dinheiro fez compras ou dívidas sem a sua autorização?
- Como é sua alimentação e uso de medicamentos? Consegue fazer sozinho ou depende de alguém para isso?

Frases/atitudes que podem indicar violência

- "Não sirvo para nada; só incomodo."
- "Eu já deveria ter morrido."

Comunicação com pessoas privadas de liberdade

A população prisional brasileira é formada por uma maioria de pessoas negras, jovens e de baixa escolaridade, ultrapassando 725 mil pessoas. A taxa de encarceramento é de 349,78 pessoas presas para cada 100 mil habitantes.[14] Estudos apontam a existência de seletividade racial no sistema penal brasileiro no que tange a pessoas negras, levando a um processo de encarceramento desproporcional de pessoas pretas e pardas.[15]

Sob a perspectiva da antropologia médica, dois conceitos contribuem para ampliar a compreensão dos profissionais de saúde sobre as desigualdades em saúde: competência estrutural e vulnerabilidade estrutural.[16,17] Competência estrutural demanda o entendimento da forma como as estruturas político-econômicas da desigualdade – raça/cor da pele, classe, país de origem, sexualidade, gênero, *status* legal e posição geral dentro da hierarquia social – tornam as pessoas que buscam atendimento à saúde estruturalmente vulneráveis às desigualdades nessa área. Nesse sentido, o encarceramento e as instituições prisionais têm uma longa história de reforço das várias formas de opressão (racial, baseada em gênero e socioeconômica) que lesam os indivíduos e suas comunidades,[18] cujos reflexos são ainda pouco reconhecidos e mensurados.

A comunicação em saúde nos encontros que ocorrem no âmbito prisional e fora dele, quando as pessoas vivenciaram ou vivenciam a experiência de encarceramento individual, familiar ou comunitário, implica uma série de desafios. Porém, os principais desafios referem-se à melhoria do processo de reorientação da gestão e reorganização das práticas de saúde relacionadas às características existentes nos territórios em questão – espaços prisionais, unidades de saúde, comunidades – e às necessidades de saúde das pessoas privadas de liberdade, suas famílias e das comunidades.

As pessoas privadas de liberdade estão ou estiveram nessa condição; logo, trata-se de uma condição transitória. Tendo em vista os estigmas envolvendo o encarceramento das pessoas, suas famílias e sua comunidade, algo provisório – independentemente do tempo –, esta torna-se uma categoria permanente, na medida em que a pessoa presa sempre estará ligada a uma perspectiva de julgamento que a coloca em um ciclo de vulnerabilização e estigmatização.[19] Como abordar a história de vida?

O **Quadro 23.6** mostra algumas especificidades a serem consideradas para melhorar a comunicação.

Quadro 23.6 - Algumas especificidades a serem consideradas para melhorar a comunicação com pessoas privadas de liberdade

1. A pessoa presa está privada de liberdade; portanto, todos os seus demais direitos estão garantidos por lei, incluindo o direito à saúde.[20]
2. A pessoa presa está sob a responsabilidade do Estado ou da União (prisões estaduais ou federais), e seu direito de ir e vir está limitado e controlado pelas regras e normas institucionais das unidades prisionais.
3. A maioria das pessoas privadas de liberdade viveu o fenômeno da interinstitucionalização – ou seja, tem, em sua história de vida, recolhimento em unidades para menores em conflito com a lei, prisões provisórias em delegacias e cumprimento de pena em unidades prisionais para adultos.
4. A maioria das pessoas presas tem histórico de vulnerabilização, violências e traumas. O encarceramento pode causar muitos efeitos físicos e mentais durante e após o período em que a pessoa esteve encarcerada.[20]
5. Diferentemente de outros grupos populacionais, uma pessoa privada de liberdade foi constituída nesta posição. Torna-se presa ao longo da sua vida. A prisão passa a exercer influências em sua vida em determinado momento e mesmo depois de sair dela.

Entre os desafios impostos para o cuidado à saúde de pessoas que têm ligação com a condição prisional (estar preso, ter estado preso, ser familiar ou amigo de pessoa presa) está a abordagem, de forma ética, do tema e do histórico ou do momento de encarceramento das pessoas. Muitos médicos podem sentir-se desconfortáveis e achar possível ofender as pessoas ou reforçar estigmas ao levantarem questões sobre a condição prisional. Estratégias como a implementação de uma lista de marcadores que contribuam para a vulnerabilidade estrutural organizada pelas instituições de saúde (prisionais ou não) podem ajudar a diminuir a distância entre os profissionais de saúde e as pessoas que buscam o atendimento.[21,22]

Em encontros iniciais, algumas questões podem facilitar a aproximação com os valores e conceitos sobre saúde, podendo diminuir a distância comunicacional entre os profissionais de saúde e as pessoas presas:

> **Cuidado!**
> Estigma é um "atributo profundamente desacreditado". Um atributo desacreditado pode ser visível, como raça/cor da pele, ou pode estar oculto, como no caso das pessoas presas, mas estar desacreditado se revelado. Dessa forma, as pessoas estigmatizadas podem ficar constrangidas ao envolver-se com pessoas que não partilham do seu estigma. Por sua vez, as pessoas que não experienciam tal estigma podem ignorar, depreciar ou compensar demais as pessoas estigmatizadas.[14]

- Como você prefere ser tratado, tendo em vista que está privado de liberdade?
- O que você considera que seja saúde?
- Como acha que a equipe pode contribuir para a sua saúde nesta unidade prisional?
- O que piora a sua saúde neste ambiente?
- O que melhora a sua saúde neste ambiente?
- Sinta-se à vontade para perguntar sobre qualquer coisa que não fique bem esclarecida na nossa conversa.

É preciso lembrar que, por encontrar-se em privação de liberdade, a pessoa presa depende da instituição prisional para acessar recursos necessários aos seus cuidados, como medicamentos. Entender a singularidade de cada situação pode levar a uma maior aproximação e contribuir para o sucesso na comunicação:

- Quais são os problemas existentes para que você receba o medicamento de forma contínua?
- O que impediu, nas últimas semanas ou dias, que você tomasse a medicação?
- Quais são as dificuldades para ser atendido pela equipe de saúde? Fale sobre as principais.
- Aconteceu algo recentemente ou há mais tempo na sua vida que interferiu ou atrapalhou o seu cuidado?

Os profissionais de saúde têm como desafio, diante da vulnerabilidade estrutural que afeta as pessoas privadas de liberdade, resgatar a relação profissional de saúde-pessoa, em detrimento dos apelos do rejulgamento. Uma reflexão e exercício a ser feito pelo profissional pode contribuir para a comunicação com a pessoa presa:

- Como me sinto em um encontro de saúde com uma pessoa privada de liberdade?
- Tendo em vista as peculiaridades da população prisional, sou capaz de construir as bases para uma comunicação satisfatória bilateral?
- Como posso contribuir para melhorar a comunicação?
- Quais aspectos se apresentam como entraves para a nossa comunicação?

As pessoas que estão cumprindo pena privativa de liberdade passaram por um processo oficial e legal para avaliar, julgar e condenar ou não seus atos. O papel dos profissionais de saúde, portanto, não é realizar novos e reiterados julgamentos das pessoas na condição prisional.

Como caminho para uma comunicação satisfatória, há de se reconhecer o outro, seu histórico e seus direitos. A **Tabela 23.1** apresenta uma proposta que resume alguns dos aspectos a serem considerados pelos profissionais de saúde para aprimorar a comunicação a cada encontro estabelecido com a população prisional, em um mnemônico cujas iniciais formam a palavra RECOGNIZE.

Tabela 23.1 - Mnemônico RECOGNIZE: aspectos a serem considerados pelos profissionais de saúde para aprimorar a comunicação com a população prisional

	Descrição
Reconhecendo	**Reconhecer** as competências e vulnerabilidades estruturais que envolvem as pessoas presas
Estabelecendo	**Estabelecer** a relação/vínculo profissional de saúde-pessoa presa
Conhecendo	**Conhecer** o histórico de encarceramento e condição prisional
Observando	**Observar** a linguagem verbal e não verbal (constrangimentos, medos e anseios)
Garantindo	**Garantir** a escuta qualificada das demandas
Negando	**Negar** o rejulgamento, não subjugando ou estigmatizando, mas sim incorporando estratégias para aprimorar a comunicação
Incorporando	**Incorporar** estratégias para aprimorar a comunicação a cada encontro
Zelando	**Zelar** pelo sigilo das informações sobre o histórico de vida/encarceramento
Explicando	**Explicar** os limites e os pontos de vista interpares

A comunicação efetiva contribuirá para combater os fatores estruturais que reiteram direta e indiretamente o estigma e a precariedade da saúde das pessoas presas.

Trabalho com população em situação de rua (PSR)

SITUAÇÃO-PROBLEMA 3

A enfermeira Cláudia, da equipe de Consultório na Rua, reúne-se com sua colega médica Raquel para planejar uma visita à cena de uso* do território de abrangência da equipe.

Cláudia: "Dra., o Carlos Eduardo não dorme no centro de acolhida há 4 noites".

Raquel: "Alguém teve notícias dele no território?".

Cláudia: "Sim, justamente. Ele foi visto próximo à cena de uso, em péssimo estado. Mas recusou ajuda do Reginaldo para ir até o pronto-socorro ontem no final da tarde".

Raquel: "Péssimo como?".

---

*Cena de uso: espaço público onde pessoas utilizam drogas, com maior presença do *crack*, e onde frequentemente convivem o tráfico e o poder público por meio da polícia, da equipe de saúde e de assistência social.

> Cláudia: "Reginaldo disse que ele estava tossindo muito e precisava tomar fôlego *pra* falar, mas não confiou em ir com ele; falou que já voltava e sumiu no meio do povo".
>
> Raquel: "O agente comunitário de saúde que o conhece melhor é o Marcos, não é?".
>
> Cláudia: "Sim, é com o Marcos que ele pega a medicação todos os dias. Estavam se encontrando no café do centro de acolhida sem falta desde o início do tratamento diretamente observado. Na sexta-feira, pegou os comprimidos do final de semana e desde então não voltou".
>
> Raquel: "Espero que tenha tomado no final de semana. Ele está quase completando a primeira fase – na última vez que o vi, já tinha até ganhado peso".
>
> Solange e Raquel decidem ir até a cena de uso junto com Marcos. Carlos poderia ter piorado, e precisaria de avaliação médica; Cláudia é quem melhor conhece os líderes da região, e poderia pedir permissão para procurá-lo dentro das malocas reservadas para consumo de *crack*. Marcos tinha mais chances de persuadi-lo a deixar-se examinar, pois entende sua realidade, e desde que se conheceram nutrem uma relação de muito diálogo. Enquanto se dirigem até lá, a assistente social da equipe telefona para os pronto-socorros de referência para verificar se Carlos deu entrada durante a madrugada – há notícia de que o SAMU fez uma remoção em via pública na região na última noite.

O contexto da vida em situação de rua traz à equipe complexidades de manejo diversas, frequentemente originais, as quais muitas vezes requerem respostas imediatas. Não há uma história única que possa resumir as adversidades enfrentadas pela PSR; portanto, não há apenas uma maneira de lidar com as dificuldades na assistência à saúde dessa parcela da sociedade. A alta vulnerabilidade física, emocional e social e a falta de acesso a direitos da PSR incorre em uma elevada demanda por atenção à saúde. Por esse motivo, equipes de Consultório na Rua são equipadas com mais profissionais e atendem uma população menos numerosa que as demais equipes. No caso de uma equipe de Estratégia Saúde da Família convencional que tenha em seu território pessoas em situação de rua, será necessário dedicar a elas mais tempo e recursos que à média, conforme o princípio da equidade.

A comunicação é ferramenta imprescindível para o trabalho com a PSR, pois na vivência da rua a palavra tem grande valor: em um ambiente de grande informalidade e de disputa territorial, a maneira de começar uma conversa pode determinar se ela será uma consulta ou uma briga. Os profissionais com mais experiência nessa dinâmica devem ser referência para os demais; por esse motivo, os agentes comunitários de saúde têm papel fundamental no ensino de vocábulos e etiqueta específicos da rua. A vinculação com as pessoas atendidas também depende da palavra para selar negociações e compromissos; quando usada para esse fim, não deve, em nenhuma hipótese, ser quebrada, sob risco de fragilizar uma relação terapêutica essencial ao cuidado.

As situações de crise, aqui entendidas como exacerbação de sintomas mentais e prejuízo funcional ou social, são comuns no cuidado à PSR por diversos motivos. Sua peculiaridade é a nitidez com a qual é possível identificar desencadeantes sociais para a sua ocorrência, algo que pode não ocorrer em ambulatórios. A equipe de saúde se dedica a conhecer a trajetória de vida de cada pessoa cuidada, procura manter-se próxima a ela durante uma crise para ajudá-la a dar sentido aos sintomas e restaurar o diálogo, que é também ação terapêutica. Isso pode ocorrer em um momento de agudização de sintomas psicóticos, em uma recaída, ou quando surgir uma ideação de morte.

A PSR tem sintomas depressivos subvalorizados e banalizados pela sociedade devido ao seu contexto de vulnerabilidade. Anedonia, comprometimento do autocuidado e isolamento costumam ser interpretados como parte integrante da vida na rua pelo senso comum, mas os profissionais não podem ater-se a esse entendimento e devem manter-se atentos para identificar transtornos mentais comuns. Tampouco sua associação a comorbidades, como abuso de álcool e outras drogas, pode ser normalizada: o uso de substâncias faz parte das soluções que a PSR encontra para sobreviver à miséria extrema, e sua abordagem precisa estar associada a diversas outras ações para atingir sucesso.

Ações no âmbito da saúde precisam ser bem pactuadas e articuladas, pois diversos equipamentos podem ser necessários para garantir a integralidade nos cuidados de uma população altamente exposta a morbidades. Dentro da equipe, a comunicação eficiente contribui para que cada profissional se ocupe da função que lhe é mais pertinente, mas, ao mesmo tempo, cada ação individual será complementar às demais, garantindo agilidade e segurança no trabalho. Ela também é ferramenta para o cuidado com os cuidadores, que estão sob alto risco de adoecimento laboral, devido à exposição frequente a demandas de difícil solução, estresse e situações de violência. A governabilidade sobre o processo de trabalho, o estudo continuado e a construção conjunta de projetos terapêuticos nos quais os profissionais se sintam envolvidos e valorizados previnem o *burnout*.[11]

Por fim, outro aspecto central no trabalho das equipes que atendem a PSR é a comunicação intersetorial. Das violências sofridas pela PSR, a mais incisiva é a violência de Estado, que nega direitos e ceifa sua expectativa de vida. O papel do profissional de saúde que cuida de um cidadão sem lar é buscar parceiros em seu território que se organizem para um projeto terapêutico intersetorial promovedor de saúde integral e assegurador de direitos.

QUESTÕES DE MÚLTIPLA ESCOLHA*

1. Na Situação-problema 1, quais tipos de violência podem ser suspeitados?
   a) Negligência a idosos.
   b) Negligência a crianças.
   c) Violência moral por parceiro íntimo.
   d) Todas as anteriores.

2. Na comunicação com idosos:
   a) É importante obter informações objetivas apenas de seu cuidador.
   b) O exame físico deve ser realizado na presença de familiares.
   c) O cuidado com o cuidador é ferramenta de prevenção de negligência.
   d) O cuidador tem direito a usufruir da renda do idoso acamado.

3. Para uma comunicação satisfatória entre profissionais de saúde e a população prisional, é necessário que se leve em consideração:
   a) Que as pessoas privadas de liberdade têm dificuldades para se comunicar, haja vista seu histórico de violências e traumas, o que exige mediadores para a melhor comunicação durante a consulta, a qual deve ser feita por meio de agentes de segurança.

*Acesse as respostas e comentários às questões de múltipla escolha em https://apoio.grupoa.com.br/comunicacaoclinica.

b) A compreensão da definição de competência e vulnerabilidade estrutural contribui para a comunicação, pois permite aos profissionais de saúde perceber o papel das instituições, como no caso das prisões, para a manutenção da vulnerabilidade e estigma das pessoas presas.
c) A negação do estigma, revelado ou não, que as pessoas privadas de liberdade podem experienciar pelo profissional de saúde é fundamental, pois, dessa forma, contribuirá para que o indivíduo preso se sinta mais à vontade para comunicar-se durante a consulta.
d) O rejulgamento das pessoas privadas de liberdade é fundamental para que se possa estabelecer a comunicação satisfatória com as pessoas presas.

REFERÊNCIAS

1. Krug EG, Dalberg LL, Mercy JA, Zwi AB, Lozano R, editores. Relatório mundial sobre violência e saúde. Genebra: OMS; 2002.
2. Amarante P, organizador. Arquivos de saúde mental e atenção psicossocial. Rio de Janeiro: Fiocruz; 2007.
3. Schraiber LB, D'Oliveira AFPL, Couto MT, Hanada H, Kiss LB, Durand J, et al. Violência contra mulheres entre usuárias de serviços públicos de saúde da Grande São Paulo. Rev Saúde Pública. 2007;41(3):359-67.
4. D'Oliveira AFPL, Schraiber LB, Pereira S, Bonin RG, Aguiar JM, Sousa PC, Guida C. Protocolo de atendimento a mulheres em situação de violência. São Paulo: Medicina Preventiva FMUSP; 2019.
5. Brasil. Lei nº 11.340, de 7 de agosto de 2006. Lei Maria da Penha [Internet]. Brasília: Casa Civil; 2006 [capturado em 10 mar. 2020]. Disponível em: http://www.planalto.gov.br/ccivil_03/_ato2004-2006/2006/lei/l11340.htm.
6. Ministério Público do Estado de São Paulo. Raio X do feminicídio [Internet]. São Paulo: MPSP;2018 [capturado em 10 mar. 2020]. Disponível em: http://www.mpsp.mp.br/portal/page/portal/Nucleo_de_Genero/Feminicidio/RaioXFeminicidioC.PDF.
7. Walker LE. The battered woman syndrome. 3rd ed. New York: Springer; 2009.
8. Bonetti A, Pinheiro L, Ferreira P. Violência contra as mulheres e direitos humanos no Brasil: uma abordagem a partir do Ligue 180. In: XVI Encontro Nacional de Estudos Populacionais ABEP [Internet]. Caxambu: ABEP; 2008 [capturado em 10 mar. 2020]. Disponível em: http://www.abep.org.br/~abeporgb/publicacoes/index.php/anais/article/viewFile/1740/1700.
9. Schraiber LB, D'Oliveira AFPL, Falcão MTC, Figueiredo WS. Violência dói e não é direito: a violência contra a mulher, a saúde e os direitos humanos. São Paulo: UNESP; 2005.
10. Anuário Brasileiro de Segurança Pública 2019 [Internet]. São Paulo: Fórum Brasileiro de Segurança Pública; 2019 [capturado em 10 mar. 2020]. Disponível em: http://www.forumseguranca.org.br/wp-content/uploads/2020/03/Anuario-2019-FINAL_21.10.19.pdf.
11. Gusso G, Lopes JMC, Dias LC, Lopes JMC, organizadores. Tratado de medicina de família e comunidade: princípios, formação e prática. 2. ed. Porto Alegre: Artmed; 2019.
12. Marques APS. A discriminação na velhice – a infantilização da pessoa idosa [dissertação na Internet]. Lisboa: Universidade Lusófona de Humanidades e Tecnologias; 2016 [capturado em 10 mar. 2020]. Disponível em: http://recil.grupolusofona.pt/bitstream/handle/10437/7653/Dissertação_EntregaFinal.pdf?sequence=1.
13. Brasil. Ministério da Saúde. Envelhecimento e saúde da pessoa idosa [Internet]. Brasília: MS; 2006 [capturado em 10 mar. 2020]. Disponível em: http://bvsms.saude.gov.br/bvs/publicacoes/evelhecimento_saude_pessoa_idosa.pdf.
14. Goffman E. Stigma: notes on the management of spoiled identity. New York: Simon & Schuster; 1963.
15. Brasil. Presidência da República. Mapa do encarceramento: os jovens do Brasil [Internet] Brasília: Presidência da República; 2015 [capturado em 10 mar. 2020]. Disponível em: https://nacoesunidas.org/wp-content/uploads/2018/01/Mapa_do_Encarceramento_-_Os_jovens_do_brasil.pdf.
16. Metzl J, Hansen H. Structural competency: theorizing a new medical engagement with stigma and inequality. Soc Sci Med. 2014; 103:126-33.
17. Quesada J, Hart LK, Bourgois P. Structural vulnerability and health: Latino migrant laborers in the United States. Med Anthropol. 2011;30(4):339-362.
18. Alexander M. The New Jim Crow: mass incarceration in the age of colorblindness. New York: New; 2010.
19. Brasil. Ministério da Saúde. Portaria Interministerial nº 1, de 2 de janeiro de 2014. Institui a Política Nacional de Atenção Integral à Saúde das Pessoas Privadas de Liberdade no Sistema Prisional (PNAISP) no âmbito do Sistema Único de Saúde (SUS) [Internet]. Brasília: MS; 2014 [capturado em 10 mar. 2020]. Disponível em: http://bvsms.saude.gov.br/bvs/saudelegis/gm/2014/pri0001_02_01_2014.html.
20. Brasil. Lei nº 7.210, de 11 de julho de 1984. Institui a Lei de Execuções Penais [Internet]. Brasília: Casa Civil [capturado em 10 mar. 2020]. Disponível em: www.planalto.gov.br/ccivil_03/leis/L7210.htm.
21. Sue K. How to talk with patients about Incarceration and Health Commentary. AMA J Ethics. 2017;19(9):885-93.
22. Bourgois P, Holmes SM, Sue K, Quesada J. Structural vulnerability: operationalizing the concept to address health disparities in clinical care. Acad Med. 2017;92(3):299-307.

Índice

A

Abordagem centrada na pessoa *ver* Método clínico centrado na pessoa (MCCP)
Abuso infantil, 320-321
Adoecimento, 61
    experiência de, 61
    modelos explicativos, 61
Adolescentes, 181-182
Agenda, 6-7, 269-271
Anamnese, 255
Atitude impulsiva, 76
Atmosfera, 97
Autoavaliação de Pendleton, 125q
Autoconhecimento, 19-20, 199, 200-203
Autoconsciência, 199, 200-203
Autocuidado, 200-203
Autopatobiografias, 63
Autopercepção, 77-78

B

Baling, grupos *ver* Grupos Balint (GB)
Banalização, 75-76
"Barricadas de Gordon", 36-37
Behaviour Change Counseling Index (BECCI), 122
Berlin Global Rating (BGR), 122

C

Calgary-Cambridge Observation Guide, 122
Câncer de mama, 223-226
Communication Assessment Tool (CAT), 122
Compartilhamento de informações, 161-165
Competência cultural, 198-199
    Cer também Comunicação transcultural
Competências de comunicação clínica, 115-130
    avaliação formativa, 120-121
    avaliação programática, 119-120
    avaliação somativa, 121
    fase de instrução, 117-119
    fase de modelagem, 119
    fase prática, 119
    guia observacional Calgary-Cambridge, 129-130
    instrumentos para avaliações, 122-124
    medidas de impacto de um programa de formação, 124-125
    práticas reflexivas e de autoconhecimento, 125-126
    treinamento específico de docentes, 126
Comunicação, 25-32, 115-130
    clínica, 27-28
    competências, 115-130
    definição, 26
    efeitos, 29-30
    efetiva, 29
    ensino da, 30-32
    tipos em saúde, 28-29
Comunicação de risco, 221-237
    câncer de mama, 223-226
    conscientização de risco, 226-227
    contextualização, 222
    mercantilização da doença e papel da mídia, 223
    métodos de, 228-232
    teste de conscientização de risco expandido, 236-237
    teste de conscientização de risco reduzido, 235
Comunicação não verbal, 11
Comunicação transcultural, 297-312
    instrumentos auxiliares, 299-302
        CRASH, 301-302
        ETHNICS(S), 299-301
    inter-racial, 307-308
    migrantes e refugiados, 302-304
    população de água, 304-307
    população da floresta, 304-307
    população do campo, 304-307
    população negra, 308-311
Conectar, Identificar & Comprender, Acordar, Ayudar (CICAA), 122
Consulta, 78, 254-264
    manejo das emoções, 78
    sagrada, 251-264
        falta de tempo, 262
        investigação sobre, 263
        pacientes que choram, 257-261
        sobre morte, 256
        sobre mudanças nas condições de vida, 256
        sobre o início e o desenvolvimento da vida, 255
        sobre sexo, 256

---

v, junto ao número da página corresponde a vídeo, o qual está disponível em: https://apoio.grupoa.com.br/comunicacaoclinica.

Construção da relação, 17-24, 268-269
  autoconhecimento, 19-20
  empatia, 22-23
  humildade cultural, 23
  mente de iniciante/não julgamento, 20-21
  presença, 21-22
Consultation and relational empathy measure (CARE), 122
Consultation Observation Tool (COT), 122
Coping religioso-espiritual (CRE), 202
CRASH, 301-302
Crianças, 151-166, 181, 320-321
  abuso infantil, 320-321
  compartilhamento de informações, 161-165
  demanda inicial, 157-158
  exame físico, 160-161
  informações biopsicossociais, 158-160
  recepção e construção inicial do vínculo, 155-157
  sexualidade, 181
  tomadas de decisão e planejamento, 161-165
Cuidados paliativos, 283 *ver também* Final da vida

D

Decisão, 13, 273-274
  compartilhada, 273-274
  paternalista, 13
Demanda inicial, 157-158
Diversidade, 171-172
Doença mental grave, 253-254

E

Emoções, 101-112
  conceitos básicos, 103
  empatia, 103-104
  origem e formas de manifestação, 107-111
  resposta às, 104-107
Empatia, 22-23, 103-104
Encontro clínico, 2-15 *ver também* Entrevista(s)
  compartilhamento de informações, 11-12
  exploração, 7
    comunicação não verbal, 11
    entrevista focada na pessoa, 7-10
  finalização, 14-15
  início, 3-7
    abertura da entrevista, 5-6
    aspectos assistenciais, 4
    aspectos do ambiente, 3
    aspectos pessoais, 4
    negociação da agenda, 6-7
    preparação, 3
    recepção do paciente, 5
  tomada de decisão, 13-14
Entrevista(s), 7-10, 35-46, 66-67, 140-141 *ver também* Encontro clínico
  baseada em problemas (PBI), 140-141
  focada na pessoa, 7-10
  McGill MINI, 66-67
  motivacional, 35-46
    diálogo de mudança, 42-43
    ensino e aprendizagem, 44
    envolver, 41
    entrevista breve, 43
    escuta reflexiva, 40
    espírito da, 39-40
    evidências sobre, 44-45
    evocar, 42
    focar, 41
    futuro da, 45
    informar e aconselhar, 41
    manutenção da mudança, 43-44
    perguntas abertas, 40
    planejar, 42
    princípios, 39q
    processos/tarefas, 41-42
    resumos, 41
    validação, 40
  clareza e objetividade na linguagem, 12
  categorização, 12
  feedback, 12
  resumo, 12
  silêncio, 12
Equidade, 171-172
Equipes de saúde, 239-248
Escolha informada, 13
Escuta reflexiva, 40
Esperança, 280
Espiritualidade, 185-203
  autoconhecimento, 199, 200-203
  autoconsciência, 199, 200-203
  autocuidado, 200-203
  como falar sobre, 189-191
  competência cultural, 198-199
  coping religioso-espiritual (CRE), 202
  desejo da abordagem por pacientes e médicos, 192
  mineração espiritual, 196-197
  por que falar sobre, 187
  religião, 202
  religiosidade, 202
  resiliência, 197-198
  utilização no cuidado em saúde, 193-196
Esquiva, 76
Estilo emocional, 78
  proativo, 78
  reativo, 78
ETHNICS(S), 299-301
Exame físico, 160-161

F

Ficção médica, 62-63
Final da vida, 287-295
Formação, 75
  em comunicação clínica *ver* Competências de comunicação clínica
  reativa, 75
Four Habits Coding Scheme, 122
Funcionamento mental humano, 73-74

G

Gênero, 170-171
Gravidez, 177
Grupos Balint (GB), 85-99
  casos, 88
  clássicos, 89-97
    apresentação da metodologia, 89
    apresentação do caso, 89-90
    encerramento, 93-95
    esclarecimento do caso, 91
    facilitadores/líderes, 95
    formação profissional, 96-97
    pu*sh-back*, 91-93
    retorno do apresentador, 93
  como impulsionador de mudança na relação, 88
  histórico, 86-87
  tarefa dos grupos, 87-88

H

Humildade cultural, 23

I

Idosos, maus-tratos contra, 321-322
Infecções sexualmente transmissíveis, 179-181
Informações, 158-165
  biopsicossociais, 158-160
  compartilhamento de, 161-165

K

Kalamazoo Essential Elements Checklist (KCS), 122

L

Leicester Assessment Video Consultation, 122

M

MAAS, 122
Mama, câncer de, 223-226
McGill MINI, 66-67
Mecanismos de defesa, 74-77
  atitude impulsiva, 76
  banalização, 75-76
  esquiva, 76
  formação reativa, 75
  negação, 75
  projeção, 75
  racionalização, 75
  recalcamento, 75
  recusa, 75
  regressão, 75
  seguranças precoces, 76
  sublimação, 75
Medicina narrativa, 55-68
  arcabouço teórico, 60-62
  competência narrativa, 59-60
  e comunicação clínica, 67
  e humanidades médicas, 59

  ferramentas, 64-67
    prontuários paralelos, 64-65
    portfólios reflexivos, 65-66
    McGill MINI, 66-67
  modelos explicativos da enfermidade, 62
  narrativas no ensino médico, 62-64
    histórias e casos, 63-64
    literatura e ficção médica, 62-63
    relatos e autopatobiografias, 63
  origens, 58-59
Medo, 110
Meios virtuais, 207-219
  dicas para consultas, 218-219
  especificidades da comunicação a distância, 210-215
  prontuário eletrônico, 215-216
Mente, 20-21
  condicionada, 20f
  de iniciante/não julgamento, 20-21
Método clínico centrado na pessoa (MCCP), 50-52, 191
  componentes, 50
  elaboração de plano conjunto, 51-52
  entendimento da pessoa como um todo, 51-52
  relação pessoa/profissional da saúde, 52
  saúde, doença e experiência da doença, 50-51
Metodologia Ágil por método SCRUM, 242
Migrantes, 302-304
Mineração espiritual, 196-197
Mini Clinical Examination (Mini-CEX), 122
Mnemônico RECOGNIZE, 325t
Modalidades relacionais, 72-73
Modelo do *iceberg* emocional, 289f
Modelos explicativos de adoecimento, 61, 271-273
Morte, 256, 283 *ver também* Final da vida
Motivação, 35-46
  dilema da ambivalência, 37-38
  entrevista motivacional, 38-45
  meios para obtenção, 37
Mulheres, violência contra as, 317-320

N

Negação, 75
Neighbour, 122
Notícias difíceis, 277-284
  aspectos da comunicação de, 279-281
    evolução dos modelos de comunicação, 279
    fatores dos pacientes, 280-281
    recursos do profissional de saúde, 279-280
    transmissão de esperança, 280
    verdade, 279
  cuidados paliativos, 283
  morte, 283
  protocolos, 281-283

O

Observing Patient Involvement (OPTION), 122

P

Palliative care clinical evaluation exercise (CEX), 123
Patient-Doctor Relationship Questionnaire (PDRQ-9), 123
Patient-Practitioner Orientation Scale – English (PPOS), 123
PBI (entrevista baseada em problemas, 140-141
Perguntas abertas, 40
Pessoas privadas de liberdade, 322-325
Pirâmide de Miller, 120f
Planejamento reprodutivo, 177-178
Plano terapêutico, 271-273
População, 304-311, 322-327
    em situação de rua (PSR), 325-327
    do campo, 304-307
    da água, 304-307
    da floresta, 304-307
    negra, 308-311
    prisional, 322-325
Portfólios reflexivos, 65-66
Prática reflexiva, 79
Presença, 21-22
Processo, 19, 273-274
    de decisão compartilhada, 273-274
    terapêutico, 19f
Projeção, 75
Prontuário(s), 64-65, 215-216
    eletrônico, 215-216
    paralelos, 64-65

Q

Questionnaire on the Quality of Physician-Patient Interaction (QQPPI), 123

R

Racionalização, 75
Raiva, 107
Rapport, 18
Reações emocionais, 71-82
    funcionamento mental humano, 73-74
    identificação de emoções e autopercepção, 77-78
    incorporação de uma prática reflexiva, 79
    manejo das emoções na consulta, 78
    mecanismos de defesa, 74-77
    modalidades relacionais, 72-73
    reações comuns na consulta, 79-82
Reatância psicológica, 36
Recalcamento, 75
Recusa, 75
Refugiados, 302-304
Regressão, 75

Relação, construção da *ver* Construção da relação
Religiosidade *ver* Espiritualidade
Resiliência, 197-198
Resumos, 41
Risco em saúde *ver* Comunicação de risco
Rochester Communication Rating Scale, 123
Roter Interaction Analysis System (RIAS), 123
Royal College of Physicians, 123

S

SEGUE Framework, 123
Seguranças precoces, 76
Setting, 97
Standardized Patient Satisfaction Questionnaire (SPSQ), 123
Structured Communication Adolescent Guide, 123
Sexualidade, 169-183, 256
    abordagem na consulta, 172-177

        antes da consulta, 172-173
        entrevista sobre história sexual, 174-176
        exame físico, 176-177
        início da abordagem, 173-174
        pactuação do plano e fim da consulta, 177
    diversidade e equidade, 171-172
    gênero, 170-171
    situações específicas, 177-182

        adolescentes, 181-182
        crianças, 181
        infecções sexualmente transmissíveis, 179-181
        mulheres cis, 178
        pessoas LGBTI, 182
        planejamento reprodutivo, 177-178
        possibilidade de gravidez, 177
Sintomas de difícil caracterização, 265-275
    contexto, 266-268
    construção da relação, 268-269
    explicação e plano terapêutico, 271-273
    obtenção de informações, 269-271
    processo de decisão compartilhada, 273-274
Situações-problema, exemplos
    abordagem centrada na pessoa, 48, 49, 53
    comunicação clínica e espiritualidade, 186v, 189, 193
    comunicação clínica efetiva, habilidades essenciais, 2v, 8, 12, 14
    comunicação clínica transcultural, 304, 306, 309
    comunicação com crianças e suas famílias antes da adolescência, 152, 155, 157, 158, 161
    comunicação com emoções fortes, resposta empática, 109
    comunicação com pessoas com sintomas de difícil caracterização, 266v
    comunicação de notícias difíceis, 278
    comunicação de risco em saúde, 222, 226v
    comunicação em equipes de saúde, 240, 244, 246, 247
    comunicação em situações de violência, 317, 321, 325
    comunicação no final da vida, 288, 291, 292
    comunicação por meios virtuais, 208, 213, 215

comunicação sobre sexualidade, 173, 175v, 177, 181
construção da relação, 21, 22, 23
consulta sagrada, 253, 254, 255, 258, 262
ensino da comunicação clínica, 56
entrevista motivacional, 36, 38
formação em competências de comunicação clínica, 116
grupos Balint, 86, 94, 97
reações emocionais dos profissionais de saúde, 80, 81
vídeo e *feedback*, 132, 134, 136, 139, 142

Sublimação, 75

T

Técnicas de entrevista, 9t
Terapia de reatribuição, 274
Teste, 235-236
    de conscientização de risco expandido, 236-237
    de conscientização de risco reduzido, 235
Tomada de decisão, 13-14, 161-165, 273-274
    compartilhada, 13
    decisão paternalista, 13
    escolha informada, 13
Tristeza, 111
TRP-Plus, 274

V

Validação, 40
Verdade, 279
Vídeo, 131-150
    como filmar, 134-135
    como parte de programa educativo, 133-134
    coordenador do grupo, 142-144
    feedback ALOBA, 138-139
    feedback, 137, 142
    guia para sessões, 146-150
    método de visualização global (MVG), 141-142
    métodos de revisão e análise, 140-141
    sessão, 137
    termo de consentimento, 135-136, 146
    vantagens e desvantagens, 132-133
Vínculo, 155-160
    recepção e construção inicial, 155-157
Violência, situações de, 315-328
    abuso infantil, 320-321
    maus-tratos contra idosos, 321-322
    pessoas privadas de liberdade, 322-325
    população em situação de rua (PSR), 325-327
    violência contra as mulheres, 317-320
    violência doméstica, 316-317

IMPRESSÃO:

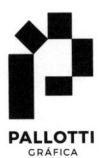

PALLOTTI
GRÁFICA

Santa Maria - RS | Fone: (55) 3220.4500
www.graficapallotti.com.br